U0353648

儿科常见疾病
诊断与治疗

黄　娟　胡海燕　陈小桂　章燕燕
吴　冬　解龙花　阎晶晶　万方锐　主编

江西科学技术出版社

江西·南昌

图书在版编目（CIP）数据

儿科常见疾病诊断与治疗 / 黄娟等主编 . –– 南昌：
江西科学技术出版社 , 2024. 8. –– ISBN 978-7-5390
–9135–8

Ⅰ . R72

中国国家版本馆 CIP 数据核字第 2024XL6894 号

儿科常见疾病诊断与治疗
ERKE CHANGJIAN JIBING ZHENDUAN YU ZHILIAO

黄娟，胡海燕，陈小桂，章燕燕，
吴冬，解龙花，阎晶晶，万方锐　　主编

出版 发行	江西科学技术出版社
社址	南昌市蓼洲街 2 号附 1 号
	邮编：330009　电话：（0791）86623491　86639342（传真）
印刷	江西润达印务有限公司
经销	全国新华书店
开本	889 mm × 1194 mm　1/16
字数	600 千字
印张	29.25
版次	2024 年 8 月第 1 版
印次	2024 年 8 月第 1 次印刷
书号	ISBN 978-7-5390-9135-8
定价	198.00 元

国际互联网（Internet）地址：http://www.jxkjcbs.com　　　选题序号：ZK2024214　　　赣版权登字 –03–2024–183

责任编辑：朱　丽　宋　涛　　装帧设计：傅思晨

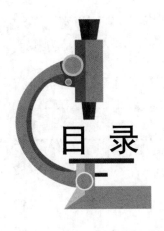

目 录

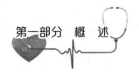

第一部分　概　述

第一章　儿科学绪论

第一节　儿科学的范围任务

小儿时期是人生的基础阶段。儿科学就是研究这个阶段有关疾病防治、促进身心健康及正常生长发育的一门综合性医学。

儿科学的范围甚广，既有医疗，又有预防，还涉及医学教育和科学研究。其研究内容包括：儿童生长发育的规律及其影响因素；儿童时期各种疾病的发生、发展规律以及临床诊断和治疗的理论和技术；各种疾病的预防措施；各种疾病的康复可能性以及具体方法。

因此，儿科学目前的主要任务是防治结合，只有治疗和预防结合起来，才能有效地推广儿童保健工作。长远的任务必须以"健康的儿童，人类的未来"为出发点，为改善下一代的体质而倾注全力。

第二节　儿科学的特点

小儿不是成人的缩影，医学上小儿与成人的差异甚大，年龄越小，差异越大。其差异主要表现在以下几个方面：

1. 解剖方面

小儿体格与成人不同，如体重与身长、头长与身长的比例等都与成人有差别。婴幼儿没有鼻毛，鼻黏膜柔弱且富于血管，故易感染；呼吸管道狭窄，容易阻塞；婴幼儿胃大多呈水平位，位置高于成人 $1\sim2$ 椎体，3岁以上接近成人；小儿肾脏的重量与体重相比，相对较成人的肾脏为重。肾的位置较成人时期低，所以在腹部按扣时较成年人容易触及。小儿骨骼发育尚未完善，因而容易发生病变。

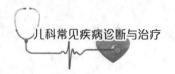

2. 生理方面

小儿年龄越小，生长越快，因而所需营养物质和液体总量，都比成人高。每日摄入热量，成人约为 209.2 J/kg，婴儿则高达 460.24～502.08 J/kg。婴幼儿需要高热量食物，但此时因其消化力低下，极易出现消化不良，多见呕吐、腹泻，甚至脱水和酸中毒症状。小儿的脉搏和呼吸次数也比成人快，婴儿时期尤其明显。

3. 病理方面

病理变化往往和年龄有关。例如，幼儿稍受疾病的刺激，即可出现异常血象，如外周出现有核红细胞等，甚至肝、脾也可肿大，恢复到胎儿造血状态。支气管肺炎多见于婴幼儿，而大叶性肺炎则较多见于年长儿童和成人。

4. 免疫方面

婴儿时期对不少感染有易感性，例如新生儿易发生大肠杆菌败血症，母血所含 IgM 抗体虽然可以对抗致病性大肠杆菌，但因其分子量较大，不能通过胎盘，故新生儿易感此菌。但有些传染病如麻疹、腺病毒感染等在新生儿最初数月很少见，因为母体的特异抗体可以通过胎盘传递给婴儿，暂时形成被动免疫，直到母体传递的抗体消失之后，才成为易感儿。

5. 诊断方面

小儿不少病症的临床表现，因年龄差别而大不相同。例如杆菌痢疾在成人危重病例较少，而在幼儿及较小儿童往往急骤起病，需要及时抢救，甚至症状先呈高热和惊厥而尚无腹泻，增加诊断上的困难。又如新生儿、年长儿和成人出现惊厥的原因大不相同，进行诊断时必须重视年龄因素。

6. 预后方面

小儿病情变化多端，有正反两方面的倾向。从正面讲，由于小儿恢复功能强，往往疾病愈合迅速。例如骨折之后易于矫正及恢复；急性白血病的长期缓解率较成人高。从反面讲，小儿的危重病症竟有可未见显著症状而猝然死亡，这类情况较多见于急性败血症、肺炎或新生儿先天畸形；由于喉痉挛或气管异物所致的呼吸道完全性梗阻，大多数这类患儿属幼婴（6个月以下）。因此在判断小儿预后时需特别谨慎。

7. 预防和治疗方面

不少小儿疾病目前可以预防，以前认为一些无法防治的病，可在胎儿和新生儿时期进行防治。儿科医务工作者应大力推广卫生宣传，普及防治常识，做到早防早治，则可降低小儿的医务发病率和死亡率。

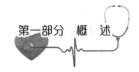

第三节 各年龄阶段的划分

一、胎儿期

胎儿期是从母亲末次月经第一天算起至出生为止，共 40 周。但严格意义来说，胎儿的整个发育过程应该从受精开始计算到出生为止，为 38 周。在孕期最初 3～4 个月，胎儿易受母体宫内感染的不良影响而发生畸形。例如风疹病毒可使胎儿发生心脏、眼以及其他畸形。如孕早期叶酸缺乏可致胎儿神经管畸形。此外，有些药物、放射线，母儿免疫、内分泌紊乱以及各种遗传病也可导致胎儿发育异常。

二、新生儿期

新生儿期指从胎儿娩出脐带结扎时开始至新生儿出生 28 d 之前。新生儿期在小儿生长发育和疾病方面具有非常明显的特殊性，发病率高，死亡率也高，因此此期单独列为一个特殊时期。在此期间，小儿脱离母体，适应宫外新的环境，经历解剖生理学巨大变化，全身系统的功能从不成熟转到初建和巩固。分娩过程中的造成的损伤、先天性畸形、围生期窒息及各种感染也是此期常有的表现。

三、婴儿期

出生后满 28 d 至 1 周岁的时期为婴儿期。婴儿期的特点是生长特别快，1 周岁时体重至少是出生体重的 3 倍，身长约为出生时的 1.5 倍。但是由于婴儿各系统功能不够成熟完善，尤其是消化系统常常难以适应对大量食物的消化吸收，容易发生消化道功能紊乱。同时，婴儿体内来自母体的抗体逐渐减少，自身的免疫功能尚未成熟，抗感染能力较弱，易发生各种感染和传染性疾病，因此此时期小儿必须进行预防，按时进行各种计划免疫接种。

四、幼儿期

1 岁至满 3 周岁之前为幼儿期。幼儿期体格生长发育速度减慢，而智能发育迅速，活动范围扩大，接触社会事物增多。幼儿语言、行动与表达能力明显发展，能用人称代词，能控制大小便。此阶段幼儿消化系统功能仍不完善，营养的需求量仍然相对较高，而断乳和转乳期食物添加在此时进行，因此适宜的喂养仍然是保持幼儿正常生长发育的重要环节。此期幼儿对危险的识别和自我保护能力都有限，因此意外伤害发生率非常高，家长应格外注意防护。

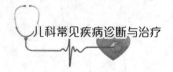

五、学龄前期

3 周岁至 6～7 岁入小学前为学龄前期。此时儿童体格生长发育变慢，处于稳步增长状态，动作和语言能力逐步提高，能跳跃、步登楼梯、唱歌画图，开始识字写字。此时的儿童往往好奇、多问，也易发生意外事故，如溺水、烫伤灼伤、坠床和错吞药物以致中毒等。有关免疫反应的疾病如肾炎、结缔组织病等，开始增多。

六、学龄期

入小学始（6～7 岁）至青春期前为学龄期。一般是自 6～7 岁至 11～12 岁。此时儿童的体格生长速度相对缓慢，除生殖系统外，各系统器官外形均已接近成人。脑的形态结构基本完成，智能发育进展很快，可以接受系统的科学文化教育；淋巴系统在此期发育加速；乳牙全部更换，并长出除第 2～3 磨牙之外的全副恒牙。

七、青春期

青春期年龄范围一般从 10～20 岁，是儿童到成人的过渡时期。女孩的青春期开始年龄和结束年龄都比男孩早 2 年左右。青春期的进入和结束年龄存在较大的个体差异，可相差 2～4 岁。此时期儿童的体格生长发育再次加速，出现第二次高峰，同时生殖系统的发育也加速并渐趋成熟。除体格及生殖系统变化之外，青春期显示智能跃进，开始锻炼独立生活，参与比较复杂的社会活动。此时儿童情绪多变，可以发生异常心理，应进行适当的诱导和教育，包括运动锻炼、性教育和其他卫生指导，避免吸烟、早恋。

第二章　儿童生长发育及保健

第一节　儿童生长发育

一、体格发育

一般常用的指标有体重、身长（高）、坐高、头围、胸围、上臂围、大腿围、小腿围、皮下脂肪等。

1. 体重及身高

正常儿童体重、身高估计公式详见表 1-1。

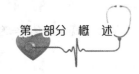

表 1-1 正常儿童体重、身高估计公式

年龄	体重/kg	年龄	身长（高）/cm
出生	3.25	出生	50
3～12 月龄	[年龄（月）+9]/2	3～12 月龄	75
1～6 岁	年龄（岁）×2+8	2～6 岁	年龄（岁）×7+75
7～12 岁	[年龄（岁）×（7～8）]/2	7～10 岁	年龄（岁）×6+80

2. 头围

指经眉弓、枕骨结节左右对称环绕头一周的长度。出生时小儿头围相对较大，平均 33～34 cm。小儿出生第 1 年 3 个月头围的增长约等于后 9 个月头围的增长值（6 cm），1 岁时头围约为 46 cm；小儿出生后第 2 年头围增长减慢，约增加 2 cm，2 岁时头围约 48 cm；2～15 岁头围仅增加 6～7 cm。

3. 胸围

平乳头下缘经肩胛角下缘平绕胸一周为胸围。小儿出生时胸围 32 cm，略小于头围 1～2 cm，1 岁左右胸围约等于头围，1 岁至青春前期胸围应大于头围（约为头围 + 年龄 -1 cm），1 岁左右头围与胸围的增长在生长曲线上形成头、胸围的交叉。

4. 上臂围

经肩峰与鹰嘴连线中点绕臂一周即为上臂围。小儿上臂围代表肌肉、骨骼、皮下脂肪和皮肤的生长。1 岁以内上臂围增长迅速，1～5 岁增长缓慢，增长 1～2 cm。因此，有学者认为在无条件场合测量体重和身高，可用测量左上臂围来筛查 1～5 岁小儿的营养状况：臂围超过 13.5 cm 为营养良好，12.5～13.5 cm 为营养中等，臂围不到 12.5 cm 为营养不良。

二、全身各系统的发育

1. 骨骼

除头围外，还可根据骨缝闭合、前囟大小及前后囟闭合时间来评价小儿颅骨的婴儿生长及发育情况。婴儿娩出时经过产道，故出生时颅骨缝稍有重叠，不久重叠现象会消失。出生时婴儿后囟很小或已闭合，最迟 6～8 周龄闭合。婴儿出生时前囟 1～2 cm，后随颅骨生长而增大，6 月龄左右逐渐骨化而变小，最迟于 2 岁闭合。前囟大小以两个对边中点连线的长短表示。

2. 脊柱

脊柱的增长反映脊椎骨的生长。小儿生后第 1 年脊柱生长快于四肢，以后四肢生长快于脊柱。出生时脊柱无弯曲，仅呈轻微后凸；3 个月左右抬头动作的出现使颈椎前凸；6 个月后能坐，出现

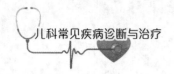

胸椎后凸；1岁左右开始行走，出现腰椎前凸。脊椎自然弯曲至6～7岁才为韧带所固定。

3. 牙齿

人一生有乳牙（共20个）和恒牙（共28～32个）两副牙齿。小儿生后4～10个月开始萌出；13个月后未萌出者为乳牙萌出延迟。乳牙萌出顺序一般为下颌先于上颌、自前向后，大多于3岁前出齐。6岁左右萌出第一颗恒牙（第一恒磨牙，在第二乳磨牙之后，又称为6龄齿；6～12岁阶段乳牙逐个被同位恒牙替换，其中第1、2前磨牙代替第1、2乳磨牙，此期为混合牙列期；12岁萌出第二恒磨牙；约在18岁以后萌出第三恒磨牙（智齿），也有终生第三恒磨牙不萌出者。

三、中枢神经系统的发育

胎儿期，神经系统的发育领先于其他各系统，新生儿脑重已达成人脑重的25%左右，此时神经细胞数量已与成人接近，但其树突与轴突少而短。出生后小儿脑重的增加主要是神经细胞体积的增大和树突的增多、加长，以及神经髓鞘的形成和发育。小儿神经髓鞘的形成和发育约在4岁完成。

1. 脊髓

胎儿期，脊髓下端在第2腰椎下缘，4岁时上移至第1腰椎，在进行腰椎穿刺时应注意。握持反射应于3个月时消失。婴儿肌腱反射较弱，腹壁反射和提睾反射也不易引出，1岁时才稳定。3～4个月前的婴儿肌张力较高，凯尔尼格征可为阳性，2岁以下儿童巴宾斯基征阳性亦可为生理现象。

2. 视感知

新生儿发育期已有视觉感应功能，瞳孔有对光反射，在安静清醒状态下可短暂注视物体，但只能看清15～20 cm内的事物；第2个月起可协调地注视物体，开始有头眼协调；3～4个月时喜看自己的手，头眼协调较好；6～7个月时目光可随上下移动的物体垂直方向转动；8～9个月时开始出现视深度感觉，能看到小物体；18个月时已能区别各种形状；2岁时可区别垂直线与横线；5岁时已可区别各种颜色；6岁时视深度已充分发育。

3. 听感知

出生时鼓室无空气，听力差；生后3～7 d听觉已相当良好；3～4个月时头可转向声源，听到悦耳声时会微笑；7～9个月时能确定声源，区别语言的意义；13～16个月时可寻找不同响度的声源；4岁时听觉发育已经完善。

4. 味觉和嗅觉

小儿出生时基本发育完善。

5. 运动的发育

抬头：新生儿俯卧时能抬头1～2 s，3个月时抬头较稳；

坐：6个月时能双手向前撑住独坐；

6

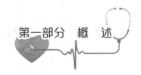

翻身：7个月时能有意识地变换俯卧位和仰卧位；

爬：应从3～4个月时开始训练，8～9个月可用双上肢向前爬；

站、走、跳：11个月时可独自站立片刻，15个月可独自走稳，24个月可双足并跳，30个月时会独足跳。

细动作：3～4个月握持反射消失之后手指可以活动，6～7个月时出现换手与捏、敲等探索性动作，9～10个月时可用拇、示指拾物、喜撕纸，12～15个月学会用匙、乱涂画，18个月时能叠2～3块方积木，2岁时可叠6～7块方积木、会翻书。

6. 语言

新生儿已会哭叫，3～4个月咿呀发音；6～7月龄时能听懂自己的名字；12月龄时能说简单的单词，如"再见""没了"；18月龄时能用15～20个字，指认并说出家庭主要成员的称谓；24月龄时能出简单的人、物名和图片；3岁时能指认许多物品名，并说由2～3个字组成的短句；4岁时能讲述简单的故事情节。

四、儿童常见的发育与行为问题

1. 屏气发作

表现为呼吸运动暂停的一种异常性格行为问题，多发于6～18个月婴幼儿，5岁前会逐渐消失。呼吸暂停发作常在小儿情绪急剧变化时，常有换气过度，使呼吸中枢受抑制，哭喊时屏气，脑血管扩张，脑缺氧时可出现昏厥、丧失意志、口唇发绀，躯干、四肢挺直，甚至四肢抽动，持续0.5～1 min后呼吸恢复，症状缓解，口唇返红，全身肌肉松弛而清醒，一日可发作数次。

2. 遗尿症

正常小儿在2～3岁时已能控制排尿，如在5岁后仍发生不随意排尿即为遗尿症，大多数发生在夜间熟睡时，称"夜间遗尿症"。

3. 儿童擦腿综合征

女孩更多见。发生擦腿综合征的儿童智力正常，发作时神志清醒，多在入睡前、醒后或玩耍时发作，可被分散注意力而终止。发作时，女孩喜坐在硬物上，手按腿或下腹部，双下肢伸直交叉夹紧，手握拳或抓住东西使劲；男孩多表现为伏卧在床上、来回蹭，或与女孩表现类似。儿童擦腿综合征随年龄增长而逐渐消失。

4. 注意缺陷多动障碍

在学龄期儿童的发病率高达3%～5%，为学龄儿童中常见的行为障碍，主要表现为注意力不集中、多动、冲动行为，常伴有学习困难，但智能正常或接近正常。男孩发生率明显高于女孩。

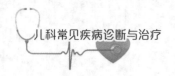

第二节　儿童保健原则

一、各年龄期儿童的保健要点

儿童保健的目的是研究儿童各年龄期生长发育的规律及其影响因素，采取有效措施促进儿童健康成长。儿童不同生长发育时期有不同的解剖、生理、体格、神经心理发育特点，各年龄期儿童保健的具体措施和工作重点也有所不同，而针对性的措施能有效降低发病率、死亡率促进儿童健康成长。

胎儿期的保健重点是预防宫内发育迟缓、宫内感染、窒息等，预防遗传性疾病与先天性畸形。

新生儿期的保健重点是预防新生儿出生时缺氧、窒息，预防低体温、寒冷损伤综合征和感染的发生（Ⅰ级预防），并积极开展新生儿筛查（Ⅱ级预防）。

婴儿期保健和早期发展的重点是给予婴儿高能量、高蛋白的乳类营养，定期进行健康检查，促进婴儿感知觉、运动发育，培养良好的生活能力，预防感染。

幼儿期保健重点是重视幼儿的语言与运动能力的发展，培养自我生活能力，定期健康检查，预防事故和疾病，供给丰富的平衡营养素，注意口腔保健。

学龄前期保健重点是加强儿童入学前教育，保证充足营养，预防感染和事故，合理安排生活，注意体格检查和视力保健。

学龄期保健重点是给儿童提供适宜的学习条件，平衡膳食，每年体格检查 1 次，进行法制教育和性知识教育，预防感染和事故，注意心理健康保健。

青春期保健重点是注重儿童青春期心理教育，进行正确的性教育，做好青春期相关疾病的筛查。

二、儿童保健的具体措施

儿童保健工作对象是从胎儿期的胎儿到青春期的青少年，目前的重点对象仍然是 7 岁以下的儿童。其具体内容和措施如下：

建立儿童保健网络系统。定期收集本地区儿童的相关资料，分析其健康状态，为地区制定相关的政策提供依据。

散居儿童的管理。确保每个入托的儿童有体检表及免疫接种完成证明；进行常规生长发育监测；做好疾病的筛查与诊治；及时对家长和有关人员进行儿童营养和喂养指导；做好新生儿的访视工作；按计划免疫接种。

指导和管理托幼园所卫生的保健。开展入园体检和年度体检，晨检、营养管理、眼保健等。

进行健康教育。给社会、家长提供儿童生长发育的正确知识与相关健康教育信息。

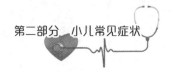

第二部分　小儿常见症状

　　症状是指机体因发生疾病而表现出来的异常感觉和状态。症状表现有多种形式，有些只有主观才能感觉到，如疼痛、眩晕等；有些不仅主观能感觉到，而且客观检查也能发现，如发热、黄疸、呼吸困难等；还有些主观无异常感觉，通过客观检查才发现的，如黏膜出血、腹部包块等；也有些生命现象发生了质量变化（不足或超过），如肥胖、消瘦、多尿、少尿等，需通过客观评定才能确定。以上种种，广义上均可视为症状，也包括了一些体征。体征是指医生客观检查到的患儿体格方面的异常现象。

　　症状学主要研究症状的病因、发生机制、临床表现及其在疾病诊断中的作用。了解症状是医生向患儿进行疾病调查的第一步，是问诊的主要内容。症状是诊断、鉴别诊断的线索和依据，是反映病情的重要指标之一。症状各种各样，同一疾病可有不同的症状，不同的疾病又可有某些相同的症状，因此，在诊断疾病时医务人员必须结合临床所有资料，进行综合分析，切忌单凭某个或几个症状就草率地做出诊断。

　　临床症状很多，本部分仅介绍一些常见的症状。

第一节　发　热

　　发热是指机体在致热原作用下或各种原因引起体温调节中枢的功能障碍时，体温升高超出正常范围。正常人的体温受体温调节中枢所调控，通过神经、体液因素使产热和散热过程呈动态平衡，保持体温在相对恒定的范围内。

一、正常体温与生理变异

　　正常人体温一般为 36～37 ℃，因测量方法不同而略有差异，正常体温在不同个体之间略有差异，且常受机体内、外因素的影响稍有波动。24 h 内下午体温较早晨稍高，剧烈运动、劳动或进餐后体温也可略升高，但一般波动范围不超过 1 ℃；女性月经前及妊娠期体温略高于正常；老年人因代谢率偏低，体温相对低于青壮年；在高温环境下体温也可稍升高。

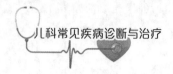

二、发生机制

在正常情况下，人体的产热和散热保持动态平衡。各种原因导致产热增加或散热减少，则出现发热。

1. 致热原性发热

致热原包括外源性和内源性两大类。

（1）外源性致热原

外源性致热原多为大分子物质，特别是细菌内毒素分子量非常大，不能通过血脑屏障直接作用于体温调节中枢，而是通过激活血液中的中性粒细胞、嗜酸性粒细胞和单核—巨噬细胞系统，使其产生并释放内源性致热原，通过下述机制引起发热。外源性致热原的种类甚多，包括：

①各种病原体及其产物，如细菌、病毒、真菌及细菌毒素等。

②炎性渗出物及无菌性坏死组织。

③抗原抗体复合物。

④某些类固醇物质，特别是肾上腺皮质激素的代谢产物原胆烷醇酮。

⑤多糖体成分及多核苷酸、淋巴细胞激活因子等。

（2）内源性致热原

又称白细胞致热原，如白介素、肿瘤坏死因子和干扰素等。通过血－脑脊液屏障直接作用于体温调节中枢的体温调定点，使调定点（温阈）上升，体温调节中枢必须对体温加以重新调节发出冲动，并通过垂体内分泌因素使代谢增加或通过运动神经使骨髓肌阵缩（临床表现为寒战），使产热增多；另一方面可通过交感神经使皮肤血管及竖毛肌收缩，停止排汗，散热减少。这一综合调节作用使产热大于散热，体温升高引起发热。

2. 非致热原性发热

（1）体温调节中枢直接受损

如颅脑外伤、出血、炎症等。

（2）引起产热过多的疾病

如癫痫持续状态、甲状腺功能亢进症等。

（3）引起散热减少的疾病

如广泛性皮肤病变、心力衰竭等。

三、病因

发热的病因很多，临床上可分为感染性与非感染性两大类，前者多见。

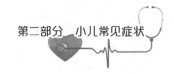

1. 感染性发热

各种病原体如病毒、细菌、支原体、立克次体、螺旋体、真菌、寄生虫引起的感染，不论是急性、亚急性或慢性，局部性或全身性，均可出现发热。

2. 非感染性发热

主要有下列几类病因引发的发热。

（1）血液病

如白血病、淋巴瘤、恶性组织细胞病等。

（2）结缔组织疾病

如系统性红斑狼疮、皮肌炎、硬皮病、类风湿关节炎和结节性多动脉炎等。

（3）变态反应性疾病

如风湿热、药物热、血清病、溶血反应等。

（4）内分泌代谢疾病

如甲状腺功能亢进症、甲状腺炎、痛风和重度脱水等。

（5）血栓及栓塞疾病

如心肌梗死、肺梗死、脾梗死和肢体坏死，通常称为"吸收热"。

（6）颅内疾病

如脑出血、脑震荡、脑挫伤等，为中枢性发热。癫痫持续状态可引起发热，为产热过多所致。

（7）皮肤病变

皮肤广泛病变致皮肤散热减少而发热，见于广泛性皮炎、鱼鳞癣等。慢性心力衰竭使皮肤散热减少也可引起发热。

（8）恶性肿瘤

各种恶性肿瘤均有可能出现发热。

（9）物理及化学性损害

如中暑、大手术后、内出血、骨折、大面积烧伤及重度安眠药中毒等。

（10）自主神经功能紊乱

由于自主神经功能紊乱，影响正常的体温调节过程，使产热大于散热，体温升高，多为低热，常伴有自主神经功能紊乱的其他表现，属功能性发热范畴。常见的功能性低热有：

①原发性低热：由于自主神经功能紊乱所致的体温调节障碍或体质异常，低热可持续数月甚至数年之久，热型较规则，体温波动范围较小，多在 0.5 ℃以内。

②感染后低热：由于病毒、细菌、原虫等感染致发热后，低热不退，而原有感染已治愈。此系体温调节功能仍未恢复正常所致，但必须与因机体抵抗力降低导致潜在的病灶（如结核）活动或其

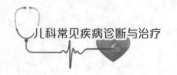

他新感染所致的发热相区别。

③夏季热：低热仅发生于夏季，秋凉后自行退热，每年如此反复出现，连续数年后多可自愈。多见于幼儿，因体温调节中枢功能不完善，夏季身体虚弱，且多发生于营养不良或脑发育不全者。

④生理性低热：如精神紧张、剧烈运动后均可出现低热。月经前及妊娠初期也可有低热现象。

四、临床特征

1. 发热的分度

以口腔温度为标准，可将发热分为以下几种。

①低热：37.3～38 ℃。

②中等度热：38.1～39 ℃。

③高热：39.1～41 ℃。

④超高热：41 ℃以上。

2. 发热的临床过程及特点

发热的临床过程一般分为以下三个阶段。

（1）体温上升期

体温上升期患儿常感有疲乏无力、肌肉酸痛、皮肤苍白、畏寒或寒战。皮肤苍白是因为体温调节中枢发出的冲动经交感神经引起皮肤血管收缩，浅层血流减少导致，甚至还伴有皮肤温度下降，这是因为皮肤散热减少刺激皮肤的冷觉感受器并传至中枢引起畏寒。中枢发出的冲动再经运动神经传至运动终板，引起骨骼肌不随意的周期性收缩，发生寒战及竖毛肌收缩，使产热增加。该时期产热大于散热使体温上升。体温上升有两种方式：

①骤升型：体温在几小时内达到39～40 ℃或以上，常伴有寒战；小儿易发生惊厥；如疟疾、大叶性肺炎、败血症、流行性感冒、急性肾盂肾炎、输液或某些药物反应。

②缓升型：体温逐渐上升，在数日内达高峰，多不伴寒战。如伤寒、结核病、布鲁氏菌病等所致的发热。

（2）高热期

指体温上升达高峰之后保持一定时间，持续时间的长短可因病因不同而有差异。如疟疾可持续数小时，大叶性肺炎、流行性感冒可持续数天，伤寒则可持续数周。其中，体温已达到或略高于上移的体温调定点水平，体温调节中枢不再发出寒战冲动，故寒战消失；皮肤由收缩转为舒张，使皮肤发红并有灼热感；呼吸加快变深；开始出汗并逐渐增多。使产热与散热过程在较高水平保持相对平衡。

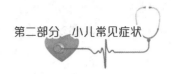

（3）体温下降期

由于病因的消除，致热原的作用逐渐减弱或消失，体温中枢的体温调定点逐渐降至正常水平，产热相对减少，散热大于产热，使体温降至正常水平。此时期患儿表现为出汗多，皮肤潮湿。体温下降有两种方式：

①骤降：体温于数小时迅速下降至正常，有时可略低于正常，常伴有大汗淋漓。常见于疟疾、急性肾盂肾炎、大叶性肺炎及输液反应等。

②渐降：体温在数天内逐渐降至正常，如伤寒、风湿热等。

五、热型及临床意义

热型是指发热患儿在不同时间测得的体温数值分别记录在体温单上，将各体温数值点连接起来形成不同形态（形状）体温曲线。不同的病因所致发热的热型常不相同。临床上常见的热型有以下几种。

1. 稽留热

是指体温恒定地维持在39～40℃以上的高水平，达数天或数周，24 h内体温波动范围不超过1℃。常见于大叶性肺炎、斑疹伤寒及伤寒高热期。

2. 弛张热

又称败血症热型。体温常在39℃以上，波动幅度大，24 h内波动范围超过2℃，但都在正常水平以上。常见于败血症、风湿热、重症肺结核及化脓性炎症等。

3. 间歇热

体温骤升达高峰后持续数小时，又迅速降至正常水平，无热期（间歇期）可持续1 d至数天，如此高热期与无热期反复交替出现。常见于疟疾、急性肾盂肾炎等。

4. 波状热

体温逐渐上升到39℃或以上，数天后又逐渐下降至正常水平，持续数天后又逐渐升高，如此反复多次。常见于布鲁氏菌病。

5. 回归热

体温急剧上升至39℃或以上，持续数天后又骤然下降至正常水平，高热期与无热期各持续若干天后规律性交替一次。可见于回归热、霍奇金（Hodgkin）淋巴瘤等。

6. 不规则热

发热的体温曲线无一定规律，可见于结核病、风湿热、支气管肺炎、渗出性胸膜炎等。

不同的发热性疾病各具有相应的热型，根据热型的不同有助于发热病因的诊断和鉴别诊断。但必须注意：由于抗生素的广泛应用，及时控制了感染，或因解热药或糖皮质激素的应用，可使某些

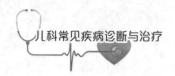

疾病的特征性热型变得不典型或呈不规则热型；热型也与个体反应的强弱有关，如老年人休克型肺炎时可仅有低热或无发热，而不具备肺炎的典型热型。

六、伴随症状

1. 伴寒战

见于大叶性肺炎、败血症、急性胆囊炎、急性肾盂肾炎、流行性脑脊髓膜炎、疟疾、钩端螺旋体病、药物热、急性溶血或输血反应。

2. 伴结膜充血

见于麻疹、流行性出血热、斑疹伤寒、钩端螺旋体病。

3. 伴单纯疱疹

口唇单纯疱疹多出现于急性发热性疾病，见于大叶性肺炎、流行性脑髓膜炎、间日疟、流行性感冒。

4. 伴淋巴结肿大

见于传染性单核细胞增多症、风疹、淋巴结结核、局灶性化脓性感染、丝虫病、白血病、淋巴瘤、转移癌。

5. 伴肝脾肿大

见于传染性单核细胞增多症、病毒性肝炎、肝及胆道感染、布鲁氏菌病、疟疾、结缔组织病、白血病、淋巴瘤、黑热病、急性血吸虫病。

6. 伴出血

发热伴皮肤黏膜出血可见于重症感染及某些急性传染病，如流行性出血热、病毒性肝炎、斑疹伤寒、败血症。也可见于某些血液病，如急性白血病、再生障碍性贫血、恶性组织细胞病。

7. 伴关节肿痛

见于败血症、猩红热、布鲁氏菌病、风湿热、结缔组织病、痛风。

8. 伴皮疹

见于麻疹、猩红热、风疹、水痘、斑疹伤寒、风湿热、结缔组织病、药物热。

9. 伴昏迷

先发热后昏迷者见于流行性乙型脑炎、斑疹伤寒、流行性脑脊髓膜炎、中毒性菌痢、中暑等；先昏迷后发热者见于脑出血、巴比妥类药物中毒。

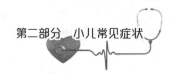

第二节 咳嗽与咳痰

咳嗽与咳痰是临床最常见的症状。咳嗽是一种反射性防御动作，患儿通过咳嗽可以清除呼吸道内分泌物或异物。但是咳嗽也有不利的一面，如咳嗽可使呼吸道感染扩散，剧烈的咳嗽可诱发咯血及自发性气胸等。痰液是气管、支气管的分泌物或肺泡内的渗出液，借助咳嗽将其排出称为咳痰。

一、病因

咳嗽与咳痰的病因很多，除呼吸系统疾病外，心血管疾病、神经因素及某些药物及心理因素等也可引起咳嗽和咳痰。

1. 呼吸道疾病

鼻咽部至小支气管整个呼吸道黏膜受到刺激时，均可引起咳嗽。肺泡内有分泌物、渗出物或漏出物等进入小支气管即可引起咳嗽和咳痰。化学刺激物刺激分布于肺的 C 纤维末梢也可引起咳嗽，如咽喉炎、喉结核、喉癌等可引起干咳。气管支气管炎、支气管扩张、支气管哮喘、支气管结核及各种物理（包括异物）、化学、过敏因素刺激气管、支气管可引起咳嗽和咳痰。肺部细菌、结核菌、真菌、病毒、支原体或寄生虫感染以及肺部肿瘤均可引起咳嗽和咳痰。呼吸道感染是引起咳嗽、咳痰最常见的病因。

2. 胸膜疾病

各种原因所致的胸膜炎、胸膜间皮瘤、自发性气胸或胸腔穿刺均可引起咳嗽。

3. 心血管疾病

二尖瓣狭窄或其他原因所致左心衰竭引起肺淤血或肺水肿时，因肺泡及支气管内有浆液性或血性渗出物，可引起咳嗽和咳痰。右心或体循环静脉栓子脱落造成肺栓塞时也可引起咳嗽。

4. 中枢神经因素

从大脑皮质发出冲动传至延髓咳嗽中枢后可发生咳嗽。如皮肤受冷刺激或三叉神经支配的鼻黏膜及舌咽神经支配的咽峡部黏膜受刺激时，可反射性引起咳嗽。脑炎、脑膜炎时也可出现咳嗽。

5. 其他因素所致慢性咳嗽

如服用血管紧张素转化酶抑制剂后咳嗽、胃食管反流病所致咳嗽、习惯性及心理性咳嗽等。

二、发生机制

咳嗽是延髓咳嗽中枢受刺激而引起的。患儿耳、鼻、咽、喉、支气管、胸膜感受区的刺激传入延髓咳嗽中枢，该中枢再将冲动传向运动神经，即喉下神经、膈神经和脊髓神经，分别引起咽肌、

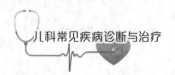

膈肌和其他呼吸肌的运动来完成咳嗽动作，表现为深吸气后，声门关闭，继以突然剧烈的呼气，冲出狭窄的声门裂隙产生咳嗽动作和发出声音。

咳痰是一种病态现象。正常支气管黏膜腺体和杯状细胞只分泌少量黏液，以保持呼吸道黏膜的湿润。患儿呼吸道发生炎症时，黏膜充血、水肿，黏液分泌增多，毛细血管壁通透性增加，浆液渗出，渗出物与黏液、吸入的尘埃和某些组织破坏物等混合而成痰，随咳嗽动作排出，肺淤血和肺水肿时，肺泡和小支气管内有不同程度的浆液漏出，也可引起咳痰。

三、临床特征

1. 咳嗽的性质

咳嗽无痰或痰量极少，称为干性咳嗽。干咳或刺激性咳嗽常见于急性或慢性咽喉炎、喉癌、急性支气管炎初期、气管受压、支气管异物、支气管肿瘤、胸膜疾病、原发性肺动脉高压以及二尖瓣狭窄。咳嗽有痰称为湿性咳嗽，常见于慢性支气管炎、支气管扩张、肺炎、肺脓肿和空洞型肺结核。

2. 咳嗽的时间与规律

突发性咳嗽常由于吸入刺激性气体或异物、淋巴结或肿瘤压迫气管或支气管分叉处引起发作性咳嗽见于百日咳、咳嗽变异性哮喘等。长期慢性咳嗽多见于慢性支气管炎、支气管扩张、肺脓肿及肺结核。夜间咳嗽常见于左心衰竭、咳嗽变异性哮喘。

3. 咳嗽的音色

（1）咳嗽声音嘶哑

多为声带的炎症或肿瘤压迫喉返神经所致。

（2）鸡鸣样咳嗽

表现为连续阵发性剧咳伴有高调吸气回声，多见于百日咳、会厌、喉部疾病或气管受压。

（3）金属音咳嗽

常因纵隔肿瘤、主动脉瘤或支气管癌直接压迫气管所致。

（4）咳嗽声音低微或无力

见于严重肺气肿、声带麻痹及极度衰弱者。

4. 痰的性状和痰量

（1）痰的性质

可分为黏液性、浆液性、脓性和血性痰。黏液性痰多见于急性支气管炎、支气管哮喘及大叶性肺炎的初期，也可见于慢性支气管炎、肺结核等。浆液性痰见于肺水肿、肺泡细胞癌等。脓性痰常见于化脓性细菌性下呼吸道感染，如肺炎、支气管扩张、肺脓肿。血性痰是由于呼吸道黏膜受侵

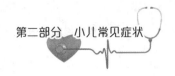

害、损害毛细血管或血液渗入肺泡所致 上述各种痰液均可带血。

（2）痰量

健康人很少有痰，急性呼吸道炎症时痰量较少，痰量多常见于支气管扩张、肺脓肿和支气管胸膜瘘等。排痰与体位有关，痰量多时静置后可出现分层现象，即上层为泡沫，中层为浆液或浆液脓性，下层为坏死物质。日咳数百至上千毫升浆液泡沫痰应考虑肺泡细胞癌的可能。

（3）痰的颜色与气味

铁锈色痰为典型肺炎球菌肺炎的特征；黄绿色或翠绿色痰提示铜绿假单胞菌感染；金黄色痰提示金黄色葡萄球菌感染；痰白黏稠并呈拉丝状提示有真菌感染；大量稀薄浆液性痰中含粉皮样物提示棘球蚴病；粉红色泡沫痰是肺水肿的特征。恶臭痰提示有厌氧菌感染。

四、伴随症状

1.伴发热

常见于急性上、下呼吸道感染、肺结核 胸膜炎。

2.伴胸痛

常见于肺炎、胸膜炎、支气管肺癌、肺栓塞、自发性气胸。

3.伴呼吸困难

常见于喉水肿、喉肿瘤、支气管哮喘、慢性阻塞性肺疾病、重症肺炎、肺结核、大量胸腔积液、气胸、肺淤血、肺水肿、气管或支气管异物。

4.伴咯血

常见于支气管扩张、肺结核、肺脓肿、支气管肺癌、二尖瓣狭窄、支气管结石 肺含铁血黄素沉着症、肺出血肾炎综合征。

5.伴脓痰

常见于支气管扩张、肺脓肿、肺囊肿合并感染、支气管胸膜瘘。

6.伴哮鸣音

常见于支气管哮喘、心源性哮喘、慢性阻塞性肺疾病、弥漫性泛细支气管炎、管与支气管异物等。局限性哮鸣音可见于支气管肺癌。

7.伴杆状指（趾）

常见于支气管扩张、慢性肺脓肿、支气管肺癌、脓胸。

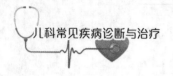

第三节　恶心与呕吐

恶心、呕吐是临床常见症状。恶心为上腹部不适和紧迫欲吐的感觉，可伴有迷走神经兴奋的症状，如皮肤苍白、出汗、流涎、血压降低及心动过缓，常为呕吐的前奏。一般恶心后随之呕吐，但也可仅有恶心而无呕吐，或仅有呕吐而无恶心。呕吐是通过胃的强烈收缩迫使胃或部分小肠内容物经食管、口腔而排出体外的现象。二者均为复杂的反射动作，可由多种原因引起。

一、病因

引起恶心与呕吐的病因很多，按发病机制可归纳为下列几类。

1. 反射性呕吐

（1）咽部受到刺激

如吸烟、剧咳、鼻咽部炎症或溢脓。

（2）胃、十二指肠疾病

急、慢性胃炎、消化性溃疡、功能性消化不良、急性胃扩张、幽门梗阻及十二指肠壅滞症。

（3）肠道疾病

急性阑尾炎、各型肠梗阻、急性出血坏死性肠炎、腹型过敏性紫癜。

（4）肝胆胰疾病

急性肝炎、肝硬化、肝淤血、急慢性胆囊炎或胰腺炎。

（5）腹膜及肠系膜疾病

如急性腹膜炎等。

（6）其他疾病

肾输尿管结石、急性肾盂肾炎、急性盆腔炎、异位妊娠破裂。急性心肌梗死早期、心力衰竭、青光眼、屈光不正等也可出现恶心、呕吐。

2. 中枢性呕吐

（1）神经系统疾病

①颅内感染：各种脑炎、脑膜炎、脑脓肿。

②脑血管疾病：脑出血、脑栓塞、脑血栓形成、高血压脑病及偏头痛。

③颅脑损伤：脑挫裂伤、颅内血肿、蛛网膜下腔出血。

④癫痫：特别是持续状态的癫痫。

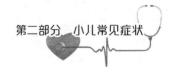

（2）全身性疾病

尿毒症、糖尿病酮症酸中毒、甲状腺危象、甲状旁腺危象、肾上腺皮质功能不全、低血糖、低钠血症及早孕均可引起呕吐。

（3）药物

某些抗生素、抗癌药、洋地黄、吗啡等可因兴奋呕吐中枢而致呕吐。

（4）中毒

乙醇、重金属、一氧化碳、有机磷农药、鼠药等中毒均可引起呕吐。

（5）精神因素

胃神经症、癔症、神经性厌食等。

3. 前庭障碍性呕吐

凡呕吐伴有听力障碍、眩晕等症状者，需考虑前庭障碍性呕吐。常见疾病有迷路炎，是化脓性中耳炎的常见并发症；梅尼埃病，为突发性的旋转性眩晕伴恶心呕吐；晕动病，一般在航空、乘船和乘车时发生。

二、发生机制

呕吐是一个复杂的反射动作，其过程可分三个阶段，即恶心、干呕与呕吐。恶心时胃张力和蠕动减弱，十二指肠张力增强，可伴或不伴有十二指肠液反流；干呕时胃上部放松而胃窦部短暂收缩；呕吐时胃窦部持续收缩，贲门开放，腹肌收缩，腹压增加，迫使胃内容物急速而猛烈地向上反流，经食管、口腔而排出体外。呕吐与反食不同，反食是指无恶心呕吐动作而胃内容物经食管、口腔溢出体外。

呕吐中枢位于延髓，它有两个功能不同的机构：一是神经反射中枢，呕吐中枢，位于延髓外侧网状结构的背部，接受来自消化道、大脑皮质、内耳前庭、冠状动脉以及化学感受器触发带的传入冲动，直接支配呕吐动作；二是化学感受器触发带，位于延髓第四脑室的底面，接受各种外来的化学物质或药物（如阿扑吗啡、洋地黄、依米丁等）及内生代谢产物（如感染、酮中毒、尿毒症等）的刺激，并由此引发出神经冲动，传至呕吐中枢引起呕吐。

三、临床特征

1. 呕吐的时间

晨起呕吐见于尿毒症、慢性酒精中毒或功能性消化不良；鼻窦炎患儿因起床后脓液经鼻后孔流出刺激咽部，也可致晨起恶心、干呕。晚上或夜间呕吐见于幽门梗阻。

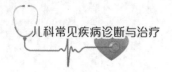

2. 呕吐与进食的关系

进食过程中或餐后即刻呕吐，可能为幽门管溃疡或精神性呕吐；餐后 1 h 以上呕吐称延迟性呕吐，提示胃张力下降或胃排空延迟；餐后较久或数餐后呕吐，见于幽门梗阻，呕吐物可有隔夜宿食；餐后近期呕吐，特别是集体发病患儿，多由食物中毒所致。

3. 呕吐的特点

进食后立刻呕吐，恶心很轻或缺如，吐后又可进食，长期反复发作而营养状态不受影响，多为神经官能性呕吐。喷射状呕吐多为颅内高压性疾病。

4. 呕吐物的性质

带发酵、腐败气味提示胃滞留；带粪臭味提示肠梗阻；不含胆汁说明梗阻平面多在十二指肠乳头以上，含多量胆汁提示在平面以下；含有大量酸性液体者多有胃泌素瘤或十二指肠溃疡，无酸味者可能为贲门狭窄或贲门失弛缓症；上消化道出血常呈咖啡色样呕吐物。

四、伴随症状

1. 伴腹痛、腹泻

多见于急性胃肠炎、霍乱、副霍乱、细菌性食物中毒及其他原因引起的急性食物中毒。

2. 伴有上腹痛及发热、寒战或有黄疸

应考虑急性胆囊炎或胆石症。

3. 伴头痛及喷射性呕吐

常见于颅内高压症或青光眼。

4. 伴眩晕、眼球震颤

见于前庭器官疾病。

5. 应用阿司匹林、某些抗生素及抗癌药物

呕吐可能与药物副作用有关。

第四节 腹 痛

腹痛是临床常见的症状，多数由腹部脏器疾病引起，但腹腔外疾病及全身性疾病也可引起 腹痛的性质和程度，既受病变性质和病变严重程度影响，又受神经和心理因素影响。由于腹痛的病因较多，病理机制复杂，因此，医务人员必须认真了解患儿病史，进行全面体格检查和必要的辅助检查，并结合病理生理改变进行综合分析。临床上一般将腹痛按起病缓急、病程长短分为急性腹痛和慢性腹痛。

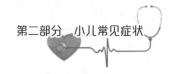

一、病因

1. 急性腹痛

（1）腹腔器官急性炎症

急性胃炎、急性肠炎、急性膜腺炎、急性出血坏死性肠炎、急性胆囊炎、急性阑尾炎。

（2）空腔脏器阻塞或扩张

肠梗阻、肠套叠、胆道结石、胆道蛔虫病、泌尿系统结石。

（3）脏器扭转或破裂

肠扭转、绞窄性肠梗阻、胃肠穿孔、肠系膜或大网膜扭转、卵巢囊肿蒂扭转、肝破裂、脾破裂、异位妊娠破裂。

（4）腹膜炎症

多由胃肠穿孔引起，少部分为自发性腹膜炎。

（5）腹腔内血管阻塞

缺血性肠病、腹主动脉瘤及门静脉血栓形成。

（6）腹壁疾病

腹壁挫伤、脓肿及腹壁皮肤带状疱疹。

（7）胸腔疾病所致的腹部牵涉痛

大叶性肺炎、肺梗死、心绞痛、心肌梗死、急性心包炎、胸膜炎、食管裂孔疝、胸椎结核。

（8）全身性疾病所致的腹痛

腹型过敏性紫癜、糖尿病酮症酸中毒、尿毒症、铅中毒、血卟啉病等。

2. 慢性腹痛

（1）腹腔脏器慢性炎症

慢性胃炎、十二指肠炎、慢性胆囊炎及胆道感染、慢性胰腺炎、结核性腹膜炎、溃疡性结肠炎、克罗恩病。

（2）消化道运动障碍

功能性消化不良、肠易激综合征及胆道运动功能障碍。

（3）消化性溃疡

（4）腹腔脏器扭转或梗阻

慢性胃扭转、肠扭转、十二指肠壅滞症、慢性肠梗阻。

（5）脏器包膜的牵张

实质性器官因病变肿胀，导致包膜张力增加而发生的腹痛，如肝淤血、肝炎、肝脓肿、肝癌。

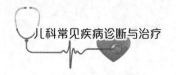

（6）中毒与代谢障碍

铅中毒、尿毒症。

（7）肿瘤压迫及浸润

以恶性肿瘤居多，与肿瘤不断生长、压迫和侵犯感觉神经有关。

二、发生机制

腹痛的机制可分为三种，即内脏性腹痛、躯体性腹痛和牵涉痛。

1. 内脏性腹痛

腹内某一器官的痛觉信号由交感神经传入脊髓引起的。疼痛特点：疼痛部位不确切，接近腹中线；疼痛感觉模糊，多为痉挛、不适、钝痛、灼痛；常伴恶心、呕吐、出汗等其他自主神经兴奋症状。

2. 躯体性腹痛

来自腹膜壁层及腹壁的痛觉信号，经体神经传至脊神经根，反映到相应脊髓节段所支配的皮肤所引起。特点：定位准确，可在腹部一侧；程度剧烈而持续；可有局部腹肌强直；腹痛可因咳嗽、体位变化而加重。

3. 牵涉痛

指内脏性疼痛牵涉到身体体表部位，即内脏痛觉信号传至相应脊髓节段，引起该节段支配的体表部位疼痛。特点：定位明确；疼痛剧烈；有压痛、肌紧张及感觉过敏等。对牵涉痛的理解有助于判断疾病的部位和性质。熟悉神经分布与腹部脏器的关系（表2-1）对疾病的定位诊断有利。

表2-1 神经分布与腹部脏器的关系

内 脏	传入神经	相应的脊髓节段	体表感应部位
胃	内脏大神经	胸髓节6～10	上腹部
小肠	内脏大神经	胸髓节7～10	脐部
升结肠	腰交感神经链与主动脉前神经丛	胸髓节12与腰髓节1	下腹部与耻骨上区
乙状结肠与直肠	骨盆神经及其神经丛	骶髓节1～4	会阴部与肛门区
肝与胆囊	内脏大神经	胸髓节7～10	右上腹及右肩胛
肾与输尿管	内脏最下神经及肾神经丛	胸髓节12与腰髓节1、2	腰部与腹股沟部
膀胱底	上腹下神经丛	胸髓节11、12与腰髓节1	耻骨上区及下背部
膀胱颈	骨盆神经及其神经丛	骶髓节2～4	会阴部及阴茎
子宫底	上腹下神经丛	胸髓节11、12与腰髓节1	耻骨上区与下背部
子宫颈	骨盆神经及其神经丛	骶髓节2～4	会阴部

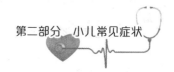

临床上不少疾病的腹痛涉及多种机制，如急性阑尾炎早期疼痛在脐周或上腹部，常有恶心、呕吐，为内脏性疼痛。随着疾病的进展，持续而强烈的炎症刺激影响相应脊髓节段的躯体传入纤维，出现牵涉痛，疼痛转移至右下腹麦氏点。当炎症进一步发展波及腹膜壁层，则出现躯体性疼痛，程度剧烈，伴压痛、肌紧张及反跳痛。

三、临床特征

1. 腹痛部位

一般腹痛部位多为病变所在部位。如胃、十二指肠和胰腺疾病，疼痛多在中上腹部；胆囊炎、胆石症、肝脓肿等疼痛多在右上腹部；急性阑尾炎疼痛在右下腹麦氏点；小肠疾病疼痛多在脐部或脐周；结肠疾病疼痛多在下腹或左下腹部；膀胱炎、盆腔炎及异位妊娠破裂，疼痛亦在下腹部。弥漫性或部位不定的疼痛见于急性弥漫性腹膜炎、机械性肠梗阻、急性出血坏死性肠炎、血卟啉病、铅中毒、腹型过敏性紫癜。

2. 诱发因素

胆囊炎或胆石症发作前常有进油腻食物史，急性胰腺炎发作前常有酗酒和（或）暴饮暴食史，部分机械性肠梗阻多与腹部手术有关，腹部受暴力作用引起的剧痛并有休克者，可能是肝、脾破裂所致。

3. 腹痛性质和程度

突发的中上腹剧烈刀割样痛或烧灼样痛，多为胃、十二指肠溃疡穿孔；中上腹持续性隐痛多为慢性胃炎或胃、十二指肠溃疡；上腹部持续性钝痛或刀割样疼痛呈阵发性加剧多为急性胰腺炎；持续性、广泛性剧烈腹痛伴腹壁肌紧张或板样强直，提示急性弥漫性腹膜炎。其中隐痛或钝痛多为内脏性疼痛，多由胃肠张力变化或轻度炎症引起，胀痛可能为实质脏器包膜牵张所致。胆石症或泌尿系统结石常为阵发性绞痛，疼痛剧烈，致使病人辗转不安；阵发性剑突下钻顶样疼痛是胆道蛔虫病的典型表现；绞痛多为空腔脏器痉挛、扩张或梗阻引起。临床常见者有肠绞痛、胆绞痛、肾绞痛，三者鉴别要点见表 2-2。

表 2-2　三种绞痛鉴别表

疼痛类别	疼痛部位	其他特点
肠绞痛	多位于脐周围、下腹部	常伴有恶心、呕吐、腹泻、便秘、肠鸣音增强等
胆绞痛	位于右上腹，放射至右背与右肩脚	常有黄疸、发热，肝可触及或 Murphy 征阳性
肾绞痛	位于腰部并向下放射至腹股沟、外生殖器及大腿内侧	常有尿频、尿急，尿含蛋白质、红细胞等

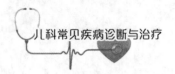

4. 发作时间

餐后疼痛可能由于胆胰疾病、胃部肿瘤或消化不良所致；周期性、节律性上腹痛见于胃、十二指肠溃疡；子宫内膜异位者腹痛与月经来潮相关；卵泡破裂者腹痛发生在月经间期。

5. 与体位的关系

某些体位可使腹痛加剧或减轻。如胃黏膜脱垂左侧卧位疼痛可减轻；十二指肠壅滞症膝胸位或俯卧位可使腹痛及呕吐等症状缓解；胰腺癌仰卧位时疼痛明显，前倾位或俯卧位时减轻；反流性食管炎烧灼痛在躯体前屈时明显，直立位时减轻。

四、伴随症状

1. 伴发热、寒战

提示有炎症存在，见于急性胆道感染、胆囊炎、肝脓肿、腹腔脓肿，也可见于腹腔外感染性疾病。

2. 伴黄疸

可能与肝胆胰疾病有关。急性溶血性贫血也可出现腹痛与黄疸。

3. 伴休克同时再贫血

可能是腹腔脏器破裂（如肝、脾或异位妊娠破裂）；无贫血者则见于胃肠穿孔、绞窄性肠梗阻、肠扭转、急性出血坏死性胰腺炎等。腹腔外疾病如心肌梗死、大叶性肺炎也可有腹痛与休克，应特别警惕。

4. 伴呕吐、反酸

提示食管、胃肠病变，呕吐量大提示胃肠道梗阻；伴反酸、嗳气则提示胃、十二指肠溃疡或胃炎。

5. 伴腹泻

提示消化吸收障碍或肠道炎症、溃疡或肿瘤。

6. 伴血尿

可能为泌尿系统疾病，如泌尿系结石。

第五节 腹 泻

腹泻指排便次数增多，粪质稀薄，或带有黏液、脓血或未消化的食物。如解液状便，每日 3 次以上，或每天粪便总量大于 200 g，其中粪便含水量大于 80%，则可认为是腹泻。腹泻可分为急性腹泻与慢性腹泻两种，超过两个月患儿属慢性腹泻。

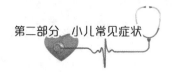

一、病因

1.急性腹泻

（1）肠道疾病

常见的是由病毒、细菌、真菌、原虫、蠕虫等感染所引起的肠炎及急性出血性坏死性肠炎。此外，还有克罗恩病或溃疡性结肠炎急性发作、急性缺血性肠病等。也可因抗生素使用不当而发生的抗生素相关性小肠结肠炎。

（2）急性中毒

食用毒蕈、桐油、河豚、鱼胆及化学药物如砷、磷、铅、汞等引起的腹泻。

（3）全身性感染

败血症、伤寒或副伤寒、钩端螺旋体病等。

（4）其他

变态反应性肠炎、过敏性紫癜；服用某些药物如氟尿嘧啶、利血平及新斯的明等；某些内分泌疾病，如肾上腺皮质功能减退危象、甲状腺危象。

2.慢性腹泻

（1）消化系统疾病

①胃部疾病：慢性萎缩性胃炎、胃大部切除术后胃酸缺乏。

②肠道感染：肠结核、慢性细菌性痢疾、慢性阿米巴痢疾、血吸虫病、肠鞭毛原虫病、钩虫病、绦虫病等。

③肠道非感染性疾病：克罗恩病、溃疡性结肠炎、结肠多发性息肉、吸收不良综合征等。

④肠道肿瘤：结肠绒毛状腺瘤、肠道恶性肿瘤。

⑤胰腺疾病：慢性胰腺炎、胰腺癌、胰腺切除术后。

⑥肝胆疾病：肝硬化、胆汁淤积性黄疸、慢性胆囊炎与胆石症。

（2）全身性疾病

①内分泌及代谢障碍疾病：甲状腺功能亢进、肾上腺皮质功能减退、胃泌素瘤、血管活性肠态瘤、类癌综合征及糖尿病性肠病。

②其他系统疾病：系统性红斑狼疮、硬皮病、尿毒症、放射性肠炎。

③药物副作用：利血平、甲状腺素、洋地黄类、考来烯胺、某些抗肿瘤药物和抗生素。

④神经功能紊乱：如肠易激综合征。

二、发生机制

腹泻的发病机制相当复杂，有些因素又互为因果，从病理生理角度可归纳为下列几个方面。

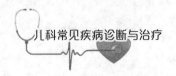
1. 分泌性腹泻

系肠道分泌大量液体超过肠黏膜吸收能力所致。霍乱弧菌外毒素引起的大量水样腹泻即属于典型的分泌性腹泻。肠道非感染或感染性炎症，如阿米巴痢疾、细菌性痢疾、溃疡性结肠炎、克罗恩病、肠结核、放射性肠炎以及肿瘤溃烂等均可使炎性渗出物增多而致腹泻。某些胃肠道内分泌瘤如胃泌素瘤、血管活性肠态瘤所致的腹泻属于分泌性腹泻。

2. 渗出性腹泻

肠黏膜炎症渗出大量黏液、脓血而致腹泻，如炎症性肠病、感染性肠炎、缺血性肠炎、放射性肠炎。

3. 渗透性腹泻

由肠内容物渗透压增高，阻碍肠内水分与电解质的吸收而引起，如乳糖酶缺乏，乳糖不能水解即形成肠内高渗，服用盐类泻剂或甘露醇等引起的腹泻。

4. 动力性腹泻

由肠蠕动亢进导致肠内食糜停留时间缩短，未被充分吸收所致的腹泻，如肠炎、甲状腺功能亢进、糖尿病、胃肠功能紊乱等。

5. 吸收不良性腹泻

由肠黏膜吸收面积减少或吸收障碍引起，如小肠大部分切除后、吸收不良综合征、小儿乳糜泻、热带口炎性腹泻、成人乳糜泻及消化酶分泌减少如慢性胰腺炎引起腹泻等。

三、临床特征

1. 起病及病程

急性腹泻起病急骤，病程较短，多为感染或食物中毒所致。慢性腹泻起病缓慢，病程较长，多见于慢性感染、非特异性炎症、吸收不良、消化功能障碍、肠道肿瘤或神经功能紊乱等。

2. 腹泻次数及粪便性质

急性感染性腹泻常有不洁饮食史，于进食后 24 h 内发病，每天排便数次甚至数十次，多呈糊状或水样便，少数为脓血便。慢性腹泻表现为每天排便次数增多，可为稀便，也可带黏液、脓血，见于慢性细菌性痢疾、炎症性肠病及结肠、直肠癌等。阿米巴痢疾的粪便呈暗红色或果酱样。粪便中带黏液而无异常发现患儿常见于肠易激综合征。

3. 腹泻与腹痛的关系

急性腹泻常有腹痛，尤以感染性腹泻较为明显。小肠疾病的腹泻，疼痛常在脐周，便后腹痛缓解不明显。结肠病变疼痛多在下腹，便后疼痛常可缓解。分泌性腹泻往往无明显腹痛。

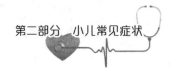

四、伴随症状和体征

了解腹泻的伴随症状，对了解腹泻的病因和发病机制、腹泻引起的病理生理改变，乃至做出临床诊断都有重要价值。

1.伴发热

可见于急性细菌性痢疾、伤寒或副伤寒、肠结核、肠道恶性淋巴瘤、克罗恩病、溃疡性结肠炎急性发作期、败血症等。

2.伴里急后重

提示病变以直肠乙状结肠为主，如细菌性病疾、直肠炎、直肠肿瘤等。

3.伴明显消瘦

提示病变位于小肠，如胃肠道恶性肿瘤、肠结核及吸收不良综合征。

4.伴皮疹或皮下出血

常见于败血症、伤寒或副伤寒、麻疹、过敏性紫癜、糙皮病等。

5.伴腹部包块

常见于胃肠道恶性肿瘤、肠结核、克罗恩病及血吸虫病性肉芽肿。

6.伴重度失水

常见于分泌性腹泻如霍乱、细菌性食物中毒或尿毒症。

7.伴关节痛或关节肿胀

常见于克罗恩病、溃疡性结肠炎、系统性红斑狼疮、肠结核等。

第六节 血 尿

血尿包括镜下血尿和肉眼血尿，前者是指尿色正常，需经显微镜检查方能确定，通常离心沉淀后的尿液镜检每高倍视野红细胞 3 个以上；后者是指尿呈洗肉水色或血色，肉眼即可见的血尿。

一、病因

血尿是泌尿系统疾病最常见的症状之一。98% 的血尿是由此泌尿系统疾病引起，2% 的血尿由全身性疾病或泌尿系统邻近器官病变所致。

1.泌尿系统疾病

肾小球疾病如急、慢性肾小球肾炎、IgA 肾病、遗传性肾炎和薄基底膜肾病；各种间质性肾炎、尿路感染、泌尿系统结石、结核、肿瘤、多囊肾、血管异常包括肾静脉受到挤压如胡桃夹现象、尿路憩室、息肉和先天性畸形等。

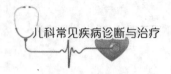

2. 全身性疾病

（1）感染性疾病

败血症、流行性出血热、猩红热、钩端螺旋体病和丝虫病。

（2）血液病

白血病、再生障碍性贫血、血小板减少性紫癜、过敏性紫癜和血友病。

（3）免疫和自身免疫性疾病

系统性红斑狼疮、结节性多动脉炎、皮肌炎、类风湿关节炎、系统性硬化症等引起肾损害时

（4）心血管疾病

亚急性感染性心内膜炎、急进性高血压、慢性心力衰竭、肾动脉栓塞和肾静脉血栓形成。

3. 尿路邻近器官疾病

急、慢性前列腺炎，精囊炎，急性盆腔炎或脓肿，宫颈癌，输卵管炎，阴道炎，急性阑尾炎，直肠和结肠癌等。

4. 化学物品或药品对尿路的损害

如磺胺药、吲哚美辛、甘露醇、汞、铅、镉等重金属对肾小管的损害；环磷酰胺引起的出血性膀胱炎；抗凝剂如肝素过量也可出现血尿。

5. 功能性血尿

平时运动量小的健康儿童，突然加大运动量可出现运动性血尿。

二、临床特征

1. 尿颜色的改变

血尿的主要表现是尿颜色的改变，除镜下血尿颜色正常外，肉眼血尿根据出血量多少而尿呈不同颜色。尿呈淡红色像洗肉水样，提示每升尿含血量超过 1 ml。出血严重时尿可呈血液状。肾脏出血时，尿与血混合均匀，尿呈暗红色；膀胱或前列腺出血尿色鲜红，有时有血凝块。但红色尿不一定是血尿，需仔细辨别。如尿呈暗红色或酱油色，不混浊、无沉淀，镜检无或仅有少量红细胞，见于血红蛋白尿；棕红色或葡萄酒色，不混浊，镜检无红细胞见于卟啉尿；服用某些药物如大黄、利福平、氨基比林或进食某些红色蔬菜也可排红色尿，但镜检无红细胞。

2. 分段尿异常

将全程尿分段观察颜色如尿三杯试验，用三个清洁玻璃杯分别留起始段、中段和终末段尿观察，如起始段血尿提示病变在尿道；终末段血尿提示出血部位在膀胱颈部，三角区或后尿道的前列腺和精囊腺；三段尿均呈红色即全程血尿，提示血尿来自肾脏或输尿管。

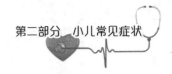

3. 镜下血尿

尿颜色正常，但显微镜检查可确定血尿，并可判断是肾性或肾后性血尿。镜下红细胞大小不一、形态多样为肾小球性血尿，见于肾小球肾炎。因红细胞从肾小球基底膜漏出，通过具有不同渗透梯度的肾小管时，化学和物理作用使红细胞膜受损，血红蛋白溢出而变形。如镜下红细胞形态单一，与外周血近似，为均一型血尿，提示血尿来源于肾后，见于肾盂肾盏、输尿管、膀胱和前列腺病变。

4. 症状性血尿

血尿患儿伴有全身或局部症状，而以泌尿系统症状为主。如伴有肾区钝痛或绞痛提示病变在肾脏。膀胱和尿道病变则常有尿频、尿急和排尿困难。

5. 无症状性血尿

部分血尿患儿既无泌尿道症状也无全身症状，见于某些疾病的早期，如肾结核、肾癌或膀胱癌早期。隐匿性肾炎也常表现为无症状性血尿。

三、伴随症状

1. 伴肾绞痛

肾或输尿管结石的特征。

2. 伴尿流中断

常见于膀胱和尿道结石。

3. 伴尿流细和排尿困难

常见于前列腺炎、前列腺癌。

4. 伴尿频、尿急、尿痛

常见于膀胱炎和尿道炎，同时伴有腰痛、高热、畏寒常为肾盂肾炎。

5. 伴有水肿、高血压、蛋白尿

常见于肾小球肾炎。

6. 伴肾肿块

单侧可见于肿瘤、肾积水和肾囊肿；双侧肿大见于先天性多囊肾，触及移动性肾脏见于肾下垂或游走肾。

7. 伴有皮肤黏膜及其他部位出血

常见于血液病和某些感染性疾病。

8. 合并乳糜尿

常见于丝虫病、慢性肾盂肾炎。

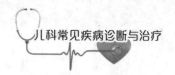

第七节 头 痛

头痛指眉弓、耳廓上部、枕外隆突连线以上部位的疼痛。国际头痛疾病分类第 3 版（beta 版）将头痛分为三部分：原发性头痛；继发性头痛；痛性脑神经病、其他面痛和头痛。原发性头痛可视为一种独立的疾病，而继发性头痛则是继发于其他疾病的一种症状。

一、病因

原发性头痛的病因较为复杂，常常涉及遗传、饮食、内分泌以及精神因素，发病机制尚不清楚。继发性头痛则往往存在明确的病因，分类也以病因为主要依据。

1. 颅脑病变

（1）感染

如脑膜炎、脑膜脑炎、脑炎、脑脓肿。

（2）血管病变

如蛛网膜下腔出血、脑出血、脑血栓形成、脑栓塞、高血压脑病、脑供血不足，脑血管畸形、风湿性脑脉管炎和血栓闭塞性脑脉管炎。

（3）占位性病变

如脑肿瘤、颅内转移瘤、颅内囊虫病或棘球蚴病。

（4）颅脑外伤

如脑震荡、脑挫伤、硬膜下血肿、颅内血肿、脑外伤后遗症。

（5）其他

如腰椎穿刺后及腰椎麻醉后头痛等。

2. 颅外病变

（1）颅骨疾病

如颅底凹陷症、颅骨肿瘤等。

（2）颈部疾病

如颈椎病及其他颈部疾病。

（3）神经痛

如三叉神经、舌咽神经及枕神经痛等。

（4）其他

如眼、耳、鼻和齿等疾病所致的头痛。

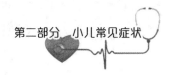

3. 全身性疾病

（1）急性感染

如流感、伤寒、肺炎等发热性疾病。

（2）心血管疾病

如高血压、心力衰竭等。

（3）中毒

如铅、酒精、一氧化碳、有机磷、药物等中毒。

（4）其他

尿毒症、低血糖、贫血、肺性脑病、系统性红斑狼疮、中暑等。

4. 精神心理因素

如抑郁、焦虑等精神障碍。

二、发生机制

颅外各层组织及毗邻组织对痛觉均敏感，颅内组织对痛觉敏感只限于一部分血管及软、硬脑膜，传导颅内外痛觉的神经主要是三叉神经、面神经、舌咽神经、迷走神经以及颈1～3神经，颅内外的痛敏结构受到各种病变损害时，可引起多种性质的头痛。头痛发生机制有下列几种情况：

1. 血管因素

各种原因引起的颅内外血管的收缩、扩张以及血管受牵引或伸展均可导致头痛。

2. 脑膜受刺激或牵挂

颅内炎症或出血刺激脑膜，或因脑水肿而牵拉脑膜引起头痛。

3. 神经因素

传导痛觉的脑神经和颈神经被刺激、挤压或牵拉均可引起头痛。

4. 肌肉因素

头、颈部肌肉的收缩也可引起头痛。

5. 牵涉性因素

眼、耳、鼻、鼻窦及牙齿等病变的疼痛，可扩散或反射到头部而引起疼痛。

6. 神经功能因素

常见于神经症和精神疾病。

三、临床特征

头痛的表现，往往根据病因不同而有不同的特点。

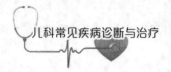
1. 发病情况

急性起病并有发热患儿常为感染性疾病所致。急剧的头痛，持续不减，并有不同程度的意识障碍而无发热患儿，提示颅内血管性疾病（如蛛网膜下腔出血）。长期的反复发作性头痛见于偏头痛、紧张型头痛、丛集性头痛等。慢性进行性头痛并有颅内压增高的症状（如呕吐、缓脉、视乳头水肿）应注意颅内占位性病变。

2. 头痛部位

确认患儿头痛部位是单侧、双侧、前额或枕部、局部或弥散、颅内或颅外对病因的诊断有重要价值。如偏头痛及丛集性头痛多在一侧。颅内病变的头痛常为深在性且较弥散，颅内深部病变的头痛部位不一定与病变部位相一致，但疼痛多向病灶同侧放射。高血压引起的头痛多在额部或整个头部。全身性或颅内感染性疾病的头痛，多为全头部痛。眼源性头痛为浅在性且局限于眼眶、前额或颞部。鼻源性或牙源性多为浅表性疼痛。

3. 头痛的程度与性质

头痛的程度一般分轻、中、重三种，但与病情的轻重无平行关系。三叉神经痛、偏头痛及脑膜刺激的疼痛最为剧烈。脑肿瘤的痛多为中度或轻度。高血压性、血管源性及发热性疾病的头痛，经常表现为搏动性。神经痛多表现为持续数秒至数十秒的刺痛或电击样痛。紧张型头痛多为重压感、紧箍感或戴帽感等非搏动性疼痛。

4. 头痛出现的时间与持续时间

某些头痛可发生在特定时间，如颅内占位性病变往往清晨加剧，鼻窦炎的头痛也常发生于清晨或上午，丛集性头痛常在晚间发生，女性偏头痛常与月经期有关。脑肿瘤的头痛多为持续性可有长短不等的缓解期。

5. 加重、减轻头痛的因素

咳嗽、打喷嚏、摇头、俯身可使颅内高压性头痛、颅内感染性头痛及脑肿瘤性头痛加剧。低颅压性头痛可在坐位或立位时出现，卧位时减轻或缓解。颈肌急性炎症所致的头痛可因颈部运动而加剧。慢性或职业性的颈肌痉挛所致的头痛，可因活动按摩颈肌而逐渐缓解。

四、伴随症状

1. 伴剧烈呕吐

多见于颅内压增高，头痛在呕吐后减轻者见于偏头痛。

2. 伴眩晕

见于小脑肿瘤、椎基底动脉供血不足等。

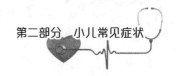

3. 伴发热

常见于感染性疾病，包括颅内或全身性感染。

4. 慢性进行性头痛出现精神症状

应注意颅内肿瘤。

5. 慢性头痛突然加剧并有意识障碍

提示可能发生脑疝。

6. 伴视力障碍

可见于青光眼或脑肿瘤。

7. 伴脑膜刺激征

提示有脑膜炎或蛛网膜下腔出血。

8. 伴癫痫发作

可见于脑血管畸形、脑内寄生虫病或脑肿瘤等。

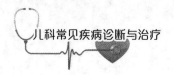

第三部分　儿科常见疾病

第一章　营养性疾病

第一节　营养不良

一、概述

儿童营养不良也称为蛋白质—热能营养不良（protein-energy malnutrition，以下简称PEM）主要是因食物不足或食物质量不佳而使营养摄入减少，以致蛋白质、热能等供应无法满足机体的生长发育需求。此疾病多见于3岁以下婴幼儿。营养不良的儿童还会出现许多相关并发症，严重营养不良是全球5岁以下儿童死亡的重要原因。

二、病因

长期食物摄入量不足、食物能量不足、品种单一、喂养行为不当，以及各种先天或后天性疾病，是儿童发生营养不良的高危因素。除此之外，经济状况、教育、健康保健意识等社会、家庭因素也是儿童营养不良的影响因素。

（一）食物摄入不足

食物摄入不足导致的营养不良称为原发性营养不良。随着经济发展，我国居民营养状况有了很大改善，单纯食物匮乏、饥饿所导致的营养不良逐渐减少，而由于家长喂养知识缺乏或喂养行为不当，导致儿童食物摄入类型、比例、性状等发生异常造成营养过度/不均衡逐渐增多。如长时间奶量摄入不足、食物能量密度低下（过多食用稀释的配方奶、稀粥、汤），以及食物配比不合理（正餐摄入量不足而零食、饮料、水果过多）等。

（二）疾病

妊娠期母亲各种疾病因素引发胎儿宫内发育迟缓，以及多胎妊娠、胎儿先天发育异常等，可致母亲分娩出低出生体重儿，小于胎龄儿，早产儿。此类高危儿童出生后可能发生各脏器并发症、喂

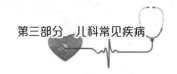

养困难等，导致其缺乏追赶生长，最终发展为营养不良。

各种先天畸形，如先天性心脏病，先天性消化道畸形，以及先天性遗传代谢性疾病或内分泌疾病的患儿，亦可能因原发疾病打击、经历重大手术消耗、食物选择面窄、食物消化利用度差等因素引发营养摄入减少。

慢性感染、迁延性腹泻、恶性肿瘤、艾滋病、结核等可加速营养素丢失或消耗。

三、临床特征

（一）营养不良的亚型及临床表现

1. 消瘦型营养不良

即不存在水肿的 PEM，特点是肌肉萎雏和体脂储存消耗。这是 PEM 最常见的形式，由长期营养素摄入不足所致，特别是膳食能量来源（总能量）不足。体格检查发现如下表现：

①年龄别体重和身长（身高）别体重低于正常范围。

②外表消瘦虚弱，情绪易激惹、烦躁。

③头围较大，目光呆滞。

④手臂、大腿和臀部肌肉萎缩，可因皮下脂肪丢失而致多余的皮肤皱褶。

⑤皮肤薄、干燥。

⑥头发细而稀疏，且易脱落。

⑦心动过缓、低血压和低体温。

2. 恶性营养不良

即存在水肿的 PEM，是以蛋白质缺乏为主的营养不良。特点是明显的肌肉萎缩而体脂正常或增加，且存在全身性水肿。水肿是确立诊断的决定性特征。体格检查发现如下表现：

①年龄别体重正常或接近正常。

②情感淡漠，无精打采。

③低体温。

④全身严重的广泛性水肿。

⑤皮肤干燥、萎缩、易剥脱，伴有角化过度和色素沉着过度的融合区。

⑥头发干燥、无光泽，易脱落。

⑦肝大（脂肪肝浸润所致）。

⑧腹部膨隆，可无腹水。

3. 水肿型营养不良

可发生于蛋白质和能量同时存在不足的儿童，由儿童期常见的感染性疾病所引发。患儿常伴有

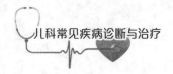

厌食、皮炎，有时还有神经系统异常（抑郁和情感平淡）和肝脂肪变性症状。导致以上症状的原因是与炎症反应相关的营养素急性丢失，合并体脂肪和肌肉营养储备的慢性消耗。消瘦型营养不良转变为混合型营养不良会给儿童带来特别高的并发症发病率和病死率，其原因是这一临床病程经常伴有急性感染，或因为经历这一临床病程的儿童在代谢适应性上不及单纯营养不良性消瘦的儿童。

（二）营养不良的病理生理改变

1. 心血管系统

营养不良性消瘦的患儿，心排血量和每搏输出量的降低与去脂体重的丢失成正比。水肿型营养不良患儿的体液平衡很脆弱，血容量减少导致组织灌注不足，而输注生理盐水又会导致静脉压增加和急性心力衰竭。

2. 肝脏

合成蛋白质（如白蛋白）减少，生成氨基酸的异常代谢产物增多。肝脏对毒素的代谢和排泄严重减少，从底物（如半乳糖和果糖）合成能量的速度比正常情况下要慢很多，糖异生作用减少，增加了低血糖的风险。

3. 胃肠道

胃酸产生减少。胰腺、小肠黏膜萎缩，消化酶分泌、膜营养素转运蛋白产生减少，营养素吸收减少。肠动力减弱，便秘发生率增高，肠腔细菌过度生长。

4. 泌尿系统

肾小球滤过率降低，肾脏排泄钠、过量的酸性代谢产物或水负荷的能力均大为降低。尿路感染风险明显增加。

5. 皮肤和腺体

皮肤和皮下脂肪萎缩，出现松弛的皮肤皱褶。例如：眼睛可能会因眶内皮下脂肪丢失而凹陷，患儿可能会因汗腺、泪腺和唾液腺萎缩而出现口眼干燥和汗液生成减少。

6. 免疫系统

营养不良性消瘦时，体内多种免疫功能均会减弱。淋巴结、扁桃体和胸腺发生萎缩。细胞免疫、分泌物中的 IgA 水平、补体水平和吞噬作用均降低。急性期免疫应答也减弱，因此患儿可无感染的典型征象，如发热及血常规异常，而其他炎症介质，如白细胞介素 –6、反应蛋白等可升高，尤其在发生恶性营养不良病时。

7. 内分泌系统

胰岛素水平降低，患儿可能会有糖耐量异常。生长激素水平升高，但其下游效应物胰岛素样生长因子 1（insulin-like growth factor 1，IGF1）水平降低。皮质醇水平通常升高。

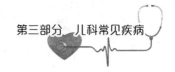

8. 代谢和循环

基础代谢率约降低 30%，在恢复期会显著提升。热产生和热丢失功能均受损，体温调节异常。患儿在冷环境下出现体温过低，在热环境下出现体温过高。

9. 细胞功能

钠泵活性降低，细胞膜的渗透性比正常情况下更高，细胞内 Na^+ 浓度增加，而细胞内 K^+ 和 Mg^{2+} 浓度减小，蛋白质合成减少。

（三）并发症

1. 营养性贫血

蛋白质、铁、叶酸、维生素 B_{12} 等营养素缺乏，常导致营养性缺铁性贫血或巨幼红细胞性贫血。

2. 维生素及微量营养素缺乏

最常见的是维生素 A 缺乏。营养不良期间维生素缺乏所致的症状不突出，但在营养不良恢复期因生长迅速可能出现一系列骨骼健康问题，大部分患儿可伴有锌缺乏。

3. 感染

严重营养不良的患儿发生感染的风险较高，因为这些患儿的免疫防御功能较弱，可能会因卫生条件和食品保存条件不充分而暴露于感染原，从而发生脓毒症、急性或迁延性腹泻等，容易并发脱水。

4. 自发性低血糖

患儿出现突发的神志不清、手足冰凉、面色苍白、脉搏缓慢、呼吸暂停等症状，需考虑自发性低血糖，应及时治疗。

四、辅助检查

现有实验室检查可以作为儿童营养状况评价的辅助诊断手段。进行实验室检查的优势在于：评价营养不良合并机体营养素损耗或储备力下降的严重程度；在出现明显临床表现之前发现营养素缺乏（如铁、锌缺乏）；确认是否存在通常与特定疾病相关的营养素缺乏（如囊性纤维化患儿的脂溶性维生素缺乏）；监测疾病所并发的营养不良是否恢复。

（一）前白蛋白和白蛋白

血清前白蛋白和白蛋白分别为短期和长期膳食摄入充足程度的替代标志物。

1. 前白蛋白

肝脏合成，是反映检测前数日患儿膳食能量和蛋白质是否充足的敏感预测指标，其下降能显示轻微的蛋白质营养缺乏，可作为食物摄入急性减少的标志物；但在发生感染、肝脏疾病、肿瘤等时，其浓度也会下降。因此，对于处于炎症过程中的患儿，前白蛋白水平不能准确反映营养状况。

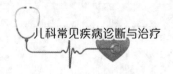

2. 白蛋白

肝脏合成，可反映检测前 3 周的膳食摄入情况；膳食摄入不足时变化时间晚于血清前白蛋白，营养治疗开始以后约需要长达 3 周的时间恢复到正常值。

（二）胰岛素样生长因子

IGF1 在发生营养不良时反应较为灵敏，是诊断蛋白质营养不良较好的指标。但在生长激素缺乏、肝功能异常时，IGF1 水平也会降低，需注意鉴别。

（三）贫血筛查

血常规中血红蛋白、红细胞计数、血细胞比容可协助判断营养不良是否合并贫血，以及是否伴有脱水及其严重程度。铁代谢、叶酸和维生素 B_{12} 的检测有助于进一步识别其是否为营养不良合并铁、叶酸或维生素 B_{12} 缺乏的患儿或慢性病贫血患儿。缺铁性贫血是儿童最常见的营养缺乏，表现为小细胞低色素性贫血。

血浆铁蛋白是反映体内铁储备是否充足最敏感的指标。然而，铁蛋白是一种急性期反应物，在感染或有炎症疾病时也会升高。其他有助于评估小细胞性贫血的检测指标包括血清铁、总铁结合力和转铁蛋白。大细胞性贫血提示存在叶酸或维生素 B_{12} 缺乏；慢性疾病的患儿可因上述营养缺乏或其慢性疾病而出现贫血。慢性疾病造成的贫血通常为正细胞正色素低增生性贫血。实验室检查标志包括血清铁和铁结合力较低，而血清铁蛋白浓度正常或升高。

（四）其他实验室检查

1. 血糖

判断低血糖。

2. 电解质和酸碱平衡

判断低钠 / 低钾血症、脱水类型、代谢性酸 / 碱中毒。

3. 肌酐水平

判断肾功能。

4. 血脂、血淀粉酶、血脂肪酶、胆碱酯酶

判断机体合成代谢能力。

五、诊断与鉴别诊断

（一）诊断标准

儿童的体格发育状况可间接反应儿童的营养状况，包括身体成分（瘦体重、脂肪）变化。营养状态正常的儿童，其体重增长代表能量储存于脂肪组织的增加；身长的增长代表机体非脂肪组织的增长，并且可以从侧面反映生长潜能。因此，对于儿童营养不良的评估主要指标包括体重（W）、

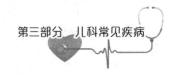

身长（L）[身高（H）]，以及将两者关系结合起来评估的指标，即身长（身高）别体重 [W/L（H）].
查阅上述三个测量指标是否处于异常范围，即低体重、生长迟缓和消瘦三种情况，判断该儿童是否
属于营养不良。

有经验的临床医生会结合患儿的喂养史及疾病史；体格检查发现皮下脂肪减少、皮肤干瘪、水
肿等营养不良典型外貌特征；通过评估其体重、身长（身高），以及身长（身高）别体重在参照人
群中所处位置，即可进行初步营养评价。再结合贫血、蛋白水平低下、糖代谢及电解质、酸碱平衡
紊乱等实验室检查异常结果，可进一步全面了解患儿营养不良的伴随表现。

一旦儿童被确诊为营养不良，需进一步进行营养不良的分度，目的在于区分疾病的严重性，有
利于为营养不良儿童提供适宜的营养康复指导，并有助于判断预后。

营养不良的严重程度是通过将儿童的体格测量指标与同龄人群的参考标准进行比较而确定。世
界卫生组织已建立了对中度或重度儿童营养不良的分类标准。这些标准参考的因素有低体重、消瘦
与生长迟缓的程度，以及是否存在水肿。

1. 低体重

提示急性营养不良。

①中度低体重：体重的 Z 值不足 –3 ～ –2。

②重度低体重：体重的 Z 值不足 –3。

2. 消瘦

提示急性营养不良。

①中度消瘦：体重 / 身长（身高）的 Z 值不足 –3 ～ –2。

②重度消瘦：体重 / 身长（身高）的 Z 值不足 –3。

3. 生长迟缓

提示慢性营养不良。

①中度生长迟缓：身长（身高）的 Z 值不足 –3 ～ –2。

②重度生长迟缓：身长（身高）的 Z 值不足 –3。

4. 分度

通常将上述任一指标的异常程度用作营养不良的严重性分度。

①中度营养不良：中度低体重、中度消瘦或中度生长迟缓。

②重度营养不良：重度低体重、重度消瘦、重度生长迟缓，或伴有水肿的恶性营养不良病。

若患儿异常的营养状态一直得不到改善，营养不良的严重程度会随着疾病一同进展。部分患儿
可能在初诊时仅为体格生长偏离，尚不能满足营养不良的诊断标准，但后续可能因喂养问题持续得
不到纠正或其他疾病的持续消耗，逐渐成为中度营养不良，甚至重度营养不良。

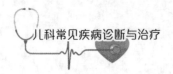

（二）鉴别诊断

在恶性营养不良或消瘦—水肿型营养不良的患儿中，尤其容易合并脓毒症及腹泻，两者均可导致低血容量，如果不予治疗，症状则可快速进展。临床上很难早期鉴别脱水所致的低血容量与脓毒症感染所致的休克。临床医师应尝试鉴别脱水和脓毒症休克，若不存在明确的鉴别诊断特征，则有必要对患儿同时进行脱水和脓毒症休克的对症治疗。重点应关注的鉴别诊断临床特征如下。

1. 脱水

①腹泻史：脱水的患儿通常会有水样腹泻病史。有脱水体征但没有水样腹泻的患儿应按脓毒症休克进行治疗。

②口渴：喝水是轻度脱水的一个可靠征象。在婴儿可能表现为躁动。口渴不是脓毒症休克的症状。

③眼窝凹陷：为脱水的有用体征。

2. 脓毒症休克

①低体温：为严重感染的体征，包括脓毒症休克，但不是脱水的体征。

②早期脓毒症休克：患儿通常表现为无力、情感淡漠和严重厌食，但不会出现口渴和躁动。

③明确的脓毒症休克：浅表静脉扩张，肺静脉淤血，患儿可能会呻吟、呼吸困难。随着休克的加重，可能发生肾脏、肝脏、消化道或心力衰竭。患儿可能会呕血、便血、腹胀；X线检查可见肠腔扩张、积液。此阶段可能危及生命。

此外，婴儿口腔畸形（如唇/腭裂）、消化道畸形（如幽门梗阻）可导致进食困难而出现营养不良；肿瘤或其他慢性消耗性疾病也可导致体重不增，应注意排查。

六、治疗原则

营养不良应采取去除病因、调整饮食、营养支持和积极治疗并发症的综合管理措施。

1. 查明病因，积极治疗原发病

（1）调整饮食及补充营养物质

营养不良时，患儿基础代谢率和营养素需要量均减低，消化道也适应低营养的摄入，因此，在营养重建过程中，应根据营养不良的程度、消化能力和对食物耐受情况逐渐增加能量和营养物质的供应量。患儿严重营养不良、一般情况极差或伴有消化道基础疾病、不能耐受经口喂养时，可考虑采用全静脉营养或部分静脉营养等方式。一旦患儿消化道功能恢复，则可逐渐恢复肠内营养。中度营养不良可考虑较快较早添加含蛋白质和高能量的食物；重度营养不良可参考原来的饮食情况，从每日 167～250 kJ/kg（40～60 kcal/kg）开始，并根据情况逐渐少量增加。当增加能量至满足追赶生长需要时，一般可达 502～627 kJ/kg（120～150 kcal/kg）待体重接近正常后，再恢复至正常生

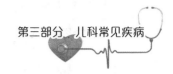

理需要量。蛋白质摄入量从每日 1.5～ 2.0 g/kg 开始，逐步增加到 3.0～ 4.5 g/kg。由于营养治疗后组织修复增加，因此维生素和矿物质的供给量应大于每日推荐量。治疗早期即应给予 1 次 1500 g（5000 IU）维生素 A，每日给予铁 1～ 3 mg，锌 1 mg，同时应注意补充钾、镁，并根据血电解质水平进行营养素补充的调整。

（2）药物治疗

胃蛋白酶、胰酶及 B 族维生素等可促进消化。苯丙酸诺龙是蛋白同化类固醇制剂，能促进蛋白质合成，并能增加食欲，在供给充足能量和蛋白质的基础上可应用，每次肌内注射 0.5～ 1 mg/kg，每周 1～ 2 次，连续 2～ 3 周。胰岛素 2～ 3 U，肌内注射，1 次 /d，可降低血糖、增加饥饿感、提高食欲，注射前先服葡萄糖 20～ 30 g，每 1～ 2 周为一疗程。锌剂可提高味觉敏感度，增加食欲，每日可口服元素锌 0.5～ 1 mg/kg。中药辅以推拿理疗等也能调理脾胃功能，改善食欲。

2. 治疗并发症

及时处理各种危重情况，如严重腹泻、自发性低血糖、各种感染、电解质紊乱及各种维生素缺乏。严重贫血可少量多次输成分血，低白蛋白血症可输注白蛋白。

3. 加强护理

良好的护理可减少患儿继发感染机会。餐具应仔细消毒，并保证患儿睡眠充足，适当的户外活动可纠正不良的饮食习惯。

第二节 儿童单纯性肥胖

一、概述

儿童单纯性肥胖是由于长期能量摄入超过人体消耗，导致体内过多的能量以脂肪的形式过度积聚，体重超过参考值范围的一种营养障碍性疾病。肥胖不仅影响儿童的生长发育及心智、行为，而且会增加远期罹患代谢综合征、糖尿病、心脑血管疾病，以及某些肿瘤等慢性非传染性疾病的风险。目前，肥胖已成为全球严重公共卫生问题。儿童肥胖的早期预防、早期识别及早期干预是儿科医师的重要工作内容。

二、病因

儿童单纯性肥胖是多基因遗传因素和环境因素等共同作用的结果。研究发现，目前约 600 个基因、标志物和染色体区域与肥胖的发生有关。健康与疾病的发育起源学说也指出，母亲妊娠期营养不良或营养过剩、妊娠糖尿病等代谢和内分泌异常均与儿童肥胖的发生密切相关。儿童膳食结构改变，如高脂、高糖饮食增多造成的能量摄入过多，同时静坐时间增多及体力活动减少造成的能量消

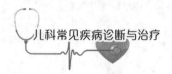

耗减少，持续的能量失衡则是肥胖发生的关键。另外，压抑、焦虑、睡眠不足等心理行为异常对肥胖的发生也起着促进作用。

三、临床特征

大多数儿童肥胖属于单纯性肥胖，可发生于任何年龄段，但多见于婴儿期、5～6岁及青春期。肥胖儿童一般具有食欲旺盛、进食快、食量大，以及偏爱高脂、高糖饮食的行为特点；通常喜坐、少动或由于各种原因造成活动量减少。

1. 体态肥胖

明显肥胖的儿童常怕热、多汗、容易疲劳，活动后气短、心悸或腿痛。体格检查可见皮下脂肪丰满，分布尚均匀，严重者腹壁、大腿、臀部等处皮肤可出现紫色或白色皮纹。部分重度肥胖者可见黑棘皮病改变，表现为皮肤过度色素沉着、增厚且有皱纹，被认为是胰岛素抵抗的皮肤特征。此外，少数严重肥胖儿童还可出现膝内翻或扁平足。

2. 生长发育

肥胖儿童性发育略微提前，骨龄正常或稍超前，故最终身高常略低于正常儿童。男童因大腿会阴部脂肪过度堆积，致使阴茎埋于脂肪组织中而表现为外露阴茎过小，是继发性隐匿阴茎的主要原因，易被误认为阴茎发育短小。女童胸部脂肪堆积应与乳房发育鉴别，后者可触及乳腺组织硬结。患儿智力发育多正常，但易出现自卑、抑郁、社交障碍等。

3. 肥胖低通气综合征

严重肥胖可限制胸廓和膈肌运动，导致患儿呼吸浅快、肺通气量不足及肺泡换气量减少，进而发生二氧化碳潴留和低氧血症；患儿可表现为气促、面色发绀，夜间可出现阻塞型睡眠呼吸暂停或睡眠低通气，日间呈倦怠、嗜睡状，不愿活动。重者最终可引起慢性肺源性心脏病并发展为充血性心力衰竭。

4. 代谢综合征

儿童肥胖与儿童青少年代谢综合征的发生密切相关，肥胖患儿易出现高血压、血脂紊乱、胰岛素抵抗或糖耐量异常等综合征，并可持续至成年期，是成年期糖尿病、心脑血管疾病等慢性非传染性疾病的重要危险因素。

四、辅助检查

肥胖儿童应进行以下辅助检查以判断肥胖的严重程度和可能的并发症。

1. 血压

部分患儿可出现血压增高。

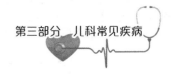

2. 血糖

进行血糖监测，必要时需行口服糖耐量试验，部分患儿可出现高血糖、糖耐量受损和/或胰岛素抵抗，甚至 2 型糖尿病。

3. 血脂

部分患儿可出现脂代谢紊乱，如低高密度脂蛋白胆固醇血症、高低密度脂蛋白胆固醇血症、高甘油三酯血症等。

4. 影像学检查

体脂含量，即人体脂肪组织占体重的百分比，是判断肥胖的直接测量指标，可作为诊断肥胖的检测指标。此外，严重肥胖患儿肝脏超声可见非酒精性脂肪肝。

五、诊断与鉴别诊断

（一）诊断标准

任何年龄段的儿童均可发生肥胖，而婴儿期、5～6 岁及青春期是儿童最易发生肥胖的时期，需高度警惕。当儿童出现食欲旺盛、进食快、食量大、偏爱高脂和高糖饮食等不良饮食行为，或各种原因造成活动量明显减少等肥胖危险因素时，尤其应注意儿童体重及身长（身高）。

目前，儿童超重和肥胖尚无统一诊断标准。常用的肥胖诊断指标如下。

1. 体重指数（BMI）即体重（kg）/身高^2（m^2）

诊断和筛查儿童青少年肥胖最简便，且较为推荐的首选指标，但 BMI 判断的标准尚未统一。根据中国肥胖问题工作组 2003 年提出的参考标准，推荐儿童 BMI 在同年龄、同性别第 85 百分位数和第 95 百分位数之间（P_{85}～P_{95}）为超重，超过第 95 百分位数（P_{95}）为肥胖。此外，WHO 和国际肥胖工作组的 BMI 超重、肥胖诊断标准则常用于国家和地区间的数据比较。

2. 身长（身高）别体重

主要用于 10 岁及以下儿童的脂肪评估，具体评估标准有两种：超过理想体重的比例，即 {[个体体重（kg）—理想体重（kg）/理想体重（kg）]} × 100%，超过理想体重 10%～20% 为超重，超过 20% 为肥胖，20%～29% 为轻度肥胖，30%～49% 为中度肥胖，超过 50% 为重度肥胖。

标准正态离差（Z 值），即 [个体体重（kg）—参考人群体重的平均值（kg）]/参考人群体重的标准差，Z 值超过 1.96（P_{95}）为肥胖。

3. 腰围、腰围身高比

中心性肥胖（又称腹型肥胖）是心血管代谢危险因素和 2 型糖尿病发生风险的独立预测因子。腰围是判断肥胖，特别是中心性肥胖的重要指标，儿童腰围≥同年龄、同性别第 80 百分位数（P_{80}）考虑为中心性肥胖。腰围身高比（waist-to-height ratio，WHtR）因考虑了身高因素，有更好的应用

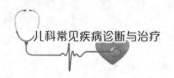

价值，但需根据不同地区、性别和年龄指定其标准值。根据国内研究数据，将女童 WHtR 超过 0.46，男童 WHR 超过 0.48 作为中心性肥胖的筛查标准较好。

（二）鉴别诊断

尽管儿童肥胖多数属于单纯性肥胖，但还需排除其他继发性病因后才能诊断，如内分泌和遗传性疾病，以及某些药物的作用。

1. 普拉德—威利综合征（Prader–Willi syndrome，PWS）

又称肥胖—生殖无能—肌张力低下综合征，被认为可能与基因缺失有关。患儿呈周围型肥胖，身材矮小，小手和小脚，智力低下，肌张力低下，呈杏仁形眼裂、上唇薄、嘴角向下特殊面容。有新生儿期肌张力减低，婴儿期喂养困难，后期食欲旺盛，严重肥胖的特点。此外，患儿往往青春期延迟、外生殖器发育不良、性功能减低、易患糖尿病。

2. 弗勒赫利希综合征（Frohlich syndrome）

又称肥胖生殖无能综合征，继发于下丘脑和垂体病变。患儿脂肪过多蓄积于颈、颏下、乳房、下肢、会阴及臀部，身形矮小，手指和脚趾纤细，第二性征发育延迟或不发育，可有颅内压增高症状。

3. 巴尔得—别德尔综合征（Bardet–Biedl syndrome，BBS）

又称多指/趾畸形—生殖功能减退—肥胖—色素性视网膜炎综合征，或性幼稚多指/趾畸形综合征，是一种常染色体遗传性疾病。患儿肥胖、智力低下、有色素性视网膜炎、性发育不良、肾脏结构和功能异常，多指/趾，部分患儿有糖尿病。

4.Alstrom 综合征

又称肥胖—视网膜变性—糖尿病综合征。患儿除肥胖外，还主要表现为色素视网膜炎、视力减退，甚至失明，还有神经性耳聋、糖尿病、尿崩症。患儿无多指/趾畸形和智力低下。

5. 库欣综合征

又称皮质醇增多症，是由于多种病因继发性引起肾上腺皮质增生或肾上腺肿瘤自主性长期分泌过量皮质醇所产生的一组综合征。患儿出现中心性肥胖、满月脸、水牛背、皮肤紫纹、高血压、生长停滞等；血皮质醇增高，肾上腺超声或 CT 可发现肾上腺皮质增生、腺瘤或腺癌。

6. 药物影响

大剂量长期应用糖皮质激素会造成中心性肥胖和内脏脂肪堆积；赛庚啶、孕酮等有增加体重可能，应注意询问相关用药史。

六、治疗原则

儿童处于生长发育时期，在体重和身长（身高）不断增长的同时应控制其向肥胖发展。严禁使用饥饿或任何形式的变相饥饿疗法，不宜使用减肥药物、减肥食品、手术或理疗进行减重。应以运

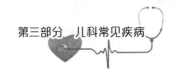

动为基础，以行为校正为关键，饮食调整和健康教育贯穿始终：以家庭为单位，以日常生活为控制场所，肥胖儿童、家长、教师及医务人员共同参与完成综合治疗方案。

1. 饮食调整

在保证儿童生长发育所需营养基础上，推荐低脂、低糖、高蛋白饮食，限制饱和脂肪酸、反式脂肪酸及胆固醇的摄入，适当增加含黏性纤维、植物甾醇（脂）食物的摄入，提供适量维生素和微量元素，适当增加水果和蔬菜的摄入。

（1）控制合理的总能量摄入

应在不影响儿童生长发育的基础上逐步减少能量供给。初期以体重不继续增长为目标，不可使体重急剧下降。其后，逐渐减少能量摄入。低能量食谱不可长期使用，体重正常后应逐渐恢复正常饮食和能量。如体重下降超过正常均值 10% 时，即不需要严格限制饮食。

（2）食物的选择

因儿童生长发育所需，每日蛋白质供应不宜少于 1 g/kg，且以优质蛋白质为主（约占 1/2），蛋白质摄入总量可占食物总量的 30%。适当限制脂肪和碳水化合物的供给，但需保证必需脂肪酸和脂溶性维生素的摄入，以增强患儿的耐饿性。限制甜食、含糖饮料及其他高能量食物。可选择体积大、能量少、膳食纤维含量多的食物，以增加饱腹感。

（3）合理的进餐安排和良好的饮食习惯

宜少量多次进餐，可每日五餐。加强早餐和午餐的能量分配，减少晚餐量，睡前 2 h 不宜再进食。避免暴饮暴食、狼吞虎咽，减慢进餐速度，细嚼慢咽，每次进餐控制在 20～30 min。此外，2 岁以下的肥胖儿童不主张减重，可调整膳食结构，6 月龄以上肥胖儿童可用水果和蔬菜代替部分奶的摄入。

2. 适当运动

（1）运动形式

儿童肥胖最适合锻炼的运动形式包括有氧运动和抗阻训练。有氧运动包括走路、跑步、跳绳、游泳、球类、骑自行车和跳舞等。抗阻训练包括仰卧起坐、俯卧撑、哑铃、弹力棒、拉力带等。建议以中等强度、持续时间较长的有氧代谢运动为主，有氧运动与抗阻运动交替进行，逐渐增加活动时间、活动量和运动强度。

（2）运动强度

可以用脉搏来衡量。有氧运动时脉搏应达最大心率的 60%～75%，可参照公式：脉搏 =[220-年龄（岁）]×（60%～75%）。如 10 岁儿童有氧运动时脉搏应达到 126～157 次 /min。运动初期，心率可控制在低限，逐渐增加运动时间和频率，使心率达到最大限度。

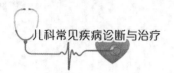

（3）运动时间

坚持每日锻炼至少 30 min，达到 60 min 的中等强度运动为最佳。分散运动的时间可以累加，但每次不宜少于 15 min。每周至少完成中等强度运动 5 d 才可起到控制和减轻体重的作用，一个疗程需坚持 12 周，减重的量应均匀分配到 3 个月。切忌短期内（＜3 个月）迅速减重，因短期内体重减少 10% 可危害健康。

3. 行为校正

儿童肥胖治疗的关键。通过与患儿及其家长沟通，找出主要危险因素，以确定行为校正目标。一方面，建立健康的饮食行为；另一方面，减少静态活动的时间，限制久坐行为，每日看电视、玩电子游戏和使用电脑时间不宜超过 2 h，鼓励多进行室外运动。早睡早起，养成良好的睡眠习惯。

4. 药物干预

一般不主张使用减肥药物。当饮食及生活方式持续干预 3 个月仍无法改变肥胖相关并发症（如胰岛素抵抗或代谢综合征）时，应在专科医师的指导下进行药物治疗。二甲双胍可作为治疗 10 岁及以上肥胖患儿糖代谢紊乱的药物。

第三节　维生素 D 缺乏性佝偻病

一、概述

佝偻病是一类多种因素导致钙和磷代谢异常、骨质矿化障碍引起的以骨骼病变为主要特征的慢性疾病，发生于骨骺闭合之前的儿童生长发育期。其中，营养性维生素 D 缺乏引起的维生素 D 缺乏性佝偻病最为常见，维生素 D 缺乏的最严重阶段，主要见于婴幼儿时期。全球有 30%～50% 的儿童和成人存在维生素 D 缺乏或不足，维生素 D 缺乏已是全球性的健康问题。

二、病因

各种因素导致维生素 D 缺乏是本病的主要原因。

（一）维生素 D 来源不足

1. 围生期维生素 D 不足

母亲妊娠期，特别是妊娠后期维生素 D 营养不足，如户外活动减少、阳光照射不足、营养不良、肝肾疾病、慢性腹泻、早产、双胎，以及维生素 D 补充不足，均可使婴儿体内维生素 D 贮存不足。

2. 日照不足

婴幼儿户外活动时间少，长期过多留在室内活动，而因紫外线不能通过玻璃窗，皮肤基底层贮存的 7- 脱氢胆固醇转化为维生素 D_3 的量减少，使内源性维生素 D_3 生成不足。同时，市区的高大

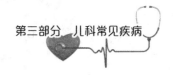

建筑、空气污染，以及过多使用防晒霜、遮阳伞、衣物包裹等可使日光中紫外线被遮挡或吸收，是造成内源性维生素 D 生成不足的重要原因。

3. 食物中维生素 D 摄入不足

天然食物中维生素 D 含量少，即使纯母乳喂养，若不及时补充维生素 D 或不及时添加如蛋黄、肝泥等富含维生素 D 食物，也易发生维生素 D 缺乏。

（二）生长速度快，需要量增加

早产儿、双胎体内维生素 D 贮存不足，出生后生长发育较快，对维生素 D 需求量增多易发生佝偻病。另外，婴儿早期及青春期生长速度快，维生素 D 需求量相对增多，也是维生素 D 不足的危险因素。

（三）疾病影响

胃肠道或肝胆疾病会影响维生素 D 吸收，如婴儿肝炎综合征、慢性腹泻、炎症性肠病等；肝肾严重损害可致维生素 D 羟化障碍，1,25- 二羟维生素 D_3 生成不足引起佝偻病。慢性呼吸道感染等消耗性疾病也是维生素 D 不足的潜在原因。

（四）药物影响

长期服用抗惊厥药物（如苯巴比妥）会促进维生素 D 分解，糖皮质激素可对抗维生素 D 对钙的转运作用。

上述多种因素引起维生素 D 缺乏所导致佝偻病发生的病理机制，其本质是甲状旁腺功能代偿性亢进的结果（图 3-1）。

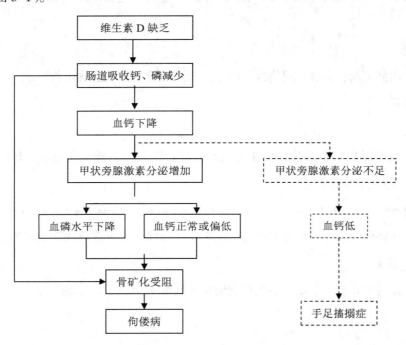

图 3-1　维生素 D 缺乏性佝偻病发病机制

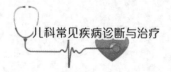

三、临床特征

本病在临床上可分为四期。由于儿童不同年龄骨骼生长速度不同，维生素 D 缺乏性佝偻病骨骼的临床表现在不同年龄段的表现也不同。

（一）初期（早期）

多见于 6 月龄以内，特别是 3 月龄以内小婴儿。多表现为易激惹、烦躁哭吵、汗多刺激头皮而摇头等神经兴奋性增高的表现，这些并非佝偻病的特异性症状，仅作为临床早期诊断的参考依据。

（二）活动期（激期）

早期维生素 D 缺乏的婴儿未经治疗，进一步加重可致甲状旁腺激素功能亢进和钙、磷代谢异常，引起典型的骨骼改变。

1. 6 月龄以内婴儿

以颅骨改变为主，前囟边缘软，颅骨薄，检查者用双手固定婴儿头部，用指尖稍稍用力压迫枕骨或者顶骨的后部，可有"压乒乓球样"感觉。

2. 6 月龄以后

颅骨软化逐渐消失，但病情仍在进展，婴儿额骨和顶骨中心部分逐渐增厚，至 7～8 月龄时呈"方盒样"头型，即"方颅"，头围也较正常增大。

3. 骨骺端改变

因骨样组织堆积而膨大，沿肋骨方向于肋骨与肋软骨交界处可扪及圆形隆起，从上至下如"串珠样"突起，以第 7～10 肋最明显，称"肋骨串珠"，手腕、足踝部亦可形成钝圆形环状隆起，称"手镯、足镯"。

4. 胸骨改变

邻近的软骨向前突起，形成"鸡胸样"畸形；严重佝偻病患儿胸廓下缘形成一水平凹陷，即肋膈沟，又称哈里森沟。

5. 下肢改变

由于骨质软化与肌肉关节松弛，小儿开始站立且行走后双下肢负荷过重，形成严重的膝内翻（O 形腿）或膝外翻（X 形腿）。

（三）恢复期

以上任何时期经治疗及适当日光照射后，临床症状和体征均可逐渐减轻或消失。

（四）后遗症期

多见于 2 岁以后的儿童，婴幼儿期严重佝偻病可残留不同程度的骨骼畸形。

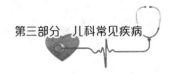

维生素 D 缺乏性佝偻病的临床分期特点见表 3-1。

表 3-1 维生素 D 缺乏性佝偻病的临床分期特点

临床特点	初期	活动期	恢复期	后遗症期
发病年龄	< 6 月龄	3 月龄~2 岁多见	—	> 2 岁多见
症状与体征	非特异性神经精神症状	骨骼改变、肌肉松弛、生长发育落后、运动发育迟缓	症状减轻或接近消失	症状消失,严重者可遗留骨骼畸形
25- 羟维生素 D	下降	< 12 ng/ml	逐渐恢复正常	正常
血钙	正常或稍低	稍降低	数日内恢复正常	正常
血磷	降低	明显降低	数日内恢复正常	正常
碱性磷酸酶	正常或升高	明显升高	1~2 个月后恢复正常	正常
骨 X 线表现	一般正常	骨骺端钙化带消失,呈杯口状、毛刷状改变,骨骺软骨带增宽,骨质疏松,骨皮质变薄	干骺端钙化带重现、致密增宽,骨骺软骨盘 < 2 mm	干骺端病变消失

四、辅助检查

(一)实验室检查

初期(早期)血清 25- 羟维生素 D_3 水平降低,血钙及血磷正常或稍降低,碱性磷酸酶(alkaline phosphatase, ALP)正常或稍增高;活动期(激期)若仍未及时补充维生素 D,血清 25- 羟维生素 D_3 水平会进一步降低,除血钙正常或稍低外,血磷降低,ALP 增高;恢复期血钙、血磷逐渐恢复正常,ALP 需 1~2 个月可降至正常;后遗症期各项指标均基本正常。

(二)骨 X 线检查

初期(早期)骨骼 X 线可正常,或钙化带模糊。活动期(激期)呈现典型骨骼改变,骨骺端钙化带消失,呈杯口状、毛刷状改变,骨骺软骨带增宽超过 2 mm,骨质疏松,骨皮质变薄,可有骨干弯曲畸形或青枝骨折,骨折可无临床症状。治疗 2~3 周后恢复期骨骼 X 线改变有所改善,干骺端钙化带重现、致密增宽,骨骺软骨盘宽度不足 2 mm。

五、诊断与鉴别诊断

(一)诊断标准

根据患儿病史、临床症状和体征、血生化改变及骨 X 线检查,可作出诊断。临床上应注意婴儿神经兴奋性增高的症状如多汗、烦闹等并无特异性。血清 25- 羟维生素 D_3 水平是最可靠的诊断标准,同时应结合血生化和骨骼 X 线改变进行诊断,但需注意的是婴幼儿佝偻病多处于初期(早期),症状和体征不十分典型,X 线多不能反映佝偻病早期状态。

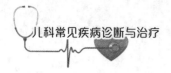

（二）鉴别诊断

1. 与佝偻病的体征鉴别

（1）黏多糖病

黏多糖代谢异常可致多器官受累，可出现多发性骨发育不全，如头大、头型异常、脊柱畸形、胸廓扁平等特征。此病除临床表现外，主要根据骨骼的 X 线改变及尿中黏多糖测定作出诊断。

（2）软骨营养不良

为遗传性软骨发育障碍，出生时即可见四肢短、头大、前额突出、腰椎前凸、臀部后凸。根据特殊体态（短肢型矮小）及骨骼 X 线可作出诊断。

（3）脑积水

出生后数月起病者，头围与前囟进行性增大。因颅内压增高，可见前囟饱满、张力增高，骨缝分离，颅骨叩诊有破壶音，严重时两眼下垂呈落日状。头颅超声、CT 检查可作出诊断。

2. 与佝偻病体征相同但病因不同的疾病

不同原因所致佝偻病鉴别见表 3-2。

表 3-2　不同原因所致佝偻病鉴别

种类	病因	机制	鉴别点	
低血磷抗维生素 D 佝偻病	多为性连锁遗传，可见常染色体显性或隐性遗传	肾小管重吸收磷和肠道吸收磷的原发性缺陷所致	①发病晚，多发生于 1 岁以后，2～3 岁后仍有活动性佝偻病表现②一般治疗剂量的维生素 D 治疗无效	
维生素 D 依赖性佝偻病	常染色体隐性遗传	Ⅰ型：肾脏 1 羟化酶缺陷	①血 25- 二羟生素 D3 水平正常②可有高氨基酸尿症	低血钙、低血磷、碱性磷酸酶显著增高
		Ⅱ型：靶器官 1.25- 二羟维生素 D3 受体缺陷	①1,25- 二羟维生素 D3 水平增高②脱发	
远端肾小管酸中毒	远曲小管泌氢不足	从尿中丢失大量钠、钾、钙，继发甲状旁腺功能亢进	骨骼畸形明显，身材矮小代谢性酸中毒，多尿，碱性尿除低血磷、低血钙外，还有血钾降低、血氯升高	
肾性佝偻病	慢性肾功能障碍	钙磷代谢紊乱，继发甲状旁腺功能亢进	多于幼儿后期症状逐渐明显	
肝性佝偻病	肝功能不良	25- 二羟维生素 D3 生成障碍	1,25- 二羟生素 D3 降低显著	

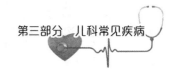

六、治疗原则

佝偻病的治疗目的在于控制活动期（激期），防止发生骨骼畸形，应早发现、早诊断、早期综合治疗。

1. 个性化用药

补充维生素 D 应根据儿童的具体情况选择不同剂型、剂量、疗程、给药次数和给药途径，强调个体化用药。目前建议一般治疗剂量为维生素 D 2000～4000 IU/d，连续口服 4～6 周之后，不超过 1 岁婴儿改为维生素 D 400～800 IU/d，超过 1 岁儿童改为维生素 D 600～8001 IU/d 维持。维生素 D 不足或缺乏者，如 25- 二羟维生素 D_3 小于 20 ng/ml，尽管无佝偻病临床表现，仍建议按此方案补充维生素 D。经正规治疗 4～6 周后应进行复查，如临床表现、血液生化与骨骼 X 线改变无恢复征象，应与抗维生素 D 佝偻病等其他疾病相鉴别。如各种原因造成患儿口服困难或腹泻等影响吸收时，可采用大剂量突击疗法，维生素 D 150000～300000 IU/ 次，肌内注射，1 个月后再以维生素 D 400～800 IU/d 口服维持。同时应避免高钙血症、高钙尿症及维生素 D 过量。

2. 补充钙剂

乳类是婴幼儿钙营养的可靠来源，建议确保足够钙量摄入，在有低血钙表现、严重佝偻病和营养不足时需要补充。

3. 其他辅助治疗

应注意加强营养，保证足够奶量，坚持每日户外活动。

4. 后遗症的治疗

后遗症期不需要药物治疗。轻度至中度患儿应加强体育锻炼，对骨骼畸形可采取主动或被动的运动康复方法矫正。严重骨骼畸形可通过外科手术矫正。

七、预防

营养性维生素 D 缺乏性佝偻病的预防应从围生期开始，以婴幼儿为重点对象并持续到青春期。

（1）适当日照

平均每日户外活动 1～2 h，6 月龄以内小婴儿不可直接阳光照射，否则会晒伤皮肤。晒太阳的时间一般在上午 09：00-10：00 和下午 03：00- 04：00 较为合适，既可高效促进维生素 D 合成，又可避免过强的紫外线照射损伤皮肤，降低皮肤癌风险。

（2）维生素 D 补充

婴儿出生后应尽早开始补充维生素 D 400～800 IU/d，并建议一直持续至儿童、青少年阶段，可根据不同地区、不同季节适当调整剂量。一般不需加服钙剂，但对有低血钙抽搐史或以淀粉为主食者，有必要补给适量的钙。哺乳期母亲应补充维生素 D 600 IU/d，但不推荐为提高婴儿维生素 D

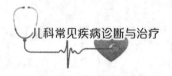

水平而补充大剂量维生素 D。

（3）高危人群补充

早产儿、低出生体重儿、双胎出生后即应补充维生素 D 800～1000 IU/d，连用 3 个月后改为维生素 D 400～800 IU/d。

第二章　新生儿疾病

第一节　新生儿窒息

一、概述

新生儿窒息是指由于产前、产时或产后的各种病因使新生儿出生后不能建立正常呼吸，引起缺氧并导致全身多脏器损害，是围产期新生儿死亡和致残的主要原因之一。正确的复苏是降低新生儿窒息死亡率和伤残率的主要手段。

新生儿窒息是导致全世界新生儿死亡、脑瘫和智力障碍的主要原因之一，据世界卫生组织 2005 年的统计数字表明，每年 400 万的新生儿死亡中约有 100 万死于新生儿窒息，即新生儿窒息导致的死亡已经占到了新生儿死亡的 1/4。

二、病因

引起新生儿窒息的母体因素有妊娠高血压综合征、先兆子痫、子痫、急性失血、严重贫血、心脏病、急性传染病、肺结核等使母亲血液含氧量减低而影响胎儿；多胎、羊水过多使子宫过度膨胀或胎盘早期剥离、前置胎盘、胎盘功能不足等均影响胎盘间的血循环；脐带绕颈、打结或脱垂可使脐带血流中断；产程延长、产力异常、羊膜早破、头盆不称、各种手术产如产钳、内回转术处理不当，以及应用麻醉、镇痛、催产药物不妥等都可引起新生儿窒息；新生儿呼吸道梗阻、颅内出血、肺发育不成熟、严重的中枢神经系统、心血管系统畸形和膈疝等也可导致出生后的新生儿窒息。有报道称凡有高危因素的分娩，新生儿窒息的发生率可达 70%，医务人员应高度重视，做好复苏的准备。

新生儿窒息，往往先有过度呼吸，随之迅速转入原发性呼吸暂停，但受感官刺激仍可出现节律性喘息状呼吸，频率和强度逐渐减退，最后进入继发性呼吸暂停，如不予积极抢救则死亡。

新生儿血液循环代谢等方面在窒息出现后心血输出量开始正常，心率先有短暂增快，动脉压暂时升高，随着 $PaCO_2$ 上升，PaO_2 和 pH 迅速下降，血液分布改变，非生命器官如肠、肾、肌肉、皮肤的血管收缩，而保持脑、心肌、肾上腺等生命器官的供血供氧，故皮色由青紫转呈网状花纹而后

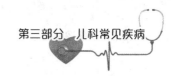

苍白，体温下降。这些也是引起肺出血、坏死性小肠炎、急性肾小管坏死的因素。

当缺氧继续加重，新生儿心率转慢、心血输出量减少、血压下降、中心静脉压上升、心脏扩大、肺毛细血管收缩、阻力增加、肺血流量减少，动脉导管重新开放，恢复胎儿型循环，致使缺氧再次加重而心衰，在生命器官血氧供应不足时，脑损害加重，可留下后遗症或者死亡。

三、临床特征

1. 胎儿宫内窘迫

早期胎动增加，晚期则胎动减少，甚至消失。

2.Apgar 评分

新生儿 Apgar 评分详情见表 3-3。7～10 min 正常，4～7 min 为轻度窒息，0～3 min 为重度窒息。

表 3-3　新生儿 Apgar 评分

体　征	评 分 标 准		
	0分	1分	2分
皮肤颜色	青紫或苍白	身体红,四肢青紫	全身红
心率(次/min)	无	＜100	＞100
弹足底反应	无反应	有些动作,如皱眉	反应好
肌张力	松弛	四肢略屈曲	四肢活动好
呼吸	无	浅表,哭声弱	佳,哭声响

3. 多脏器受损症状

①中枢神经系统：缺氧缺血性脑病和颅内出血。

②呼吸系统：羊水或胎粪吸入综合征、肺出血以及呼吸窘迫综合征等。

③心血管系统：持续性肺动脉高压、缺氧缺血性心肌病，后者表现为各种心律失常、心力衰竭、心源性休克等。

④泌尿系统：肾功能不全、肾衰竭及肾静脉血栓形成等。

⑤代谢方面：低血糖或高血糖、低钙血症及低钠血症、低氧血症、高碳酸血症及黄疸加重或时间延长等。

⑥消化系统：应激性溃疡、坏死性小肠结肠炎。

⑦血液系统：弥散性血管内凝血、血小板减少（5～7 d 后可逐渐恢复）。

四、辅助检查

对宫内缺氧胎儿，胎头露出宫口时取头皮血进行血气分析，估计宫内缺氧程度；胎儿出生后应

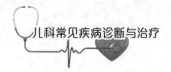

检测动脉血气、血糖、电解质、血尿素氮和肌酐等生化指标。

五、诊断

目前我国新生儿窒息的诊断多根据 Apgar 评分系统。2013 年中国医师协会新生儿科医师分会制定了新生儿窒息诊断和分度标准建议：

①产前具有可能导致窒息的高危因素。

②1 或 5 min Apgar 评分不足 7 min，仍未建立有效自主呼吸。

③脐动脉血 pH 不足 7.15。

④排除其他引起低 Apgar 评分的病因。以上②～④为必要条件，①为参考指标。

六、治疗原则

1. 复苏方案

窒息复苏是产、儿、麻醉三科医生、助产士必须掌握的技术，要求培训合格再上岗。目前仍采用国际公认的 ABCDE 复苏方案：

A（airway）：清理呼吸道；

B（breathing）：建立呼吸；

C（circulation）：维持正常循环；

D（drugs）：药物治疗；

E（evaluation）：评估。前三项最重要，其中 A 是根本，B 是关键，评估贯穿于整个复苏过程中。呼吸、心率和血氧饱和度是窒息复苏评估的三大指标，并遵循：评估→决策→措施，如此循环往复，直到完成复苏。医生应严格按照 A→B→C→D 步骤进行复苏，其步骤不能颠倒。大多数新生儿经过 A 和步即复苏，少数则需要 A、B 及 C 步骤，仅极少数需 A、B、C 及 D 步骤才可复苏。

2. 复苏步骤和程序

（1）快速评估

出生后立即用数秒钟快速评估：

①是足月吗？

②羊水清吗？

③有哭声或呼吸吗？

④肌张力好吗？以上任何一项为"否，则进行初步复苏。

（2）初步复苏

①保暖：新生儿娩出后立即置于预热的辐射保暖台上，或因地制宜采取保暖措施，如用预热的

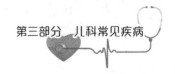

毯子裹住新生儿以减少热量散失等。

②摆好体位：置新生儿头轻微仰伸位。

③清理呼吸道：肩娩出前助产者用手挤出新生儿口咽、鼻中的分泌物。新生儿娩出后，立即用吸球或吸管清理分泌物，先口咽，后鼻腔，吸净口、咽和鼻腔的黏液。如羊水混有胎粪，且新生儿无活力，应采用胎粪吸引管进行气管内吸引，将胎粪吸出。如羊水清或羊水污染，但新生儿有活力（有活力的定义：呼吸规则或哭声响亮、肌张力好及心率超过 100 次 /min），则可以不进行气管内吸引。

④擦干：用温热干毛巾快速擦干全身。

⑤刺激：用手拍打或手指轻弹患儿的足底或摩擦背部 2 次以诱发自主呼吸。以上步骤应在 30 s 内完成。

（3）正压通气

如新生儿仍呼吸暂停或喘息样呼吸，心率不足 100 次 /min，应立即正压通气。无论足月儿或早产儿，正压通气均要在氧饱和度仪的监测指导下进行。足月儿可用空气复苏，早产儿开始给 21%～40% 的氧，用空氧混合仪根据氧饱和度调整吸入氧浓度，使氧饱和度达到目标值。正压通气频率为 40～60 次 /min（胸外按压时为 30 次 /min）。有效的正压通气应显示心率迅速增快，以心率、胸廓起伏、呼吸音及氧饱和度作为评估指标。经 30 s 充分正压通气后，如有自主呼吸，且心率超过 100 次 /min，可逐步减少并停止正压通气。如自主呼吸不充分，或心率不足 100 次 /min，继续用气囊面罩或气管插管正压通气。

（4）胸外心脏按压

如有效正压通气 30 s 后心率持续不足 60 次 /min，应同时进行胸外心脏按压。用双拇指或食指和中指按压胸骨体下 1/3 处，频率为 90 次 /min（每按压 3 次，正压通气 1 次），按压深度为胸廓前后径的 1/3。持续正压通气超过 2 min 时可产生胃充盈，应常规插入 8 F 胃管，用注射器抽气和通过在空气中敞开端口缓解。胸外按压和气管插管气囊正压通气 45～60 s 后再进行评估。

（5）药物治疗

①肾上腺素：经气管插管气囊正压通气、同时胸外按压 45～60 s 后，心率仍不足 60 次 /min，应立即给予 1∶10000 肾上腺素 0.1～0.3 ml/kg，首选脐静脉导管内注入；或气管导管内注入，剂量为 1∶10000 肾上腺素 0.5～1.0 ml/kg，5 min 后可重复 1 次。

②扩容剂：给药 30 s 后，如心率不足 100 次 /min，并有血容量不足的表现时，给予生理盐水每次 10 ml/kg，于 10 min 以上静脉缓慢输注。大量失血需输入与新生儿交叉配血阴性的同型血。

③碳酸氢钠：在复苏过程中一般不推荐使用碳酸氢钠。

3. 复苏后监护与转运

复苏后仍需监测体温、呼吸、心率、血压、尿量、氧饱和度及窒息引起的器官损伤。如新生

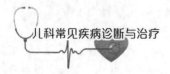

儿并发症严重，需转运到新生儿重症监护病房治疗，转运中需注意保温、监护生命指标和予以必要治疗。

第二节　新生儿缺氧缺血性脑病

一、概述

新生儿缺氧缺血性脑病是指围生期窒息引起的部分或完全缺氧、脑血流减少或暂停而导致胎儿或新生儿脑损伤，包括特征性的神经病理和病理生理过程，在临床上出现一系列脑病的表现，部分小儿可留有不同程度神经系统后遗症。新生儿缺氧缺血性脑病是导致新生儿急性死亡和慢性神经系统损伤的主要原因之一。

二、病因

缺氧是新生儿缺氧缺血性脑病发病的核心，其中围生期窒息是最主要的病因。缺氧缺血性损伤可发生在围产期各个阶段。包括出生前、出生时、出生后缺氧。

缺氧后，一系列病理生理过程"瀑布"式发生，多种发病机制交互作用，逐渐导致不可逆的脑损伤。

1. 血流动力学改变

胎儿、新生儿严重缺氧后，一方面，全身出现代偿性血流重新分布，即心、脑、肾上腺血流增加，肺、肾、胃肠道、皮肤血流减少。另一方面，缺氧时脑血管的自主调节功能障碍。新生儿脑的自主调节功能尚未发育完善，缺氧后脑血管的舒缩功能减弱或丧失，脑的血液灌注完全随系统血压的变化而波动，脑血流出现低灌注或过度灌注。

2. 脑细胞能量代谢

缺氧缺血后脑细胞能量代谢过程是最早受到影响的环节之一。新生儿脑内糖原储备极少，耗氧量是全身耗氧量的一半。缺氧后脑细胞有氧代谢减弱，无氧代谢取而代之。缺氧使脑细胞线粒体形态严重破坏，外膜失去完整性，功能区内嵴不连贯，甚至空泡形成，呼吸链复合酶体的电子传递过程及线粒体对氧的摄取过程发生障碍，三磷酸腺苷产生急剧减少，最终因能量衰竭使脑细胞不能维持正常生理功能。

3. 自由基损伤

在缺氧缺血时，细胞生物氧化过程变化，三磷酸腺苷会水解成二磷酸腺苷、一磷酸腺苷、腺苷、肌酐及大量次黄嘌呤，次黄嘌呤又会在黄嘌呤氧化酶的作用下生成黄嘌呤，并进一步分解成尿酸，在此过程中超氧阴离子（O_2^-）大量产生，继而还原形成 H_2O，再还原形成 OH^-。过氧化生成

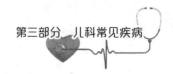

的超量自由基致使基本结构为脂质双层的许多生物膜损伤。

4. 细胞内钙超载

缺氧缺血后，随着细胞能量代谢衰竭，Ca^{2+} 的主动转运障碍，离子通道开启异常，大量 Ca^{2+} 内流，细胞内外正常的 Ca^{2+} 梯度破坏，细胞内 Ca^{2+} 超载，导致细胞死亡。

5. 兴奋性氨基酸的"兴奋毒"作用

缺氧缺血后脑内神经元突触前膜对兴奋性氨基酸的释放增加，使突触间隙中以谷氨酸与门冬氨酸为代表的兴奋性氨基酸大量堆积。大量兴奋性氨基酸会激活相应的受体，继而发生细胞渗透性肿胀、变性、坏死。

6. 细胞凋亡

缺氧缺血后的迟发性细胞死亡主要系凋亡所致，其发生与自由基、NO、兴奋性氨基酸及钙超载等因素均有关。

7. 一氧化氮（NO）的参与作用

缺氧缺血后，NO 大量生成。其从血管内皮释放，介导血管舒张，并能和氧自由基反应产生超氧氮自由基（如 ONOO–）。这种自由基渗透到组织深部，通过启动脂质过氧化、使生物膜降解、破坏 DNA 和 RNA、使蛋白质氧化等一系列变化，造成细胞损伤。

三、临床特征

主要表现为意识障碍、兴奋或抑制、肌张力及原始反射改变、惊厥和颅内高压等神经系统表现，重者可出现中枢性呼吸衰竭。惊厥常发生在出生后 12～24 h，脑水肿则在 36～72 h 内最明显。HIE 分度根据临床表现可分为轻、中、重度见表 3–4。

表 3–4　HIE 分度

项目	轻度	中度	重度
意识	激惹	嗜睡	昏迷
肌张力	正常	减低	松软
拥抱反射 吸吮反射	活跃 正常	减弱 减弱	消失 消失
惊厥	可有肌阵挛	常有	有,可呈持续状态
中枢性呼吸衰竭	无	有	明显
瞳孔改变	扩大	缩小	不等大,对光反射迟钝
脑电图	正常	低电压,可有痫样放电	爆发抑制,等电位
病程及预后	症状在 72 h 内消失,预后好	症状 14 d 内消失,可能有后遗症	数天—数周死亡,症状可持续数周,病死率高,存活者多有后遗症

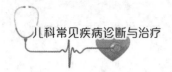

四、辅助检查

1. 血气分析

新生儿出生时应取脐动脉血行血气分析，pH 减低可反映胎儿宫内缺氧和酸中毒程度；BE 和 PCO_2 有助于识别酸中毒性质。

2. 脑影像学检查

①B 超：具有无创、价廉、可在床边操作和进行动态随访等优点，有助于了解脑水肿、基底核和丘脑、脑室内及其周围出血、白质软化等病变，但对矢状旁区损伤不敏感。可在病程早期（72 h 内）进行，并动态监测。

②CT：有助于了解颅内出血的范围和类型，对于脑水肿、底核和丘脑损伤、脑梗死等有一定的参考作用。最适检查时间为出生后 4～7 d。

③磁共振成像：无放射线损伤，对脑灰质、白质的分辨率异常清晰，且轴位、矢状位及冠状位成像，能清晰显示 B 超或 CT 不易探及的部位，对于矢状旁区损伤尤为敏感，为判断足月儿和早产儿脑损伤的类型、范围、严重程度及评估预后提供了重要的影像学信息。应尽可能早期（生后 48 h 内）进行。弥散加权磁共振（diffusion weighted imaging，DWI）对早期缺血脑组织的诊断更敏感，在生后第一天即可显示病变性质。

3. 脑电生理检查

脑电图表现为节律紊乱、低波幅背景波上的棘慢波爆发或持续弥漫性活动；出现"爆发抑制""低电压"，甚至"电静息"，则为重度新生儿缺氧缺血性脑病。应在生后 1 周内检查，可客观反映脑损害的严重程度、判断预后以及有助于惊厥的诊断。

五、诊断

患儿有严重的宫内窘迫或出生时重度窒息史，出生后 12～24 h 内出现神经系统症状，如意识障碍、肌张力改变、原始反射异常、惊厥或脑干受损表现等，即可诊断为新生儿缺氧缺血性脑病。

目前国内新生儿新生儿缺氧缺血性脑病诊断标准具体如下：

①有明确的可导致胎儿宫内窘迫的异常产科病史，以及严重的胎儿宫内窘迫表现 [胎心率不超过 100 次 /min，持续 5 min 以上和（或）羊水Ⅲ度污染]，或者在分娩过程中有明显窒息史。

②出生时有重度窒息，指 Apgar 评分 1 min 不足 3 分，并延续至 5 min 时仍不足 5 min 和出生时脐动脉血气 pH 不足 7.00。

③出生后不久出现神经系统症状，并持续至 24 h 以上，如意识改变（过度兴奋、嗜睡、昏迷）、肌张力改变（增高或减弱）、原始反射异常（吸吮、拥抱反射减弱或消失），病重时可有惊厥、脑干症状（呼吸节律改变、瞳孔改变、对光反射迟钝或消失）和前囟张力增高。

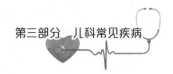

④排除电解质紊乱、颅内出血和产伤等原因引起的抽搐，以及宫内感染、遗传代谢性疾病和其他先天性疾病所引起的脑损伤。同时具备以上 4 条者可确诊，第④条暂时不能确定者可作为拟诊病例。目前尚无早产儿新生儿缺氧缺血性脑病诊断标准。

六、治疗原则

1. 支持疗法

维持良好的通气功能，保持 PaO_2 超过 60～80 mmHg、$PaCO_2$ 和 pH 在正常范围；根据血气结果给予不同方式的氧疗。维持脑和全身良好的血流灌注是支持疗法的关键措施，避免脑灌注过低、过高或波动。低血压可用多巴胺、多巴酚丁胺等血管酶性药物使血压维持在正常范围，以保证充足、稳定的脑灌注。维持血糖在正常范围。

2. 控制惊厥

惊厥是重度新生儿缺氧缺血性脑病常见症状。控制惊厥有助于降低脑细胞代谢。首选苯巴比妥，负荷量为 20 mg/kg，于 15～30 min 静脉滴入，若不能控制惊厥，1 h 后可加 10 mg/kg，12～24 h 后给维持量，每日 3～5 mg/kg。肝功能不良者改用苯妥英钠，剂量同苯巴比妥。顽固性抽搐者加用咪达唑仑，每次 0.1～0.3 mg/kg 静脉滴注；或加用水合氯醛 50 mg/kg 灌肠。

3. 治疗脑水肿

避免输液过量是预防和治疗脑水肿的基础，每日液体总量不超过 60～80 ml/kg。颅内压增高时，首选利尿剂呋塞米，每次 0.5～1 mg/kg，静脉注射；严重者可用 20% 甘露醇，每次 0.25～0.5 g/kg，静脉注射，每 6～12 h/次，连用 3～5 d。一般不主张使用糖皮质激素。

4. 亚低温治疗

是指用人工诱导方法将体温下降 2～5 ℃，以降低能量消耗、减少细胞外谷氨酸、氧化反应而达到保护脑细胞作用，是目前国内外唯一证实其安全性、有效性的治疗新生儿新生儿缺氧缺血性脑病措施。应用指征为中、重度足月新生儿缺氧缺血性脑病新生儿；有头部或全身亚低温 2 种；治疗窗应于新生儿出生后 6 h 内，且越早疗效越好，持续 72 h。

5. 其他治疗

重组人类红细胞生成素、干细胞等治疗尚处于临床试验阶段。此外，在新生儿缺氧缺血性脑病的治疗方面有关高压氧、脑代谢激活剂、纳洛酮、维生素 C 等的应用尚存在争议。

6. 新生儿期后治疗

病情稳定后尽早行智力和体能的康复训练，有利于促进脑功能恢复，减少后遗症。

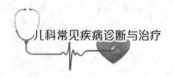

第三节　新生儿感染性肺炎

一、概述

感染性肺炎是新生儿时期最常见的感染性疾病，是围产期新生儿死亡的主要原因之一，发生在宫内、产时或生后，病原体为细菌、病毒、真菌或原虫等。其发生与机体防御能力低下、呼吸道结构或功能发育不完善密切相关。

二、病因

1. 宫内感染性肺炎

（1）通过胎盘传播

病毒为最常见病原体，如巨细胞病毒（CMV）、单纯疱疹病毒（HSV）、肠道病毒、腺病毒等。常由母亲妊娠期间原发感染或潜伏感染复燃、病原体经血行通过胎盘屏障感染胎儿。孕母原虫（弓形虫）或支原体等感染也可经胎盘感染胎儿。

（2）吸入污染的羊水

主要与窒息和污染羊水下行性吸入有关。

2. 产时感染性肺炎

羊膜早破、产程延长、分娩时消毒不严、孕母有绒毛膜炎、泌尿生殖器感染，胎儿分娩时吸入被病原体污染的羊水或母亲宫颈分泌物，均可致胎儿感染。常见病原体为大肠埃希菌、肺炎链球菌、克雷伯菌等，也可能是病毒、支原体。

3. 出生后感染性肺炎

可分为医院或社区感染两类。医源性传播主要由于医用器械，如暖箱、雾化器、供氧面罩等消毒不严，或通过医务人员传播等引起感染性肺炎；机械通气过程中也可引起呼吸机相关性肺炎。病原体以金黄色葡萄球菌、大肠埃希菌多见。近年来机会致病菌，如克雷伯菌、铜绿假单胞菌、柠檬酸杆菌等感染增多。病毒则以呼吸道合胞病毒、腺病毒多见；沙眼衣原体、解脲脲原体等亦应引起重视。广谱抗生素使用过久易发生真菌感染。

三、临床特征

宫内感染性肺炎临床表现差异很大。多在新生儿出生后 24 h 内发病，出生时常有窒息病史，复苏后可出现气促、呻吟、发绀、呼吸困难，体温不稳定，反应差。严重者可出现呼吸衰竭、心力衰竭、弥散性血管内凝血休克或持续肺动脉高压。病毒感染者出生时可无明显症状，而在出生后

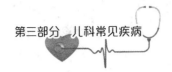

2～3 d，甚至1周左右逐渐出现呼吸困难，并进行性加重，甚至进展为支气管肺发育不良。脐血 IgM 超过 200～300 mg/L 或特异性 IgM 增高对产前感染有诊断意义。

分娩过程中感染性肺炎发病时间因不同病原体而异，一般在出生数日至数周后发病。细菌性感染在生后 3～5 d 内发病，Ⅱ型疱疹病毒感染多在生后 5～10 d 出现症状，而衣原体感染潜伏期则长达 3～12 周。新生儿出生后取血标本、气管分泌物等进行涂片、培养和对流免疫电泳等检测有助于病原学诊断。

新生儿出出生后感染性肺炎可出现发热或体温不升，反应差等全身症状。呼吸系统表现为气促、鼻翼扇动、发绀、吐沫、三凹征等。呼吸道合胞病毒肺炎可表现为喘息，肺部听诊可闻及哮鸣音。沙眼衣原体肺炎出生后常有眼结膜炎病史。金黄色葡萄球菌肺炎易合并脓气胸。可进行新生儿鼻咽部分泌物细菌培养、病毒分离和荧光抗体检测，血清特异性抗体检查有助于病原学诊断。

四、辅助检查

细菌性和病毒性肺炎在 X 线胸片上不易区别，常见表现为两肺广泛点状浸润影；片状、大小不一、不对称的浸润影，常伴肺气肿、肺不张，偶见大叶实变伴脓胸、脓气胸、肺脓肿、肺大疱；两肺弥漫性模糊影，阴影密度深浅不一，以细菌性感染较多见；两肺门旁及内带肺野间质索条影，可伴散在的肺部浸润及明显肺气肿以及纵隔疝，以病毒性肺炎较多见。

五、治疗原则

1. 加强护理及重症监护

注意保暖，保持适中环境温度。供给足够的营养及液体，喂奶宜少量多次。输液勿过多过快，以防心力衰竭、肺水肿。

2. 供氧及加强呼吸管理

保持呼吸道通畅，必要时给予雾化吸入、体位引流，定期翻身、拍背，及时吸净口鼻分泌物。有低氧血症时可根据病情和血气分析结果选用鼻导管、面罩、鼻塞式 CPAP 给氧，使血 PaO_2 维持在 6.65～10.7 kPa（50～80 mmHg），不高于 13.33 kPa（100 mmHg），以防氧中毒。当高碳酸血症难以改善时必须进行机械通气治疗。

3. 抗病原体治疗

细菌性肺炎宜早用抗生素，静脉给药治疗。原则上选用敏感药物，但肺炎的致病菌一时不易确定，因此多先采用青霉素类和头孢菌素。病毒性肺炎可采用利巴韦林雾化吸入，或 α_1 干扰素，轻症 20 万 U/d，重症 100 万 U/d，肌内注射，疗程 5～7 d。

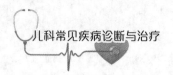

4. 对症、支持治疗

供给足够的营养及液体，喂奶以少量多次为宜。输液勿过多过快，以防心力衰竭、肺水肿。酌情静脉输注免疫球蛋白提高机体免疫力。脓气胸时立即抽气排脓或行胸腔闭式引流。

第四节　新生儿黄疸

一、概述

新生儿黄疸，也称为新生儿高胆红素血症，因胆红素在体内积聚引起的皮肤或其他器官黄染，是新生儿期最常见的临床问题，超过 80% 的正常新生儿在生后早期可出现皮肤黄染。它是新生儿正常发育过程中出现的症状，也是某些疾病的表现。

新生儿毛细血管丰富，血清胆红素超过 5 mg/dl 才出现肉眼可见的黄疸。未结合胆红素增高是新生儿黄疸最常见的表现形式，重者可引起胆红素脑病（核黄疸），造成神经系统的永久性损害，甚至死亡。

二、新生儿胆红素代谢特点

1. 胆红素生成增多

新生儿每日生成的胆红素明显高于成人（新生儿 8.8 mg/dl，成人 3.8 mg/dl），其原因是：

①红细胞寿命相对短：早产儿低于 70 d，新生儿为 70～90 d。且血红蛋白的分解速度是成人的 2 倍。

②旁路和其他组织来源的胆红素增多：新生儿生后短期内停止胎儿造血，使此部分胆红素来源增多。足月新生儿旁路系统来源的胆红素占总胆红素的 20%～25%，早产儿为 30%。

③红细胞数量过多：胎儿在宫内处于低氧环境，刺激促红细胞生成素的产生，红细胞生成相对较多；出生后新生儿建立呼吸，血氧浓度提高，故过多的红细胞被破坏。

2. 肝细胞摄取胆红素能力低下

新生儿出生时肝细胞的 Y 蛋白含量极微，仅为成人的 5%～20%，不能充分摄取胆红素。出生后 5～10 d，Y 蛋白达到正常水平。

3. 肝细胞结合胆红素的能力不足

新生儿初生时肝酶系统发育不成熟，尿甘二磷酸葡萄糖醛酯转移酶和葡萄糖醛酯转移酶含量不足，只有成人的 1%～2%，使胆红素结合过程受限，以后逐渐成熟，6～12 周后接近正常水平。

4. 肝细胞排泄胆红素的功能不成熟

新生儿肝细胞排泄胆红素的能力不足，若胆红素生成过多或其他阴离子增加都会引起胆红素排

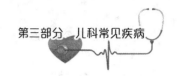

泄发生障碍，早产儿尤为突出，可出现暂时性肝内胆汁淤积。

5. 肠肝循环的特点

在肝内形成的结合胆红素均不稳定，经肠腔内较高浓度的 β–葡萄糖醛酸酶的作用，使部分结合胆红素分解为未结合胆红素，迅速被肠黏膜吸收回到肝脏进入血液循环，增加了肠肝循环，使血胆红素水平升高。此外，新生儿胎粪约含胆红素 80～100 mg/dl，如胎粪排出延迟，也可使胆红素重吸收增加。

三、新生儿黄疸分类

1. 生理性黄疸

生理性黄疸是排除性诊断，其特点如下：

①一般情况良好。

②足月儿生后 2～3 d 出现黄疸，4～5 d 达高峰，5～7 d 消退，最迟不超过 2 周；早产儿黄疸多于生后 3～5 d 出现，5～7 d 达高峰，7～9 d 消退，最长可延迟到 3～4 周。

③每日血清胆红素升高不超过 85 μmol/L（5 mg/dl）或每小时不超过 0.5 mg/dl。

④血清总胆红素值尚未超过小时胆红素曲线的第 95 百分位数，或未达到相应日龄、胎龄及相应危险因素下的光疗干预标准。

2. 病理性黄疸

出现下列任一项情况应该考虑有病理性黄疸：

①生后 24 h 内出现黄疸。

②血清总胆红素值已达到相应日龄及相应危险因素下的光疗干预标准，或超过小时胆红素风险曲线的第 95 百分位数；或胆红素每日上升超过 85 μmol/L（5 mg/dl）或每小时 0.5 mg/dl。

③黄疸持续时间长，足月儿超过 2 周，早产儿超过 4 周。

④黄疸退而复现。

⑤血清结合胆红素超过 34 pmol/L（2 mg/dl）。

四、病理性黄疸的病因

1. 胆红素生成过多

因过多红细胞的破坏及肠肝循环增加，使胆红素增多。

（1）同族免疫性溶血

多见于血型不合如 ABO 或 R 血型不合等，我国 ABO 溶血病多见。

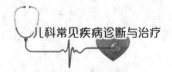

（2）红细胞增多症

母—胎或胎—胎间输血、脐带结扎延迟，宫内生长迟缓，先天性青紫型心脏病，糖尿病母亲所生婴儿等。

（3）红细胞酶缺陷

葡萄糖 -6- 磷酸脱氢酶（G-6-PD）缺陷，丙酸激酶和已糖激酶缺陷，均可影响红胞正常代谢，使红细胞膜僵硬，变形能力减弱，易于在网状内皮系统滞留破坏。

（4）红细胞形态异常

遗传性球形红细胞增多症、遗传性圆形细胞增多症、遗传性口形红增多症；婴儿固缩红细胞增多症，由于红细胞膜结构异常使红细胞过早被脾脏破坏。

（5）感染

细菌的病毒感染皆可致溶血，常见的宫内感染如 CMV、EB 病毒等可引起溶血；金黄色葡萄球菌、大肠埃希菌引起的败血症也多见。

（6）肠—肝循环增加

先天性肠道闭锁先天性门肥厚巨结肠、饥饿和喂养延迟等均可使胎排泄延迟，使胆红素重吸收增加。

（7）血红蛋白病

地中海贫血，血红蛋白 F-Poole 和血红蛋白 Hasharon，均可在新生儿期出现溶血和贫血。

（8）血管外溶血

较大的头颅血肿、皮下血肿、颅内出血、肺出血和其他部位出血，引起血管外溶血，使胆红素产生过多。

（9）其他

维生素 E 缺乏和低锌血症等，使细胞膜结构改变导致溶血。

2. 肝脏胆红素代谢障碍

由于肝细胞摄取和结合胆红素的功能低下，使血清未结合胆红素升高。

（1）缺氧、酸中毒和感染

缺氧使肝酶活性受限，酸中毒可影响未结合胆线素与白蛋白的结合而加重黄疸。感染除可致溶血外，同时又抑制肝酶活力。

（2）先天性非溶血性高胆红素血症

① Crigler-Najjar 综合征：Ⅰ 型属常染色体隐性遗传，酶完全缺乏，酶诱导剂，如苯巴比妥治疗无效。患儿很难存活，肝移植可以使 UDPCT 酶活性达到要求。Ⅱ 型多属常染色体显性遗传，酶活性低下，发病率较 Ⅰ 型高；酶诱导剂如苯巴比妥治疗有效。

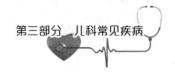

②Gilbert 综合征：是一种慢性的、良性高未结合胆红素增血症，属常染色体显性遗传。是由于肝细胞摄取胆红素功能障碍和肝脏 UDPGT 活性降低所致。

（3）药物

某些药物如磺胺、水杨酸盐、维生素 K_3、吲哚美辛、毛花苷 C 等与胆红素竞争和 Y、Z 蛋白的结合位点，噻嗪类利尿剂可使胆红素与白蛋白分离，均可使血胆红素增加。

（4）其他

低体温、低血糖可影响肝酶活性、低蛋白血症可影响与胆红素的结合，先天性甲状腺功能减退、脑垂体功能低下和 21- 三体综合征等。

3. 胆汁排泄障碍

肝细胞排泄功能障碍或胆管受阻，可发生胆汁淤积性黄疸，结合胆红素增高。如同时有肝细胞功能障碍，也可伴有未结合胆红素增高，而致混合性高胆红素血症。

（1）肝细胞对胆红素排泄功能障碍

①新生儿肝炎：常见有乙型肝炎病毒、巨细胞病毒、风疹病毒、单纯疱疹病毒、肠道病毒及 EB 病毒等。

②先天性代谢缺陷病：如 a_1 抗胰蛋白酶缺陷症、半乳糖血症、果糖不耐受症、酪氨酸血症、糖原累积病Ⅳ型，脂质累积病等。

③先天性遗传性疾病：如肝脑肾综合征、先天性非溶血性黄疸等。

（2）胆管排泄胆红素障碍

先天性胆管闭锁（新生儿期阻塞性黄疸最常见原因，黄疸可在 2～3 周出现，大便逐渐呈灰白色，血清结合胆红素明显增高）、先天性胆总管囊肿、肝汁黏稠综合征、肝和胆道肿瘤等。

4. 肝肠循环增加

先天性肠道闭锁、幽门肥大、巨结肠、胎粪性肠梗阻、饥饿、喂养延迟、药物所致肠麻痹等均可使胎粪排出延迟，增加胆红素的回吸收。母乳喂养儿由于肠道内 β- 葡萄糖苷酸酶含量及活性增高，促使胆红素肠肝循环增加，导致高胆红素血症。

五、治疗原则

1. 光照疗法

光疗通过转变胆红素产生异构体，使胆红素从脂溶性转变为水溶性，不经过肝脏的结合，经胆汁或尿排出体外。以波长 450～460 nm 的光线作用最强，由于蓝光的波长主峰在 425～475 nm，故认为是人工照射的最好光源。国内普遍采用的是双面光疗箱，箱内上下各设置一组蓝光灯，患儿裸露于中间的有机玻璃床板上，箱温可根据需要设定，能保证相对恒定的温度。箱温过高或过低可

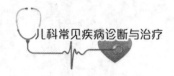

报警。光疗箱无湿化装置，不显性失水增加，故光疗时注意补充生理维持液体。光疗分连续照射和间断照射，后者照 6～12 h 后停止 2～4 h 再照，也有照 8～12 h 后停 16 h 或 12 h。若为 Rh 溶血病或黄疸较重的 ABO 溶血病照光时间较长，一般需 48～72 h。光疗也有一定的副作用如发热，腹泻，皮疹，青铜症，损伤视网膜，但一般无危险。

2. 换血疗法

换血是治疗高胆红素血症最迅速的方法，主要用于重症母婴血型不合的溶血病，可及时换出抗体和致敏红细胞、减轻溶血；降低血清胆红素浓度，防止胆红素脑病；同时纠正贫血，防止心力衰竭。

换血指征：产前诊断基本明确为新生儿溶血病者，出生时脐带血血红蛋白低于 120 g/L，伴水肿、肝大、心力衰竭者；早期新生儿血清胆红素超过换血标准，主要是未结合胆红素升高者；凡有早期胆红素脑病症状者，不论血清胆红素浓度高低都应考虑换血。早产儿及前一胎有死胎、全身水肿、严重贫血等病史者，此胎往往也严重，应酌情降低换血标准。出生后已一周以上，体重较大、情况良好，无核黄疸症状者，即使血清胆红素达 427.5 mol/L（25 mg/dl），而其中结合胆红素占 85.5 mol/L（5 mg/dl 以上），也可先用其他方法治疗。

3. 药物治疗

①白蛋白：当血清胆红素接近需换血的水平，且血白蛋白水平不超过 25 g/L，可输血浆每次 10～20 ml/kg 或白蛋白 1 g/kg，以增加其与未结合胆红素的联结，减少胆红素脑病的发生。②肝酶诱导剂：能诱导 UDPGT 酶活性、增加肝脏结合和分泌胆红素的能力。常用苯巴比妥每日 5 mg/kg，分 2～3 次口服，共 4～5 d。

③静脉用免疫球蛋白：可阻断网状内皮系统 Fc 受体，抑制吞噬细胞破坏已被抗体致敏的红细胞，用法为 0.5～1 g/kg，于 2～4 h 内静脉滴入，早期应用效果好。

④其他治疗：如防止低血糖、低血钙、低体温、纠正缺氧、贫血、水肿、电解质紊乱和心力衰竭等。

第五节　新生儿败血症

一、概述

新生儿败血病症是指新生儿期细菌或真菌侵入血液循环并在其中生长繁殖，产生毒素所造成的全身性感染。其发生率占活产婴的 1%～8%。新生儿败血症的易感因素：包括母亲妊娠及时的感染史（如尿路感染、绒毛膜羊膜炎等），母亲产道特殊细菌的定植如 GBS 等；产科因素有胎膜早破、产程延长、羊水混浊或发臭、分娩环境不清洁或接生时消毒不严、产前、产时侵入性检查等；胎儿或新生儿因素有多胎宫内窘迫，早产儿、SGA 儿，长期动静脉置管，气管插管、外科手术、挑"马

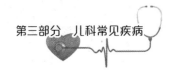

牙"、挤乳头、挤痈疖等；新生儿皮肤感染如脓疱病、尿布疹及脐部感染等也是常见因素。

二、病因

随着抗生素的应用及新的医疗干预，新生儿败血症的病原菌有很大的改变。20 世纪三四十年代主要致菌为 A 组 B 溶血性链球菌；20 世纪五六十年代有了磺胺和青霉素等抗菌药后，由大肠埃希菌取而代之；1957—1962 年全世界许多新生儿室暴发了耐青霉素的金葡菌败血症，GBS 感染仅为散发性；但以后 GBS 成为美国新生儿最常见的病原菌，其次为大肠埃希菌，两者占 60%～70%，克雷伯菌、肠杆菌、沙雷菌、铜绿假单胞菌、沙门菌也较重要，其他不太少见的还有李斯特菌、金葡菌及表葡菌。表葡菌败血症目前在美国很多 NICU 已成为最常见的院感染；D 组链球菌（包括肠球菌及非肠球菌）也有所增加。

国内的致病菌与国外并不一致，多年来以葡萄球菌最多，其次为大肠埃希菌等肠道细菌，机会菌感染有所增加，GBS 感染也有增加的趋势。CONS 等机会致病菌仍是主要致病菌，主要见于早产儿，尤其是长期动静脉置管者。金黄色葡萄球菌主要见于皮肤化脓性感染。新生儿 G－菌败血症为 15.1%～26.2%，其中大肠埃希菌仍占有重要地位；克雷伯菌属败血症在发达城市呈上升趋势；其次为铜绿假单胞菌和阴沟肠杆菌；其他假单胞菌、不动杆菌属、沙雷菌属等也占一定比例，这些细菌败血症多与接受气管插管机械通气有关。枯草杆菌广泛存在于尘埃及水中常污染血培养。L 型细菌以金葡菌为主。

三、临床特征

1. 全身表现

①体温改变：体壮儿常发热，体弱儿、早产儿常体温不升。

②一般状况：由于细菌毒素作用表现为精神食欲欠佳，哭声减弱、体温不稳定、体重不增等常出现较早，且发展较快、较重，不需很长时间即可进入不吃、不哭、不动、面色不好、神萎、嗜睡。

③黄疸：有时是败血症的唯一表现，常为生理性黄疸消退延迟，或 1 周后开始出现黄疸，黄疸迅速加重或退而复现，不能用其他原因解释的黄疸，均应怀疑本症，严重时可发展为胆红素脑病。

④休克表现：患儿面色苍白，四肢冰凉，皮肤出现大理石样花纹；脉细而速，股动脉搏动减弱，毛细血管充盈时间延长；肌张力低下，尿少、尿闭；血压降低（不足 2000 g 新生儿血压小于 30 mmHg，超过 3000 g 新生儿血压小于 45 mmHg）；严重时可有 DIC。

2. 各系统表现

①皮肤、黏膜：硬肿症，皮下坏疽，脓疱疮，脐周或其他部位蜂窝织炎，甲床感染，皮肤烧灼

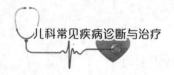

伤，瘀斑、瘀点，口腔黏膜有挑割损伤。

②消化系统：厌食、腹胀、呕吐、腹泻，严重时可出现中毒性肠麻痹或 NEC，后期可出现肝脾大。

③呼吸系统：气促、发绀、呼吸不规则或呼吸暂停。

④中枢神经系统：易合并化脓性脑膜炎。表现为嗜睡、激惹、惊厥、前囟张力及四肢肌张力增高等。

⑤血液系统：可合并血小板减少、出血倾向，可有瘀点、瘀斑，甚至 DIC，贫血迅速加重提示有溶血或出血。

⑥泌尿系统感染。

⑦其他：骨关节化脓性炎症及深部脓肿等。

四、辅助检查

1. 细菌学检查

（1）细菌培养

血培养仍然是诊断的"金标准"。尽量在应用抗生素前严格消毒下采血做血培养，疑为肠源性感染者应同时作厌氧菌培养，有较长时间用青霉素类和头孢类抗生素者应送 L 型细菌培养。怀疑产前感染者，出生后 1 h 内取胃液及外耳道分泌物培养，或涂片革兰染色找多核细胞和胞内细菌。必要时可取清洁尿培养。脑脊液、感染的脐部分泌物、浆膜腔液以及所有拔除的导管头均应送培养。

（2）病原菌抗原及 DNA 检测

用已知抗体测体液中未知的抗原，对 GBS 和大肠杆菌 K_1 抗原可采用对流免疫电泳，乳胶凝集试验及 ELISA 等方法，对已使用抗生素者更有诊断价值。采用 16 S rRNA 基因的 PCR 分型 DNA 探针等分子生物学技术，以协助早期诊断。

2. 非特异性检查

（1）白细胞（WBC）

新生儿白细胞总数在生后早期正常波动范围很大，出生 12 h 以后采血结果较为可靠。WBC 不足 5×10^9/L 为 WBC 减少；3 d 者 WBC 超过 25×10^9/L，超过 3 d 者 WBC 超过 20×10^9/L 为 WBC 增多；未成熟中性粒细胞 / 中性粒细胞比率超过 016。

（2）C 反应蛋白（CRP）

炎症发生 6～8 h 后即可升高，超过 8 μg/ml（末梢血方法）。炎症、组织损伤时 CRP 迅速增高，故有助于感染的早期诊断，一旦炎症控制，其血中水平即迅速下降，故在治疗过程中降低提示治疗有效。

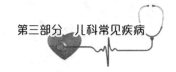

（3）血清降钙素原（PCT）或白细胞介素6（IL-6）测定

一般以 PCT 超过 2.0 μg/L 为临界值。其出现早于 CRP，较 CRP 和白细胞计数等临床常用指标有更高的特异性和敏感性。IL-6 敏感性 90%，阴性预测值超过 95%，当炎症发生后快于 CRP 升高，炎症控制 24 h 内恢复正常，CRP 升高稍晚，故两者结合判断较为理想，但需数小时才能完成检查。

（4）血小板计数

不足 100×10^9/L 有意义。25% 的新生儿败血症血小板减少，随着感染的进展，阳性率还会增加。

（5）微量血沉

超过 5 mm/h 提示败血症。现已不作为常规的检查项目。

3. 其他检查

暴露感染灶或脐部涂片，培养出的细菌与血培养结果常不一致，深部脓液、穿刺液涂片和培养更加可靠。怀疑感染波及脑膜时，应立即作脑脊液检查。疑为产时感染时，出生后即抽胃液做涂片镜检。

五、诊断

1. 确诊败血症

具有临床表现并符合下列任一条件：

①血培养或无菌体腔内培养出致病菌。

②如果血培养出机会致病菌，则必须与另次（份）血，或无菌体腔内，或导管头培养出同种细菌。

2. 临床诊断败血症

具有临床表现且具备以下任一条件：

①非特异性检查超过 2 条。

②血标本病原菌抗原或 DNA 检测阳性。

六、治疗原则

1. 抗生素治疗用药原则

新生儿抗菌药物选择和使用方法，见表 3-5。

①早用药：对临床拟诊败血症的新生儿，不必等血培养结果即使用抗生素。

②合理用药、联合用药：病原菌未明确前可选择两种抗生素联合使用，明确病原菌后改用药敏试验敏感的抗菌药，对临床有效、药物不敏感者也可暂不换药。

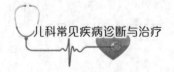
③静脉用药。

④疗程：血培养阴性者经抗生素治疗病情好转时应继续治疗 5～7 d，血培养阳性者至少需 10～14 d，有并发症应治疗 3 周以上。

⑤注意药物毒副作用。

表 3-5　新生儿抗菌药物选择和使用方法

抗菌药物	每次剂量/ （mg·kg^{-1}）	每日次数		主要病原菌
		<7 d	>7 d	
青霉素 G	5 万～10 万 U	2	3	肺炎球菌,链球菌,对青霉素敏感的葡萄球菌,G$^-$ 球菌
氨苄西林	50	2	3	嗜血流感杆菌,G$^-$ 球菌,G$^+$ 球菌
苯唑西林	25～50	2	3-4	耐青霉素的葡萄球菌
羧苄西林	100	2	3-4	铜绿假单胞菌,变形杆菌,多数大肠杆菌,沙门菌
哌拉西林钠	50	2	3	铜绿假单胞菌,变形杆菌,大肠杆菌,肺炎球菌
头孢拉定	50～100	2	3	金葡菌、链球菌、大肠杆菌
头孢夫辛	50	2	3	G$^-$ 杆菌,G$^+$ 杆菌
头孢噻肟	50	2	3	G$^-$ 菌,G$^+$ 菌,需氧菌,厌氧菌
头孢曲松钠	50～100	1	1	G$^-$ 菌,耐青霉素葡萄球菌
头孢拉定	50	2	3	铜绿假单胞菌,脑膜炎双球菌,G$^-$ 杆菌,G$^+$ 厌氧球菌
红霉素	10～15	2	3	G$^+$ 菌,衣原体,支原体,螺旋体,立克次体
万古霉素	10～15	2	3	金葡菌,链球菌
美罗培南	20	2	3	绝大多数 G$^-$、G$^+$ 菌需氧和厌氧菌有强大杀菌作用

2. 处理严重并发症

①及时纠正休克：生理盐水扩容，血管活性药物如多巴胺和多巴酚丁胺。

②纠正酸中毒和低氧血症。

③积极处理脑水肿和 DIC。

3. 清除感染灶

局部有脐炎、皮肤感染灶、黏膜溃烂或其他部位化脓病灶时，应及时予相应处理。

4. 支持疗法

注意保温，供给足够热卡和液体。

5. 免疫疗法

静注免疫球蛋白每日 300～500 mg/kg，3～5 d；对重症患儿可行换血。

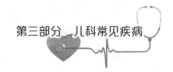

第六节 新生儿化脓性脑膜炎

一、概述

新生儿化脓性脑膜炎系是指出生后 4 周内化脓菌引起的脑膜炎症。一般新生儿败血症中 25% 会并发化脓性脑膜炎。病原菌在新生儿不同于其他年龄，临床表现很不典型，颅内压增高征出现较晚，又常缺乏脑膜刺激征，故早期诊断困难。国内主张当败血症患儿有意识障碍、眼部异常、可疑颅内压增高征或惊厥，立即作脑脊液检查。

二、病因

1. 出生前感染

极罕见。产妇患李斯特菌感染伴有菌血症时该菌可通过胎盘导致流产、死胎、早产，化脓性脑膜炎偶可成为胎儿全身性感染的一部分。

2. 出生时感染

患儿多有胎膜早破、产程延长、难产等生产史。大肠埃希菌、GBS 可由母亲的直肠或阴道上行污染羊水或通过产道时胎儿吸入或吞入，多在出生后 3 d 内以暴发型肺炎、败血症发病，约 30% 发生化脓性脑膜炎。

3. 出生后感染

病原菌可由呼吸道、脐部、受损皮肤与黏膜、消化道、结合膜等侵入血液循环再到达脑膜。有中耳炎、感染性头颅血肿、颅骨裂、脊柱裂、脑脊膜膨出、皮肤窦道（少数与蛛网膜下腔相通）的新生儿，病原菌多由此直接侵入脑膜引起脑膜炎。

近年来医源性脑膜炎增多，有些水生菌可在含微量硫、磷的蒸馏水中繁殖。如雾化器、吸痰器、呼吸机、暖箱内的水槽等被污染，可引起新生儿室脑膜炎的流行，国内报道的有铜绿假单胞菌。此外水生菌还有沙雷菌等。

三、临床特征

1. 一般表现

反应低下，精神、面色欠佳，哭声微弱，吮乳减少及体温异常等表现常与败血症相似，但常常表现更严重，发展更快。

2. 特殊表现

由于前囟、后囟及骨缝未闭，颅骨较其他年龄组易于分离，因此呕吐、前囟隆起或饱满等颅内

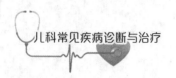

压增高表现出现较晚或不明显；新生儿颈肌发育很差，故颈强直甚少见（10%～20%）。

①神志异常：嗜睡（50%～90%）、易激惹、惊跳、可突然尖叫、感觉过敏。

②眼部异常：两眼无神，双目发呆，凝视远方，眼球可上翻或向下呈落日状，可有眼球震颤或斜视，瞳孔对光反应迟钝或大小不等。

③颅内压增高征：前囟紧张、饱满、隆起已是晚期表现，失水时前囟平也提示颅内压增高。骨缝可进行性逐渐增宽。

④惊厥（30%～50%）：可仅眼睑抽动或面肌小抽动如吸吮状；也可阵发性面色改变、呼吸暂停。惊亦可因低血糖、低血钙、低血钠引起。

⑤败血症的较特殊表现：如黄疸、肝大、瘀点、腹胀、休克可同时出现。李斯特菌脑膜炎患儿的皮肤可出现典型的红色粟粒样小丘疹，主要分布在躯干，皮疹内可发现李斯特菌。

3. 并发症

（1）脑室膜炎

①脑脊液细菌培养或涂片获阳性结果，与腰椎穿刺液一致。

②脑脊液白细胞超过 50×10^6/L，以多核细胞为主。

③脑脊液糖不足 1.66 mmol/l（30 mg/dl）或蛋白质超过 0.4 g/L。

④腰穿脑脊液已接近正常，但脑脊液仍有炎性改变。确诊只需满足第一条，或第二条加上③和④其中一条。年龄越小，延误诊治时间越长，脑室管膜炎的并发率越高，多为 G⁻ 菌感染。

（2）硬脑膜下积液

硬脑膜下腔的液体如超过 2 ml，蛋白定量超过 0.6 g/L，红细胞不足 100×10^6/L。并发率 10%～60%，如果常规硬膜下穿刺可达 80%。常由脑膜炎链球菌、流感杆菌所致。腰穿时抽出脑脊液过多，在脑血管通透性增加的情况下，颅内压突然降低，可促进硬脑膜下积液的形成。

四、辅助检查

1. 脑脊液检查

对怀疑有脑膜炎者，应立即做腰椎穿刺，用测压管测脑脊液压力（不应以滴数多少来判定压力高低），并留取脑脊液送检。

（1）常规

①压力：超过 2.94～7.84 kPa（3～8 cmH₂O）。

②外观：不清或混浊，早期偶可清晰透明，但培养甚至涂片可发现细菌。

③蛋白：足月儿超过 0.1～1.7 g/L，早产儿超过 0.65～1.5 g/L。若超过 6.0 g/L 预后差，脑积水发生率高。

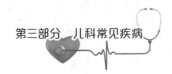

④白细胞数：足月儿日龄不足 1 周，超过 $32 \times 10^6/L$；超过 1 周，超过 $10 \times 10^6/L$。早产儿：超过 $29 \times 10^6/L$。

⑤白细胞分类多核白细胞可超过 57% ～ 61%，但李斯特菌脑膜炎的单核细胞可达 20% ～ 60%。

⑥潘迪试验：超过 ++ － +++。

⑦葡萄糖：不足 1.1 ～ 2.2 mmol/L（20 ～ 40 mg/dl）或低于当时血糖的 50%。

⑧其他：乳酸脱氢酶超过 1000 U/L，乳酸增高。

（2）细胞计数

如其白细胞与红细胞之比明显高于当日患儿血常规白细胞与红细胞之比，则表明脑脊液中白细胞增高。

（3）涂片及培养

GBS 涂片检出率可达 85%。

（4）抗体检测

用已知抗体检测脑脊液中的相应抗原。

（5）鲎溶解物试验

只可确诊 G^- 细菌脑膜炎，G^+ 菌（包括结核分枝杆菌）、病毒、真菌性脑膜炎均为阴性。

2. 血培养

阳性率可达 45% ～ 85%，尤其是早发型败血症及疾病早期未用过抗生素者，其阳性率很高。

3. 颅骨透照检查

在暗室用手电筒作光源，罩上中央有圆孔的海绵，紧按头皮上，有硬脑膜下积液时手电外圈光圈较对侧扩大，积脓时较对侧缩小。

4. 脑影像学检查

对确定有无脑室管膜炎、硬脑膜下积液、脑脓肿、脑囊肿、脑积水等与随访疗效均有帮助。B 超不能肯定时再做 CT。MRI 对多房性及多发性小脓肿诊断价值较大。

五、诊断与鉴别诊断

1. 诊断标准

对早产儿、胎膜早破、产程延长、脑脊膜膨出、皮肤窦道（多位于腰骶中部，该处皮肤微凹，常有一撮毛或一小血管瘤）的新生儿，要特别警惕脑膜炎的发生。一旦出现难以解释的体温不稳定，精神、哭声、吮乳、面色不好时，应仔细检查有无激惹、易惊、尖叫、嗜睡、凝视或前囟紧张、饱满、骨缝增宽等提示颅内感染的表现。

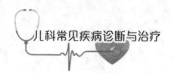

2. 鉴别诊断

主要注意和病毒性脑膜炎、隐球菌脑膜炎、结核性脑膜炎等颅内感染相鉴别。

六、治疗原则

1. 抗菌治疗

尽早选用大剂量和易进入脑脊液的杀菌药，首次剂量加倍，从静脉推入或快速滴入。首选头孢曲松。

2. 对症处理

止惊使用巴比妥钠；颅内压增高时用甘露醇、呋塞米等脱水；出现 IADHS 时限制低渗液体的摄入和补充适当的电解质。

3. 支持疗法

保证水和电解质平衡和能量的供给；因患儿多伴有不同程度的脑水肿，每日补液量宜在 $60 \sim 80$ ml/kg，若伴有休克时，可适当增加补液量，并根据"边补边脱"原则来调整水剂和补液的速度；在使用脱水剂时，易引起低钠及低钾血症，宜每天监测血电解质 $1 \sim 2$ 次；给予新鲜血浆、静脉注射免疫球蛋白有利于增强机体免疫力。

4. 糖皮质激素

对年长儿细菌性脑膜炎早期使用可减少炎症渗出，减轻脑水肿和后遗症发生。新生儿可酌情使用。

第七节　新生儿脓疱疮

一、概述

新生儿脓疱疮又称新生儿脓疱病，是发生在新生儿中的一种以周围红晕不显著的薄壁水脓疱为特点的葡萄球菌感染。本病发病急，传染性强，在婴儿室、哺乳室中常可造成流行，必须特别重视。

二、病因

本病通常由凝固酶阳性金黄色葡萄球菌感染引起，80% 为噬菌体 II 组，其中 60% 为 71 型。此外还可由 B 族链球菌感染引起。由于新生儿皮肤解剖、生理的特点和免疫功能低下，细菌特别容易侵入致病。气候湿热以及其他促使皮肤易发生浸渍等因素对发生本病也起一定作用。传染途径常通过有皮肤感染的或带菌的医护人员和产妇接触传播。

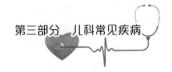

三、临床特征

出生后 4～10 d 发病。在面部、躯干和四肢突然发生大疱，形状如豌豆到核桃大小不等，或更大，疱液初呈淡黄色而清澈，1～2 d 后，部分疱液变混浊，疱底先有半月形积脓现象，以后脓逐渐增多，但整个大疱不全化脓，因而出现水脓疱的特征。疱周红晕不显著，壁薄，易于破裂，破后露出鲜红色湿润的糜烂面，上附薄的黄痂，痂皮脱落后遗留暂时性的棕色斑疹，消退后不留痕迹。病变发展迅速，数小时、1～2 d 即波及大部分皮面，黏膜可受损。发病初期新生儿可无全身症状，随后可有发热，严重者可并发菌血症、肺炎、肾炎或脑膜炎，甚至死亡。

四、诊断和鉴别诊断

1. 诊断标准

根据周围红晕不显著的薄壁水脓疱即可确诊。

2. 鉴别诊断

需和下列疾病鉴别：

（1）遗传性大疱性表皮松解症

非感染所致，有家族史，无传染性，大疱内容清澈，皮肤损害常见于易受摩擦的部位，如手足及关节伸侧皮肤。

（2）新生儿剥脱性皮炎

为细菌感染所致，常在新生儿出生后 1～5 周发病，皮疹为弥漫性潮红、松弛性大疱，尼科利斯基征阳性（稍用力摩擦，表皮即大片脱落）。迅速扩展，表皮极易剥脱呈烫伤样，全身症状明显，病情进展快，病死率较高。

五、治疗原则

1. 隔离

凡患有化脓性皮肤病的医护人员或家属，均不能与新生儿接触，并隔离患儿。

2. 注意卫生

注意患儿清洁卫生，尿布应勤洗勤换。

3. 抗感染

及早给予有效的抗生素，如青霉素、氨苄青霉素。

4. 局部治疗

无菌消毒后可刺破脓疱，用 0.05% 的依沙吖啶溶液或 0.1% 呋喃西林溶液湿敷或清创面。皮损无脓液时可用莫匹罗星软膏、夫西地酸软膏涂抹。

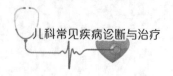

第三章 呼吸系统疾病

第一节 急性上呼吸道感染

一、概述

急性上呼吸道感染简称"上感"，俗称"感冒"。它主要侵犯鼻、鼻咽和咽部，导致急性鼻炎、急性咽炎、急性扁桃体炎等，统称"上呼吸道感染"。

二、病因

各种病毒、细菌及支原体均可引起，但以病毒多见，占90%以上，主要是鼻病毒、冠状病毒、呼吸道合胞病毒、副流感病毒、腺病毒、柯萨奇病毒，埃可病毒、单纯疱疹病毒、EB病毒。病毒感染后上呼吸道黏膜失去抵抗力，细菌可乘虚而入，并发混合感染，常见的是溶血性链球菌，其次为肺炎球菌、流感嗜血杆菌等，肺炎支原体也可引起。

三、临床特征

本病症状轻重不一，与年龄、病原和机体抵抗力不同有关。

1. 普通感冒

婴幼儿局部症状不显著而全身症状重，多骤然起病，高热、咳嗽、食欲差，可伴呕吐、腹泻甚至热性惊厥。年长儿症状较轻，常于受凉后1～3 d出现鼻塞、喷嚏、流涕、干咳、咽痒、发热；有些患儿在发病早期可有阵发性脐周疼痛，与发热所致阵发性肠痉挛或肠系膜淋巴结炎有关。

体检可见咽部充血，扁桃体肿大，颌下淋巴结肿大触痛等。肺部呼吸音正常。肠道病毒感染可有不同形态的皮疹。病程3～5 d，若体温持续不退或病情加重，应考虑感染可能侵袭其他部位。

2. 流行性感冒

系流感病毒、副流感病毒所致，有明显流行病学史。全身症状重，如发热、头痛、咽痛、肌肉酸痛。上呼吸道卡他症状可不明显。

3. 两种特殊类型上感

（1）疱疹性咽峡炎

主要由柯萨奇A组病毒所致，好发于夏秋季起病急，表现高热、咽痛、流涎、厌食、呕吐等。

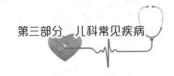

咽部充血，腭弓、悬雍垂、软腭处有直径 2～4 mm 的疱疹，周围有红晕，破溃后形成小溃疡。病程 1 周左右。

（2）咽—结合膜热

由腺病毒 3、7 型所致，常发生于春夏季，可在儿童集体机构中流行。以发热、咽炎、结合膜炎为特征。多呈高热、咽痛、眼部刺痛、咽部充血、一侧或两侧滤泡性眼结合膜炎，颈部、耳后淋巴结肿大，有时伴胃肠道症状，病程 1～2 周。

4. 并发症

婴幼儿多见。症状可波及邻近器官或向下蔓延，引起中耳炎、鼻窦炎、咽后壁脓肿、颈淋巴结炎、喉炎、气管炎、支气管肺炎。病原通过血液循环播散到全身，细菌感染并发败血症时，可导致化脓性病灶，如骨髓炎、脑膜炎等。年长儿若因链球菌感染可引起急性肾炎，风湿热等。

四、辅助检查

病毒感染者白细胞计数正常或偏低。鼻咽分泌物病毒分离，抗原及血清学检测可明确病原。细菌感染者血白细胞及中性粒细胞可增高，咽培养可有病原菌生长。链球菌引起者血中 ASO 滴度增高。

五、诊断与鉴别诊断

根据临床表现不难诊断，但需与以下疾病鉴别。

1. 急性传染病早期

上感常为各种传染病的前驱症状，如麻疹、流行性脑脊髓膜炎、百日咳、猩红热、脊髓灰质炎等，应结合流行病学史、临床表现及实验室资料综合分析，并观察病情演变加以鉴别。

2. 急性阑尾炎

上感伴腹痛者应与本病鉴别。急性阑尾炎腹痛常先于发热，以右下腹为主，呈持续性，有腹肌紧张和固定压痛点，血白细胞及中性粒细胞增高。

六、治疗原则

1. 普通感冒

有一定自限性，症状较轻无需药物治疗，症状明显影响日常生活则需服药，以对症治疗为主，并注意休息、适当补充水、避免继发细菌感染等。

2. 病因治疗

尚无专门针对普通感冒的特异性抗病毒药物，普通感冒患儿无需全身使用抗病毒药物，病程

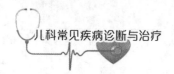

早期应用利巴韦林气雾剂喷鼻咽部有一定益处。流行性感冒可在病初应用磷酸奥司他韦口服，疗程5 d。若病情加重，有继发细菌感染，或有并发症可加用抗生素，常用青霉素类、头孢菌素类、大环内酯类，疗程3～5 d。如证实为溶血性链球菌感染，或既往有风湿热、肾炎病史者，青霉素应用至10～14 d。病毒性结合膜炎可用0.1%阿昔洛韦滴眼，1～2 h/次。

3. 对症治疗

高热可服解热镇痛剂，也可用冷敷、温湿敷降温。热性惊厥可予镇静、止惊等处理。咽痛可含服咽喉片。

第二节　急性感染性喉炎

一、概述

儿童声门上、下、声门及气管感染较常见，统称哮吼综合征。急性感染性喉炎为喉部黏膜急性弥漫性炎症。以犬吠样咳嗽、声嘶、喉鸣、吸气性呼吸困难为临床特征。可发生于任何季节，冬春为多。常见于婴幼儿，新生儿极少发病。

二、病因

系病毒或细菌感染引起。常见病毒为副流感病毒1型、其他有副流感病毒2型及3型、流感病毒A及B型、腺病毒、呼吸道合胞病毒。可并发于麻疹、百日咳、流感和白喉等急性传染病。

小儿喉腔狭窄，软骨柔软，对气道的支撑能力差，容易使气道在吸气时塌陷。上气道梗阻患儿产生很大的胸腔内负压，强大的胸腔负压可致胸壁凹陷，腹腔与胸腔主动脉压力差的增加可致奇脉。强大的胸腔负压也使梗阻以下气管内负压增大，明显低于大气压，从而使梗阻下段的胸腔外气道动力性塌陷，进一步加重气道梗阻造成恶性循环。通过上气道的气流呈涡流状，可在通过声带结构时发生颤动引起喉鸣。起初喉鸣为低调、粗糙、吸气性，随梗阻加重变为柔和、高调、并扩展至呼气相。严重梗阻时可闻呼气喘鸣，最终可发生气流突然终止。

三、临床特征

起病急、症状重。可有发热、犬吠样咳嗽、声嘶、吸气性喉鸣和三凹征，哭闹及烦躁常使喉鸣及气道梗阻加重。症状高峰多在起病后3～4 d，约经1周缓解。一般白天症状轻，夜间症状加重。严重梗阻可出现发绀、烦躁不安、面色苍白、心率加快、胸骨上及锁骨上凹陷及奇脉。喉梗阻若不及时抢救，可因吸气困难而窒息死亡。咽部充血，间接喉镜检查可见声带有轻度至明显的充血、水肿。按吸气性呼吸困难的轻重。喉梗阻分为四度。

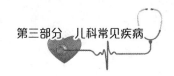

Ⅰ度：活动后出现吸气性喉鸣和呼吸困难，肺呼吸音清晰，心率无变化。

Ⅱ度：安静时出现喉鸣和吸气性呼吸困难，肺部听诊可闻喉传导音或管状呼吸音，心率快。

Ⅲ度：除上述喉梗阻症状外，还有烦躁不安，口唇及指趾发绀，双眼圆睁，惊恐状，多汗，肺部呼吸音明显降低，心音低钝，心率快症状。

Ⅳ度：渐显衰竭、呈昏睡状，由于无力呼吸，三凹征反而不明显，面色苍白发灰，肺部听诊呼吸音几乎呼吸消失，仅有气管传导音，心音钝弱，心律不齐。

四、诊断与鉴别诊断

急性发病、犬吠样咳嗽、声嘶、喉鸣、吸气性呼吸困难等临床表现不难诊断，但应与白喉、喉痉挛、急性喉气管支气管炎、支气管异物、支气管内膜结核及肺炎鉴别。

五、治疗原则

1. 一般治疗

保持呼吸道通畅、防止缺氧加重，吸氧。

2. 控制感染

由于起病急、病情进展快、若难以判断系病毒抑或细菌感染，应及早静脉输入足量广谱抗生素，常用青霉素类、大环内酯类、头孢菌素类等。

3. 肾上腺皮质激素

有抗炎、抗过敏和免疫抑制等作用，能及时减轻喉头水肿，缓解喉梗阻，应与抗生素合用。常用泼尼松 $1\sim2$ mg/（kg·d），分次口服；重症可用地塞米松或甲泼尼龙静脉注射，地塞米松 $0.2\sim0.3$ mg/（kg·次），甲泼尼龙 $1\sim2$ mg/（kg·次），共 $2\sim3$ d，至症状缓解。雾化吸入肾上腺糖皮质激素，如布地奈德混悬液具有明显效果，初始剂量多为 2 mg/ 次单次吸入，或多剂吸入 1 mg/ 次，$2\sim3$ 次 /d，疗程 $3\sim5$ d。

4. 对症治疗

烦躁不安者宜用镇静剂，异丙嗪有镇静和减轻喉头水肿的作用。氯丙嗪则使喉肌松弛，加重呼吸困难，不宜使用。

5. 气管切开术

经上述处理若仍有严重缺氧或Ⅲ度及以上喉梗阻，应及时作气管切开术。

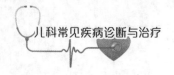

第三节　急性支气管炎

一、概述

急性支气管炎指支气管黏膜发生炎症，多继发于上呼吸道感染之后，气管常同时受累，故更宜称为急性气管支气管炎，是儿童常见的呼吸道疾病，婴幼儿多见，且症状较重。

二、病因

病原为各种病毒、细菌，支原体或混合感染，能引起上呼吸道感染的病原体都可引起支气管炎，而以病毒为主要病因。常见病毒有合胞病毒、流感病毒（A、B）、副流感病毒（1 型、2 型、3 型）、腺病毒、鼻病毒等。

三、临床特征

多先有上呼吸道感染症状，3～4 d 后出现咳嗽，初为干咳，而后有痰，小婴儿常将痰吞咽。婴幼儿症状较重，常有发热，及伴随咳后的呕吐、腹泻，呕吐物中常有黏液。一般全身症状不明显。体检双肺呼吸音粗糙，可有不固定的、散在干湿啰音，一般无气促、发绀。若症状持续不缓解，应怀疑有继发感染，如肺炎，肺不张或可能存在尚未发现的其他慢性疾病。

四、辅助检查

胸片显示正常，或肺纹理增粗，肺门阴影增深。

五、诊断与鉴别诊断

本病可完全靠临床诊断，一般不需要实验室检验。除非为鉴别是否合并肺炎或肺不张，一般不需要进行 X 光检查。

六、治疗原则

1.一般治疗

同上呼吸道感染，宜经常变换体位，多饮水，适当的气道湿化，使呼吸道分泌物易于咳出。

2.控制感染

由于病原体多为病毒，一般不用抗生素。婴幼儿有发热、黄痰、白细胞增多时，须考虑细菌感染可适当选用抗生素。

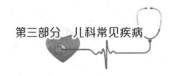

3. 对症治疗

一般不用镇咳或镇静剂，以免抑制咳嗽反射，影响黏痰咳出。刺激性咳嗽可用复方甘草合剂等，痰稠时可用氨溴索。喘憋严重可使用支气管舒张剂，如沙丁胺醇雾化吸入或糖皮质激素如布地奈德雾化吸入，喘息严重时可加用泼尼松口服，1 mg/（kg·d），1～3 d。

第四节　毛细支气管炎

一、概述

急性毛细支气管炎是 2 岁以下婴幼儿特有的呼吸道感染性疾病，多见于 1～6 个月的小婴儿，80% 以上病例在 1 岁以内。

二、病因

主要为病毒感染，1/2 以上系呼吸道合胞病毒感染，其他病毒包括副流感病毒（3 型较常见）、腺病毒、流感病毒、肠道病毒、人类偏肺病毒等，少数病人可由肺炎支原体引起。我国北方多见于冬季和初春，广东、广西则以春夏或夏秋为多。发病率男女相似，但男婴重症较多。新生儿、早产儿症状不典型。高危人群为年龄小于 6 周、早产婴儿、慢性肺疾病的早产儿、先天性心脏病患儿、神经系统疾病或免疫缺陷的患儿等。

病变主要侵及直径 75～300 μm 的毛细支气管，早期即出现纤毛上皮坏死，黏膜下水肿，管壁淋巴细胞浸润，但胶原及弹性组织无破坏。细胞碎片及纤维素全部或部分阻塞毛细支气管，并有支气管平滑肌痉挛，使管腔明显狭窄。广泛肺气肿及斑点状肺不张见于毛细支气管邻近的肺泡。以上病理变化导致低氧血症、高碳酸血症、呼吸性酸、碱中毒、代谢性酸中毒。呼吸越快，低氧血症越明显。当呼吸超过 60 次 /min，即可能出现 CO_2 潴留，并随呼吸频率增快而增加。恢复期毛细支气管上皮细胞再生需 3～4 d，纤毛要 15 d 后才出现。毛细支气管内的阻塞物则由巨噬细胞清除。

三、临床特征

常在上感后 2～3 d 出现持续性干咳和发作性喘憋。咳嗽与喘憋同时发生为本病特点。症状轻重不等，重者呼吸困难发展甚快，咳嗽略似百日咳，但无回声。体温高低不一少见高热，与病情并无平行关系。因肺气肿及胸腔膨胀压迫腹部，常影响吮奶及进食。

体格检查的突出特点为呼吸浅快，60～80 次 /min，甚至 100 次以上，脉快而细，常达到 160～200 次 /min，有明显鼻扇、三凹征。重症患儿面色苍白或发绀。胸部叩诊呈鼓音，常伴呼气相呼吸音延长，呼气性喘鸣。当毛细支气管接近完全梗阻时，呼吸音明显减低，或听不见。喘憋发

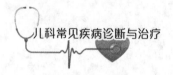

作时往往听不到湿啰音，当喘憋稍缓解，可有弥漫性细湿啰音或中湿啰音。症状发作时肋间隙增宽、肋骨横位，横膈及肝、脾因肺气肿可推向下方。由于存在肺气肿，即使无心力衰竭，肝脏也常在肋下数厘米。因不显性失水增加和液体摄入不足，部分患儿有较严重的脱水，小婴儿还可能有代谢性酸中毒。重者可发展成心力衰竭及呼吸衰竭。

本病最危险的时期是咳嗽及呼吸困难发生后的 48～72 h。病死率为 1%，患儿主要死于长时间呼吸暂停、严重失代偿性呼吸性酸中毒、严重脱水等。病程一般 5～15 d，平均 10 d。细菌性合并症不常见。

四、辅助检查

1. X 线检查

可见全肺有不同程度的梗阻性肺气肿，肺纹理增粗，可显现周围炎征象。1/3 患儿有散在小实变（肺不张或肺泡炎症），但无大片实变。

2. 实验室检查

白细胞总数及分类多在正常范围。病情较重的小婴儿血气分析多有代谢性酸中毒，约 1/10 病例可有呼吸性酸中毒。用免疫荧光技术、酶标抗体染色法或 ELISA 等方法可进行病毒快速诊断。

五、诊断与鉴别诊断

患儿年龄偏小，病初即呈明显的发作性喘憋，体检及 X 线检查，在初期即有明显肺气肿，与其他急性肺炎较易区别。

1. 支气管哮喘

婴儿的第一次感染性喘息发作，多为毛细支气管炎，若反复多次发作，亲属有哮喘等变应性疾病史，则有支气管哮喘可能。

2. 其他疾病

如百日咳、血型播散型肺结核、充血性心力衰竭、心内膜弹力纤维增生症、吸入异物，也可发生喘憋，需予鉴别。

六、治疗原则

轻症患儿常常在家治疗，注意观察，补充足够液体即可。有中重度呼吸困难的患儿要住院治疗。

1. 一般治疗与护理

保持室内空气清新，室温以 18～20 ℃为宜，相对湿度 60%。保持患儿呼吸道通畅，及时清除

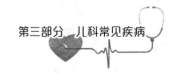

上呼吸道分泌物，变换体位，以利痰液排出；加强营养，饮食富含蛋白质和维生素少量多餐，重症不能进食者，可给予静脉营养。

2. 监测及支持治疗

对患儿进行监测，及时发现低氧血症、呼吸暂停、呼吸衰竭。注意温度调节及足够的液体入量，增加空气内的湿度极为重要，室内应用加湿器。

（1）雾化吸入治疗

雾化吸入激素可以消除气道非特异性炎症、改善通气。急性期使用布地奈德混悬液 1 mg/ 次，每 6～8 h/ 次，可以联合使用支气管舒张剂（如沙丁胺醇或特布他林和异丙托溴铵溶液），重症病例在第一小时可以 20 min 给药一次，以后按需可 4 h、6 h、8 h 再重复。超声雾化只在有呼吸道痰堵时应用，吸雾后要拍背吸痰。

（2）吸氧

除轻症外均应吸氧，30%～40% 的湿化氧可纠正大多数低氧血症。定期测定血氧饱和度并调整吸入氧浓度，使血氧饱和度保持在 94%～96%。

（3）补液

争取多次口服液体，以补充因快速呼吸失去的水分，必要时静脉滴注补液。但静脉输液需注意限制液体入量，并控制输液速度。

（4）全身糖皮质激素应用

喘憋严重病例可以使用甲泼尼龙或泼尼松龙 1～2 mg/（kg·d），1～3 d。

（5）CPAP 或机械通气等呼吸支持

进行性加重的呼吸困难（三凹征、鼻扇及呻吟）、呼吸急促、吸氧下不能维持正常的血氧饱和度、呼吸暂停，需应用 CPAP 或机械通气等呼吸支持。

（6）镇静

适当镇静可减少氧消耗，但应注意镇静后影响痰液排出，加重呼吸困难。

3. 发现并治疗可能出现的并发症

代谢性、呼吸性酸中毒、心力衰竭及呼吸衰竭等。

4. 特异性抗病毒

利巴韦林为广谱的抗病毒药物，但并不常规全身性应用于呼吸道合胞病毒感染性毛细支气管炎，偶用于严重的合胞病毒感染及有高危因素的合胞病毒感染患儿，应限于疾病早期。可用利巴韦林或干扰素雾化吸入治疗。

5. 抗生素

不常规使用抗生素，在合并细菌感染时或胸片提示有大片状阴影时，可以考虑应用。

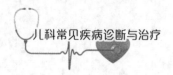

6. 呼吸道合胞病毒特异治疗及预防

呼吸道合胞病毒免疫球蛋白（RSV-IGIV）含高浓度特异性抗 RSV 中和抗体对 RSV 的 A、B 两个亚型均有作用。国外用于 RSV 流行季节高危病人的预防，每月注射 1 次，可明显降低 RSV 感染率、早产儿及支气管肺发育不良儿的住院率。

第五节　支气管肺炎

一、概述

支气管肺炎是小儿时期最常见的肺炎，全年均可发病，冬、春寒冷季节较多。营养不良、先天性心脏病、低出生体重儿、免疫缺陷者更易发病。

二、病因

肺炎的病原微生物大多为细菌和病毒。国内肺炎链球菌、金黄色葡萄球菌和流感嗜血杆菌是重症细菌性肺炎的重要病因。前三种病毒依次为 RSV、人鼻病毒和副流感病毒。病原体常由呼吸道侵入，少数经血行入肺。

当炎症蔓延到支气管、细支气管和肺泡时，支气管因黏膜炎症水肿变窄；肺泡壁因充血水肿而增厚；肺泡腔内充满炎性渗出物，导致通气换气功能障碍。通气不足引起 PaO_2 降低（低氧血症）及 $PaCO_2$ 增高（高碳酸血症）；换气功能障碍则主要引起低氧血症，PaO_2 和 SaO_2 降低，严重时出现发绀。为代偿缺氧，患儿呼吸和心率加快，以增加每分钟通气量。为增加呼吸深度，呼吸辅助肌也参与活动，出现鼻扇和三凹征，进而发展为呼吸衰竭。缺氧、二氧化碳潴留和病毒血症／菌血症等可导致机体代谢及器官功能障碍。

1. 循环系统

常见心肌炎、心力衰竭及微循环障碍。病原体和毒素侵袭心肌，引起心肌炎；缺氧使肺小动脉反射性收缩，肺循环压力增高，形成肺动脉高压，增加右心负担。肺动脉高压和中毒性心肌炎是诱发心衰的主要原因。重症患儿常出现微循环障碍、休克，甚至弥散性血管内凝血。

2. 中枢神经系统

缺氧和 CO_2 潴留使 $PaCO_2$ 和 H^+ 浓度增加、血与脑脊液 pH 降低；同时无氧酵解增加致使乳酸堆积。高碳酸血症使脑血管扩张、血流减慢、脑血管淤血、毛细血管通透性增加；严重缺氧和脑供氧不足使 ATP 生成减少影响 Na-K 离子泵运转；引起脑细胞内钠、水潴留，可形成脑水肿，导致颅压增高。病原体毒素作用也可引起脑水肿。

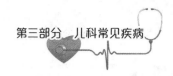

3. 消化系统

低氧血症和毒血症使胃肠黏膜受损，可发生黏膜糜烂、出血等应激反应，导致黏膜屏障功能破坏。胃肠功能紊乱，出现厌食、呕吐及腹泻，严重者可致中毒性肠麻痹和消化道出血。

4. 水、电解质和酸碱平衡失调

重症肺炎常有混合性酸中毒。严重缺氧时体内无氧酵解增加，酸性代谢产物增多，加上高热、饥饿、吐泻等原因，常引起代谢性酸中毒；CO_2潴留、碳酸氢根增加又可导致呼吸性酸中毒；缺氧和CO_2潴留将使肾小动脉痉挛；重症肺炎缺氧常有 ADH 分泌增加，均可致水钠潴留。此外缺氧使细胞膜通透性改变、钠泵功能失调，Na 离子进入细胞内，可造成稀释性低钠血症。若消化功能紊乱、吐泻严重，则钠摄入不足、排钠增多，可致脱水和缺钠性低钠血症。因酸中毒、H^+离子进入细胞内和 K 离子向细胞外转移，血钾通常增高（或正常）。但若伴吐泻及营养不良，则血钾常偏低。血氯由于代偿呼吸性酸中毒，可能偏低。

三、临床特征

1. 一般症状

起病急骤或迟缓。发病前常有上呼吸道感染数日。体温可达 38～40 ℃，大多数为弛张型或不规则发热。小婴儿多起病缓慢，发热不高，咳嗽和肺部体征均不明显。其他表现可有拒食、呕吐、呛奶。

2. 呼吸系统症状及体征

主要症状为发热、咳嗽、气促。

①热型不定，多为不规则发热，亦可为弛张热、稽留热，新生儿、重度营养不良患儿可不发热或体温不升。

②咳嗽及咽部痰声，一般早期就很明显。新生儿、早产儿则表现为口吐白沫。

③气促多发生于发热、咳嗽之后；呼吸加快可达 40～80 次 /min；并有鼻翼扇动；重症者呈点头状呼吸、三凹征明显、唇周发绀。肺部体征早期不明显或仅呼吸音粗糙，以后可闻固定的中、细湿啰音，叩诊多正常。若病灶融合扩大累及部分或整个肺叶，则出现相应的肺实变体征，如语颤增强、叩诊浊音，听诊呼吸音减弱或出现支气管呼吸音。

3. 其他系统的症状及体征，多见于重症患儿

①循环系统：轻度缺氧可致心率增快，重症肺炎可合并心肌炎和心力衰竭。重症革兰阴性杆菌肺炎还可发生微循环障碍。

②神经系统：轻度缺氧表现烦躁、嗜睡；脑水肿时出现意识障碍，惊厥，呼吸不规则，前囟隆起，有时有脑膜刺激征，瞳孔对光反应迟钝或消失。

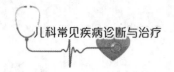
③消化系统：轻症常有食欲减退、吐泻、腹胀等；重症可引起中毒性肠麻痹，肠鸣音消失腹胀严重时加重呼吸困难。消化道出血可呕吐咖啡样物，大便隐血阳性或排柏油样便。

四、辅助检查

1.外周血检查

①白细胞检查，细菌性肺炎白细胞总数和中性粒细胞多增高，甚至可见核左移，胞质中可有中毒颗粒。病毒性肺炎白细胞总数正常或降低，有时可见异型淋巴细胞。

②C反应蛋白（CRP）细菌感染时，血清CRP浓度上升，一般情况下随感染的加重而升高。

2.病原学检查

①细菌培养：采集血、痰、气管吸出物、支气管肺泡灌洗液、胸腔穿刺液、肺穿刺液、肺活检组织等进行细菌培养，可明确病原菌。但常规培养需时较长，且在应用抗生素后阳性率也较低。

②病毒分离和鉴定：应于发病7 d内取鼻咽或气管分泌物标本作病毒分离，阳性率高，但需时长，不能用作早期诊断。

③其他病原体的分离培养：肺炎支原体、沙眼衣原体、真菌等均可通过特殊分离培养方法进行检查。

④病原特异性抗原检测：检测到某种病原体的特异抗原即可作为相应病原体感染的证据，对诊断价值很重要。

⑤病原特异性抗体检测：急性期与恢复期双份血清特异性IgG有4倍升高，对诊断有重要意义。急性期特异性IgM测定有早期诊断价值。

⑥聚合酶链反应（PCR）或特异性基因探针检测病原体DNA：此检查方法特异、敏感。

⑦其他：冷凝集试验可用于肺炎支原体感染的过筛试验。

3.X线检查

早期肺纹理增粗，以后出现小斑片状阴影，以双肺下野、中内带及心膈区居多，并可伴肺不张或肺气肿。斑片状阴影也可融合成大片，甚至波及节段。若并发脓胸，早期示患侧肋膈角变钝，积液较多时，患侧呈一片致密阴影，肋间隙增大，纵隔、心脏向健侧移位。并发脓气胸时，患侧胸膜腔可见液平面。肺大疱时则见完整薄壁、多无液平面。支原体肺炎肺门阴影增重较突出。

五、诊断与鉴别诊断

1.诊断标准

典型支气管肺炎一般有发热、咳嗽、气促或呼吸困难，肺部有较固定的中细湿啰音，据此可临床诊断。必要时可做胸X线片检查。诊断后，须判断病情轻重，有无并发症，并作病原学检查，以

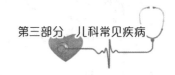

指导治疗。

2. 鉴别诊断

（1）急性支气管炎

以咳嗽为主，一般无发热或仅有低热，肺部呼吸音粗糙或有不固定的干湿啰音。婴幼儿全身症状较重，且因气道相对狭窄，易致呼吸困难，重症支气管炎有时与肺炎不易区分，应按肺炎处理。

（2）肺结核

婴幼儿活动性肺结核的症状及 X 线影像改变与支气管肺炎颇相似，但肺部啰音常不明显。应根据结核接触史、结核菌素试验、X 线胸片、随访观察等加以鉴别。

（3）支气管异物

吸入异物可致支气管部分或完全阻塞而致肺气肿或肺不张，且易继发感染引起肺部炎症。但多有异物吸入，突然出现呛咳病史，胸部 X 线检查，特别是透视可助鉴别，必要时行支气管镜检查。

六、治疗原则

应采取综合措施，积极控制炎症，改善肺的通气功能，防止并发症。

1. 一般治疗

保持室内空气清新，室温以 18～20 ℃为宜，相对湿度 60%。保持呼吸道通畅，及时清除上呼吸道分泌物，变换体位，以利痰液排出。加强营养，饮食富含蛋白质和维生素少量多餐，重症不能进食者，可给予静脉营养。条件许可不同病原体患儿宜分室居住，以免交叉感染。

2. 病原治疗

按不同病原体选择药物。

（1）抗生素治疗

怀疑细菌性肺炎或非典型肺炎患儿应用抗生素治疗。住院患儿一般先用青霉素类或头孢菌素，不见效时，可改用其他抗生素。怀疑非典型病原感染的患儿，应给予大环内酯类抗生素。对原因不明的病例，可先联合应用两种抗生素，一般选用 β 内酰胺类联合大环内酯类。在明确病原后，则给予针对性治疗。疗程应持续至体温正常后 5～7 d，临床症状基本消失后 3 d。支原体肺炎至少用药 2～3 周，以免复发。葡萄球菌肺炎比较顽固，易复发及产生并发症，疗程宜长，体温正常后继续用药 2 周，总疗程 4～6 周。可根据病情轻重及年龄对儿童社区获得性肺炎进行治疗。重症肺炎应住院治疗。如病原菌明确，可根据病原及药敏试验选择合适的抗生素。

（2）抗病毒治疗

目前尚无理想的抗病毒药物，用于临床的有：

①利巴韦林：10 mg/（kg·d），静脉滴注或超声雾化吸入，可用于治疗流感、副流感病毒、腺

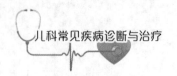

病毒以及 RSV。

②干扰素：人 α 干扰素治疗病毒性肺炎有效，疗程 3 ～ 5 d。

③更昔洛韦目前是治疗 CMV 感染的首选药物。

④奥司他韦是神经氨酸酶抑制剂，可用于甲型和乙型流感病毒的治疗。

3. 对症治疗

（1）氧疗

凡患儿有呼吸困难、喘憋、口唇发绀、面色苍灰应立即给氧。鼻前庭给氧流量为 0.5 ～ 1 L/min，氧浓度不超过 40%。氧气应湿化，以免损伤气道上皮细胞的纤毛。缺氧明显可用面罩或头罩给氧，流量 2 ～ 4 L/min，浓度 50% ～ 60%，若出现呼吸衰竭，则应使用人工呼吸机。

（2）保持呼吸道通畅

应清除鼻内分泌物，有痰时用祛痰剂（如氨溴索口服液），痰多时可吸痰。0.5% 麻黄素滴鼻可减轻鼻黏膜肿胀。

（3）止咳平喘治疗

咳喘重时可雾化吸入布地奈德或丙酸氟替卡松，联合 β2 受体激动剂和抗胆碱药。肾上腺皮质激素短期治疗对喘憋症状明显者有效，可静点氢化可的松每次 5 mg/kg，每 6 ～ 8 h/ 次，连用 2 ～ 4 次；或甲泼尼龙每次 1 ～ 2 mg/kg。

（4）治疗心力衰竭

除镇静、给氧外，要增强心肌收缩力，减慢心率，增加心搏出量，减轻体内水钠潴留，以减轻心脏负荷。

（5）腹胀的治疗

伴低钾血症者及时补钾。如系中毒性肠麻痹，应禁食、胃肠减压，皮下注射新斯的明，亦可联用酚妥拉明及间羟胺。

4. 激素治疗

一般肺炎不需用肾上腺皮质激素。严重的细菌性肺炎，用有效抗生素控制感染的同时，在下列情况下可加用激素：

①中毒症状严重，如出现休克、中毒性脑病、超高热（体温在 40 ℃以上持续不退）等。

②支气管痉挛明显。

③早期胸腔积液，为了防止胸膜粘连也可局部应用。以短期治疗不超过 3 ～ 5 d 为宜。

5. 并存症和并发症的治疗

对并存佝偻病、营养不良者，应给予相应治疗。并发脓胸、脓气胸应及时抽脓、排气。必要时胸腔闭式引流。

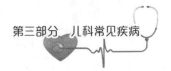

6. 其他胸部理疗

有促进炎症消散的作用；胸腺肽为细胞免疫调节剂，并能增强抗生素作用；维生素 C、维生素 E 等氧自由基清除剂能清除氧自由基，有利于疾病康复。

七、几种不同病原体所致肺炎的特点

（一）肺炎链球菌肺炎

肺炎链球菌是大叶性肺炎的主要病原菌，但在婴幼儿更常引起支气管肺炎，本节主要论述大叶性肺炎，年长儿多见，但近年来儿科大叶性肺炎已较少见。

1. 病因

肺炎链球菌，旧称肺炎双球菌或肺炎球菌为革兰氏阳性双球菌，属链球菌的一种。肺炎链球菌根据其荚膜特异性多糖抗原分型，肺炎链球菌有 86 种不同血清型，国内常见致病肺炎链球菌型别是 5 型、6 型、1 型、19 型、23 型、14 型、2 型、3 型、7 型、8 型。无症状的病菌携带者，在散播感染方面可起到比肺炎患儿更具有传染性。此病一般为散发，但在集体托幼机构有时也有流行。肺炎链球菌可引起大叶肺炎皆为原发性，大多数常见于 3 岁以上小儿，年长儿较多。因为此时机体防御能力逐渐成熟，能使病变局限于一个肺叶或一个节段而不致扩散。婴幼儿时期偶可发生。气候骤变时机体抵抗力降低，发病较多，冬春季多见，可能与呼吸道病毒感染流行有一定关系。

肺炎链球菌肺炎以肺泡炎为主，很少涉及肺泡壁或支气管壁的间质。一般多局限于一个肺叶或其大部分，偶可同时发生于几个肺叶，右上叶或左下叶最为多见。未经治疗的病肺最初显著充血，第 2～3 d 肺泡内含纤维素渗出物、大量红细胞和少量中性粒细胞，以及大量肺炎链球菌，此时称红色肝变期。第 4～5 d 肺泡内充满网状纤维素，网眼中有大量中性粒细胞及大单核细胞，红细胞渐消失，肺叶由红色转变为灰色，又称灰色肝变期。此后，白细胞大量破坏，产生蛋白溶解酶，使渗出物中的纤维素被溶解，为消散期。

2. 临床特征

（1）症状

少数有前驱症状，起病多急剧。突发高热、胸痛、纳差、疲乏和烦躁不安。体温可高达 40～41 ℃。呼吸急促达 40～60 次 /min，呼气吟，鼻扇，面色潮红或发绀。呼吸时胸痛，故患儿多卧于病侧。最初数日多咳嗽不重，无痰，后可有痰呈铁锈色。早期多有呕吐，少数患儿有腹痛，有时易误诊为阑尾炎。幼儿可有腹泻。轻症者神志清醒，少数患儿出现头痛、颈强直等脑膜刺激症状。重症时患儿可有惊厥、谵妄及昏迷等中毒性脑病的表现，常被误认为中枢神经系统疾病。严重病例可伴发感染性休克，甚至有因脑水肿而发生脑疝者。较大儿童可见唇部疱疹。

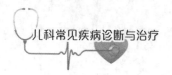

（2）胸部体征

早期只有轻度叩诊浊音或呼吸音减弱。病程第 2～3 d 肺实变后有典型叩诊浊音语颤增强及管性呼吸音等。消散期可听到湿啰音。少数病例始终不见胸部异常体征。确诊须靠 X 线检查。

（3）自然病程

大多患儿在病程第 5～10 d 体温骤退，可在 24 h 内下降 4～5 ℃，低到 35 ℃左右时，可见大汗及虚脱，类似休克状态。早期应用抗生素治疗者可于 1～2 d 内退热，肺部体征约 1 周左右消失。未经适当治疗的患儿可发生脓胸肺脓肿、心肌炎、心包炎等。败血症患儿可并发感染性休克。抗生素治疗后并发症已少见。

3. 辅助检查

白细胞及中性粒细胞明显增高，白细胞总数可达 $20×10^9/L$ 以上，偶达（50～70）$×10^9/L$，但也有少数患儿的白细胞总数低下常示病情严重。C 反应蛋白往往阳性。做气道分泌物、血液、胸腔积液培养可获肺炎链球菌。此外，可采集血、尿标本用 CEE、LA 等方法检测肺炎链球菌荚膜抗原，用放射免疫、杀菌力试验和 ELISA 等方法测定肺炎链球菌抗体作辅助诊断。尿检查可见微量蛋白。X 线检查，早期可见肺纹理加或局限于个节段的浅薄阴影，以后有大片阴影均匀而致密占全肺叶或一个节段，经治疗后逐渐消散。可见肺大疱。少数病例出现胸腔积液。值得指出，在肺部体征出现之前，即可能用 X 线透视查出实变。多数患儿在起病 3～4 周后 X 线阴影消失。

4. 诊断与鉴别诊断

如早期缺乏咳嗽和胸部体征，易与其他急性热病相混。如同时有呕吐、头痛、谵妄或惊厥等表现，则应与中枢神经系统传染病及中毒型菌痢区别，急需 X 线以确定诊断。有时腹痛和呕吐很明显，特别在右下叶发生肺炎时，可刺激膈肌以致在右下腹也出现腹痛，很像急性阑尾炎。鉴别时应注意肺炎患儿的腹部压痛不限于右下腹，腹肌痉挛可在轻缓的压力下消失，并无深层压痛。此外，患大叶性肺炎时，体温和白细胞总数一般均较急性阑尾炎更高。支气管结核合并肺段病变或干酪性肺炎的体征与 X 线所见，可与大叶肺炎相似，但发病较缓，肺部阴影消失缓慢，结核菌素试验阳性，有助于鉴别。此外应与其他病原引起的肺炎如肺炎杆菌肺炎、支原体肺炎相鉴别。

5. 治疗原则

一般疗法可参阅支气管肺炎治疗方法，惯用。抗生素治疗。青霉素敏感者首选青霉素 G 或阿莫西林；青霉素低度耐药者仍可首选青霉素 G，但剂量要加大，也可选用第 1 代或第 2 代头孢菌素，备选头孢曲松或头孢噻肟或万古霉素。青霉素高度耐药或存在危险因素者，首选万古霉素或头孢曲松或头孢噻肟。

青霉素常用剂量为 5 万～10 万 U/（kg·d），或每日给 60 万～100 万 U 或更多，分 4 次肌注或静脉给药，青霉素过敏的患儿可静脉注射红霉素 100 mg/（kg·d），好转后可改为口服。治疗应

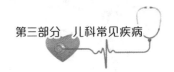

持续1～2周，或完全退热后3～5 d。如青霉素用药后2～3 d病情未见好转，应考虑偶见的抗青霉素菌株而改用其他抗菌药物。可根据咽拭子培养出的肺炎链球菌敏感试验结果而改用其它药物。对表现感染性休克或脑水肿、脑疝的病例，应按感染性休克或颅内高压征专章所述进行抢救。对晚期就诊者必须注意较常见的并发症，如脓胸、肺脓肿、心包炎、心肌炎及中毒性肝炎，而及时给予适当的治疗。脓胸需穿刺抽脓。肺炎链球菌并不产生真正的外毒素，荚膜多糖抗原也不会引起组织坏死，因而大叶肺炎愈后通常不会遗留肺损伤。但是多叶肺炎遗留在肺中的瘢痕偶可引起慢性限制性肺疾患。

（二）金黄色葡萄球菌肺炎

1. 病因

金黄色葡萄球菌肺炎是由金黄色葡萄球菌所致的肺炎。本病大多并发于葡萄球菌败血症，常见于幼婴及新生儿，年长儿也可发生。以冬、春两季上呼吸道感染发病率较高的季节多见。常在医院内或婴儿室内发生交叉感染引发流行。葡萄球菌能产生多种毒素和酶，如溶血素、葡萄球菌激酶、凝固酶等。一般认为，凝固酶与细菌毒性有一定关系，如为凝固酶阴性（如表皮葡萄球菌），则多为条件病菌很少引起严重疾病，是医院内感染的常见细菌之一。儿童，尤其是新生儿的是金黄色葡萄球菌感染的重要易感因素。国外研究表明，体重过小及胎龄不足是败血症的2个高危因素，而且凝固酶阴性的葡萄球菌在新生儿血培养中不容忽视。由于滥用抗生素，耐药金黄色葡萄球菌的菌株明显增加，金黄色葡萄球菌感染也增多。青霉素G耐药金葡菌已成为全世界难题，20世纪80年代国内外有报道称耐甲氧西林金葡菌已成为院内感染的主要病原。近年来，对万古霉素耐药的金黄色葡萄球菌已经在日本和美国出现。

金黄色葡萄球菌所致的原发性支气管肺炎，以广泛的出血性坏死、多发性小脓肿为特点。肺脏的胸膜表面覆盖着一层较厚的纤维素性脓性分泌物。脓肿中有金黄色葡萄球菌、白细胞、红细胞及坏死的组织碎片。胸膜下小脓肿破裂，形成脓胸或脓气胸。有时可侵蚀支气管形成支气管胸膜瘘。若继发于败血症之后，除肺脓肿外，其他器官如皮下组织、骨髓、心、肾、肾上腺及脑都可发生脓肿。

2. 临床特征

（1）症状

金黄色葡萄球菌肺炎常见于1岁以下的幼婴。在出现1～2 d上呼吸道感染或皮肤小脓疱。数日至1周以后，突然出现高热。年长儿大多有弛张性高热，但新生儿则可低热或无热。肺炎发展迅速，表现呼吸和心率增快、呻吟、咳嗽青紫等。有时可有猩红热样皮疹及消化道症状，如呕吐、腹泻、腹胀（由于中毒性肠麻痹）等。患儿有嗜睡或烦躁不安，严重者可惊厥，中毒症状常较明显，甚至呈休克状态。

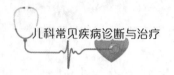

（2）体征

肺部体征出现较早。早期呼吸音减低，有散在湿啰音。在发展过程中可迅速出现肺脓肿，常为散在性小脓肿。脓胸及脓气胸是本症的特点。并发脓胸或脓气胸时，叩诊浊音、语颤及呼吸音减弱或消失。

3. 辅助检查

白细胞一般超过（15～30）×10^9/L，中性粒细胞增高，白细胞内可出现中毒颗粒。半数小婴儿可减低至5×10^9/L以下，而中性粒细胞百分比仍较高。白细胞总数减低多示预后严重。C反应蛋白增高。对气管咯出或吸出物及胸腔穿刺抽出液进行细菌培养阳性者有诊断意义。临床症状与胸片所见不一致。当肺炎初起时，临床症状很严重，而X线征象却很少仅表现为肺纹理重，一侧或双侧出现小片浸润影。当临床症状已趋明显好转时，在胸片上却可见明显病变如肺脓肿和肺大疱等表现。病变发展迅速，在数小时内，小片炎变就可发展成脓肿。病程中，多合并小脓肿、脓气胸、肺大疱。严重的还并发纵隔积气、皮下气肿及支气管胸膜瘘。胸片上病灶阴影持续时间较一般细菌性肺炎为长，2个月左右阴影仍不能完全消失。

4. 诊断与鉴别诊断

早期金黄色葡萄球菌肺炎不易认识。起病急，肺炎症状迅速发展时可考虑本病。如近期有上呼吸道感染、皮肤小疖肿或乳母患乳腺炎的病史，可以协助诊断。

金葡菌肺炎须与下列疾病相鉴别：肺炎链球菌、流感嗜血杆菌或肺炎杆菌肺炎，原发性肺结核伴空洞形成或干酪性肺炎，气管异物继发肺脓肿及横膈疝等。

X线表现的特点：如肺脓肿、大泡性肺气肿及脓胸或脓气胸等存在都可作为金葡肺炎诊断的根据；但需与其他细菌性肺炎所引起的脓胸及脓气胸鉴别，因而病原学诊断十分重要。

5. 治疗原则

本病的一般治疗与支气管肺炎相同。因病情较严重，在早期疑为金黄色葡萄球菌肺炎时即应给以积极治疗控制感染。甲氧西林敏感的金黄色葡萄球菌（MSSA），甲氧西林敏感表皮葡萄球菌（MSSE），首选苯唑西林及氯唑西林，备选第1代、第2代头孢菌素。可用青霉素10万～50万U/（kg·d），肌注或静滴。MRSA、MRSE首选万古霉素或联用利福平。由于多重耐药的发生，对付MRS的抗生素几乎只有万古霉素一种有效，而且对万古霉素耐药的金黄色葡萄球菌也已经在日本和美国出现。一般在体温正常后7 d，大部分肺部体征消失时可停用抗生素，疗程至少3～4周。

患儿发展成脓胸或脓气胸时，如脓液量少可采用反复胸腔穿刺抽脓治疗；但多数患儿脓液增长快、黏稠而不易抽出，宜施行闭式引流术排放。胸腔内注入抗生素的疗效不肯定。

（三）腺病毒肺炎

腺病毒感染是我国儿童较为常见的疾病之一，可引起咽—结合膜热、肺炎、脑炎、膀胱炎、肠

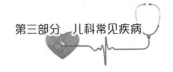

炎，其中腺病毒肺炎是婴幼儿肺炎中最严重类型之一。多见于 6 个月至 2 岁的婴幼儿。

1. 病因

腺病毒是 DNA 病毒，主要在细胞核内繁殖，耐温、耐酸、耐脂溶剂的能力较强，除了咽、结合膜及淋巴组织外，还在肠道繁殖。已知腺病毒有 41 个血清型别，其中很多与人类上、下呼吸道感染密切有关。我国北方和南方各地住院患儿的病原学观察均证明，3 型和 7 型腺病毒为腺病毒肺炎的主要病原。从咽拭子、粪便或死后肺组织可以分离出病毒，恢复期血清抗体滴度较早期（发病 5～10 d 或更早）增加 4 倍以上。在一部分麻疹并发肺炎的严重病例，也得到同样的病原学检查结果。北京等地还发现 11 型腺病毒也是肺炎和上呼吸道感染的较常见的病原。此外，1 型、2 型、5 型、6 型、14 型、21 型在我国大陆地区逐渐出现，我国台湾地区则以 1 型、2 型、5 型、6 型为主。

腺病毒一般通过呼吸道传染。在集体儿童机构中往往同时发生腺病毒上呼吸道感染及肺炎。人群血清学研究说明，新生儿出生后最初数月常存留从母体传递的腺病毒特异抗体，此后一直到 2 岁抗体缺乏，2 岁以后才逐渐增加。这与腺病毒肺炎 80% 发生在 7～24 个月婴幼儿的临床观察完全符合。腺病毒肺炎在我国北方多见于冬春两季，夏、秋季仅偶见，在广州的高流行年则多见于秋季。腺病毒肺炎最为危重，尤以北方各省多见，病情严重者也较南方为多。

局灶性或融合性坏死性肺浸润和支气管炎为本病主要病变。肺炎实变可占据一叶的全部，以左肺下叶最多见。肺切面上从实变区可挤压出黄白色坏死物构成的管型样物，实变以外的肺组织多有明显的气肿。镜检所见病变，以支气管炎及支气管周围炎为中心，炎症常进展成坏死，渗出物充满整个管腔，支气管周围的肺泡腔内也常有渗出物，大多为淋巴细胞、单核细胞、浆液、纤维素，有时伴有出血，而中性粒细胞则很少，肺泡壁也常见坏死。炎症区域的边缘可见支气管或肺泡上皮增生，在增生而肿大的上皮细胞核内常可见核内包涵体，其大小近似正常红细胞，境界清晰，染色偏嗜酸性或嗜两色性，其周围有一透明圈；核膜清楚，在核膜内面有少量的染色质堆积；但胞浆内无包涵体，也无多核巨细胞形成，因此，在形态学上可与麻疹病毒肺炎及肺巨细胞包涵体病区别。此外，全身各脏器如中枢神经系统及心脏均有间质性炎症及小血管壁细胞增生反应。

2. 临床特征

（1）一般症状

起病潜伏期 3～8 d。一般急骤发热，往往自第 1～2 d 起即发生 39 ℃以上的高热，第 3～4 d 多呈稽留热或不规则的高热；3/5 以上的病例最高体温超过 40 ℃。

（2）呼吸系统症状和体征

大多数患儿自起病时即有咳嗽，往往表现为频咳或轻度阵咳，同时可见咽部充血，但鼻卡他症状不明显。呼吸困难及发绀多数开始于第 3～6 d，逐渐加重；重症者出现鼻翼扇动、三凹征、喘

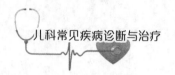
憋（具有喘息和憋气的梗阻性呼吸困难）及口唇甲床青紫。叩诊易得浊音；浊音部位伴有呼吸音减低，有时可听到管状呼吸音。初期听诊大都先有呼吸音粗或干啰音，湿啰音于发病第 3～4 d 后出现，日渐加多，并经常有肺气肿征象。重症患儿可有胸膜反应或胸腔积液（多见于第 2 周），无继发感染者渗出液为草黄色不混浊；有继发感染时则为混浊液，其白细胞数多超过 10×10^9/L。

（3）神经系统症状

一般于发病 3～4 d 以后出现嗜睡、萎靡等，有时烦躁与萎靡相交替。严重患儿中晚期可出现半昏迷及惊厥。部分患儿头向后仰，颈部强直。除中毒性脑病外，尚有一部分腺病毒所致的脑炎，故有时需做腰穿鉴别。

（4）循环系统症状

面色苍白较为常见，重者面色发灰。心率增快，轻症一般不超过 160 次/min，重症多在 160～180 次/min，有时达 200 次/min 以上。心电图一般表现为窦性心动过速，重症病例有右心负荷增加、T 波、ST 段的改变及低电压，个别有 Ⅰ°～Ⅱ° 房室传导阻滞，偶尔出现肺型 P 波。部分重症病例可于发病第 6～14 d 出现心力衰竭。肝脏逐渐肿大，可达肋下 3～6 cm，质较硬少数也可有脾肿大。

（5）消化系统症状

半数以上患儿有轻度腹泻呕吐，严重患儿常有腹胀。腹泻可能与腺病毒在肠道内繁殖有关，但在一部分病例也可能由于病情重、高热而影响了消化功能。

（6）其他症状

可有卡他性结膜炎、红色丘疹、斑丘疹、猩红热样皮疹，扁桃体上石灰样小白点的出现率虽不高，也是本病早期比较特殊的体征。

（7）病程

根据呼吸系统和中毒症状分为轻症及重症。腺病毒肺炎热型不一致，多数稽留于 39～40 ℃以上不退；其次为不规则发热，弛张热较少见。轻症一般在 7～11 d 体温骤降。其他症状也较快消失，唯肺部阴影需 2～6 周才能完全吸收。重症病例于第 5～6 d 以后每有明显嗜睡，面色苍白发灰，肝肿大显著，喘憋明显。肺有大片实变，部分患儿有心力衰竭、惊厥、半昏迷。恢复者于第 10～15 d 退热，骤退与渐退者各占半数，有时退后尚有发热余波，经 1～2 d 后再下降至正常。肺部病变的恢复期更长，需 1～4 个月之久，3～4 个月后仍不吸收者多有肺不张，日后可能发展成支气管扩张。

学龄前期与学龄期儿童的腺病毒肺炎，一般均为轻症，常有持续高热，但呼吸道症状及神经系统症状不重。麻疹并发或继发腺病毒肺炎时，则所有症状均较严重，病情常易突然恶化。

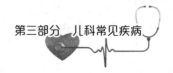

3. 辅助检查

（1）实验室检查

白细胞总数在早期（第 1～5 d）大部减少或正常，约 62% 病例在 $10 \times 10^9/L$ 以下，36% 在 $(10～15) \times 10^9/L$，分类无任何特殊改变。晚期白细胞数值与早期类似，唯有继发细菌感染时才升高。血涂片检查，中性粒细胞碱性磷酸酶及四唑氮蓝染色，一般较正常小儿或细菌性肺炎患儿为低，虽白细胞总数高达 $15 \times 10^9/L$，但白细胞碱性磷酸酶指数仍明显降低。部分患儿血清冷凝集试验可为阳性。发热期间部分病例尿检查有少量蛋白。表现脑膜刺激征的患儿中，脑脊液检查一般正常。

（2）X 线检查

肺纹理增厚、模糊为腺病毒肺炎的早期表现。肺部病变多在发病第 3～5 d 开始出现，可有大小不等的片状病灶或融合性病灶，以两肺下野及右上肺多见。发病后 6～11 d，其病灶密度随病情发展而增高，病变也增多，分布较广，互相融合。与大叶肺炎不同之处是，病变不局限于某个肺叶，病变吸收大多数在第 8～14 d 以后。若此时病变继续增多、病情加重，应疑有混合感染。肺气肿颇为多见，早期及极期无明显差异，为双侧弥漫性肺气肿或病灶周围肺气肿。1/6 病例可有胸膜改变，多在极期出现胸膜反应，或有胸腔积液。

4. 诊断与鉴别诊断

应根据流行情况，结合临床进行诊断。典型婴幼儿腺病毒肺炎早期与一般细菌性肺炎不同之处为：

①大多数病例起病时或起病不久即有持续性高热，经抗生素治疗无效。

②自第 3～6 病日出现嗜睡、萎靡等神经症状，嗜睡有时与烦躁交替出现，面色苍白发灰，肝肿大显著，以后易见心力衰竭、惊厥等并发症。上述症状提示腺病毒肺炎不但涉及呼吸道，其他系统也受影响。

③肺部体征出现较迟，一般在第 3～5 d 以后方出现湿啰音，病变面积逐渐增大，易有叩诊浊音及呼吸音减低，喘憋于发病第二周日渐严重。

④白细胞总数较低，绝大多数患儿不超过 $12 \times 10^9/L$，中性粒细胞不超过 70%，中性粒细胞的碱性磷酸酶及四唑氮蓝染色较化脓性细菌感染时数值明显低下，但如并发化脓性细菌感染则又上升。

⑤X 线检查肺部可有较大片状阴影，以左下为最多见。

总之，在此病流行季节，遇有婴幼儿发生较严重的肺炎，且 X 线和血象也比较符合时，即可作出初步诊断。有条件的单位，可进行病毒的快速诊断。目前可进行免疫荧光技术（间接法较直接法更为适用）、联免疫吸附试验及特异性 IgM 测定，唯此三种方法均不能对腺病毒进行分型，是其不足之处。而常规咽拭子病毒分离及双份血清抗体检查，只适用于实验室作为回顾诊断。

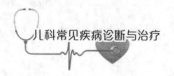

鉴别诊断特别应注意学龄前和学龄期儿童。腺病毒与支原体肺炎的临床表现几乎相同，都有高热，呼吸困难及嗜睡等症状均不太明显。但一般腺病毒肺炎均有体征，支原体肺炎有的只有 X 线阴影而无啰音等征或可助鉴别，但最终只能依靠实验室特异诊断。

5 个月以下小婴儿腺病毒肺炎临床表现较婴幼儿腺病毒肺炎明显为轻与呼吸道合胞病毒、副流感病毒所致肺炎无法鉴别，只有靠快速诊断或病原诊断。

5. 治疗原则

一般治疗参阅支气管肺炎治疗。目前尚无特异的抗腺病毒药物，可考虑选用利巴韦林、干扰素、聚肌胞注射液、左旋咪唑、人血丙种球蛋白等药物。利巴韦林，10～15 mg/（kg·d），口服、静注或静滴。干扰素，100 万 U/ 次，1 次 / 日，肌肉注射。聚肌胞，新生儿 0.05～0.075 mg/ 次；1 个 月 婴 儿 0.075～0.1 mg/ 次；3～6 月 婴 儿 0.1～0.3 mg/ 次；1 岁 0.2～0.4 mg/ 次；2～4 岁 0.25～0.6 mg/ 次；5～8 岁 0.25～0.8 mg/ 次；9 岁以上 0.5～1.5 mg/ 次，隔日 1 次，肌肉注射。左旋咪唑，1～1.5 mg/（kg·d），分 2～3 次口服。对于重症病毒感染，可考虑应用人血丙种球蛋白，400 mg/（kg·d），连用 3～5 d。

（四）流感病毒肺炎

流感病毒肺炎是一种严重的间质性肺炎，有时可侵犯儿童的中枢神经系统或循环系统，多发生于弱小婴幼儿，集中于 6 个月至 2 岁的年龄阶段，流行多见于冬春寒冷季节。乙型流感病毒肺炎一般较甲型所致者为轻。

1. 病因

流感病毒分为甲、乙、丙三型，具有血凝素（HA）及神经氨酸酶（NA）二种表面抗原，易发生抗原变异。目前流行的有新甲 1 型（H1N1）及甲 3 型（H3N2）同时存在，少数为乙型。

流感病毒肺炎以间质性肺炎为主要病变，严重者有广泛出血性、坏死性支气管炎及肺炎。包涵体仅见于胞浆而不见于胞核。

2. 临床特征

①发病急，大多数在发病后 48 h 高热持续不退，少数病人经过中等度发热 2～3 d 后才逐渐上升。

②呼吸道症状显著，喘息严重，有时退热后仍喘。肺部体征如叩诊浊音、呼吸音变化及细小湿啰音或捻发音，均于起病后逐渐发生。胸腔可见积液，多为黄色微混液，自数十至数百毫升不等。在少数病例中曾见咽部红肿，有伪膜，易于剥离。

③常见呕吐、腹泻。呕吐有时很重，甚至吐出咖啡样物；腹泻或与肺炎同时，或在呼吸道症状好转时并发。个别严重者并发肠出血，则预后较差。

④有时神经系症状显著，甚至早期就有持久性昏迷，或发生惊厥。脑脊液检查除压力稍高外均

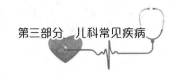

正常。

⑤白细胞减少，可低到（1～2）×10^9/L，淋巴细胞百分数增高。

⑥X线检查可在大多数病例中见肺门两旁的肺野有不整齐的絮状或小球状阴影，并不广泛；少数病例可发生大块阴影。

3. 诊断

在流感流行时，婴幼儿持续高热不退并有肺炎症状，用抗生素无效，即应考虑流感病毒肺炎的可能。确诊需要进行病毒学检查，作鼻咽分泌物或咽拭子病毒分离及双份血清红细胞凝集抑制试验或补体结合试验。近年来已采用单克隆抗体间接免疫荧光法进行病毒快速诊断。

4. 治疗原则

一般治疗及对症治疗参阅支气管肺炎治疗，流感病毒性肺炎可行特异性抗病毒治疗。神经氨酸酶抑制剂对甲型、乙型流感病毒均有效，包括奥司他韦、扎那米韦和帕拉米韦。强调早期应用，尤其是发病48 h内给药，但发病48 h以上的重症患儿使用依然可以获益。奥司他韦口服常规剂量为2 mg/（kg·次），每天2次，连服5 d，重症患儿应适当延长疗程。扎那米韦可用于7岁以上的儿童和青少年患儿，不建议用于重症、支气管哮喘患儿和有并发症者。帕拉米韦推荐可用于儿童，据年龄和肾功能，剂量为6～10 mg/（kg·次）（最大剂量不超过成人用量600 mg），静脉给药持续15～30 min。

（五）副流感病毒肺炎

副流感病毒广泛存在于自然界，全年均可发病，可引起小儿轻重不同的上、下呼吸道感染，如感冒、中耳炎、重症喉、气管、支气管炎、毛细支气管炎和肺炎。副流感病毒肺炎与呼吸道合胞病毒肺炎类似，婴幼儿肺炎中较常见。

1. 病因

副流感病毒属副黏病毒科，RNA病毒，与人类有关的副流感病毒分为4型：1型中有两种株别，即血细胞吸附第2型病毒（HA2）和仙台病毒（HA1）；2型为哮吼病毒（CA）；3型为血细胞吸附1型病毒（HA1）；4型也有两种株别，A及B（M25）。1型、2型、3型可引起轻度鼻炎、炎及支气管炎；1型、2型可引起重症喉炎（哮吼），多见于2～6岁的儿童；3型可引起肺炎及毛细支气管炎，多见于1岁以内的婴儿。副流感病毒作为婴幼儿肺炎和毛细支气管炎的病毒病原，近年来在北方次于合胞病毒及腺病毒为第3位，在南方仅次于合胞病毒，为第2位。

副流感病毒各型均易于在短期内发生再感染。副流感病毒感染的季节因地区和年份而不同，但通常呈常年地方性发病状态，于秋冬形成高峰。副流感病毒肺炎在北方多发生于冬春，在广东广西则以夏秋季为多。

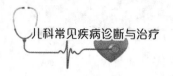

2. 临床特征

发热 1～8 d，多数为 3～5 d，其间高热时间很短，咳嗽不甚剧烈，只有个别病例出现喉炎、轻度呼吸困难，肺部有散在性啰音，但绝大多数叩诊无浊音。X 线检查均可见小片状阴影，在 1～3 周内吸收。国外有报道，1 岁以内婴儿的 3 型副流感病毒感染的临床表现与合胞病毒感染极其相似。起病时先有感冒症状，流涕、低热、咳嗽，而后出现咳嗽加重，有痰，呼吸加快，肺内闻及干湿啰音及哮鸣音，合并细菌感染体温高热，中毒症状重，喘憋明显。X 线肺纹理增重，双下肺可见点状阴影，肺泡充气过度，合并细菌感染可见实变征象。

3. 诊断与鉴别诊断

确诊需做病毒分离或血清学检查，健康儿童很少能从鼻咽部分离出该病毒，因此从咽、鼻分泌物中分离出该病毒即可确定致病原。进行病毒学诊断时，患儿的鼻咽分泌物或咽拭子标本应在发病早期采取。以猴肾细胞分离阳性率最高，1 型及 3 型培养 3～7 d 出现病变，可用血细胞吸附鉴定；2 型、4 型培养时间较长，仅有 2 型可见融合细胞。血清诊断可用血凝抑制试验，即使第一次发病时也可能有 1 型、2 型、3 型及腮腺炎病毒同型及异型抗体同时上升；再感染时同型和 / 或异型抗体也可上升；但有时虽鼻咽分泌物的病毒分离阳性，却无抗体上升。关于 4 型病毒抗体上升情况了解较少，只知第一次感染时常有同型抗体上升。

本病常不能与呼吸道合胞病毒肺炎及 5 个月以下小婴儿的腺病毒肺炎鉴别，但 6 个月以上婴幼儿病情明显为轻。有时与抗生素治疗下的肺炎链球菌肺炎不易区别，白细胞增多及中性粒细胞碱性磷酸酶增高对诊断后者有一定帮助。

4. 治疗原则

主要是对症治疗，根据年龄和病情采取相应的处理，婴幼儿肺炎可雾化吸入肾上腺素或 β2 激动剂以改善通气。利巴韦林有抗副流感病毒功效，静脉滴注 10～15 mg/（kg·d），分 2～3 次 /d。

（六）巨细胞病毒肺炎

巨细胞病毒感染在先天性或后天性病例中大多数症状不明显。出现症状者称为巨细胞包涵体病，巨细胞病毒肺炎是这类病的一个组成部分。

1. 病因

病原为巨细胞病毒，是一种 DNA 病毒，属疱疹病毒类，健康小儿可携带此种病毒。先天性病例的传染途径主要是从受感染的母亲，经过胎盘传给胎儿。出生时即可出现黄疸、紫癜及肝脾肿大。后天传染主要经呼吸道、受染的尿及输血。在新生儿及早产儿较多见，多于出生后 4 个月内发病，患病者和携带病毒者均可从尿和唾液中排出病毒。近年来由于广泛应用激素及免疫抑制剂，较大年龄的儿童，特别在恶性肿瘤、器官移植病人应用免疫抑制剂治疗之后及 AIDS 患儿，巨细胞病毒肺炎有增多趋势。在接受骨髓移植的病人中，巨细胞感染的发病率很高，移植后巨细胞的感染率

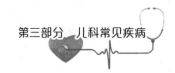

为 60%～70%，有 10%～50% 发展成为间质性肺炎。有研究证实，在免疫受抑制或免疫缺陷病人发生的间质性肺炎，有 50% 是由巨细胞引起的。

2. 临床特征

无论是先天性或后天性巨细胞包涵体病，肺炎常被其他全身严重症状所掩盖。新生儿巨细胞肺炎可表现为持续性呼吸窘迫，但同时常有肝脾肿大、黄疸、紫癜和中枢神经系统损害。生后数月发病者，肺炎也可合并肝、脾增大，有时还并发肺孢子菌肺炎。肺部症状多与其它非细菌性肺炎相似，有咳嗽、呼吸困难、发绀及三凹征等。听诊多无异常，与肺部 X 线改变不相平行。X 线胸片可见广泛的索条状纹理增粗和小叶性炎症浸润灶，呈网点状阴影。患儿患病毒血症时，出现肝大和肝功能低下等慢性肝炎的表现。巨细胞病毒引起的单核细胞增多症难以与 EBV 引起的传染性单核细胞增多症鉴别。

3. 辅助检查

（1）病原学检查

应用人胚肺成纤维细胞可从患儿呼吸道分泌物及尿培养分离出巨细胞病毒。尿沉渣涂片后可找到有包涵体的巨细胞。

分子生物学技术：聚合酶链反应（PCR）方法直接检测巨细胞病毒 DNA，与病毒分离比较具有快速、特异、敏感等优点，目前已应用于早期快速诊断。HCMVpp65 检测：HCMVpp65 是 HCMV 的晚期抗原，HCMVpp65 抗原血症是活动性 HCMV 染的重要标志。检测方法是应用单克隆抗体技术和免疫染色法直接检测被感染细胞内的 HCMV 编码的蛋白质。该方法诊断活动性 HCMV 感染的敏感性和特异性超过 90%。

（2）血清学检查

应用免疫荧光、间接血凝抑制及补体结合等试验，均可发现抗体滴度升高。应用间接免疫荧光试验、免疫酶染色法及酶联免疫吸附试验（ELISA）测抗 CMV-IgG 和 IgM 抗体，CMV-IgM 抗体阳性表示近期感染，有诊断价值。单份血 CMV-gG 抗体阳性表示既往感染，而急性期和恢复期双份血清 CMV-IgG 抗体效价呈 4 倍或 4 倍以上增高时有诊断意义，表示有近期感染。

4. 诊断

本病缺乏独特的临床表现，常需病毒学和血清学的诊断方法。

5. 治疗原则

阿昔洛韦（无环鸟苷）为核苷类似物，在体内经病毒胸苷激酶和细胞激酶转变为三磷酸型而活化，竞争性抑制病毒 DNA 多聚酶。阿昔洛韦、阿糖胞苷和干扰素防治 CMV 感染，有一定的降低病毒效价和抑制病毒繁殖的作用，但并不理想。

更昔洛韦（丙氧鸟苷）是阿昔洛韦的衍生物，是脱氧核糖核苷的开环类似物，体外实验中证实

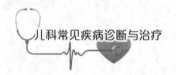

其抗 CMV 作用是阿昔洛韦的 10 倍，对 CMV 间质性肺炎有效。GCV 为儿童严重 CMV 感染的一线用药。

①诱导治疗：通常采用 5 mg/kg，每 1 h 一次（以恒定速度静滴 1 h 以上），持续 2～3 周。

②维持治疗：剂量 5 mg/kg，每日 1 次，连续 5～7 d。若维持治疗期间疾病进展，可考虑再次诱导治疗。有肾损害的患儿应减量，主要的副作用有粒细胞和血小板减少。用药期间，应监测血常规，若血小板和粒细胞下降不足 25×10^9/L 和 0.5×10^9/L 或减少至用药前水平的 50% 则应停药。

③免疫治疗：CMV- 免疫球蛋白是目前较常用的治疗 CMV 间质性肺炎的免疫球蛋白，目前多主张联合用药治疗 CMV 间质性肺炎，将更昔洛韦与大剂量静脉内免疫球蛋白联合治疗有良好的效果。

（七）支原体肺炎

支原体肺炎又称原发性非典型肺炎，是学龄儿童及青年常见的一种肺炎，婴幼儿也不少见。

1. 病因

本病主要病原为肺炎支原体是介于细菌和病毒之间的已知能独立生活的病原微生物中最小者，能通过细菌滤器，需要含胆固醇的特殊培养基，在接种 10 d 后才出现菌落，菌落很小，很少超过 0.5 mm。病原体直径为 125～150 nm，与黏液病毒的大小相仿，无细胞壁，故呈球状、杆状、丝状等多种形态，革兰氏染色阴性。能耐冰冻。37 ℃时只能存活几小时。

本病主要通过呼吸道飞沫传播，平时见散发病例，全年均有发病，以冬季较多。肺炎支原体在非流行年间约占小儿肺炎病原的 10%～20%，流行年份则高达 30%。每隔 3～7 年发生一次地区性流行，其流行特点为持续时间甚长，可达 1 年。学龄儿童患病较多，学龄前儿童也可发生。

2. 临床特点

（1）潜伏期

2～3 周（8～35 d）。

（2）症状

轻重不一。

大多患儿起病不甚急，有发热、厌食、咳嗽、畏寒、头痛、咽痛、胸骨下疼痛等症状。体温在 37～41 ℃，大多数在 39 ℃，可为持续性或弛张型，或仅有低热，甚至不发热。多数咳嗽重，初期干咳，继而分泌痰液（偶含少量血丝），有时阵咳稍似百日咳。偶见恶心、呕吐及短暂的斑丘疹或荨麻疹。一般无呼吸困难表现，但婴儿患儿可有喘鸣及呼吸困难。

（3）体征

依年龄而异，年长儿往往缺乏显著的胸部体征，婴儿期叩诊可闻轻度浊音，呼吸音减弱，有湿啰音，有时可呈梗阻性肺气肿体征。

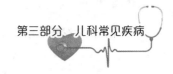

（4）并发症

支原体肺炎可合并渗出性胸膜炎及肺脓肿，慢性肺部疾患与肺炎支原体间有一定关系。支原体肺炎可伴发多系统、多器官损害，呼吸道外病变可涉及皮肤黏膜，表现为麻疹样或猩红热样皮疹、Stevens-Johnson 综合征等；偶见非特异性肌痛及游走性关节痛；胃肠道系统可见呕吐、腹泻和肝功损害；血液系统方面较常见溶血性贫血；神经系统损害表现为多发性神经根炎、脑膜脑炎及小脑损伤等；心血管系统病变偶有心肌炎及心包炎。细菌性混合感染少见。

（5）病程

自然病程自数日至 2～4 周不等，大多数患儿在 8～12 d 退热，恢复期需 1～2 周。X 线阴影完全消失，比症状更延长 2～3 周之久。偶可见复发。

3. 辅助检查

（1）实验室检查

白细胞高低不一，大多正常有时偏高。血沉显示中等度增快。Coombs 试验阳性。血清冷凝集素（属 IgM 型）大多滴度上升至 1∶32 或更高，阳性率 50%～75%，病情愈重阳性率愈高。血清特异性抗体测定有诊断价值，肺炎支原体特异性 IgM 抗体在病后第 3 d 即可升高，病后 2 周大部分消失。可用 ELISA、微量免疫荧光（MIF）等方法作特异性 IgM 检测。特异性 IgG 产生较晚，不能作为早期诊断。此外又可用酶联吸附试验检测抗原。PCR 检测肺炎支原体 DNA 诊断有敏感、快速、特异性高。但由于支原体感染后可长期寄居在咽部，有时可成为携带状态，因而从咽拭子检测的病原体不能直接代表肺部病原体，而血中肺炎支原体不存在携带状态，所以同时用 PCR 检测血肺炎支原体，则敏感性和特异性均增高，临床价值较大。

（2）X 线检查

多表现为单侧病变，约占 80% 以上，大多数在下叶，有时仅为肺门阴影增重，多数呈不整齐云雾状肺浸润，从肺门向外延至肺野尤以两肺下叶为常见，少数为大叶性实变影；可见肺不张；往往一处已消散，而它处有新的浸润发生；有时呈双侧弥漫网状或结节样浸润阴影或间质性肺炎表现，而不伴有肺段或肺叶实变。体征轻微而胸片阴影显著，是本病特征之一。

4. 诊断与鉴别诊断

诊断要点为：持续剧烈咳嗽，X 线所见远较体征为显著。如在年长儿中同时发生数例，可疑为流行病例，可早期确诊。青霉素、链霉素及磺胺药无效。白细胞数大多正常或稍增高，血沉多增快。PCR 检测肺炎支原体 DNA 诊断有敏感、快速、特异性高。

本病有时需与下列各病鉴别：肺结核；细菌性肺炎；百日咳；伤寒；传染性单核细胞增多症；风湿性肺炎。均可根据病史、结核菌素试验、X 线随访观察及细菌学检查和血清学反应等而予以鉴别。

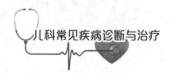

5. 治疗原则

注重休息、护理与饮食，必要时可服小量退热药。支原体感染首选大环内酯类抗生素，阿奇霉素通常为首选药物，剂量 10 mg/（kg·d），连续服用 3～5 d，可改善临床症状，减少肺部阴影，并可缩短病程。此外红霉素、利福平和乙酰螺旋霉素亦有疗效。目前阿奇霉素耐药率逐渐升高，多西环素、米诺环素等四环素类药物证实有显著疗效。重症患儿亦可加用肾上腺皮质激素。

（八）衣原体肺炎

1. 病原

衣原体属分为沙眼原体、肺炎衣原体、鹦鹉热衣原体和家畜衣原体 4 种。衣原体属细菌，但又有病毒特点，似细菌处为其具有细胞壁，相同的繁殖分裂方式，有 DNA 和 RNA；似病毒为只在细胞内生长。常见的引起肺炎的衣原体为 CT 和 CP。

沙眼衣原体感染是新生儿肺炎常见的原因，孕妇是最直接的感染源。沙眼衣原体肺炎主要见于新生儿及婴儿。3/4 婴儿无热肺炎为沙眼衣原体所致，多见于 3 个月内的婴儿。肺炎支原体是 5 岁以上小儿及成人常见呼吸道感染的病原体，居感染性肺炎的第三或第四位。5 岁以上儿童 5%～20% 的支气管炎、肺炎支原体有关。衣原体肺炎也可合并其他病原感染，如肺炎链球菌、支原体感染和呼吸道合胞病毒感染。

2. 临床特征

起病隐匿，一般不发热，只有轻度的呼吸道症状，如流涕、鼻塞、咳嗽，咳嗽可持续且逐渐加重，出现百日咳样的阵咳但无回声。呼吸加快为典型症状，偶见呼吸暂停或呼气性喘鸣音。偶可发生胸膜渗出，半数患儿可见结膜炎。病程迁延，常达数周，多可自愈。

3. 辅助检查

（1）实验室检查

末梢血象往往出现嗜酸细胞增多。血内 IgM、IgG 和 IgA 均增高。

（2）病原学检查

靠鼻咽拭子涂片作吉姆萨染色可见病原体呈碘染的胞浆内包涵体，对诊断的敏感性只有 35% 左右；采用细胞培养作病原体分离，目前认为 McCoy 细胞培养并用荧光抗体染色是金标准，诊断的敏感性为 70%～80%，特异性达 90% 以上。

（3）血清学检查

微量免疫荧光法测得单份血清 IgM 超过 1∶16 或 IgG 超过 1∶512 或双份血清检查抗体滴度上升超过 4 倍，提示急性期感染。如 IgG 超过 1∶16 但不足 1∶512，提示既往感染。

（4）PCR 检测特异性 DNA

PCR 法快速、简便敏感而特异。

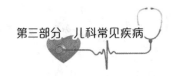

（5）X 线

CT 肺炎可见弥漫性间质性病变及斑片状肺浸润伴肺气肿；CP 肺炎多为单侧下叶浸润，重症可伴发胸腔积液。肺部体征和 X 线所见往往经过 1 个多月才消失。

4. 诊断

衣原体肺炎缺乏独特的临床表现，常需病原学诊断方法确诊。

5. 治疗原则

大环内酯类抗生素为首选。用红霉素、罗红霉素、阿奇霉素、克拉霉素等，连续口服 2～3 周，可使病程缩短。青霉素族及氨基糖苷类均无疗效。

第六节　儿童支气管哮喘

一、概述

支气管哮喘是由嗜酸性粒细胞、肥大细胞和 T 淋巴细胞等多种炎性细胞参与的气道慢性炎症，这种气道炎症使易感者对各种激发因子具有气道高反应性，并可引起气道缩窄，表现为反复发作的喘息、呼吸困难、胸闷或咳嗽等症状。常在夜间或清晨发作、加剧，常常出现广泛多变的可逆性气流受限，多数患儿可经治疗或自行缓解。此定义概括的要点为：不论哮喘有多严重，是一种慢性气道炎症性疾患或称变应性炎症或过敏性炎症；气道高反应性（AHR），气道对各种刺激物反应性增高；气道阻塞具有可逆性。此定义重视哮喘疾患内在的炎症反应，进一步揭示细胞反应和炎性介质与哮喘发病关系的概念，在哮喘诊断、治疗及其预后方面有很深远的意义。

二、病因

遗传过敏体质（特异反应性体质），对本病的形成关系很大，多数患儿有婴儿湿疹、过敏性鼻炎或 / 和食物、药物过敏史。部分患儿伴有轻度免疫缺陷，如 IgG 亚类缺陷病、酵母调理功能缺乏和补体活性低下等。本病大多为多基因遗传性疾病，约 20% 的患儿有家族史，发病常与环境因素（如寒冷刺激、呼吸道感染和过敏原吸入等）有关。

三、临床特征

支气管哮喘的典型症状为咳嗽、胸闷、喘息及呼吸困难，特别是上述症状反复出现并常于夜间或清晨加重，在除外其他病因后要高度怀疑支气管哮喘。儿童慢性或反复咳嗽有时可能是支气管哮喘的唯一症状，即咳嗽变异性哮喘。

起病或急或缓，婴幼儿发病前，往往有 1～2 d 上呼吸道感染，与一般支气管炎类似。年长儿

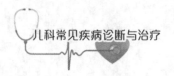

起病较急，且多在夜间。一般发病初仅有干咳，随后表现喘息，随支气管痉挛缓解，排出黏稠白色痰液，呼吸逐渐平复。有的患儿咳嗽剧烈可致上腹部肌肉疼痛。发热可有可无。吸气时出现三凹，同时颈静脉显著怒张。叩诊两肺呈鼓音，并有膈肌下移，心浊音界缩小，提示已发生肺气肿。吸气呼吸音减弱，呼气相延长，全肺可闻喘鸣音及干啰音。有时只有呼气延长而无喘鸣，让病人用力呼气或在呼气时压迫胸廓可诱导出潜在的喘鸣。

特别严重的病例，一开始即呈危重表现。患儿烦躁不安，呼吸困难，以呼气困难为主，往往不能平卧，坐位时耸肩屈背，呈端坐样呼吸。有时喘鸣音可传至室外。患儿面色苍白、鼻翼扇动、口唇及指甲发绀，甚至冷汗淋漓，面容惶恐不安。尤其哮喘持续状态，由于肺通气量减少，两肺几乎听不到呼吸音，称"闭锁肺"，是支气管哮喘最危险的体征。

临床表现也因引起哮喘发作的变应原而异。由上呼吸道感染引起者，胸部常可闻干、湿啰音，并伴发热，白细胞总数增多等现象。若为吸入变应原引起者，多先有鼻痒、流清涕、打喷嚏、干咳，然后出现喘憋。对食物高度敏感者，大都不发热，除发生哮喘症状外，常有口唇及面部水肿、呕吐、腹痛、腹泻及皮疹等，多于进食后数分钟出现。

发作间歇期虽无呼吸困难，但仍可自觉胸部不适，在感染或接触外界变应原时，可立即触发哮喘。但多数患儿症状可全部消失，肺部听不到哮鸣音。

四、辅助检查

1. 肺功能测定

诊断哮喘的重要手段，也是评估哮喘控制水平和病情严重程度的重要依据。全球哮喘防治创议（Global Initiative for Asthma，GINA）强调，对于所有适龄儿童（通常为5岁及以上能按要求完成肺通气功能检测的儿童）在哮喘诊断及开始控制治疗前，应进行肺通气功能检测并定期随访。肺通气功能检测的主要指标是1 s用力呼气容积（forced expiratory volume in one second，FEV1）占预计值的百分比（正常为≥80%预计值）及FEV1/用力肺活量（forced vital capacity，FVC），近年来GINA强调了FEV1/FVC在哮喘诊断和评估中的重要性。根据国内相关研究和数据分析，建议取0.8为我国儿童FEV1/FVC正常值的低限（lower limit ofnormal，LLN）。若反复咳嗽和（或）喘息的儿童，肺功能检查显示有阻塞性通气功能障碍，需结合病史尽早明确诊断，但是不能单纯以肺功能检测异常直接诊断哮喘。哮喘儿童在疾病的不同时期都可能出现程度不同的肺通气功能改变，常表现为FEV1和FEV1/FVC的降低。疑诊哮喘患儿出现肺通气功能降低，应尽可能进行支气管舒张试验，评估气流受限的可逆性和严重程度。

肺功能检测注意事项包括：

①检测时机、药物使用、身体状况、操作过程以及检测（操作）技术规范与否都会影响测定

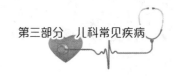

结果。

②敏感评价指标的判定：根据临床实践、我国儿童数据、相关指南，建议以 FEV1 不足 80% 预计值、FEV1/FVC 不足 0.8 作为判断儿童哮喘气流受限的重要指标；虽然小气道功能指标变化的特异性和敏感性不如 FEV1 不足 0.80 和 FEV1/FVC，但其对哮喘患儿肺功能受损的远期转归有重要意义。

③在儿童和成人中均不能以峰流量仪检查替代肺通气功能检查。

④脉冲振荡检测是通过计算和分析不同振荡频率下气流阻力参数的分布，间接反映通气功能，测值的变异度大，应准确理解和评估检测指标的实际临床意义。

⑤潮气通气功能检查在评价哮喘儿童气流受限中的实际价值尚待进一步研究。

2. 气道炎症指标检测

可通过诱导痰嗜酸性粒细胞和呼出气一氧化碳（fractional exhaled nitric oxide，FeNO）水平等无创检测手段，评估嗜酸性粒细胞性气道炎症状况。学龄期儿童通常能配合完成诱导痰检查，诱导痰嗜酸性粒细胞水平可在一定程度上反映气道的炎症状态。虽然 FeNO 水平与嗜酸性粒细胞炎症密切相关，但测得值变异度较大，影响因素众多，因此在哮喘与非哮喘儿童间 FeNO 水平有一定程度重叠，并不能有效区分不同种类过敏性疾病人群（如过敏性哮喘、过敏性鼻炎、特应性皮炎）。因此，虽然 FeNO 检测是评估气道嗜酸性细胞炎症的重要指标之一，但尚不能将其作为儿童哮喘确诊指标，尤其是单次检测的临床意义有限。但在排除干扰因素后，个体 FeNO 的动态监测对判断吸入糖皮质激素治疗效应、停药时机的选择及监测控制用药依从性有一定辅助意义。

3. 血清免疫球蛋白

除 IgE 上升外，其他大多为正常。

4. 血常规检查

红细胞、血红蛋白、白细胞总数及中性粒细胞一般正常，若合并细菌感染时白细胞上升。

5. 胸部 X 线检查

在哮喘发作期多数患儿肺部呈单纯性过度充气及伴血管阴影增加，缓解期大多正常。合并感染如肺炎时肺部有浸润，发生其他并发症时可出现不同征象，如气胸、纵隔气胸、肺大疱及肺结核等。

6. 肺部 CT

包括常规 CT 扫描和高分辨 CT 扫描（HRCT），必要时可用于鉴别诊断及判断其并发症或严重度，并观察疗效。

7. 免疫诊断

（1）皮肤点刺试验

皮肤检查过敏原是发现和明确哮喘的诱发原因和协助诊断最基本、简便快捷的方法。常用室内

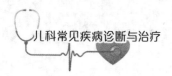
变应原有室尘、螨、花粉霉菌、动物皮毛、蚕丝等。将常见吸入过敏原浸出液点于皮肤，用点刺针在前臂作点刺试验，并用磷酸组胺及抗原溶媒作阳、阴性对照。如阴性对照有反应，应在点刺阳性直径中减去。在做点刺试验前三天停用抗组胺类药物。

（2）IgE 测定

血清中 IgE 含量极低，只占 Ig 总量约 0.004%，但其抗体活性极强。血清总 IgE 测定一直作为过筛试验而应用于变态反应的诊断，但受种族、性别、年龄、寄生虫感染等因素影响，决定机体对某种变应原起反应的并非总 IgE，而是与该变应原接触过敏时产生相应的特异性 IgE（sIgE）。经典方法用放射吸附变应原试验（RAST），现采用 CAP-system 检测报告方法，报告绝对值，以 kuA/L 为单位。

（3）Phadiatop 过筛试验

此法为将空气中 90% 以上常见过敏原包埋在同一 Cap 中，应用 CAP-system 进行测定，如血清 phadiatop 呈阳性或有 sIgE 阳性，表明有过敏，但阴性不除外有过敏，因 phadiatop 不仅包括常见吸入过敏原，并有地域性差异，此法优于总 IgE 测定。

8. 血气分析

在重症哮喘时用此方法进行监测，特别对合并低氧血症和高碳酸血症者可用来指导治疗。

五、诊断与鉴别诊断

（一）诊断标准

1. 婴幼儿哮喘诊断标准

①年龄不足 3 岁，喘息发作超过 3 次。

②发作时双肺闻及呼气相哮鸣音，呼气相延长。

③具有特应性体质，如过敏性湿疹、过敏性鼻炎等。

④父母有哮喘病或其他过敏史。

⑤除外其他引起喘息的疾病。

凡具有以上①②⑤条即可诊断哮喘。如喘息发作 2 次，并具有第②、⑤条，诊断为可疑哮喘或喘息性支气管炎（不足 3 岁）。如同时具有第③和（或）第④条时，可考虑给予哮喘治疗性诊断。

2. 3 岁以上儿童哮喘诊断标准

①年龄等于或大于 3 岁，喘息呈反复发作者（或可追溯与某种变应原或刺激因素有关）。

②发作时双肺闻及以呼气相为主的哮鸣音：呼气相延长。

③支气管舒张剂有明显的疗效。

④除外其他引起喘息、胸闷和咳嗽的疾病。

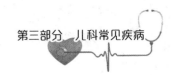

对各年龄组疑似哮喘同时肺部有哮鸣者，可做以下任何一项支气管舒张试验：用B2受体激动剂（B2激动剂）的气雾剂或溶液雾化吸入。0.1%肾上腺素0.01 ml/kg皮下注射，每次最大量不超过0.3 ml。在做以上任何一项试验后15 min，如果喘息明显缓解及肺部哮鸣音明显减少，或一秒钟用力呼气容积（FEV1）上升率超过15%，为支气管舒张试验阳性，可作哮喘诊断。

3. 咳嗽变异性哮喘诊断标准（儿童年龄不分大小）

①咳嗽持续或反复发作超过1月，常在夜间（或清晨）发作、痰少、运动后加重。临床无感染征象，或经较长期抗生素治疗无效。

②用支气管扩张剂可使咳嗽发作缓解（基本诊断条件）。

③有个人过敏史或家族过敏史，气道呈高反应性，变应原皮试阳性等可作辅助诊断。

咳嗽变异性哮喘又名过敏性咳嗽，是一种潜在隐匿形式哮喘，可发生于任何年龄，其唯一症状是慢性咳嗽无明显阳性体征，易被误诊为支气管炎，反复呼吸道感染，其发病机制多数认为与哮喘相同，以持续气道炎症及气道高反应性为特点。故采用哮喘治疗的原则，能取得较好疗效。

4. 哮喘严重程度分级

（1）间歇发作

间歇出现症状，不足每周1次短期发作（数小时～数天），夜间哮喘症状不足每月2次，发作间期无症状，肺功能正常，PEF或FEV1不小于80%预计值，PEF变异率不足20%。

（2）轻度

症状超过每周1次，但不超过每天1次，发作可能影响活动和睡眠，夜间哮喘症状超过每月2次，PEF或FEV1超过80%预计值，PEF变异率20%～30%。

（3）中度

每日有症状，影响活动和睡眠，夜间哮喘症状超过每周1次，PEF或FEV1超过60%～不足80%预计值，PEF变异率超过30%。

（4）重度

症状频繁发作，体力活动受限，严重影响睡眠，PEF或FEV不足60%预计值，PEF变率超过30%。

（二）鉴别诊断

1. 毛细支气管炎

由呼吸道合胞病毒及副流感病毒所致，多发于2～6个月婴儿，常于冬春季流行。

2. 喘息性支气管炎

发生在3岁以内，临床表现为支气管炎伴喘息，常有发热、喘息，随炎症控制而消失，一般无呼吸困难，病程约一周。大部分到4～5岁时发作停止，现一般倾向如有典型呼气相喘息，发作

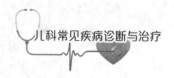

3 次，并除外其他引起喘息疾病即可诊断为哮喘，如喘息发作 2 次，有个人特应性、家族哮喘病史，血清 IgE 升高，应及早进行抗哮喘治疗。

3. 先天性喉喘鸣

先天性喉喘鸣是因喉部发育较差引起喉软骨软化，在吸气时喉部组织陷入声门而发生喘鸣及呼吸困难。患儿出生时或生后数天出现持续吸气性喘鸣，重者吸气困难，并有胸骨上窝及肋间凹陷。在俯卧位或被抱起时喘鸣有时可消失。喘鸣一般在 6 个月到 2 岁消失。

4. 异物吸入

多发于幼儿及学龄前期，有吸入异物史，呛咳可有可无，有时胸部 X 线摄片检查无异常，应作吸气及呼气相透视或摄片，可有纵隔摆动，或由于一侧气体滞留而两肺透光度不一致。如 X 线检查阴性，仍不能除外异物，可作支气管镜检查。

5. 环状血管压迫

为先天性畸形，多发生于主动脉弓处，有双主动脉弓或有环状血管畸形。由一前一后血管围绕气道和食道，随后两者又合并成降主动脉，某些病例右侧主动脉弓和左侧主动脉韧带形成一个环，前者可压迫气管及食道。

6. 胃食管反流

多数婴儿进食后发生反流，食管黏膜有炎症改变，反流可引起反射性气管痉挛而出现咳嗽、喘息、可行吞钡 X 线检查，近年来用食管 24 h pH 监测以助诊断。

7. 支气管淋巴结结核

支气管淋巴结结核可由肿大淋巴结压迫支气管或因结核病变腐蚀和侵入支气管壁导致部分或完全阻塞，出现阵发性痉挛性咳嗽伴喘息，常伴有疲乏、低热、盗汗、体重减轻。可做 PPD、X 线检查，痰结核菌检查，测定血清抗体，疑有支气管内膜结核引起气道阻塞应作支气管镜检。

8. 先天性气道畸形（喉蹼、血管瘤、息肉等）

先天性气道发育异常造成喉部狭窄，若喉部完全阻塞者生后可因窒息而死亡。若喉部部分阻塞，哭声减弱、声嘶或失声，有吸气及呼气性呼吸困难及青紫。体检局部无炎症表现，喉镜检查可见喉蹼，对息肉及血管瘤，X 线检查及支气管镜检查有助诊断。

9. 充血性心力衰竭

一般由左心衰引起，患儿可见于急、慢性肾炎和二尖瓣狭窄，后者有心脏杂音或左向右分流，初次发作与哮喘急性发作相似，需加以鉴别。

10. 声带功能异常

可有复发性呼吸短促及喘息，有时流速容量环显示吸入性阻塞，发作时肺功能及血气均在正常范围内，支气管扩张试验阴性。

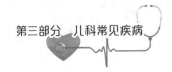

11.肺嗜酸性粒细胞增多症

为蛔虫幼虫移行至肺所引起，见于吕弗勒综合征。临床有咳嗽、胸闷、气短、喘息等症状，胸部 X 线浸润性病灶呈游走性，外周嗜酸性粒细胞增高（超过 10%）。

12.变应性支气管肺曲菌病

本病以烟曲霉菌所致者最常见。最常见于哮喘病中，胸部 X 片常有暂时性肺浸润。FEV1 下降，气道阻力增加，血清中有较高的特异 IGE，痰中可查出烟曲菌菌丝，血中嗜酸性粒细胞增加，CT 检查可见中心性支气管扩张等。

13.变应性肉芽肿性血管炎

多见于中青年，可能与药物、细菌血清等过敏原引起亚型变态反应有关。临床可见喘息，过敏性鼻炎等症状。大部分患儿肺部有嗜酸性粒细胞浸润，全身性血管炎可累及肺以外 2 个以上器官。

六、治疗原则

哮喘是一个慢性炎症性疾病，故应引导人们尽早应用抗炎治疗，尤其是吸入激素。由于药物剂型改革后，气雾剂型直接作用于呼吸道，起效快，用药剂量小，副作用少等，备受重视。干粉型吸入剂更避免了用定量气雾剂需手口同步吸入，具有使用方便等优点，加强了药物的疗效。

1.糖皮质激素

由于激素是抑制气道黏膜下炎症最有效的药物，并能增加 β2 受体激动剂的支气管扩张作用，故其在哮喘治疗中的地位受到高度重视，应用范围较以往明显放宽。年幼儿在应用定量气雾剂激素吸入时应配合储雾罐吸入 BDP 或 BUD，剂量为 200～1000 μg/d。对于年幼儿哮喘吸入定量气雾剂有困难或重症患儿可用布地奈德（普米克）悬液，0.5～1 mg/ 次，每日 1～2 次，可合用 β2 激动剂（全乐宁、特布他林）及 / 或抗胆碱类药物（异丙托溴铵）溶液一起雾化吸入。病情控制后，则可停用平喘药。普米克悬液吸入可达数周至数月或更长时间，或酌情改用气雾剂吸入。吸入激素疗程偏长，达 1 年以上，现亦有主张轻、中度患儿疗程可达 3～5 年。吸入激素后应漱口，以减少口腔鹅口疮及声嘶发生。

2.支气管扩张剂

（1）β2 受体激动剂

短效 β2 激动剂是最有效的支气管扩张剂（沙丁胺醇、特布他林），现主张在有症状时按需吸入，在症状未全控制时，用作激素吸入的补充治疗，其使用剂量每天不超过 3～4 次，每次 2 揿（100 μg/ 揿），在常规剂量不能控制时，一般不再增加剂量，而是强调找出是否有过敏原接触，除外吸入技术掌握不佳，或气道抗炎症治疗量不足，或选择药物剂型不适当，是否伴随过敏性鼻炎或夜间哮喘发作症状被忽视等情况，应针对以上情况加喷鼻用丙酸培氯松或布地奈德制剂、抗组胺类

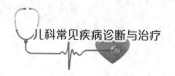

药物以及长效控释茶碱、长效 β2 激动剂口服或增加激素吸入量或吸入长效 β2 受体激动剂。

（2）茶碱类

对平滑肌有直接松弛作用并能抑制磷酸二酯酶，阻止气道平滑肌内 CAMP 分解，使平滑肌张力降低，气道扩张。现认为茶碱有一定抗炎作用并偏向用于夜间发作的哮喘患儿。常用控释茶碱，剂量 6～8 mg/（kg·次），每日 2 次。

（3）抗胆碱类药

溴化异丙托品对气道平滑肌有较强松弛作用，而对心血管系统作用较弱，出现峰值时间约在 30～60 min。有预防哮喘的作用其作用部位以大、中气道为主，而 β2 受体激动剂主要作用于小气道，故两药有协同作用，临床常作 β2 受体激动剂的辅助剂，对婴幼儿哮喘疗效较佳，临床应用以气雾剂及雾化吸入为主。

（4）硫酸镁

镁为人体内最丰富的离子之一，关于镁离子扩张支气管的机制，至今未完全清楚，一般认为镁能调节多种酶的活性，能激活腺苷环化酶，激活低下的肾上腺素能 β2 受体的功能，并降低支气管平滑肌的紧张度，使支气管扩张而改善通气情况。儿童用量为 0.025 g/（kg·次）[25% 硫酸镁 0.1 m/（kg·次）]加 10% 葡萄糖溶液 20 ml 在 20 min 内静脉滴注，每日 1～3 次，可连续使用 2～3 d，能取得一定支气管解痉及镇静作用。

3. 过敏介质释放抑制剂

色甘酸钠（sodium cromoglycate，SCG）为抗过敏药，能抑制肥大细胞释放组胺及白三烯类过敏介质，抑制细胞外钙离子内流和细胞内储存的结合 Ca^+ 释放，抑制肥大细胞等释放介质，阻止迟发反应和抑制非特异性支气管高反应性。在哮喘发作前给药能防止 I 型变态反应和运动诱发哮喘，一般认为 SCG 治疗儿童过敏性哮喘比成人效果好，副作用少，在轻、中度哮喘患儿可用色甘酸钠。2 mg/揿、5 mg/揿气雾剂（每次 2 mg/揿）每日 3～4 次吸入。

酮替芬为碱性抗过敏药，能抑制白三烯、血小板活化因子（PAF）生成，是因为抑制磷脂酶 A2 所致，酮替芬能拮抗 PAF 所引起血小板聚集和平滑肌收缩作用，有较强的抗过敏作用，对儿童哮喘疗效较成人稍好，其副作用为口干、困倦、头晕等，但儿童较成人副作用少。年幼儿口服 0.5 mg，每日 1～2 次，儿童及成人 1 mg，每日 2 次，若困倦明显者可 1 mg 每晚 1 次，对有特应性过敏性鼻炎、湿疹的年幼哮喘患儿可慎用。

4. 白三烯受体拮抗剂

如扎鲁斯特、孟鲁斯特钠。能选择性抑制气道平滑肌中白三烯多肽的活性，并有效预防和抑制白三烯所导致的血管通透性增加、气道嗜酸性粒细胞浸润及支气管痉挛，能减少气道因变应原刺激引起的细胞和非细胞性炎症物质，能抑制气道高反应。对二氧化硫、运动和冷空气等刺激及各种变应原

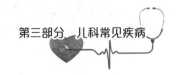

如花粉、毛屑等引起的速发相和迟发相炎症反应均有抑制作用。扎鲁斯特适用于 12 岁以上儿童哮喘的长期预防治疗，但不适用于哮喘发作期的解痉治疗。服药时偶有头痛和胃肠道反应。孟鲁斯特美国已用于 2～5 岁儿童，4 mg 口服，每天 1 次，可用于轻、中重度哮喘，与激素吸入具有叠加作用。

5. 其他药物

（1）特异性免疫治疗

目前通过正规应用各种药物及采取必要的预防措施基本上可以满意地控制哮喘，在无法避免接触过敏原或药物治疗无效时，可以考虑针对过敏原进行特异性免疫治疗。针对引起机体过敏反应某些变应原，采用小剂量开始，逐步增加浓度，使机体内 T 细胞功能失衡得到进一步纠正。一般坚持应用 2～3 年如对多种过敏原敏感，选择反应最强的一种进行脱敏。特定免疫治疗只能由经过培训的专业医务人员来执行。

（2）免疫调节剂

因反复呼吸道感染诱发喘息发作者可酌情加用免疫调节剂，如胸腺肽、卡介苗核糖核酸、转移因子等。

（3）中药

急性发作期：辨证施治。缓解期：健脾、补肾扶正等方法进行预防治疗。

第七节　气管支气管内异物

一、概述

气管支气管异物是儿科的急症，可造成儿童的突然死亡。本病多见于学龄前儿童，以婴幼儿最多见。男孩多于女孩，5 岁以下患儿占 80%～90%。

二、病因

小儿臼齿未萌出且咀嚼功能差；喉头保护性反射功能不良；进食时爱哭笑、打闹；学龄前儿童喜欢将一些小玩具、笔帽，珠子等含于口中玩耍，当受到惊吓、哭闹时，深吸气时极易将异物吸入呼吸道。

异物位于主气管内，患儿在短时间内发生吸气性呼吸困难，甚至发生窒息，而危及生命。异物位于支气管内，阻塞一侧，而另一侧支气管仍保持通畅，仍然能够保证呼吸。少数病人双侧支气管异物，与正气管异物情况相似。由于右支气管短粗，似气管直接延伸，异物较易坠入右支气管。

临床上，气管支气管异物分为两类：外源性异物，多见，可分为固体性、液体性。临床上常见的有瓜子、花生、果核、笔帽等，也可见到消化道造影时钡剂的误吸。内生性异物，较少见，如肉

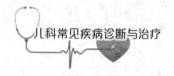

芽、假膜、分泌物栓、支气管淋巴结结核破溃等。

三、临床特征

异物进入气管后，多有刺激性呛咳及憋气，部分异物可被咯出，之后会引起反射性呕吐及呼吸困难，片刻后症状减轻或缓解。视异物的大小和停留于气道的部位而产生不同的症状。如异物嵌于声门区可发生严重的呼吸困难，甚至窒息死亡。较小的异物可无症状。异物停留时间较长者，可有疼痛及咯血等。异物若停留在气管，多随呼吸移动而引起剧烈的阵发性咳嗽，睡眠时咳嗽及呼吸困难均减轻。呼吸困难多为吸气性的，若异物较大，嵌在气管隆凸之上，则吸气、呼气均困难，同时呼气有喘鸣音，极似支气管哮喘，需仔细鉴别。

一般气管异物有以下三个典型症状：

①喘息：因空气经过异物阻塞处而发生，于张口呼吸时听得更清楚。

②气管拍击音：异物随呼出气流撞击声门下发生，咳嗽时更为显著，异物固定不动时无此音。

③气管撞击音：发生原理同气管拍击音，触诊气管可有撞击感。

异物停留于一侧支气管，患儿咳嗽、呼吸困难及喘息症状可减轻，仅有轻度咳嗽及喘鸣，即"无症状的安静期"。继之，感染而出现相应症状，如发热、咳嗽、咳痰等慢性支气管炎、慢性肺炎、支气管扩张或肺脓肿等症状。

四、辅助检查

（一）实验室检查

继发感染后外周血白细胞增高，CRP增高。

（二）影像学检查

对于可透过X线的异物，可以通过观察呼吸道梗阻的情况，如肺气肿、肺不张及纵隔移位等协助诊断。对于不透过X线的异物，可通过影像学确定其部位、大小及形状，以区别气道或食管异物。肺部螺旋CT对于难以诊断的和形态特异的异物，具有一定的诊断意义。

1. 气管异物

在透视下可表现双侧肺透亮度增高，横膈位置低平。因气道有阻塞，呼气末肺变暗及横膈上升不明显，心影有反常大小（正常小儿吸气时心影缩小，呼气时心影增大；气管异物患儿呼气时心影横径反较吸气时缩小，即所谓心影有反常大小）。

2. 支气管异物

如果患侧有阻塞性肺气肿时，透视时可见患侧肺透亮度高，横膈低平，活动度受限，纵隔向健侧移位。吸气时，纵隔向患侧摆动，随即回到原位。如果支气管异物患侧有阻塞性肺不张时，透视时

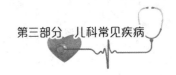

可见患侧肺透亮度减低，横膈上升，健侧有代偿性肺气肿，吸气时纵隔向患侧移位。

五、诊断与鉴别诊断

（一）诊断标准

对于典型病例，根据病史、症状、体征即可诊断。病史较长的支气管异物病例多诊断为肺炎。

1. 误吸异物的病史

病史是诊断呼吸道异物的重要依据，一般家长都能详述，少数家长需反复询问。

2. 胸部体征

与梗阻的部位及性质有关。活动于气管的异物，除咳时可闻及拍击音之外，两肺有不同程度的呼吸音降低及痰鸣。若异物梗阻一侧支气管，可表现一侧或某叶肺不张或肺气肿的体征，患侧肺部叩诊或浊音或鼓音，但听诊呼吸音均减低。如有继发感染，则可闻及痰鸣或喘鸣音异物取出后，有时可闻及中小水泡音，这是因为潴留的分泌物排出所致，一般术前多不易听到。

3. 影像学检查

对不透X线的异物，可确定其部位、大小及形状。对于能透X线的异物，需要透视观察气道受阻塞的间接征象。

4. 支气管镜检查

支气管镜检查是确诊支气管异物最直接准确的方法。

（二）鉴别诊断

需要鉴别的疾病包括支气管哮喘、支气管炎、肺炎、支气管内膜结核、塑型性支气管炎等。

六、治疗原则

异物进入气管或支气管，自然咯出的只有1%左右，因此必须设法将异物取出。

1. 治疗

气管和支气管镜治疗。

2. 胸科手术

对于异物位置深，嵌塞时间长，局部肉芽增生包裹明显，周围局部支气管压迫严重的情况，或者采用气管镜取出难度大，容易造成支气管撕裂、大出血等危险，可考虑采取胸科手术治疗。

3. 并发症的处理

严重并发症包括气胸、纵隔气肿、心力衰竭等并发症，需立即处理。硬质气管镜取异物后有可能损伤喉部而发生喉水肿，术后应给予抗生素及肾上腺皮质激素治疗，喉梗阻严重者应行气管切开术。

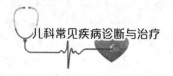

第四章 消化系统疾病

第一节 口 炎

一、概述

口炎通常指口腔黏膜由于各种感染所致的炎症，可累及颊黏膜、舌、齿龈、上腭等处。多见于婴幼儿，可单独发病，也可继发于全身性疾病，如腹泻、营养不良、急性感染、久病体弱和维生素B、维生素C缺乏等。

二、病因

引起口炎的主要有细菌、病毒及真菌。细菌感染性口炎常以链球菌和葡萄球菌为主要致病菌；病毒感染性口炎主要为单纯疱疹病毒Ⅰ型感染所致；真菌性口炎多见于白念珠菌感染。

三、临床特征

1. 溃疡性口炎

主要由链球菌和葡萄球菌感染所致。口腔各部位均可发生，常见于唇内、舌及颊黏膜等处，可蔓延到口角（单侧多见）、唇和咽喉部。初起黏膜充血、水肿、疱疹样，后发生大小不等的糜烂或溃疡，甚至连成大片，创面覆盖较厚的纤维素性渗出物形成的灰白色或黄色假膜，边界清楚，易于擦去，擦后遗留溢血的糜烂面，不久又重新出现假膜。局部口腔疼痛、淋巴结肿大，可有拒食、流涎、烦躁、发热 39～40 ℃等，重症患儿可出现脱水和酸中毒。大多 1 周左右体温恢复正常，溃疡逐渐痊愈。

2. 疱疹性口炎

为单纯疱疹病毒Ⅰ型感染所致。起病时发热可达 38～40 ℃，1～2 d 后，齿龈、唇内、舌、颊黏膜等各部位口腔黏膜出现单个或成簇的小疱疹，直径 2 mm，周围有红晕，迅速破溃后形成溃疡，有黄白色纤维素性分泌物覆盖，多个溃疡可融合成不规则的大溃疡，有时累及上腭和咽部。在口角和唇周皮肤亦常发生疱疹，疼痛颇剧、拒食、流涎、烦躁，颌下淋巴结经常肿大。体温在 3～5 d 后恢复正常，病程 1～2 周。局部淋巴结肿大可持续 2～3 周。

3. 鹅口疮

又称雪口病，为白念珠菌感染所致。多见于新生儿和婴幼儿、营养不良、腹泻、长期应用广谱

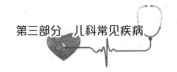

抗生素或类固醇激素、免疫功能抑制者。特征为口腔黏膜表面白色乳凝块样小点或小片状物，可融合成大片，不易拭去，周围无炎症反应，强行剥离后局部黏膜潮红、粗糙、可有溢血。轻症者无口腔疼痛，不流涎，一般不影响吃奶，无全身症状。重症则全部口腔均被白色斑膜覆盖甚至蔓延至咽喉、食管、气管及肺部，危及生命；此时可伴有低热、拒食、吞咽困难。儿童、身体衰弱和血液病患儿还常发念珠菌口角炎，常累及双侧口角，口角区的皮肤与黏膜发生皲裂，邻近的皮肤与黏膜充血，皲裂处常有糜烂和渗出物，或结有薄痂，张口时疼痛或溢血。

四、辅助检查

1. 血常规检查

细菌性口炎白细胞总数、中性粒细胞比值和 CRP 可升高；念珠菌口炎增高不显著；疱疹性口炎白细胞数及 CRP 多正常。

2. 组织病理检查

疱疹性口炎取水疱底部组织染色，可见到多核巨细胞，细胞核内有嗜伊红病毒颗粒，电镜下观察，能见到六角形单纯疱疹病毒。鹅口疮患儿取白膜少许放玻片上加 10% 氢氧化钠一滴，在显微镜下可见真菌的菌丝和孢子。

五、诊断与鉴别诊断

儿童口炎通过病史、口炎的临床特征、适当的检查多可明确诊断，但仍需与以下疾病鉴别。

1. 疱疹性咽峡炎

多由柯萨奇病毒引起，A 组 2 型、4 型、6 型、9 型、16 型、22 型皆可引起此病，B 组 1～5 型也可致病，埃可病毒 3 型、6 型、9 型、16 型、17 型、25 型和肠道病毒 70 型也可引起本病。多发生于夏秋季。常骤起发热、流涎、纳差、咽痛、吞咽困难等，初期咽部充血，灰白色疱疹围绕红晕，2～3 d 后破溃成黄色溃疡。疱疹主要发生在咽部和软腭有时见于舌但不累及齿龈和颊黏膜（与疱疹性口炎区别），颌下淋巴结肿大。

2. 手足口病

手足口病是由肠道病毒引起的传染病，引发手足口病的肠道病毒有 20 多种（型），其中以肠道病毒 71 型（EV71）和柯萨奇病毒 A16 型（Cox A16）最为常见，多发生于 5 岁以下儿童，表现为低热、口痛、厌食，以及手、足、口腔等部位出现小疱疹或小溃疡，部分皮疹可不典型，多数患儿 1 周左右自愈，少数患儿可引起心肌炎、肺水肿、无菌性脑膜脑炎等并发症。重症患儿病情发展快，可致死亡。

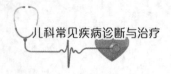

3. 其他

溃疡性口炎有时需与可出现口腔溃疡或口角炎的其他疾病鉴别，如白塞综合征、炎症性肠病、维生素 B$_2$ 缺乏症、药物过敏性口炎、腐蚀性口腔炎等。此类疾病所致口腔溃疡有时从溃疡形态及数量上难以鉴别，通常需要疾病的其他病史及临床表现，如炎症性肠病或白塞综合征时通常无口角炎表现，溃疡多位于口腔黏膜内，量不多，但更重要的是需要注意有无肠道及肠道外表现，甚至全身表现如体重下降。而药物过敏及腐蚀性口腔炎通常具有相关病史，黏膜糜烂甚至球菌感染引起膜性口炎样改变。

六、治疗原则

口炎患儿均应该保持口腔清洁，多饮水保持口腔黏膜的潮湿，食物以微温或凉的流质为宜，避免刺激性食物。补充维生素 B、维生素 C 等，高热时给予药物或物理降温。

1. 溃疡性口炎

每日常用 0.1% ～ 0.3% 的依沙吖啶溶液或 1 : 2000 的氨己定溶液清洗口腔 1 ～ 2 次再局部涂药，可用 2.5% ～ 5% 的金霉素鱼肝油、锡类散、1% 的龙胆紫或冰硼油。及时控制感染，局部和全身治疗同时进行。宜用抗生素全身治疗，如青霉素及第一、二代头孢霉素等。

2. 疱疹性口炎

局部可涂碘苷抑制病毒，也可喷西瓜霜、口腔炎喷剂、锡类散等局部常用药物。为预防感染，局部可用 2.5% ～ 5% 的金霉素鱼肝油。疼痛严重者餐前可用 2% 利多卡因涂抹局部。严重者可全身抗病毒治疗，抗生素不能缩短病程，仅用于有继发感染者。

3. 鹅口疮

一般不需要口服抗真菌药物。小婴儿可用 2% 碳酸氢钠溶液于哺乳前后清洁口腔，或局部涂抹（10 万 ～ 20 万）U/ml 制霉菌素鱼肝油混悬溶液，每日 2 ～ 3 次，也可口服肠道微生态制剂，纠正肠道菌群失调，抑制真菌生长，注意哺乳卫生，加强营养。

第二节　胃食管反流

一、概述

胃食管反流（gastroesophageal reflux, GER）是指胃内容物反流到食管，甚至口咽部，可分为生理性和病理性两种。婴幼儿期 GER 发生率较高，大多为生理性，生后 4 ～ 6 个月内为高峰期可达 65%，7 ～ 9 个月时降至 21%，1 岁时降至 5% 以下，儿童期 GER 可持续至成年期。当反流频繁发作引起不适或症状持续存在时，考虑反流为病理性的。病理性反流引起一系列食管内外症状和 / 或

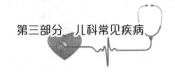

并发症时，称为胃食管反流病（gastroesophageal refux disease，GERD），根据内镜下食管黏膜表现，GERD 分为非糜烂性反流病、糜烂性食管炎或反流性食管炎、Barrett 食管。

二、病因

GERD 是由多种因素造成的消化道动力障碍性疾病，主要是由于食管抗反流防御机制低下和反流物对食管黏膜攻击作用增强的结果。

1. 抗反流屏障功能低下

①下食管括约肌（lower esophageal sphincter，LES）压力低下。

②食管胃交界区组织抗反流作用减弱，如腹腔段食管短或缺如，His 角较大（正常为 30° ～ 50°），膈肌食管裂孔钳夹作用减弱，膈肌食管韧带和食管下端希尔瓣阀的抗反流作用下降。

③短暂性 LES 松弛（transient lower esophageal sphincter relaxation，TLESR），是指非吞咽情况下 LES 发生自发性松弛，松弛前后无任何吞咽动作，可持续 8 ～ 10 s，长于吞咽诱发的 LES 松弛。目前认为，约 90% 的 GER 是由 TLESR 引起的。

2. 食管抗反流能力下降

如食管廓清能力降低、食管黏膜抵抗力下降、食管内脏敏感性增高，食管黏膜容易损伤，引起相关症状，并可导致反流性食管炎。

3. 胃、十二指肠功能紊乱

如胃排空延迟、胃内压增高、餐后酸袋形成、十二指肠胃反流发生，及胃酸、胃蛋白酶和胆盐的损伤作用等。

此外，相关的因素还有社会心理因素、过敏因素、不良的生活方式及遗传因素等。

三、临床特征

一般情况下，除非反流的胃内容物到达口腔或引起呕吐，否则反流是难以被发现。反流可引起食管症状和食管外症状，不具特异性，且随年龄而不同。

1. 反流

婴幼儿以反流、呕吐为主要表现，多数发生在进食后，有时在夜间或空腹时，严重者呈喷射状。呕吐物为胃内容物，有时含少量胆汁。部分婴儿可表现为溢乳、反刍或吐泡沫、拒食。年长儿可表现为胸骨后烧灼痛、胸痛、腹痛、反酸、嗳气、反胃、呕吐等。

2. 反流性食管炎症状

有报道经组织学诊断为食管炎的患儿其中 61% ～ 83% 有 GER。患儿可有或无症状，常见症状包括：

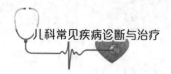
①胸骨后烧灼感：位于胸骨下端，饮用酸性饮料可使症状加重，服用抗酸剂或抑酸剂症状可减轻，常见于年长儿的自诉症状。

②咽下疼痛：婴幼儿表现为喂食困难、烦躁、拒食，年长儿可有咽下疼痛，如并发食管狭窄则出现严重呕吐和持续性吞咽困难。

③呕血和便血：当食管炎症严重，发生糜烂或溃疡时，可出现呕血或黑便症状。

3. 食管外症状

部分患儿可合并食管外症状，或以食管外症状为唯一临床表现。

①与 GER 相关的症状：反流性咳嗽、反流性咽炎、反流性哮喘被认为明确相关，而鼻窦炎、中耳炎、喉炎、肺纤维化被认为是可能相关。新生儿、婴幼儿极易引起吸入性肺炎，有时甚至导致吸入性窒息、猝死综合征等严重后果。

②生长障碍：是最常见的食管外症状，主要表现为体重不增和生长发育迟缓，常见于80%左右的患儿。

③神经精神症状：部分患儿表现为不安、易激惹、夜惊、婴儿鬼脸及神经系统疾病。

四、辅助检查

1. 食管钡剂造影

可对食管的形态、运动状况、钡剂的反流和食管与胃连接部的解剖结构进行评估，并能观察到有无食管裂孔疝、贲门失弛缓症、食管狭窄等病变，但诊断 GER 的敏感性和特异性均较低，不作为 GER 的常规检测方法。

2. 24 h 食管 pH 动态监测

是诊期 GER 方便、快捷、先进的方法。检查时不影响睡眠和进食，更符合生理情况，能客观反映 GER 的情况。不仅可发现反流，还可了解反流的程度，以及反流与症状、体位、进食的关系。根据酸反流指数和 Boix-O choa 综合评分或 Demeester 综合评分，可区分生理性和病理性反流（主要是酸反流），是诊断食管胃酸反流最可靠、灵敏的方法。

3. 食管多通道腔内阻抗（MII）+pH 测定

将含有多个阻抗感受器的一根导管置于食管中，根据其阻抗值的不同和变化情况，了解食管反流物的性质和走行状态。阻抗结合食管 pH 值监测（MII-pH），可监测反流的发生，区分反流物的性质（气体、液体、混合），并判断反流是酸反流（pH 不足 4.0）、弱酸反流（pH4.0～pH7.0），还是非酸反流（pH 超过 7.0），对于明确 GERD 的病因和临床诊断有重要价值。

4. 食管测压及高分辨率食管测压

食管测压及高分辨率食管测压是测定食管动力功能的重要方法。应用低顺应性灌注导管系统

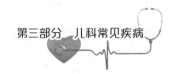

和腔内微型传感器导管系统等测压设备，可了解食管运动情况及上下、食管括约肌功能。HRM 是新一代高效、简洁、快速的测压方法可分为水灌注式测压和固态测压 2 种。测压导管上压力感受器排列更密集，插管一步到位，无须牵拉，即可得出与传统测压相比高清的上下食管括约肌、近段食管、移行区、中远段食管的压力图，对贲门失弛缓症、硬皮病、弥漫性食管痉挛、食管裂孔疝等与反流相关的疾病有很高的诊断价值。HRM 结合 MII 检测，能同步测定反流发生与食管动力及 LES 功能的关系。

5. 内镜检查

胃镜检查是诊断反流性食管炎最主要、最直接的方法，不仅可观察到食管黏膜损伤情况，结合病理学检查还可确定是否存在食管炎及黏膜炎症的程度，但不能判断反流有无发生及反流的严重程度。内镜下食管炎主要表现为黏膜红斑、糜烂、溃疡。

6. 诊断性治疗试验

临床上高度疑似 GERD 者，可用质子泵抑制剂（proton pump inhibitors，PPI）抑酸治疗，可作为 GERD 的初步诊断方法，常用奥美拉唑 [$0.6 \sim 0.8$ mg/（kg·d）]，每天 1 次空腹口服，疗程 $2 \sim 4$ 周，评估症状改善情况。

五、诊断与鉴别诊断

（一）诊断标准

GER 临床表现复杂且缺乏特异性，仅凭临床症状有时难以与其他引起呕吐的疾病相鉴别。凡临床发现不明原因反复呕吐、咽下困难、反复发作的慢性呼吸道感染、难治性哮喘、生长发育迟缓、营养不良、贫血、新生儿/婴儿反复出现窒息或呼吸暂停等症状时，都应考虑到 GER 的可能。针对不同情况，选择必要的辅助检查或诊断性试验以明确诊断。

（二）鉴别诊断

以呕吐为主要表现的新生儿、小婴儿应排除消化道畸形及器质性病变，如肠旋转不良、先天性肥厚性幽门狭窄、肠梗阻、胃扭转等以呕吐为主要临床表现的儿童，要排除其他系统的疾病，特别是中枢神经系统的肿瘤。以反复呼吸道症状或耳鼻咽喉症状为主要表现的应与呼吸道疾病或耳鼻咽喉疾病鉴别。呕吐/反流相关的报警征象包括：2 周内或 6 月龄后出现反流，或 18 月龄后症状仍持续腹胀或腹肌紧张；胆汁性、夜间或持续呕吐；反复肺炎；慢性腹泻抽搐；消化道出血；昏睡或易激惹；囟门隆起或头部过度增大、吞咽困难；生长迟滞或体重丢失、排尿困难；遗传或代谢性疾病、肝脾肿大；大头或小头畸形、肌张力异常；不明原因发热、精神发育异常。

1. 贲门失弛缓症

一种食管运动障碍性疾病，由于食管缺乏蠕动和下食管括约肌松弛不良导致的食管功能性梗

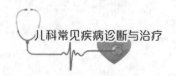

阻。临床表现为吞咽困难、体重减轻、餐后反食、夜间呛咳和胸骨后疼痛等。X线钡剂造影显示贲门鸟嘴样狭窄和食管扩张，食管测压显示 LES 静息压力升高和不能有效松弛。

2. 食管裂孔疝

指胃通过异常宽大的食管裂孔突入胸腔内，主要是构成膈肌食管裂孔的右膈脚发育缺陷所致。临床上可分为食管滑疝、食管旁疝及混合型三种类型，常伴有胃食管反流病，可有反复呼吸道感染或生后即发生的呼吸困难。上消化道钡餐造影和 / 或高分辨率食管测压可明确诊断。

3. 先天性肥厚性幽门狭窄

源于幽门环肌肥厚导致幽门管狭窄和胃输出道梗阻。呕吐为早期主要症状，新生儿出生 3～5 周后出现典型的无胆汁喷射状呕吐，进行性加剧，吐后仍可正常进奶，易出现营养不良和脱水。右上腹部可触及橄榄样肿块，典型的可见左上腹胃蠕动波。B 超诊断标准为幽门肌肥厚超过 4 mm，幽门管内径不足 3 mm，幽门管长度超过 15 mm。

4. 嗜酸性粒细胞性食管炎

是一种食管慢性免疫性炎症疾病，以食管嗜酸性粒细胞浸润为主要特征，可表现为反复呕吐、吞咽困难、食团嵌顿、生长发育落后等，组织病理学检查酸性粒细胞计数超过 15/HP 下有重大的诊断价值。

5. 牛奶蛋白过敏

牛奶蛋白过敏是由于接触牛奶蛋白后诱导机体异常的免疫反应，包括速发型 IgE 介导、迟发型非 IgE 介导及混合介导等，临床表现多种多样，可累及呼吸系统、消化系统、皮肤，累及消化系统时症状与胃食管反流病重叠，难以区分，必要时予回避 + 牛奶蛋白激发试验可协助诊断。

六、治疗原则

对诊断为 GER 的患儿，要与患儿家长进行充分沟通，向其解释 GER 的形成及发展，使其对该病有较全面的了解。对有并发症或影响生长发育者必须及时进行治疗，包括体位治疗、饮食治疗、药物治疗和外科治疗。

1. 体位治疗

一种简单有效的治疗方法。新生儿和婴幼儿的最合适体位为左侧卧位，可有效减少 TLESR 发生，减少反流，减轻反流症状。俯卧位虽可减少反流发生，但有发生猝死的风险，需家长看护。年长儿也建议睡眠时左侧卧位，将床头抬高 20～30 cm，可促进胃排空，减少反流频率及反流物误吸。

2. 饮食治疗

①婴幼儿以稠厚饮食为主，少量多餐，婴儿增加喂奶次数，缩短喂奶间隔，人工喂养儿 4 月龄

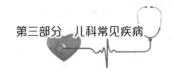

后可在牛奶中加入糕干粉、米粉等食品；如考虑牛奶蛋白过敏的因素，母乳喂养者母亲回避牛奶及其制品，奶粉喂养者改用氨基酸奶粉替代，2～4周进行评估，如果症状改善，考虑症状与牛奶蛋白过敏有关，如果症状未改善，则考虑与牛奶蛋白过敏关系不大。

②年长儿应少量多餐，避免过饱，以高蛋白低脂肪饮食为主，睡前2 h不予进食。保持胃处于非充盈状态。避免食用降低LES张力和增加胃酸分泌的食物，如酸性饮料、高脂饮食、巧克力和辛辣食品。肥胖儿应控制饮食。

3. 药物治疗

降低胃酸度和/或促进上消化道动力药物，包括抑酸或抗酸药、胃肠促动药、黏膜保护剂，使用时应注意药物的适用年龄及不良反应。

（1）抑酸或抗酸药

主要作用为抑制胃酸分泌、中和胃酸以减少反流物对食管黏膜的损伤，提高LES张力。

①抑酸药：a. PPI：作用于泌酸最终环节质子泵，能特异性地抑制壁细胞顶端膜构成的分泌微管和胞质内管状泡上的H^+-K^+-ATP酶从而有效抑制胃酸的分泌。代表药有奥美拉唑，0.6～0.8 mg/（kg·d），每天1次，晨起餐前30 min服用，疗程8～12周；b. H_2受体拮抗剂（H_2- receptor antagonists，$H_2 RA$）：阻断组胺与壁细胞H_2受体结合，通过拮抗H_2受体间接影响质子泵分泌胃酸。常用药物有西咪替丁、雷尼替丁。PPI抑酸效果优于$H_2 RA$。

②中和胃酸药：如氢氧化铝凝胶等。

（2）促动力药

常用选择性、周围性多巴胺D_2受体拮抗剂多潘立酮，使胃肠道上部的蠕动和张力恢复正常，促进胃排空，增加胃窦和十二指肠运动。常用剂量为每次0.2～0.3 mg/kg，每天3次，餐前30 min及睡前口服，疗程2～4周，注意心血管系统并发症。

（3）黏膜保护剂

用于GER引起的食管糜烂、溃疡者，此类药物用药后可在病变表面形成保护膜，促进黏膜的修复和溃疡的愈合，但一般不单独用于GER。药物有硫糖铝、L-谷氨酰胺呱仑酸钠颗粒等。

4. 外科治疗

早期诊断和及时应用体位、饮食等治疗方法后，大多数患儿的症状能明显改善。较严重者可加用药物治疗，一般不需要手术治疗。手术治疗目的是加强食管下括约肌功能，目前多采用Nissen胃底折叠加胃固定术。随着腹腔镜在儿科的应用，腹腔镜手术逐渐替代了剖腹手术。

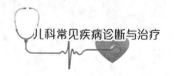
第三节 胃 炎

一、概述

胃炎是指由各种物理性、化学性或生物性有害因子引起的胃黏膜或胃壁炎性病，根据病程分急性和慢性两种，后者发病率高。

二、病因

1.急性胃炎

多为继发性，是由严重感染、休克、颅内损伤、严重烧伤、呼吸衰竭和其他危重疾病所致的应激反应又称急性胃黏膜损伤、急性应激性黏膜病变。误服毒性物质和腐蚀剂，摄入由细菌及其毒素污染的食物，服用对胃黏膜有损害的药物，如阿司匹林等非甾体类抗炎药，食物过敏，胃内异物，情绪波动、精神紧张和各种因素所致的变态反应等均能引起胃黏膜的急性炎症。

2.慢性胃炎

有害因子长期反复作用于胃黏膜引起损伤的结果，儿童慢性胃炎中以浅表性胃炎最常见，占90%～95%，萎缩性胃炎极少。病因迄今尚未完全明确，可能与下列因素有关。

①感染：已证实幽门螺杆菌（helicobater pylori，Hp）的胃内感染是胃炎的主要病因，在活动性、重度胃炎中 Hp 检出率很高。慢性胃炎的家族聚集倾向也表明了 Hp 在家族成员间的传播。

②胆汁反流：各种原因引起胃肠道动力异常，十二指肠胃反流，反流的胆盐刺激减低了胃黏膜对离子通透的屏障功能，使得胃液中氢离子得以反弥散进入胃黏膜引起炎症。

③长期食（服）用刺激性食物和药物：如粗糙、过硬、过冷、过热、辛辣的食品，经常暴饮暴食、饮浓茶、咖啡，服用阿司匹林等非甾体抗炎药及类固醇激素类药物。

④精神神经因素：持续精神紧张、压力过大，可使消化道激素分泌异常。

⑤全身慢性疾病影响：如慢性肾炎、尿毒症、重症糖尿病、肝胆系统疾病、类风湿关节炎、系统性红斑狼疮等。

⑥其他因素：如环境、遗传、免疫、营养等因素均与发病有关。

三、临床特征

1.急性胃炎

发病急骤，轻者仅有食欲缺乏、腹痛、恶心、呕吐，严重者可出现呕血、黑便、水、电解质及酸碱平衡紊乱。有感染者常伴有发热等全身中毒症状。

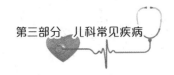

2.慢性胃炎

常见症状为反复发作、无规律性的腹痛，疼痛经常出现于进食过程中或餐后，多数位于上腹部、脐周，部分患儿部位不固定，轻者为间歇性隐痛或钝痛，严重者为剧烈绞痛。常伴有食欲缺乏、恶心、呕吐、腹胀，继而影响营养状况及生长发育。胃黏膜糜烂出血者伴呕血、黑便。

四、辅助检查

1.胃镜检查

可直接观察胃黏膜病变及其程度，黏膜广泛充血、水肿、糜烂、出血，有时可见黏膜表面的黏液斑或反流的胆汁。Hp 感染胃炎时，还可见到胃黏膜微小结节形成（又称胃窦小结节或淋巴细胞样小结节增生）。同时可取病变部位组织进行幽门螺杆菌和病理学检查。

2.幽门螺杆菌检测

①胃黏膜组织切片染色与培养：Hp 培养需在微氧环境下用特殊培养基进行，3～5 d 可出结果，是最准确的诊断方法。

②尿素酶试验：尿素酶试剂中含有尿素和酚红，Hp 产生的酶可分解其中的尿素产生氨，后者使试剂中的 pH 值上升，从而使酚红由棕黄色变成红色。将活检胃黏膜放入上述试剂（滤纸片）中，如胃黏膜含有 Hp 则试剂变为红色，此法快速、简单，特异性和敏感性可达 80% 以上；

③血清学检测抗 Hp 抗体：但是抗体可在清除了 Hp 几个月后仍保持阳性，限制了其诊断意义。

④核素标记尿素呼吸试验：让患儿口服一定量核素 ^{13}C 标记的尿素，如果患儿消化道内含有 Hp，则 Hp 产生的尿素酶可将尿素分解产生 $^{13}CO_2$ 由肺呼出。通过测定呼出气体中 ^{13}C 含量即可判断胃内 Hp 感染的有无及程度。

五、诊断和鉴别诊断

根据病史、体检、临床表现、胃镜和病理学检查，基本可以确诊。由于引起儿童腹痛的病因很多，急性发作的腹痛必须注意与外科急腹症、肝、胆、胰、肠等腹内脏器的器质性疾病，以及腹型过敏性紫癜相鉴别。慢性反复发作的腹痛，应与消化性溃疡、嗜酸细胞胃肠炎、肠道寄生虫、肠痉挛等疾病鉴别。

1.肠蛔虫病

常有不固定腹痛、偏食、异食癖、恶心、呕吐等消化功能紊乱症状，有时出现全身过敏症状。往往有吐、排虫史，粪便查找虫卵，驱虫治疗有效等可协助诊断。随着卫生条件的改善，肠蛔虫病在我国已经大为减少。

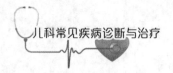
2. 肠痉挛

婴儿多见，可出现反复发作的阵发性腹痛，腹部无异常体征，排气、排便后可缓解。

3. 嗜酸性粒细胞胃肠炎

嗜酸性粒细胞在胃肠黏膜浸润所致的胃肠疾病，其中黏膜型与本病相似，但按一般胃炎治疗效果不佳。

4. 心理因素所致功能性（再发性）腹痛

一种常见的儿童期身心疾病。原因不明，与情绪改变、生活事件、家庭成员过度焦虑等有关。表现为弥漫性的、发作性的腹痛，持续数十分钟或数小时而自行缓解，可以伴有恶心、呕吐等症状。临床和辅助检查往往无阳性发现。

六、治疗原则

1. 急性胃炎

去除病因，积极治疗原发病，避免服用一切刺激性食物和药物，及时纠正水电解质紊乱。有上消化道出血者应卧床休息，保持安静，监测生命体征及呕吐与黑粪情况。静滴抑酸剂，口服胃黏膜保护剂，可用局部黏膜止血的方法。细菌感染者应用有效抗生素。

2. 慢性胃炎

（1）去除病因

积极治疗原发病。

（2）饮食治疗

养成良好的饮食习惯和生活规律。饮食定时定量，避免服用刺激性食物和对胃黏膜有损害的药物。

（3）药物治疗

①黏膜保护剂：如碱式碳酸铋、硫糖铝、蒙脱石粉剂等。

②H_2受体拮抗剂：常用西咪替丁、雷尼替丁、法莫替丁等。

③胃肠动力药：腹胀、呕吐或胆汁反流者加用多潘立酮、西沙必利、莫沙必利等。

④有幽门螺杆菌感染者应进行规范的抗 Hp 治疗，药物治疗时间视病情而定。

第四节　消化性溃疡

一、概述

消化性溃疡（peptic ulcer，PU）是指发生在胃和十二指肠的溃疡。胃十二指肠溃疡是指在各种

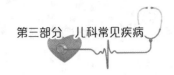

致病因子的作用下，黏膜发生炎性反应与坏死、脱落、形成溃疡，溃疡的黏膜坏死缺损穿透黏膜肌层，严重者可达固有肌层或更深。病变可发生在食管、胃、十二指肠，以及胃空肠吻合口、含胃黏膜的 Meckel 憩室内，其中以胃溃疡（gastric ulcer，GU）和十二指肠溃疡（duodenal ulcer，DU）最常见，一般消化性溃疡指 GU 和 DU。消化性溃疡在我国人群中的发病率尚无确切的流行病学资料。各年龄段儿童具有不同的临床表现和体征，婴幼儿多为急性继发性溃疡，常有明确的原发疾病，GU 和 DU 发病率相近。年长儿多为慢性、原发性溃疡，以 DU 多见，男孩多于女孩，可有明显的家族史。可通过上消化道内镜检查确诊。治疗以抑酸、保护胃肠黏膜为主，缓解症状，促进溃疡愈合，防止复发及预防并发症，必要时行内镜和手术治疗。

二、病因

原发性消化性溃疡的病因与诸多因素有关，确切发病机制至今尚未完全阐明。目前认为，溃疡的形成是对胃和十二指肠黏膜有损害作用的侵袭因子与自身的防御因子之间失去平衡的结果。继发性溃疡由全身疾病引起的胃、十二指肠黏膜局部损害，多见于各种危重疾病所致的应激反应。一般认为，与酸增加有关的因素更易导致十二指肠溃疡，组织防御减弱更易导致胃溃疡。

1. 侵袭因子

胃酸和胃蛋白酶、幽门螺杆菌（Hp）、胃泌素、非甾体抗炎药（NSAIDs）和类固醇激素、应激和创伤、饮食习惯不当、精神因素、气候因素等。

2. 防御因子

黏液—碳酸氢盐屏障、黏膜上皮细胞的修复功能黏膜血流和酸碱平衡、前列腺素（PGs）、胃黏膜含有巯基和胃肠激素。

此外，Hp 感染具有家族聚集倾向。儿童消化性溃疡病患儿有家族史者占 25%～60%，CU 和 DU 同胞患病是一般人群 1.8 倍和 2.6 倍，单卵双胎有 50% 可患有同一种消化性溃疡。

三、临床特征

临床症状往往不典型，可表现为腹痛、呕吐、呕血、黑便、生长发育迟缓等，腹痛发生与进餐时间的关系是鉴别胃与十二指肠溃疡的重要依据，常呈周期性、节律性发作，胃溃疡的腹痛多发生于餐后，十二指肠溃疡的腹痛多发生于空腹时。NSAIDs- 溃疡以无症状者居多，部分以上消化道出血为首发症状。由于溃疡在各年龄阶段的多发部位、类型和演变过程不同，临床症状和体征也有所不同，年龄越小，症状越不典型，不同年龄患儿的临床表现有各自的特点。

1. 新生儿期

以突发上消化道出血或穿孔为主要表现。继发性溃疡多见，常见原发病有早产、出生窒息等缺

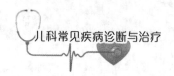

血缺氧、败血症、低血糖、呼吸窘迫综合征和中枢神经系统疾病等，常急性起病，以呕血、黑便、腹胀及腹膜炎表现为主，易误诊。新生儿生后 1～2 d 胃酸分泌高，与成人相同；4～5 d 时下降，以后又逐渐升高，故生后 2～3 d 可发生原发性消化性溃疡。

2. 婴儿期

继发性溃疡多见，发病急，首发症状可为消化道出血和穿孔。原发性以 GU 多见，表现为食欲差、呕吐、呕血、黑便、进食后啼哭、腹胀、生长发育迟缓。

3. 幼儿期

GU 和 DU 发病率相等，主要表现为进食后呕吐、间歇发作脐周及上腹部疼痛，可有夜间及清晨痛醒，可发生呕血、黑便，甚至穿孔。

4. 学龄前及学龄期

以原发性 DU 多见，主要表现为反复发作脐周及上腹部胀痛、烧灼感，饥饿时或夜间多发。严重者可出现呕血、便血、贫血。并发穿孔时疼痛剧烈并放射至背部或上腹部。也有仅表现为贫血，少数患儿表现为无痛性黑便、晕厥，甚至休克。

5. 并发症

儿童消化性溃疡常见并发症包括出血、穿孔及幽门梗阻等。半数以上病例可出现呕血和或黑便。出血量多少不等，量多者可出现失血性休克，量少者只能从粪便潜血检测中发现。约 10% 的新生儿或婴幼儿可出现穿孔。幽门管或十二指肠球部溃疡，可出现幽门狭窄梗阻，十二指肠球腔变形狭窄。

6. 体征

测量体重、身高、身体质量指数（BMI），评估是否存在慢性疾病或营养不良；评估牙齿是否有龋齿和被腐蚀的牙釉质，这表明可能存在呕吐或反流；结膜苍白、心动过速或心脏杂音可能提示与溃疡相关的贫血或失血；肺部查体可能会发现喘息，这是由于慢性反流导致支气管痉挛所致；可存在中上腹部压痛，应注重腹部压痛区域；若合并口腔、外生殖器溃疡，需与炎症性肠病、白塞综合征相鉴别。

四、辅助检查

1. 实验室检查

血常规可初步评估是否存在贫血、贫血程度及类型，可动态监测血常规评估是否存在活动性出血；解柏油样大便、粪便潜血试验阳性提示存在消化道出血。

2. 上消化道内镜检查

诊断溃疡病准确率最高的方法，内镜观察不仅能准确诊断溃疡、观察病灶大小、周围炎症的

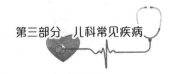

轻重、溃疡表面有无血管暴露、是否导致消化道管腔狭窄，同时可采集黏膜行病理组织学和细菌学检查，还可以在内镜下行相关治疗。胃溃疡多发生在胃角切迹和胃窦部，十二指肠溃疡多发生在球部，以前壁和大弯侧多见。十二指肠溃疡和胃溃疡的内镜下分期相同，分为活动期（A1、A2）、愈合期（H1、H2）和瘢痕期（S1、S2）。

3. 上消化道造影

常用造影剂有钡剂、碘剂等。婴幼儿检查时易发生误吸，碘造影剂和钡剂相比，能很快被吸收入血，不会对机体造成危害，因此婴幼儿常用碘造影剂。上消化道造影存在辐射，且不如上消化道内镜直观，故适用于对内镜检查有禁忌者。

①直接征象：发现胃和十二指肠壁龛影可确诊。

②间接征象：溃疡对侧切迹，十二指肠球部痉挛、畸形对本病有诊断参考价值。因儿童溃疡浅表，钡餐通过快，检出率较成人低，且假阳性率较高，气钡双重对比造影效果会更好。

③ Hp 检测。

五、诊断与鉴别诊断

（一）诊断依据

儿童消化性溃疡的症状和体征不典型，尤其是新生儿期和婴儿期，故对出现剑突下有烧灼感、饥饿痛；反复发作、进食后缓解的上腹痛，夜间及清晨症状明显；与饮食有关的呕吐；反复胃肠不适，且有溃疡病，尤其是 DU 家族史；原因不明的呕血、便血；粪便潜血试验阳性的贫血患儿等，应警惕消化性溃疡的可能，结合内镜检查，可明确诊断。

（二）鉴别诊断

1. 腹痛

应与肠痉挛、蛔虫病、腹内脏器感染、结石、腹型过敏性紫癜等疾病鉴别。

2. 呕血

新生儿和小婴儿呕血可见于新生儿自然出血症、食管裂孔疝、食物过敏等；年长儿需与肝硬化致食管胃底静脉曲张破裂及全身出血性疾病鉴别，有时还应与咯血相鉴别。

3. 便血

消化性溃疡出血多为柏油样便，鲜红色便仅见于大量出血者。应与肠套叠、梅克尔憩室、息肉、腹型过敏性紫癜、炎症性肠病及血液病所致出血鉴别。

六、治疗原则

治疗目的是缓解和消除症状，促进溃疡愈合，防止复发，预防并发症。治疗方法包括一般治

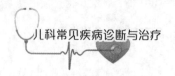

疗、药物治疗、内镜下治疗和手术治疗。经过正规治疗，约80%的患儿在4～8周内胃和十二指肠溃疡消失。

1. 一般治疗

培养良好的生活习惯，饮食定时定量，避免过度疲劳及精神紧张，消除有害因素，如避免食用刺激性食物和药物。

2. 药物治疗

原则为抑制胃酸分泌和中和胃酸，强化黏膜防御能力，抗幽门螺杆菌治疗。

3. 抑酸

中和胃酸的主要药物、用法用量及作用机制，见表3-6。

表3-6　常见抑酸药物用法用量及作用机制

药物	用法	作用机制
H2受体拮抗剂	西咪替丁 10～15 mg/(kg·d),4～8周 雷尼替丁 3～5 mg/kg, q.12 h,4～8周 法莫替丁 0.9 mg/kg, q.d,2～4周	直接抑制组织胺、阻滞乙酰胆碱和胃泌素分泌,达到抑酸和加速溃疡愈合作用
质子泵抑制剂(PPI)	奥美拉唑 0.6～0.8 mg/(kg·d),晨顿服,4～8周; 兰索拉唑 0.6 mg/(kg·d), qd.	作用于胃黏膜壁细胞,降低壁细胞中 H^+-K^+-ATP 酶活性,阻止 H^+ 从细胞质内转移到胃腔而抑制胃酸分泌
中和胃酸的抗酸剂	铝碳酸镁咀嚼片,饭后 1 h 嚼服,0.5～1 片, tid. 硫糖铝 10～25 mg/(kg·d)分 4 次口服,4～8周	缓解症状,促进溃疡愈合抗酸剂服

4. 抗 Hp 治疗

具体见幽门螺杆菌感染章节。

5. 内镜治疗

主要用于治疗溃疡合并出血、穿孔、幽门狭窄。

（1）胃十二指肠溃疡穿孔

当患儿突然出现腹痛，腹膜炎等症状时，应高度怀疑穿孔，及时评估生命体征，进行常规的实验室检查（如血常规、肝肾功能、炎症指标、凝血、动脉血气分析）和腹部立位平片，必要时行腹部 CT 检查。对于小穿孔，溃疡被大网膜黏连而封闭，和发生腹膜炎，生命体征平稳，可进行保守治疗（禁食、抑酸、抗感染，置入空肠营养管等）。当出现较大穿孔、严重腹膜炎等情况时，需急诊手术治疗。

（2）胃十二指肠溃疡出血

当患儿出现黑便、乏力、面色苍白、肠鸣音活跃等情况时，应考虑溃疡合并出血，完善实验室

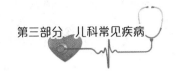

检查（血常规、电解质、凝血、血型）。尽可能在 24 h 内做急诊胃镜检查，必要时进行内镜下止血，有循环衰竭征象者，应先迅速纠正循环衰竭后再行胃镜检查。若多次内镜下止血失败，应手术止血（或血管造影栓塞）。

（3）胃溃疡合并幽门梗阻

当患儿出现腹痛、腹胀、呕吐宿食，查体上腹膨隆，可见蠕动波时，应考虑溃疡合并幽门梗阻，给予禁饮禁食、胃肠减压、抑酸、保护胃黏膜等治疗。

（4）溃疡合并幽门狭窄（非胆汁样剧烈呕吐）

置入胃肠营养管保障治疗期间肠内营养，肠内营养可改善上消化道手术后患儿营养状态、减少并发症、缩短住院时间，利于术后恢复，还可以防止应激相关的胃肠道出血；若狭窄严重，应同时置入胃管连接胃肠减压器，减轻胃酸刺激，药物保守治疗过程中，若胃肠减压液体越来越少，说明狭窄较前好转，可去除胃肠减压进行流质饮食；若治疗 8～12 周后患儿依然不能进食，进食后剧烈呕吐，复查胃镜幽门狭窄依然严重，建议进行内镜下治疗。包括：幽门狭窄球囊扩张术，幽门狭窄放射状切开术，幽门狭窄支架置入术。

（5）手术治疗

消化性溃疡一般不需手术治疗，若出现以下情况需考虑手术治疗：

①溃疡合并穿孔。

②难以控制的出血，失血量大，48 h 内失血量超过血容量的 30%。

③瘢痕性幽门梗阻，经胃肠减压等保守治疗 72 h 仍无改善。

第五节　幽门螺杆菌感染

一、概述

幽门螺杆菌（Helicobacter pylori，Hp）是一种革兰阴性、螺旋状、微需氧菌，与慢性胃炎、消化性溃疡、胃癌、胃黏膜相关淋巴组织（mucosa associated lymphoid tissue，MALT）淋巴瘤的发生密切相关，因此世界卫生组织（WHO）将其列为 I 级致癌原。儿童是感染的易感人群，其最主要的感染途径是通过口—口和或粪—口感染。HP 感染可呈家庭聚集现象，随着年龄的增加，儿童 Hp 感染率上升。流病学资料表明，成人 Hp 感染大多在儿童期获得，一旦感染，很少自然清除。随着 Hp 抗生素耐药率的增加，Hp 根除率逐渐下降。因此，临床上需要规范诊断和治疗儿童 Hp 感染。

二、临床特征

Hp 感染可以没有症状，如果有症状，大多也是特异性的。常见的症状有腹痛、恶心、呕吐、纳

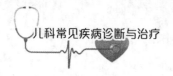

差、暖气、呃逆、反胃胀、早饱、口臭、腹泻等，严重者可有消化道出血，如呕血、黑便、贫血。

三、辅助检查

1.Hp 检测的指征

根据 2015 年中国儿童幽门螺杆菌诊治专家共识，如果有以下几种情况要进行 Hp 检测：

①消化性溃疡。

②胃黏膜相关淋巴组织淋巴瘤。

③慢性胃炎。

④一级亲属中有胃癌家族史。

⑤不明原因的难治性缺铁性贫血。

⑥计划长期服用非甾体消炎药，包括低剂量阿司匹林。

但临床上各项检查的目的是明确病因，并不意味着 Hp 检测阳性就找到了病因，需要再进行综合分析 Hp 感染与症状之间的相关性。

2.Hp 检测方法

主要分非侵入性及侵入性检测方法。侵入性方法包括 ^{13}C 尿素呼气试验、粪便 Hp 抗原检测（stool antigen test，SAT）和血清 Hp 抗体检测等。

侵入性方法依赖胃镜检查及胃黏膜组织活检，进行包括胃黏膜快速尿素酶试验、胃黏膜组织切片亚甲蓝染色和胃黏膜 Hp 培养，核酸 PCR 检测等。除了血清抗体检查，其他检查前均需停用质子泵抑制剂 2 周、抗生素和铋剂 4 周。

四、诊断标准

①细菌培养阳性。

②组织病理学检查和 RUT 均阳性。

③若组织病理学检查和 RUT 结果不一致，需进一步进行非侵入性检测，如 UBT 或 SAT。

④消化性溃疡出血时，病理组织学或 RUT 中任一项阳性。

血清 Hp 抗体检测主要用于既往感染及流行病学调查，不能作为现症感染的诊断指标。

五、治疗原则

1. 儿童 Hp 感染根除治疗的适应证

（1）以下情况必须根治

消化性溃疡或胃黏膜相关淋巴组织淋巴瘤。

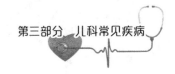

（2）以下情况可以考虑根治

①患有慢性胃炎。

②有胃癌家族史。

③患有不明原因的难治性缺铁性贫血。

④计划长期服用 NSAID（包括低剂量阿司匹林）。

⑤监护人或年长儿童强烈要求治疗。

2. 儿童 Hp 感染根除治疗的常用药物

①抗生素：阿莫西林 50 mg/（kg·d），分 2 次（最大剂量 1 g 每日 2 次）；甲硝唑 20 mg/（kg·d），分 2 次（最大剂量 0.5 g，每日 2 次）；克拉霉素 15～20 mg/（kg·d），分 2 次（最大剂量 0.5 g 每日 2 次）。

②抑酸分泌药：奥美拉唑，1.0 mg/（kg·d），分 2 次（餐前半小时口服）。

③铋剂：胶体次枸橼酸铋剂，6～8 mg/（kg·d），分 2 次（餐前口服），适用于 6 岁及以上儿童。

3. 根除儿童 HP 的治疗方案

符合治疗指征时择个体化治疗方案，包括药物的选择和疗程，药物可选用三联（通常推荐 PPI+ 两种抗生素）或四联（通常推荐 PPI+ 两种抗生素 + 铋剂，但铋剂适用于 6 岁及以上儿童），疗程目前大多推荐 14 d。治疗方案选择要根据儿童的年龄、病情、HP 的耐药性等进行个体化制定。

（1）一线方案（首选配对治疗）

①标准三联，奥拉唑 + 克拉霉素 + 阿莫西林，如青霉素过敏，则将阿莫西林改为甲硝唑或替硝唑，克拉霉素适用于克拉霉素耐药率较低（不足 15%）的地区。

②铋剂四联，奥美拉唑 + 胶体枸橼酸铋剂 + 甲硝唑 + 阿莫西林。6 岁及以上的患儿，可首选含铋剂四联疗法。

（2）二线方案（用于一线方案失败者）

①铋剂四联，奥美拉唑 + 阿莫西林 + 甲硝唑 + 枸橼酸铋剂。

②伴同疗法，奥美拉唑 + 克拉霉素 + 阿莫西林 + 甲硝唑。

4. 根除 Hp 疗效的判断

应在根除治疗结束至少 4 周后进行，即使患儿症状消失也建议复查，首选 ^{13}C 尿素呼气试验。符合下述三项之一者可判断为 Hp 根除：

① UBT 阴性。

② SAT 阴性。

③基于胃窦、胃体两个部位取材的 RUT 均阴性。

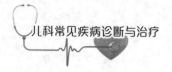

5. 根除 Hp 治疗失败的对策

要分析 Hp 根除失败的原因及状缓解的情况。如果症状已缓解，可暂缓再次根除治疗；如果症状缓解，在分析原因的基础上，有针对性地调整治疗方案，包括药物、剂量和疗程，并提高服药依从性。假如第二次根除治疗也失败，考虑 3～6 个月后再次评估，是否需要再次根除治疗。评估期间如有症状，进行一般药物的对症处理，暂时不进行 Hp 根除治疗，有条件者，可进行胃黏膜 Hp 培养 + 药敏试验，必要时进一步进行抗生素耐药基因及与 PPI 代谢相关的 CYP2 C19 基因多态性检测，以实施个体精准治疗，提高 Hp 根除成功率。

第六节　婴幼儿腹泻

一、概述

腹泻病是儿童消化系统最常见的疾病，可以由多种病原、多个因素引起的以大便次数增多和大便性状改变为特点的胃肠综合征，也是 5 岁以下儿童死亡的第二大原因及营养不良的主要原因之一。儿童腹泻病主要发生在生后的 5 年内，以 6 个月至 2 岁婴幼儿发病率高。按病程分类，连续病程在 2 周以内的腹泻为急性腹泻，2 周～2 个月为迁延性腹泻，慢性腹泻的病程为 2 个月以上。国外学者也有将病程持续 2 周及以上的腹泻统称为慢性腹泻或难治性腹泻。

按病情分类，婴幼儿腹泻可根据有无脱水、电解质紊乱及中毒症状分为轻型和重型。无脱水、电解质紊乱及中毒症状者为轻型，多由饮食因素及肠道外感染引起，以胃肠道症状为主，常在数日内痊愈。存在明显脱水、电解质紊乱或有中毒症状者为重型，多由肠道内感染所致，除有较重的胃肠道症状外，还有较明显的脱水、电解质紊乱、酸碱失衡及全身感染中毒症状，如发热、精神烦躁或萎靡、嗜睡、面色苍白、意识模糊，甚至昏迷、休克等。

二、病因

（一）急性腹泻

引起急性婴幼儿腹泻的病因分为感染性及非感染性原因。

1. 感染因素

婴幼儿急性感染性腹泻的肠道内感染性病原体包括病毒、细菌、真菌和寄生虫，其中以病毒感染，尤其是轮状病毒感染最为常见。这些感染经常是通过粪 – 口途径传播，患儿直接或间接接触受污染的食物和水或感染者而获得感染。除了经典的方式，病毒还可以以气溶胶形式通过空气传播。

①病毒感染：包括轮状病毒，诺如病毒，腺病毒 40 型、41 型与 42 型，星状病毒，肠道腺病毒，柯萨奇病毒，埃可病毒，冠状病毒及札如病毒等。病毒感染所致的婴幼儿腹泻多发生于寒冷季节。

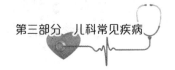

②细菌感染（法定传染病另述）：最常见的病原体为致泻性大肠埃希菌，依据致病机制不同，分为产毒性大肠埃希菌、致病性大肠埃希菌、侵袭性大肠埃希菌、出血性大肠埃希菌、黏附性大肠埃希菌等五组。此外，还包括空肠弯曲菌、非伤寒沙门菌（主要为鼠伤寒和其他非伤寒、副伤寒沙门菌）、肠炎耶尔氏菌、艰难梭菌、金黄色葡萄球菌等。

③真菌感染：主要包括念珠菌、毛霉菌和曲霉菌，婴儿腹泻以白念珠菌性肠炎多见。

④寄生虫：常见病原体包括隐孢子虫、蓝氏贾第鞭毛虫、溶组织内阿米巴及人芽囊原虫等。

除了胃肠道内感染，肠道外感染如败血症、尿路感染、中耳炎、肺炎等，也可通过毒素作用、发热、邻近器官刺激及抗生素应用等产生腹泻症状。

2. 非感染因素

①饮食因素：a. 喂养不当，如人工喂养的婴儿突然改变食物品种，过早喂给大量淀粉类或脂肪类食品；母乳喂养过早添加辅食、果汁等；b. 过敏性腹泻，如食物蛋白介导肠病、小肠结肠炎、直肠结肠炎等；c. 原发性或继发性双糖酶（主要为乳糖酶）缺乏或活性降低，肠道对糖的消化吸收不良而引起腹泻。

②环境因素：患儿腹部受凉，使肠蠕动增加，或环境温度过高使患儿消化液分泌减少等可能诱发消化功能紊乱致腹泻。

③其他因素：还包括长期服用抑酸剂、功能性腹泻及腹泻型肠易激综合征等。

（二）迁延性及慢性腹泻

迁延性和慢性腹泻（以下简称为慢性腹泻）病因复杂，既可以由急性腹泻未彻底治疗或治疗不当、迁延不愈引起，也可以由慢性感染、食物过敏、先天性酶缺陷、免疫缺陷、药物因素、先天性畸形等引起。

另一种在生命早期出现的持续和严重的腹泻源于单基因缺陷引起的疾病，被称为先天性腹泻和肠病。

（三）导致腹泻的机制

临床上很多腹泻并非由某种单一机制引起，而是在多种机制共同作用下发生的。

1. "渗透性"腹泻

肠腔内存在大量不能吸收的具有渗透活性的物质。

2. "分泌性"腹泻

肠腔内电解质分泌过多。

3. "渗出性"腹泻

炎症所致的液体大量渗出。

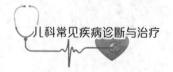

4. "肠道功能异常性"腹泻

肠道蠕动功能异常等。

三、临床特征

（一）急性腹泻

1. 病史

有腹泻患儿接触、饮食不洁、喂养不当、药物或致敏食物服用史，或精神心理改变等病史。

2. 临床表现

（1）消化道症状

大便性状改变，如稀糊便、水样便、黏液便、脓血便；大便次数增多，每日 3 次以上，甚至每日 10～20 次；可伴有恶心呕吐、腹痛、腹胀、食欲不振等。

（2）全身症状

如发热、烦躁、精神萎靡、嗜睡，甚至惊厥、昏迷、休克，可伴有心、脑、肝、肾等其他器官系统受累表现。

（3）水、电解质及酸碱平衡紊乱

包括不同程度的脱水、代谢性酸中毒、低钾血症、低钠或高钠血症，也可有低钙血症、低镁血症。

①脱水：依据丢失体液量、精神状态、皮肤弹性、黏膜、前囟、眼窝、肢端、尿量、脉搏及血压的情况进行脱水程度的评估，分为轻度、中度、重度（表 3-7）。根据血清钠水平分为等渗性脱水（130～150 mmol/L）、低渗性脱水不足 130 mmol/L）和高渗性脱水（超过 150 mmol/L），婴幼儿腹泻以前两者多见。

②代谢性酸中毒：表现为呼吸深快、频繁呕吐、精神萎靡、嗜睡，甚至昏迷等。

③低钠和高钠血症：可有恶心、呕吐、精神萎靡、乏力，严重者可出现意识障碍、惊厥发作等。

④低钾血症：表现为精神不振、无力、腹胀、心律失常等。

⑤低钙血症和低镁血症：主要表现为手足搐搦和惊厥，更多见于营养不良患儿。如果脱水、酸中毒纠正过程中或纠正后出现上述表现时，应考虑低钙血症可能。补钙治疗无效时应考虑低镁血症。

表 3-7　脱水程度的评估

脱水程度	轻度	中度	重度
丢失体液（占体重比例 %）	≤ 3%～5%	5%～10%	≥ 10%

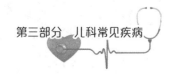

续表

脱水程度	轻度	中度	重度
精神状态	稍差	烦躁、易激惹	萎靡、昏睡
皮肤弹性	尚好,或稍有下降	差	极差,捏起皮肤恢复≥2 s
口唇	稍干,口渴	干燥	明显干燥
前囟、眼窝	稍凹陷	凹陷	明显凹陷
肢端温度	正常	稍凉	四肢厥冷
尿量	略少	明显减少	无尿
脉搏	正常	增快	明显增快
血压	正常	正常或轻度下降	降低或休克

3. 辅助检查

（1）粪便常规及培养

粪便无或偶见白细胞，提示非侵袭性细菌或病毒感染；较多白细胞、脓细胞、红细胞提示侵袭性细菌感染；见念珠菌、真菌孢子、假菌丝提示真菌感染；有黄白色奶块或脂肪球，提示消化不良；大量红细胞提示坏死性肠炎或过敏；黏液脓血便或大便镜检有较多白细胞者，行粪便细菌培养，可发现致病菌。

（2）血液检查

血常规白细胞总数增高、中性粒细胞增高提示侵袭性细菌感染（但需要注意剧烈呕吐者即使是病毒感染也可有此改变）；白细胞总数正常提示病毒性肠炎或非侵袭性细菌感染；嗜酸性粒细胞增高提示寄生虫感染或过敏性疾病。血生化、电解质及血气分析，可明确有无酸碱平衡紊乱、电解质紊乱、脱水的性质。

（3）其他病原学检测方法

酶免疫分析、直接免疫荧光分析、核酸扩增技术或分子序列分析检测等，可检测出粪便轮状病毒、诺如病毒、小圆病毒、冠状病毒等病原体。

（二）迁延性和慢性腹泻

1. 病史

首先要明确是否存在真正的腹泻（明确稀便伴排便次数增加），注意区分假性腹泻（例如长期便秘导致便失禁或里急后重每次排出少量大便）；注意鉴别功能性腹泻及器质性腹泻：腹泻症状持续3个月，夜间腹泻加重，体重明显减轻，或伴有发热、皮疹、关节炎或其他脏器受累等可能提示

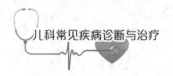

为器质性疾病；功能性腹泻常伴有下腹痛或者左下腹隐痛，便后疼痛可缓解，大便检查无病原体，内镜检查无器质性病变。其次要详细询问饮食史、药物应用史、外科手术史、过敏情况等。

2. 临床表现

体格检查是进一步明确病因的主要因素，例如水肿、营养不良或其他提示脂溶性维生素缺乏的临床表现可能存在吸收不良或消化不良性疾病；皮肤潮红、肝大则可能是继发于转移性类癌；反复口腔溃疡及巩膜外层炎、前葡萄膜炎则可能存在炎症性肠病；15%～20%乳泻患儿存在疱疹样皮炎。

3. 大便性状

大便性状对于慢性腹泻病的诊断具有重要意义：大便中带有不消化的食物，粪便有恶臭且伴有中上腹或脐周腹痛，常提示慢性胰腺炎及小肠吸收不良；水样大便常见于肠毒素大肠杆菌、胃泌素瘤；霍乱弧菌所致的腹泻大便呈米泔水样；溃疡性结肠炎为黏液脓血便；白陶土样大便并带有泡沫见于脂肪泻、慢性胰腺炎；急性坏死性小肠炎引起的腹泻大便多为浓臭血水样大便；脂肪泻、乳糖酶缺乏症粪便具有特殊气味，如酸臭味。

4. 患儿营养状态

患儿营养不良与腹泻迁延不愈有互为因果的关系：一方面，由于营养不良患儿胃黏膜萎缩，胃液酸度降低，胃杀菌屏障作用减弱，利于消化道内病原体繁殖，肠道菌群失调及免疫功能缺陷等原因增加了对病原体的易感性；另一方面，小肠黏膜变薄、酶活性降低、小肠有效吸收面积减少，肠动力的改变，引起各种营养物质的消化吸收不良。因此，营养不良患儿患腹泻时易迁延不愈，持续腹泻又加重了营养不良，两者互为因果，形成恶性循环，最终导致多脏器功能异常。

5. 辅助检查

除了完善血液、粪便常规、培养检查、病原体检测外（同急性腹泻病），慢性腹泻必要时还可完善如下检查。

①过敏原检测：迁延性、慢性腹泻患儿病因不清或考虑食物过敏因素引起者，可行此检查以协助诊断。但非 IgE 介导的消化道过敏常为阴性，临床意义不大。

②消化内镜检查：慢性腹泻、炎症性肠病、肠结核、肠肿瘤等行消化内镜检查，结肠镜可评估结肠黏膜病变并可取结肠黏膜活检；评估小肠绒毛状况可应用胃镜至十二指肠降部以远进行黏膜活检；不能明确且高度怀疑小肠黏膜病变者也可应用胶囊内镜或小肠镜检查。

③其他：粪便 pH 酸碱度、乳糖氢呼气试验、尿半乳糖检测、粪便弹性蛋白酶检测等可辅助诊断乳糖、脂肪吸收不良。检测粪便电解质和渗透压可以鉴别渗透性和分泌性腹泻。必要时还可做消化道造影或 CT 等影像学检查等综合分析判断。

④基因检测：先天性腹泻和肠病（CODEs）是导致婴儿慢性腹泻的罕见原因。对 CODEs 的评估是一个漫长的过程，而且常不易明确诊断。对疑似 CODEs 的患儿，可根据不同的情况选择全外

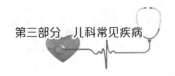

显子及全基因组测序，对孟德尔遗传病的诊断有帮助。

四、诊断与鉴别诊断

（一）诊断标准

可根据发病季节、病史、临床表现和大便性状就可以做出临床诊断。必须判定有无脱水（程度和性质）、电解质紊乱和酸碱失衡。

（二）鉴别诊断

1. 血便或炎性腹泻

急性血便常由各种侵袭性病原体感染所致，应进行大便病原学检测。慢性血便的主要原因包括结肠息肉、结直肠肿瘤（儿童少见）。若大便初为水样便，继而转为暗红色、果酱样或赤豆汤样血便，且中毒症状重，高热，呕吐，常伴休克，注意急性坏死性小肠结肠炎，进一步腹平片和腹部B超检查可见小肠局限性充气扩张肠间隙增宽、肠壁积气等；若为黏液脓血便，伴腹痛、体重减轻、发热、贫血、生长发育迟缓等全身表现，则提示可能存在炎症性肠病（IBD）需综合病史、体检、内镜、影像学及病理学检查明确诊断；伴有里急后重多为直肠炎症所致；感染所致的慢性腹泻相对少见，但免疫低下的患儿应注意弯曲杆菌、沙门氏菌、志贺杆菌、大肠杆菌和结核分枝杆菌；食物过敏或寄生虫感染常伴外周血嗜酸性粒细胞升高。

2. 水样便

此种类型的腹泻多为渗透性、分泌性、功能性、胃肠动力障碍引起；渗透性腹泻在临床上较常见，渗透活性物质的存在使得水分由血浆进入小肠，伴有营养不良，常见于乳糜泻、使用泻药（乳果糖、聚乙二醇）、双糖酶缺乏和胰腺外分泌功能不全；分泌性腹泻多为肠毒素、神经内分泌肿瘤、肠切除后等；部分神经内分泌肿瘤分泌血清素和P物质，从而影响胃肠动力；功能性腹泻、腹泻型肠易激综合征。

五、治疗原则

对于急性腹泻，治疗原则是继续适量饮食，预防和纠正脱水、电解质紊乱和酸碱失衡，合理用药，加强护理，预防并发症。对于迁延性及慢性腹泻则应注意积极寻找病因，针对病因治疗，注意纠正肠道菌群失调及营养支持治疗。

（一）急性腹泻的治疗

1. 饮食管理

建议尽快恢复进食，可改善感染引起的肠道渗透压，缩短腹泻时间，改善患儿的营养状况。对于伴有呕吐的患儿，轻型不禁食，减少脂肪和不易消化食物摄入，给患儿足够的饮食以补充营养，

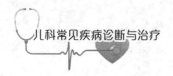

可以少量、多次进食；呕吐严重者可暂禁食，一般不超过 4 h，呕吐好转时，可逐渐恢复正常饮食，给予与年龄相匹配的饮食。母乳喂养的婴幼儿继续母乳喂养，对于用配方奶喂养的婴幼儿，建议采用低乳糖或无乳糖配方奶。对于较大的儿童，饮食不受限制，包括谷类、肉类、酸奶、水果和蔬菜，保证足够的热量。腹泻症状恢复后，应补充营养物质。避免给予患儿高浓度单糖的食物，包括碳酸饮料、果冻、罐装果汁、甜点和其他含糖饮料及高脂肪的食物。

2. 纠正水、电解质紊乱及酸碱失衡

液体疗法包括补充生理需要量、累计损失量及继续丢失量，每一部分都可单独地进行计算和补充。由于体液失衡的原因和性质非常复杂，在制订补液方案时必须全面掌握病史、体检和实验资料及患儿的个体差异，分析三部分液体的不同需求，制订合理、正确的输液量速度、成分及顺序。一般情况下，肾脏、肺、心血管及内分泌系统对体内液体平衡有较强的调节作用，故补液成分及量如基本合适，机体就能充分调整，以恢复体液的正常平衡；但如上述脏器存在功能不全则应较严格地选择液体的成分，根据其病理生理特点选择补液量及速度，并根据病情变化而调整。

（1）生理需要量

生理需要量涉及热量、水和电解质。维持液量和电解质直接与代谢率相关，代谢率的变化可通过碳水化合物、脂肪和蛋白质氧化影响内生水的产生。肾脏的溶质排出可影响水的排出正常机体 25% 的水是通过不显性失水丢失的，热量的产生必然会影响到水的丢失，故正常生理需要量的估计可按热量需求计算，一般按每代谢 100 kcal 热量需 100～150 ml 水；年龄越小需水相对越多。生理需要量取决于尿量、大便丢失及不显性失水。大便丢失常可忽略不计，不显性失水约占液体丢失的 1/3，在发热时增加（体温每增加 1 ℃，不显性失水增加 12%），肺不显性失水在过度通气，如哮喘、酮症酸中毒时增加，在有湿化功能的人工呼吸机应用时肺不显性失水降低。在极低体重儿，不显性失水可多达每天 100 ml/kg。电解质的需求包括每日出汗、正常大小便、生理消耗的电解质等，变化很大。平均钾、钠、氯的消耗量 2～3 mmol/100 kcal。生理需要量应尽可能口服补充，不能口服或口服不足者可以静脉滴注 1/4～1/5 张含钠液，同时给予生理需要量的钾。发热、呼吸加快的患儿应适当增加液体量输入；营养不良者应注意热量和蛋白质补充；必要时用部分或全静脉营养。

（2）补充累计损失量

根据脱水程度及性质补充：即轻度脱水为 30～50 ml/kg（体重）；中度为 50～100 ml/kg；重度为 100～120 ml/kg。通常对低渗性脱水补 2/3 张含钠液；等渗性脱水补 1/2 张含钠液；高渗性脱水补 1/3～1/5 张含钠液（液体张力 = 等张含钠液 / 液体总量），如临床上判断脱水性质有困难，可先按等渗性脱水处理。补液的速度取决于脱水程度，原则是先快后慢、先盐后糖、见尿补钾、纠酸补钙。对伴有循环不良和休克的重度脱水患儿，开始应快速输入等张含钠液（生理盐水或 2∶1 等张液）按 20 ml/kg 于 30～60 min 输入。其余累计损失量补充常在 8～12 h 内完成。在循环改善出

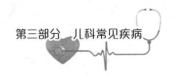

现排尿后应及时补钾。对于高渗性脱水，需缓慢纠正高钠血症（每 24 h 血钠下降不足 10 mmoL/L），也可在数天内纠正。有时需用张力较高，甚至等张液体，以防血钠迅速下降出现脑水肿。

（3）补充继续丢失量

在开始补充累计损失量后，由于腹泻、呕吐、胃肠引流等损失可能继续存在，以致体液继续丢失，如不予以补充将又成为新的脱水、电解质紊乱。补充继续丢失的原则是异常丢失多少及时补充多少，这就需要根据每一个患儿、每日的情况，做出具体的判断。

3. 药物治疗

（1）肠黏膜保护剂

能吸附病原体和毒素，维持肠细胞的吸收和分泌功能，与肠道黏液糖蛋白相互作用，可增强其屏障功能，阻止病原微生物的攻击，减少腹泻次数和量，如蒙脱石散。

（2）肠道微生态疗法

有助于恢复肠道正常菌群的生态平衡，抑制病原菌定植和侵袭，控制腹泻。益生菌可缩短腹泻病程及住院时间，对治疗儿童急性感染性腹泻的治疗效果与菌种和剂量有关（剂量大于 $10^{10} \sim 10^{11}$ CFU），建议益生菌用于急性水样腹泻，不建议用于侵入性细菌引起的炎症性腹泻。可在疾病的早期阶段给予益生菌。对于急性水样腹泻，建议使用布拉氏酵母菌、鼠李糖乳杆菌和其他乳酸杆菌；对于抗生素相关的腹泻，建议使用布拉氏酵母菌。

（3）抗分泌治疗

脑啡肽酶抑制剂消旋卡多曲可以通过加强内源性脑啡肽来抑制肠道水、电解质的分泌，可以用于治疗分泌性腹泻。

（4）补锌治疗

由于急性腹泻锌从粪便中丢失，造成锌的负平衡。补锌可以改善腹泻病的临床预后，并减少复发。应每日给予元素锌 20 mg（超过 6 个月），6 个月以下婴儿每日 10 mg，疗程 10～14 d（元素锌 20 mg 相当于 100 mg 硫酸锌和 140 mg 葡萄糖酸锌。）

（5）抗感染治疗

①病毒是急性感染性腹泻病的主要病原体，常为自限性，目前缺乏特效抗病毒药物，一般不用抗病毒药物，且不应使用抗菌药物。

②抗生素的应用：原则上抗生素应慎用，仅用于分离出有特异病原体的患儿，并尽量依据药物敏感试验结果选用敏感抗生素；a. 水样腹泻者（排除霍乱后）多为病毒或非侵袭性细菌感染引起，一般不用抗菌药物。若伴明显中毒症状且不能完全用脱水解释者，尤其是重症患儿、早产儿、小婴儿和免疫功能低下者，应使用抗菌药物；b. 黏液脓血便者多为侵袭性细菌感染，应给予抗菌药物；各地致病菌和耐药情况有所不同，病原菌尚未明确时，应根据本地流行病学情况经验性选择抗菌药

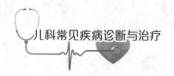

物。疑似出血性大肠杆菌感染者明确病原菌前不用抗生素。病原菌明确后，根据药敏结果和病情给予针对性抗感染治疗。大肠埃希菌、空肠弯曲菌、耶尔森菌、鼠伤寒沙门菌所致感染常选用抗革兰氏阴性杆菌及大环内酯类抗生素。

③寄生虫所致腹泻病少见。蓝氏贾第鞭毛虫和阿米巴感染可使用甲硝唑、替硝唑；隐孢子虫感染主要见于免疫功能低下者，可给予大蒜素等治疗。

④真菌性肠炎应根据病情酌情停用原用抗菌药物，并结合临床情况酌情使用抗真菌药物。可采用制霉菌素、氟康唑或克霉唑等口服，后两者有一定不良反应。

⑤原则上首选口服给药，下列情况推荐静脉给药：a.无法口服用药（呕吐、昏迷等）；b.免疫功能低下者出现发热；c.脓毒症、已证实或疑似菌血症；d.新生儿和不足 3 个月婴儿伴发热。

（二）迁延性和慢性腹泻治疗

因迁延性和慢性腹泻常伴有营养不良和其他并发症，病情较为复杂，必须采取综合治疗措施。积极寻找引起病程迁延的原因，针对病因进行治疗，切忌滥用抗生素，避免严重的肠道菌群失调。预防和治疗脱水，纠正电解质及酸碱平衡紊乱。此类患儿多有营养障碍，营养支持疗法对促进肠黏膜损伤的修复、胰腺功能的恢复、上皮细胞微绒毛双糖酶的产生等进而恢复健康是必要的治疗措施。

1. 调整饮食

继续母乳喂养。人工喂养儿应调整饮食，保证足够热量。双糖不耐受患儿食用含双糖（包括乳糖、蔗糖、麦芽糖）的饮食可使腹泻加重，其中以乳糖不耐受最多见，治疗中应注意减少饮食中的双糖负荷，如采用不含乳糖代乳品或去乳糖配方奶粉等。

2. 过敏性腹泻的治疗

如果在应用无双糖饮食后腹泻仍不改善，应警惕食物过敏（如对牛奶过敏）的可能性，应回避相关过敏食物。

3. 要素饮食

是肠黏膜受损伤患儿最理想的食物，系由氨基酸、葡萄糖、中链甘油三酯、多种维生素和微量元素组合而成。视患儿临床状态而选择应用。

4. 静脉营养

少数不能耐受口服营养物质的患儿可采用静脉高营养。推荐方案为脂肪乳剂每日 2～3 g/kg，复方氨基酸每日 2.0～2.5 g/kg，葡萄糖每日 12～15 g/kg，电解质及多种微量元素适量，液体每日 120～150 ml/kg，热量每日 50～90 cal/kg。好转后改为口服。

5. 药物治疗

抗生素仅用于分离出特异病原体的感染患儿，并根据药物敏感试验选用。补充微量元素和维生

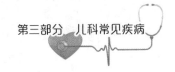

素，如锌、铁、烟酸、维生素 A、维生素 B_{12}、维生素 B_1、维生素 C 和叶酸等，有助于肠黏膜的修复。应用微生态调节剂和肠黏膜保护剂。

6. 中医辨证论治有良好的疗效

可配合中药、推拿、捏脊等。

第七节　婴幼儿牛奶蛋白过敏

一、概述

牛奶蛋白过敏是指牛乳中的某些蛋白分子未经充分消化裂解，直接进入机体致敏，再次摄入牛奶蛋白后引起的有免疫系统参与的食物不良反应。据不完全统计，各国牛奶蛋白过敏在婴幼儿食物过敏中占到第一或第二位，其发病率为 0.7%～3%。男性婴儿发病略多，发病年龄多在出生后 3 岁以内。部分病例有家族性过敏性疾病史。

二、病因

牛奶蛋白过敏是由于牛奶蛋白的变应原性引起的。牛奶中最主要的变应原是乳清蛋白和酪蛋白。乳清蛋白中的变应原包括 α-乳清蛋白、β-乳球蛋白、牛血清白蛋白和牛免疫球蛋白。酪蛋白中的变应原包括 4 种不同的蛋白质：α1、α2、β 和 κ 酪蛋白。牛奶蛋白过敏患儿主要是对 β-乳球蛋白、α 酪蛋白和 κ 酪蛋白（91.7%）过敏。牛奶蛋白引起过敏的途径可以通过吸入、摄入和皮肤接触。牛奶蛋白过敏可由 IgE 介导非 IgE 介导或两者混合介导。

不同种系哺乳动物的奶的变应原间存在交叉反应。最有同源性的是牛、绵羊和山羊的奶蛋白，因同属反刍动物牛科家族。牛科类的乳蛋白成分与猪科（猪）、马科（马和驴）和骆驼科（骆驼和单峰驼）的乳不同，也和人乳不相同。

三、临床特征

1. 病史

目前认为牛奶蛋白过敏高危儿包括：本身具有特应质或合并其他过敏性疾病或具有过敏性疾病家族史者（父母或兄弟姐妹患有湿疹、哮喘、变应性鼻炎、其他食物过敏等过敏性疾病）。

2. 临床表现

IgE 介导的为速发型牛奶蛋白过敏，症状多在进食牛奶后数分钟到 2 h 出现。典型的临床症状涉及皮肤、胃肠道、呼吸道和／心血管系统等靶器官。消化道症状包括恶心、呕吐、腹部绞痛、腹泻，有时伴血便。皮肤症状是牛奶蛋白过敏最常见临床表现，如荨麻疹、全身性斑丘疹、皮肤潮红

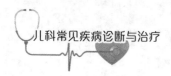

及血管性水肿。呼吸道症状有鼻痒鼻塞、鼻涕、喷嚏等。速发型牛奶蛋白过敏中少数患儿可出现严重过敏反应有致命的危险。非 IgE 介导的为迟发型牛奶蛋白过敏，症状于进食牛奶后数小时到数天出现。多为胃肠道症状，也可出现皮疹、喘息等皮肤和呼吸道症状。迟发型牛奶蛋白过敏可出现恶心、呕吐腹痛、腹泻、血便等消化道症状；可出现食物蛋白介导的肠病、食物蛋白介导的小肠结肠炎综合征、食物蛋白介导的直肠结肠炎等。对 IgE 和非 IgE 混合介导的牛奶蛋白过敏可以导致嗜酸细胞性食管炎、嗜酸细胞性胃肠炎等疾病。

牛奶过敏的患儿伴发特发性肺含铁血黄素沉着症，即 Heiner 综合征。曾报道称 6 例有牛奶蛋白抗体滴度升高的患儿，其中 5 例发特发性肺含铁血黄素沉着症，认为属于第Ⅲ型变态反应。此类病例当停食牛乳后，肺部症状可逐渐好转，其预后较其他特发性肺含铁血黄素沉着症为好。

牛乳蛋白过敏也有引起肠梗阻及肠套叠的报道，但肠梗阻症状经食物中除去牛奶后症状迅速消失。发生肠套叠时往往需要外科复位治疗。

3. 牛奶蛋白过敏的重度情况

①IgE 介导：严重过敏反应。

②非 IgE 介导：症状持续存在，有生长发育障碍，对多种过敏原过敏；症状累及多个器官。

③母乳喂养儿中同样存在牛奶蛋白过敏，主要因为有些母乳中含有 B- 乳球蛋白，母亲喝牛奶或进食奶制品的活性片段可以通过乳汁分泌传给孩子。

4. 体格检查

牛奶蛋白过敏的症状通常累及皮肤、消化道和呼吸道。查体时可能发现皮肤有湿疹，由于瘙痒出现抓痕，腹部可能有腹胀、肠鸣音异常等；肺部听诊可能出现喘鸣音。此外，长期牛奶蛋白过敏的患儿可能出现生长发育落后，身长、体重、头围低于同龄儿童。

四、辅助检查

皮肤点刺试验、特应性斑贴试验、血清特异性 IgE 可能阳性，外周血嗜酸性粒细胞可能升高。

双盲安慰剂对照口服食物激发试验 是诊断牛奶蛋白过敏的金标准，但临床经常用食物回避加开放性激发试验进行诊断。试验前先禁食牛乳及其制品 14 d，观察症状是否消失，如果症状消失，然后试服牛乳（唇剂量），如无症状 20～30 min 后每次加 20～30 ml，2 h 左右直到达到 120 ml 或者日常服用剂量。密切观察是否有症状出现。如在 1 周内再次出现上述症状则可确诊。但 IgE 明显升高者，可直接诊断。

五、诊断与鉴别诊断

根据病史、临床表现、实验室检查等确诊。牛奶蛋白过敏的症状往往累及皮肤、消化系统和呼

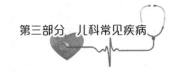

吸系统，呈非特异性，特别是有以下消化系统症状时需要仔细鉴别：

①腹泻：需要与乳糖不耐受、功能性腹泻等相鉴别。乳糖不耐受指各种原因导致的小肠绒毛分泌乳糖酶不足或障碍，使得摄入的乳糖不能在小肠消化吸收，而在结肠被细菌酵解，产生大量气体和有机酸小分子，肠道渗透压增加，水分向肠道转移并排出体外。出现水样便和腹胀。从临床症状较难与牛奶蛋白过敏区分。确诊的标准为氢呼气试验和小肠黏膜活检。但因为婴幼儿做这两项检查非常困难，故可用无乳糖的完整牛奶蛋白基质配方乳进行初步鉴别，如果摄入后腹泻好转则考虑乳糖不耐受，否则要考虑牛奶蛋白过敏的可能。

②便血：与炎症性肠病、免疫缺陷病、嗜酸细胞性胃肠炎、肠套叠、胃肠道血管病变、麦胶性胃炎、梅克尔憩室等鉴别。

③呕吐、反流 需要与胃食管反流、先天畸形、遗传代谢疾病鉴别。临床上，以呕吐、反流为主要表现的牛奶蛋白过敏与胃食管反流难以鉴别，需要进行牛奶蛋白激发试验协助确诊回避牛奶蛋白后症状好转，激发后症状出现，则考虑牛奶蛋白过敏。如回避牛奶蛋白后症状无好转，则考虑胃食管反流可能性大，进一步做 24 h 食管 pH– 阻抗监测协助诊断。

六、治疗原则

1. 饮食管理

治疗牛奶蛋白过敏的最佳方法是回避牛奶蛋白及奶制品，同时给予低过敏原性配方替代治疗，以提供生长所需的能量及营养。

母乳喂养儿发生牛奶蛋白过敏时，可继续母乳喂养，母亲需回避牛奶及其制品至少 2 周，若母亲回避牛奶及其制品后儿童症状明显改善，母亲饮食中可逐渐加入牛奶，如症状未再出现，则可恢复正常饮食；如症状再现，则母亲在哺乳期间均应进行饮食回避，并在暂停母乳后给予深度水解蛋白配方或氨基酸配方替代。因牛奶为钙的主要来源，母亲回避饮食期间应注意补钙剂和维生素 D。此外，母亲饮食回避无效时，或者患儿生长发育迟缓，母亲营养不良及其他问题可考虑直接采用氨基酸配方替代。

配方奶喂养儿发生牛奶蛋白过敏时，患儿应完全回避含有牛奶蛋白成分的食物及配方，并以低过敏原性配方替代。

①氨基酸配方：氨基酸配方不含肽段、完全由游离氨基酸按一定配比制成，故不具有免疫原性。对于牛奶蛋白合并多种食物过敏、严重非 IgE 介导的胃肠道疾病、生长发育障碍、不能耐受深度水解蛋白配方者推荐使用氨基酸配方、母乳喂养儿不能继续母乳喂养。

②深度水解配方：深度水解配方是将牛奶蛋白通过加热、超滤过的水解等特殊工艺使其形成二肽、三肽和少量游离氨基酸的终产物大大减少了过敏原独特型抗原表位的空间构象和序列，从而显

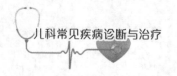

著降低抗原性，故适用于轻中度牛奶蛋白过敏患儿。不足10%牛奶蛋白过敏患儿不能耐受深度水解配方，故在最初使用时，应注意有不良反应。

③大豆蛋白配方：以大豆为原料制成，不含牛奶蛋白，其他基本成分同常规配方。由于大豆与牛奶间存在交叉过敏反应且其营养成分不足，一般不建议选用大豆蛋白配方进行治疗，经济确有困难且无大豆蛋白过敏的超过6月龄患儿可选用大豆蛋白配方；但对于有肠绞痛症状者不推荐使用。

④其他动物奶：考虑营养因素及交叉过敏反应的影响，故不推荐采用未水解的驴乳、羊乳等进行替代治疗。

2. 药物对症治疗

对于牛奶蛋白诱发的严重过敏反应因可危及生命，迅速处理十分重要。一旦发生严重过敏反应需立即使用1‰肾上腺素肌内注射，必要时可15 min后重复1次。

3. 其他治疗

①对于腹泻患儿可以给予肠道黏膜保护剂治疗。对于合并湿疹患儿给予局部保湿、润肤、外用激素及免疫抑制剂治疗。

②益生菌及益生元治疗：目前对过敏性疾病疗效仍不明确。

③免疫治疗：口服免疫治疗、舌下含服免疫治疗、单克隆抗体治疗等仍需要进一步研究在食物过敏患儿的临床应用效果。

4. 随访

牛奶及其制品回避过程中应由专科医生及营养师共同监测患儿生长发育状况；同时教育家长在购买食品前应先阅读食品标识避免无意摄入。牛奶蛋白回避通常需持续3～6个月，在决定是否恢复常规饮食前应进行再评估，包括皮肤点刺试验或sIgE、牛奶蛋白激发试验。对于重症牛奶蛋白过敏患儿，再评估时sIgE仍处千高水平时，建议不再进行牛奶蛋白激发试验，应继续进行饮食回避。

食物过敏对患儿及其家庭、社会造成影响。通过对食物过敏患儿及家长的教育与管理，建立良好医患关系，有助于疾病恢复。包括建立专科门诊，建立疾病档案进行管理；进行营养风险筛查评估以及干预；建立随访机制和家长宣教平台。

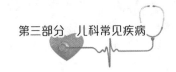

第五章　心血管系统疾病

第一节　先天性心脏病

一、概述

先天性心脏病是胚胎时期心脏及大血管发育异常所致的先天性畸形，是儿童最常见的心脏病。不同各类的先天性心血管畸形的发病数因年龄而有显著差异。其中室间隔缺损最常见。先天性心脏病的发病与遗传、母体和环境因素有关。

遗传因素既有单基因的遗传缺陷如主动脉瓣上狭窄可能与 Elastin 基因突变有关，马方综合征与 Fibrillin 基因缺陷相关。遗传因素也可表现为染色体畸变如唐氏综合征（Down 综合征）、18-三体综合征（Edward 综合征）。但是大多数先天心脏病是多基因的遗传缺陷。由单基因和染色体异常所致的各类型先天性心脏病占 10%。如 21-三体综合征的患儿，40% 合并有心血管畸形且以房室间隔缺损为最多见。

母体因素主要为母体的感染、接触有害物质和疾病，特别是妊娠早期患病毒感染，如风疹、流行性感冒、流行性腮腺炎和柯萨奇病毒感染等，或母体罹患代谢性疾病，如糖尿病、高钙血症、苯丙酮尿症等；其他如孕妇接触放射线、有机化学物质、服用药物（抗癌药、抗病药等）、缺乏叶酸、宫内缺氧、孕早期酗酒、吸食毒品等均可能与发病有关。

大多数先天性心脏病患儿的病因尚不清楚，目前认为 85% 以上可能是胎儿遗传因素与周围环境因素相互作用的结果。因此，加强孕妇的保健，特别是在妊娠早期积极预防病毒感染性疾病以及避免与发病有关的因素接触，保持健康的生活方式等都对预防先天性心脏病具有积极的意义。现在更可以在怀孕早中期通过胎儿超声心动图及染色体、基因诊断等手段对先天性心脏病进行早期诊断、早期干预。

先天性心脏病可按血流动力学、解剖特点以及分流方向等因素分成三组。

1. 左向右分流型（潜伏青紫型）

如房间隔缺损、室间隔缺损和动脉导管未闭等，由于体循环压力高于肺循环，故血液从左向右分流而不出现青紫。当剧哭、屏气或任何病理情况下致使右侧压力增高并超过左侧时，则可使血液自右向左分流而出现暂时性青紫。但当病情发展到梗阻性肺动脉高压时则可发生"艾森门格综合征"，此时右向左分流导致的青紫持续存在，是疾病晚期的表现。

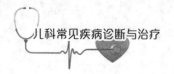

2. 右向左分流型（青紫型）

如法洛四联症、大动脉换位和三尖瓣闭锁等，由于右侧前向血流梗阻或大血管连接异常，右心大量静脉血流入体循环，出现持续性青紫。此为先天性心脏病中最严重的一组。

3. 无分流型（无青紫型）

如肺动脉狭窄主动脉瓣窄和主动脉缩窄等即左右两侧或动静脉之间无异常通路或分流。因其左右无交通，故无青紫现象，只在心力衰竭时才发生青紫。

二、房间隔缺损

房间隔缺损是由于原始心房间隔发育异常所致，占先天性心脏病发病总数的 5%～10%。是成人最常见的先天性心脏病之一，男女性别比例为 1∶2。

1. 分型

根据胚胎发生，房间隔缺损可分为以下 4 个类型：

（1）继发孔（第二孔）型

最为常见，约占 75%。缺损位于房间隔中心卵圆部及其附近，也称为中央型。

（2）原发孔（第一孔）型

约占 15%，缺损位于房间隔与心内膜垫交界处。常合并二尖瓣或三尖瓣裂缺，此时又称为部分型房室间隔缺损。

（3）静脉窦型

约占 5%，分上腔型和下腔型。上腔静脉窦型缺损位于上腔静脉入口处，右上肺静脉常经此缺损异位引流入右心房。下腔静脉型缺损位于下腔静脉入口处，常合并右下肺静脉异位引流入右心房，此种情况常见于弯刀综合征。

（4）冠状静脉窦型

约占 2%，缺损位于冠状静脉窦上端与左心房间，造成左心房血流经冠状静脉窦缺口分流入右心房。此型缺损常合并左侧上腔静脉残存、左右侧房室瓣狭窄或闭锁、完全性房室间隔缺损、无脾综合征、多脾综合征等。

2. 病理生理

出生时及新生儿早期，右心房压力可略高于左心房，血流自右向左，因现发生暂时性青紫。左向右分流分流量与缺损大小、两侧心房压力差，尤其是心室的顺应性有关。生后初期左、右心室壁厚度相似，顺应性也相近，故分流量不多。随年龄增长，肺血管阻力及右心室压力下降，右心室壁较左心室壁薄，右心室充盈阻力也较左心室低，故右心房充盈右心室比左心房充盈左心室更容易，所以心室舒张时，左心房血流通过缺损向右分流。由于右心血流量增加，舒张期负荷加重，故右心房、

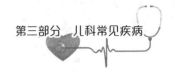

右心室增大。肺循环血量增加，早期引起动力学压力增高，晚期则可导致肺小动脉肌层及内膜增厚，管腔狭窄引起梗阻性肺动脉高压，使左向右分流减少，甚至出现右向左分流临床出现青紫。

3. 临床特征

房间隔缺损的症状随缺损大小而有区别。轻者可以全无症状，仅在体格检查时发现胸骨左缘第2～3肋间有收缩期杂音。分流量大的因体循环血量不足而影响生长发育，患儿体格较小、消瘦、乏力、多汗和活动后气促，并因肺循环充血而易患支气管肺炎。当剧哭、患肺炎或心力衰竭时，右心房压力可超过左心房，出现暂时性右向左分流而呈现青紫。体检时可见心前区隆起，心脏搏动弥散，心浊音界扩大，大多数病例于胸骨左缘第2～3肋间可听到Ⅱ～Ⅲ级收缩期杂音，呈喷射性，系因右心室排血量增多，引起右心室流出道相对性狭窄所致。肺动脉瓣区第二音亢进和固定分裂（分裂不受呼吸影响）。左向右分流量较大时，可在胸骨左缘下方听到舒张期杂音，此乃三尖瓣相对狭窄所致。肺动脉扩张明显或有肺动脉高压者，可在肺动脉瓣区听到收缩早期喀喇音。

4. 辅助检查

（1）X线检查

心脏外形轻至中度扩大，以右心房及右心室为主，肺动脉段明显突出，肺门血管影增粗，可有肺门"舞"，肺野充血，主动脉影缩小。第1孔未团而伴有二尖瓣关闭不全者，则左心室亦增大。

（2）心电图

一般为窦性心律，年龄较大者可出现交界性心律或室上性心律失常。典型心电图表现为电轴右偏和不完全性右束支传导阻滞，后者可能为室上嵴肥厚和右心室扩张所致。部分病例尚有右心房和右心室肥大。第1孔未闭的病例常见电轴左偏及左心室肥大。

（3）超声心动图

左房大，有流出道增宽，室间隔与左室后壁呈矛盾运动。主动脉内径较小。扇形切面可显示房间隔缺损的位置及大小。多普勒彩色血流显像可观察到分流的位置、方向，且能估测分流的大小。

（4）心导管检查

右心导管检查可发现右心房血氧含量高于上、下腔静脉平均血氧含量；导管可由右心房进入左心房；右心房、室和肺动脉压力多属正常；并按所得数据可计算出肺动脉阻力和分流量大小。如临床典型，义线、心电图检查结果符合，经超声心动图检查确诊者，术前可不必做心导管检查。

5. 治疗原则

小型继发孔型房间隔缺损有15%的自然闭合率，大多发生在4岁之前，特别是1岁以内。鉴于较大的缺损在成年后发生心力衰竭和肺动脉高压的潜在风险，宜在儿童时期进行修补。外科手术修补疗效确切，但创伤较大，恢复时间较长。在排除其他合并畸形、严格掌握指征的情况下，房间隔缺损可通过导管介入封堵。年龄大于2岁，缺损边缘至上腔静脉、下腔静脉、冠状静脉窦、右上肺

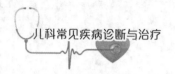

静脉之间距离不小于 5 mm，至房室瓣距离不小于 7 mm，可以选择介入治疗。

二、室间隔缺损

室间隔缺损由胚胎期室间隔发育不全所致，是最常见的先天性心脏病，约占我国先天性心脏病的 50%。约 40% 合并其他先天性心血管畸形。

1. 分型

室间隔缺损种类很多，通常根据缺损在室间隔的部位及其与房室瓣、主动脉瓣的关系分类。

（1）膜周型

最常见，占 60%～70%，位于室上嵴下室间隔膜部，向与之接触的流入道、流出道或小梁肌部延伸。

（2）肌部型

占 10%～20%，缺损边缘均为肌部，而膜部完整，可位于肌小梁部、流入道肌部或流出道肌部。

（3）双动脉下型

较少见，缺损位于流出道肌部，上缘为主动脉瓣环和肺动脉瓣环连接部。

2. 病理生理

由于左心室压力高于右心室，室间隔缺损所引起的分流系自左向右，一般无青紫。分流增加了肺循环、左心房和左心室的工作。缺损小于 0.5 cm 的病例因分流量较小，可无症状；缺损大的病例则分流量很大，肺循环血流量可达体循环的 3～6 倍。随着病程进展，由于肺循环量持续增加，并以相当高的压力冲向肺循环，致使肺小动脉发生痉挛，产生动力型肺动脉高压。日久肺小动脉发生病理变化，中层和内膜层增厚，使肺循环阻力增加，形成梗阻型肺动脉高压。此时左向右分流量显著减少，最后出现双向分流或反向分流而呈现青紫。当肺动脉高压显著，产生右向左分流时，即称为艾森门格综合征。

3. 临床特征

临床表现决定于缺损的大小。小型缺损，即所谓 Roger 病，多发生于室间隔肌部，可无明显症状，仅活动后稍感疲乏，生长发育一般不受影响。体检于胸骨左缘第二四肋间听到响亮粗糙的全收缩期杂音，肺动脉第二音稍增强。

缺损较大时左向右分流多，体循环流量则减少，影响生长发育。患儿多消瘦、乏力、气短、多汗，易患肺部感染，易导致心力衰竭。有时因扩张的肺动脉压迫喉返神经，引起声音嘶哑。体检心界增大，心尖冲动弥散，胸骨左缘第三、四肋间可闻及Ⅲ～Ⅳ级粗糙的全收缩期杂音，向四周广泛传导，可于杂音最响部位触及收缩期震颤。干下型合并主动脉瓣关闭不全时，于第二主动脉瓣区听

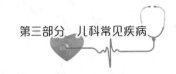

到高音调舒张期杂音。

缺损很大且伴有明显肺动脉高压者。多见于儿童或青少年期，右心室压力显著升高，此时右心室肥大较显著，左向右分流减少。当出现右向左分流时，患儿呈现青紫，并逐渐加重，此时心脏杂音较轻而肺动脉第二音显著亢进。

室间隔缺损易并发支气管肺炎、充血性心力衰竭、肺水肿及亚急性细菌性心内膜炎。膜部和肌部的室间隔缺损均有自然闭合的可能（占20%～50%），一般发生于5岁以下，尤其是1岁以内。干下型室间隔缺损未见自然闭合者，且容易发生主动脉瓣脱垂。

4. 辅助检查

（1）X线检查

小型室间隔缺损心肺X线检查无明显改变，或只有轻度左心室增大或肺充血；大型室间隔缺损心外形中度以上增大，肺动脉段明显突出，肺血管影增粗，搏动强烈，左、右心室增大，左心房往往也增大，主动脉弓影较小。

（2）心电图

小型缺损心电图可正常或表现为轻度左心室肥大；大型缺损常为左、右心室合并肥大。症状严重、出现心力衰竭者，多伴有心肌劳损。

（3）超声心动图

左心房和左心室内径增宽，右心室内径也可增宽，室间隔活动正常，主动脉内径缩小。缺损大时，连续扫描可直接探到缺损处，但阴性不能否定缺损的存在。扇形切面显像在心脏长轴和四腔切面常可直接显示缺损。多普勒彩色血流显像可直接见到分流的位置、方向和区别分流的大小，还能确诊多个缺损的存在。

（4）心导管检查

右心室血氧含量较右心房为高，小型缺损增高不明显。大型缺损右心室和肺动脉压力往往有所增高。导管自右心室经缺损插入左心室的机会极少。伴有右向左分流的患儿，动脉血氧饱和度降低。肺动脉阻力显著高于正常值。

5. 治疗原则

室间隔缺损易并发呼吸道感染、充血性心力衰竭及感染性心内膜炎等，应及时诊治。20%～50%患儿的膜周部和肌部小梁部缺损在5岁以内有自然闭合的可能，但大多发生于1岁内。双动脉下型和流出道肌部缺损很少能自然闭合，且易发生主动脉脱垂致主动脉瓣关闭不全，故应早期处理。大中型缺损和有难以控制的充血性心力衰竭患儿，肺动脉压力持续升高超过体循环压的1/2或肺循环/体循环血流之比大于2∶1时，或年长的患儿合并主动脉瓣脱垂或反流等及时手术处理。

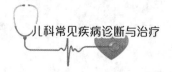

三、动脉导管未闭

动脉导管未闭为小儿先天性心脏病常见类型之一，占先天性心脏病发病总数的 10%。胎儿期动脉导管开放是血液循环的重要通道。出生后，大约 15 h 即发生功能性关闭，80% 在生后 3 个月解剖性关闭。到出生后 1 年，在解剖学上完全关闭。若持续开放即称动脉导管未闭。

动脉导管未闭大都单独存在，但有 10% 的病例合并其他心脏畸形，如主动脉缩窄、室间融损、肺动脉狭窄。未成熟儿动脉导管平滑肌发育不良，更由于其平滑肌对氧分压的反应低于成熟儿，故早产儿动脉导管未闭发生率高，占早产儿的 20%，且常伴呼吸窘迫综合征。

1. 分型

未闭的动脉导管的大小、长短和形态不一,一般分为三型。

（1）管型

导管连接主动脉和肺动脉两端，粗细一致。

（2）漏斗型

近主动脉端粗大，向肺动脉端逐渐变窄，临床多见。

（3）窗型

导管很短，但直径往往较大。

2. 病理生理

动脉导管未闭引起的病理生理学改变主要是通过导管引起的分流，分流量的大小与导管的直径以及主、肺动脉的压差有关。一般情况下，由于主动脉压力较肺动脉为高，故不论在收缩期或舒张期，血液均自主动脉向肺动脉分流。肺动脉接受来自右心室及主动脉两处的血流，故肺循环血液量增加，回流到左心房和左心室的血流量也增多，使左心室舒张期负荷加重，其排血量是正常血量的 2～3 倍，因而出现左心房、左心室扩大，室壁肥厚。

由于主动脉血流经常流入肺动脉，故周围动脉舒张压下降而致脉压增宽。肺小动脉因长期接受大量主动脉血流的分流，造成管壁增厚，肺动脉压力增高，可导致右心室肥大和衰竭，当肺动脉压力超过主动脉时，即产生右向左分流，造成下半身青紫，称差异性发绀。

3. 临床特征

症状决定于动脉导管的粗细。导管口径较细的患儿，临床可无症状，仅在体格检查时偶然发现心脏杂音。导管粗大者分流量大，出现气急、嗷嗷、乏力、多汗、心悸。偶尔扩大的肺动脉压迫喉返神经而引起声音嘶哑。

患儿多消瘦，可有轻度胸廓畸形，于胸骨左缘第 2 肋间闻及粗糙响亮的连续性机器样杂音，占整个收缩期与舒张期，于收缩末期最响，杂音向左锁骨下、颈部和背部传导，最响处可扪及震颤，以收缩期明显，肺动脉瓣区第二音增强，但多被杂音淹没而不易识别。婴幼儿期因肺动脉压力较

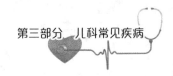

高，主、肺动脉压力差在舒张期不显著，因而往往仅听到收缩期杂音。此外，合并肺动脉高压或心力衰竭时，多仅有缩期期杂音。分流量大的患儿，因相对性二尖瓣狭窄而在心尖部出现舒张中期隆隆样杂音。动脉舒张压降低，可出现类似主动脉瓣关闭不全的周围血管体征，如轻压指甲床可见毛细血管搏动、扪及水冲脉等。脉压显著增宽时，可闻股动脉枪击声（较亢进的血管搏动声），有显著肺动脉高压者，出现下半身青紫和杵状指。

动脉导管未闭的常见并发症为支气管肺炎、亚急性细菌性心内膜炎，分流量大者早期并发充血性心力衰竭。

4. 辅助检查

（1）X线检查

动脉导管细的患儿心影可正常。分流量大的患儿心胸比例增大，左心室增大，心尖向下延伸，左心房轻度增大。肺血增多，肺动脉段突出，肺门血管影增粗。当婴儿有心力衰竭时，可见肺淤血表现，透视下左心室和主动脉搏动增强。有肺动脉高压时，右心室增大，主动脉弓往往有所增大，这一特征与室间隔缺损和房间隔缺损不同，有鉴别意义。

（2）心电图

导管细的心电图正常。分流量大的可有不同程度的左心室肥大，电轴左偏，偶有左心房肥大，肺动脉压力显著增高患儿，左、右心室肥厚，后期甚至仅见右心室肥厚。

（3）超声心动图

二维超声心动图可以直接探查到未闭合的动脉导管。脉冲多普勒在动脉导管开口处可探测到典型的收缩期与舒张期连续性湍流频谱。叠加彩色多普勒可见红色血流信号出自降主动脉，通过未闭导管沿肺动脉外侧壁流动；在重度肺动脉高压时，当肺动脉压超过主动脉时，可见蓝色血流信号自肺动脉经未闭导管进入降主动脉。

（4）心导管检查

心导管检查可发现肺动脉血氧含量较右心室为高，说明肺动脉部位由左向右分流。肺动脉和右心室压力可正常、轻度升高或显著升高。部分患儿导管可通过未闭的动脉导管，由肺动脉进入降主动脉。

（5）心血管造影

逆行主动脉造影对临床症状、体征不典型，超声心动图及心导管检查时可疑有动脉导管未闭者，有重要价值。可见主动脉、肺动脉和未闭的动脉导管同时显影。

5. 治疗

为防止心内膜炎，有效治疗和控制心功能不全和肺动脉高压，一般主张动脉导管应及时手术或经介入方法予以关闭。外科手术疗效确切，但目前大多首选介入治疗，可选择螺旋弹簧圈或蘑菇伞

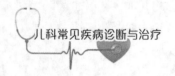

等封堵器关闭动脉导管。在有些病例中，如完全性大血管转位、肺动脉闭锁、三尖瓣闭锁、严重的肺动脉狭窄中，动脉导管为依赖性者，对维持患儿生命至关重要，此时应该应用前列腺素 E，或放置支架以维持动脉导管开放。

早产儿动脉导管未闭的处理视分流大小、呼吸窘迫综合征情况而定。症状明显者，需抗心力衰竭治疗，生后 1 周内使用吲哚美辛治疗，但仍有 10% 的患儿需手术治疗。

四、肺动脉瓣狭窄

肺动脉瓣狭窄是一种常见的先天性心脏病，单纯性肺动脉瓣狭窄约占先天性心脏病的 10%，另外约有 20% 的先天性心脏病合并肺动脉瓣狭窄。

1. 分型

（1）典型肺动脉瓣狭窄

肺动脉瓣三个瓣叶交界处互相融合，使瓣膜开放受限，瓣口狭窄；只有两个瓣叶的交界处融合为肺动脉瓣二瓣化畸形；瓣叶无交界处，仅中心部留一小孔，为单瓣化畸形。瓣环正常，肺动脉干呈狭窄后扩张，有时可延伸到左肺动脉。

（2）发育不良型肺动脉瓣狭窄

肺动脉瓣叶形态不规则且明显增厚或呈结节状，瓣叶间无粘连，瓣叶启闭不灵活，瓣环发育不良，肺动脉干不扩张或发育不良。此病常有家族史，Noonan 综合征大合并此病变。

2. 病理生理

由于肺动脉瓣狭窄，右心室排血受阻，收缩期负荷加重，压力增高，致右心室肥厚。狭窄后的肺动脉压力降低，致使右心室和肺动脉之间出现压力阶差。久后右室代偿失调，右房压力也增高，出现右心衰竭，若同时合并房间隔缺损或卵圆孔未闭，可产生右向左分流，出现青紫。

3. 临床特征

轻度狭窄可完全无症状；中度狭窄在 2～3 岁内无症状，但年长时即感易疲乏及气促；严重狭窄患儿于中度体力劳动时也可呼吸困难和乏力，可有昏厥甚至猝死。也有患儿活动时感胸痛或绞痛，可能由于心排血量不能相应提高，致使心肌供血不足或心律失常所致，提示预后不良。

生长发育多正常，半数患儿面容硕圆，大多无青紫，面颊和指端可能暗红；狭窄严重者可有青紫，大多由于卵圆孔的右向左分流所致，如伴有大型房间隔缺损，可有严重青紫，并有杵状指（趾）及红细胞增多，但有蹲踞患儿很少见。颈静脉有明显的搏动患儿提示狭窄严重，该收缩期前的搏动在肝区也可触及。

心前区可较饱满、搏动弥散，左侧胸骨旁可触及右心室抬举搏动，胸骨左缘第 2、3 肋间可闻及Ⅳ～Ⅵ级以上喷射性收缩期杂音，向左上胸、心前区、颈部、腋下及背面传导。第一心音正常，

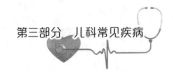

轻中度狭窄者可听到收缩早期喀喇音，狭窄越重，喀喇音出现越早，甚至与第一心音相重，使第一心音呈金属样。喀喇音系由于增厚但仍具弹性的瓣膜在开始收缩时突然绷紧所致。第二心音分裂，分裂程度与狭窄严重程度成比例。

4. 辅助检查

（1）X线检查

轻中度狭窄时心脏大小正常；重度狭窄时如心功能尚可，心脏仅轻度增大；如有心力衰竭，心脏则明显增大，主要为右心室和右心房扩大。狭窄后的肺动脉扩张为本病特征性的改变，有时扩张延伸到左肺动脉，但在婴儿期扩张多不明显。

（2）心电图

显示电轴右偏、右心房扩大、P高耸、右心室肥大。右胸前导联显示R波高耸，狭窄严重时出现T波倒置、ST段压低。

（3）超声心动图

二维超声心动图可显示肺脉瓣的数目、厚度、收缩时开启情况及狭窄后的扩张。多普勒超声可检测肺动脉口血流速度、较可靠地估测肺动脉瓣狭窄的严重程度，彩色血流显像还可观察心房水平有无分流。

（4）心导管检查

右心室压力明显增高，可与体循环压力相等，而肺动脉压明显降低，心导管从肺动脉向右心室退出时的连续曲线显示明显的无过渡区的压力阶差。右心室造影可见明显的"射流征"，同时可显示肺动脉瓣叶增厚和（或）发育不良及肺动脉总干的狭窄后扩张。心导管术通常用于介入治疗时。

5. 治疗原则

一般认为，右心室收缩压超过50 mmHg时，可导致心肌损害，因此需要行狭窄解除手术，球囊瓣膜成形术是大多数患儿的首选治疗方法。严重肺动脉瓣狭窄（右心室收缩压超过体循环压力）治疗也首选球囊瓣膜成形术，如无该术适应证，则应接受外科瓣膜切开术。严重肺动脉瓣狭窄可伴有漏斗部狭窄，但大多数患儿一时肺动脉瓣狭窄解除，漏斗部肥厚将自动消退。

五、法洛四联症

法洛四联症是婴儿期最常见的青紫型先天性心脏病，约占所有先天性心脏病的12%。约25%病例可合并右位主动脉弓，约20%病例可有左侧上腔静脉畸形。

1. 畸形类型

法洛四联症由以下4种畸形组成，其中右心室流出道狭窄是决定患儿的病理生理、病情严重程度及预后的主要因素。狭窄可随时间推移而逐渐加重。

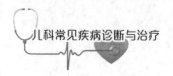

（1）肺动脉狭窄

最多见的是右室漏斗部狭窄，其次是瓣膜合并漏斗部狭窄，在狭窄之间可形成第3心室；单纯瓣膜狭窄少见。肺动脉狭窄是此病的主要畸形，对患儿病理生理及临床表现有重要影响。

（2）室间隔缺损

为膜周型缺损，向流出道延伸，多位于主动脉下，可向肺动脉下方延伸，为对位不良型室间隔缺损。

（3）主动脉骑跨

主动脉根部粗大且顺钟向旋转右移并骑跨在室间隔缺损上，骑跨范围在 15%～ 95%。

（4）右心室肥厚

一般认为其属于继发性病变。

2. 病理生理

由于室间隔缺损为非限制性，左、右心室压力基本相等。心室流出道狭窄程度不同，心室水平可出现左向右、双向甚至右向左分流。肺动脉狭窄较轻者，可由左向右分流，此时患儿可无青紫；肺动脉狭窄严重时，出现明显的右向左分流，临床出现明显的青紫。杂音由右心室流出道阻所致而非室间隔缺损所致。右心室流出道梗阻使右心室后负荷加重，引起右心室的代肥厚。

由于主动脉骑跨于两心室之上，主动脉除接受左心室的血液外，还直接接受一部分来自右心室静脉血，输送到全身各部，因而出现青紫；同时因肺动脉狭窄，肺循环进行气体交换的血流减少，更加重了青紫的程度。此外，由于进入肺动脉的血流减少，增粗的支气管动脉与肺血管之间形成侧循环。

在动脉导管关闭前，肺循环血流量减少程度较轻，青紫可不明显，随着动脉导管的关闭和漏斗部狭窄的逐渐加重，青紫日益明显，并出现杵状指（趾）。由于缺氧，刺激骨髓代偿性产生过多的红细胞，血液黏稠度高，血流缓慢，可引起脑血栓，若为细菌性血栓，则易形成脑脓肿。

3. 临床特征

（1）青紫

为其主要表现，其程度和出现的早晚与肺动脉狭窄程度及动脉导管是否关闭有关。多见于毛细血管丰富的浅表部位，如唇、指（趾）甲床、球结膜等。因血氧含量下降，活动耐力差，稍一活动，如啼哭、情绪激动、体力劳动、寒冷等，即可出现气急及青紫加重。

（2）蹲踞症状

患儿多有蹲踞症状，每于行走、游戏时，常主动下蹲片刻。蹲踞时下肢屈曲，使静脉回心血量减少，减轻了心脏负荷，同时下肢动脉受压，体循环阻力增加，使右向左分流量减少，缺氧症状暂时得以缓解。不会行走的小婴儿常喜欢大人抱起，双下肢屈曲状。

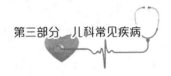

（3）杵状指（趾）

发绀持续 6 个月以上，出现杵状指（趾），乃是长期缺氧使指（趾）端毛细血管扩张增生，局部软组织和骨组织处增生肥大，表现为指（趾）端膨大致鼓槌状。

（4）阵发性缺氧发作

多见于婴儿，发生的诱因为吃奶、哭闹、情绪激动、贫血、感染等。表现为阵发性呼吸困难，严重者可引起突然昏厥、抽搐，甚至死亡。其原因是在肺动脉漏斗部狭窄的基础上突然发生该处肌部痉挛，引起一时性肺动脉梗阻，使脑缺氧加重。年长儿则常诉头痛、头晕。

生长发育一般均较迟缓，智能发育可能稍落后于正常同龄儿。心前区略隆起，胸骨左缘第 2～4 肋间可闻及 Ⅱ～Ⅲ 级粗糙喷射性收缩期杂音，此为肺动脉狭窄所致，一般无收缩期震颤。肺动脉第二心音减弱。部分患儿可听到单一、亢进的第二心音，乃由右跨的主动脉传来。狭窄极严重者或在阵发性呼吸困难发作时可听不到杂音。有时可听到侧支循环的连续性杂音。常见的并发症为脑血栓、脑脓肿及感染性心内膜炎。

4.辅助检查

（1）血液检查

周围血红细胞计数和血红蛋白浓度明显增高，红细胞可达（5.0～8.0）×10^{12}/L，血红蛋白 170～200 g/L，血细胞比容也增高，为 53 vol%～80 vol%。血小板降低，凝血酶原时间延长。

（2）X 线检查

心脏大小一般正常或稍增大，典型者前后位心影呈"靴状"，即心尖圆钝上翘，肺动脉段凹陷，上纵隔较宽，肺门血管影缩小，两侧肺纹理减少，透亮度增加，年长儿可因侧支循环形成，肺野呈网状纹理，25% 的患儿可见到右位主动脉弓。

（3）心电图

电轴右偏，右心室肥大，狭窄严重者往往出现心肌劳损，可见右心房肥大。

（4）超声心动图

二维超声可见到主动脉内径增宽，骑跨于室间隔之上，室间隔中断，并可判断主动脉骑跨的程度、右心室流出道及肺动脉狭窄。此外，右心室、右心房内径增大，左心室内径缩小。彩色多普勒血流显像可见右心室直接将血液注入骑跨的主动脉内。

（5）心导管检查

对外周肺动脉分支发育不良及体肺侧支存在的患儿应做心导管检查和造影，选择性左心室及主动脉造影可进一步了解左心室发育的情况及冠状动脉的走向。

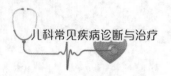

5. 治疗原则

（1）内科治疗

患儿平时应多饮水，预防感染，及时补液，防治脱水和并发症。婴幼儿则需特别注意护理，以免引起阵发性缺氧发作。缺氧发作时，轻者使其取胸膝位即可缓解，重者应立即吸氧，给予去氧肾上腺素每次 0.05 mg/kg 静脉注射，或普萘洛尔每次 0.1 mg/kg。必要时也可皮下注射吗啡每次 0.1～0.2 mg/kg。纠正酸中毒，给予 5% 碳酸氢钠 1.5～5.0 mg/kg 静脉注射。以往有缺氧发作者，可口服普萘洛尔 1～3 mg/（kg·d）。平时应去除引起缺氧发作的诱因，如贫血、感染，尽量保持患儿安静，经上述处理后仍不能有效控制发作者，应考虑急症外科手术修补。

（2）外科治疗

轻症患儿可考虑于学龄前行一期根治手术，但临床症状明显患儿应在生后 6 个月内行根治术。对重症患儿也可先行姑息手术，待一般情况改善，肺血管发育好转后，再行根治术。目前常用的姑息手术有锁骨下动脉 – 肺动脉分流术。

第二节　病毒性心肌炎

一、概述

病毒性心肌炎是由各种病毒引起的心肌急性或慢性炎症。临床上柯萨奇病毒引起的心肌炎较常见，占半数以上，病毒性心肌炎还可由埃可病毒、脊髓灰质炎病毒、腺病毒、传染性肝炎病毒、流感病毒所引起。

二、病因

病毒性心肌炎的发病机制尚不明确，通常认为在病毒感染初期，病毒直接侵袭心肌细胞引起急性炎症反应，出现心肌坏死、变性及细胞浸润，但严重慢性持久的心肌病变可为免疫介导。

三、临床特征

心肌炎的临床表现轻重悬殊，轻者可无症状，或呈亚临床经过；病情严重者则暴发心源性休克或急性充血性心力衰竭或严重心律失常，于数小时或数天内死亡，甚至猝死。心肌炎症状可发生在病毒感染的急性期或恢复期。如发生在急性期，则心肌炎的症状常被全身症状所掩盖。

典型病例在心脏症状出现前数天或 2 周内有呼吸道或肠道感染，可伴有中度发热、咽痛、腹泻、皮疹等症状，继之出现心脏症状。主要症状有疲乏无力、食欲缺乏、恶心、呕吐、呼吸困难、面色苍白，发热，年长儿可诉心前区不适、心悸、头晕、腹痛、肌痛。物理检查多有心尖部第 1 心

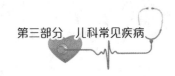

音钝，可有奔马律、心动过速或过缓，或有心律失常，因合并心包炎可听到心包摩擦音，心界正常或扩大，血压下降，脉压低。

体检可发现心脏轻度扩大，伴心动过缓、心音低钝及奔马律，可导致心力衰竭及昏厥等。反复心力衰竭者，心脏明显扩大，肺部出现湿啰音，肝脾肿大，呼吸急促和发绀。重症患儿可突然发生心源性休克，脉搏细弱，血压下降。

四、辅助检查

1. 心电图

可见严重心律失常，包括各种期前收缩、室上性和室性心动过速、房颤、室颤、Ⅱ度或Ⅲ度房室传导阻滞。心肌受累明显时可见 T 波降低、ST-T 段改变，但是心电图缺乏特异性，强调动态观察和重要性。

2. 血生化指标

血清肌酸磷酸激酶（CPK）在早期多有增高，其中以来自心肌的同工酶（CK-MB）为主。血清乳酸脱氢酶（SLDH）同工酶增高对心肌炎早期诊断有提示意义。心肌肌钙蛋白（cTnI 或 cTnT）的变化对心肌炎诊断的特异性更强。

3. 超声心动图检查

可显示心房、心室扩大，心室收缩功能受损程度，可观察有无心包积液以及瓣膜功能损害。

4. 病毒学诊断

疾病早期可从咽拭子、咽冲洗液、粪便、血液中分离出病毒，但需结合血清抗体测定才更有意义。恢复期血清抗体滴度是急性期的 4 倍，病程早期血中特异性 IgM 抗体滴度在 1∶128 以上，利用聚合酶链反应或病毒核酸探针原位杂交自血液或心肌组织中查到病毒核酸可作为某一型病毒存在的依据。

5. 心肌活检

仍被认为是诊断的金标准，但由于取样部位的局限性，阳性率仍然不高，而且因为具有创伤性而限制了其临床应用。

五、诊断

（一）心肌炎诊断

1. 主要临床诊断依据

①心功能不全，心源性休克或心脑综合征。

②心脏扩大。

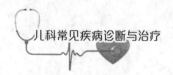

③血清心肌肌钙蛋白 T 或 I 可血清肌酸激酶同工酶升高，伴动态变化。

④显著心电图变化。包括：以 R 波为主的 2 个或 2 个以上主要导联（Ⅰ、Ⅱ、aVF、V5）的 ST-T 改变持续 4 d 以上伴动态变化，新近发现的窦房、房室传导阻滞、完全性右或左束支传导阻滞，窦性停搏，成联律、成对、多形性或多源性期前收缩，非房室结及房室折返引起的异位性心动过速，心房扑动、心房颤动，心室扑动、心室颤动，QRS 低电压（新生儿除外），异常 Q 波等。

⑤心脏磁共振成像呈现典型心肌炎症表现，具备以下 3 项中至少 2 项：

a. 提示心肌水肿：T2 加权像显示局限性或弥漫性高信号；

b. 提示心肌充血及毛细血管渗漏：T1 加权像显示早期钆增强；

c. 提示心肌坏死或纤维化：T1 加权像显示至少 1 处非缺血区域分布的局限性晚期延迟钆增强。

2. 次要临床诊断依据

①前驱感染史，如发病前 1～3 周内有上呼吸道或胃肠道病毒感染史。

②胸闷、胸痛、心悸、乏力、头晕、面色苍白、面色发灰、腹痛等症状（至少 2 项），小婴儿可有拒乳、发绀、四肢凉等。

③血清乳酸脱氢酶、α-羟丁酸脱氢酶或谷草转氨酶升高。

④心电图轻度异常。

⑤抗心肌抗体阳性。

3. 心肌炎临床诊断标准

符合心肌炎主要临床诊断依据不超过 3 条，或主要临床诊断依据 2 条加次要临床诊断依据超过 3 条，并排除其他疾病，可以临床诊断心肌炎。

（二）病毒性心肌炎诊断

1. 病原学确诊指标

自心内膜、心肌、心包（活体组织检查、病理）或心包穿刺液检查发现以下情况可确诊。

①分离到病毒。

②用病毒核酸探针查到病毒核酸。

2. 病原学参考指标

有以下之一者结合临床表现可考虑心肌炎由病毒引起。

①自粪便、咽拭子或血液中分离到病毒，且恢复期血清同型抗体滴度较第 1 份血清升高或降低 400% 以上。

②病程早期血清中特异性 IgM 抗体阳性。

③用病毒核酸探针从患儿血液中查到病毒核酸。

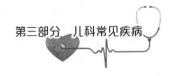

3. 病毒性心肌炎的诊断标准

在符合心肌炎诊断的基础上。具备病原学确诊指标之一，可确诊为病毒性心肌炎；具备病原学参考指标之一，可临床诊断为病毒性心肌炎。

六、治疗原则

1. 卧床休息

急性期需卧床休息，减轻心脏负荷。心脏扩大并发心力衰竭患儿应延长卧床休息至少3～6个月，病情好转或心脏缩小后可逐步开始活动。

2. 抗病毒治疗

对于仍处于病毒血症阶段的早期患儿，可选用抗病毒治疗，但疗效不确定。

3. 改善心肌营养

果糖 -1,6- 二磷酸可改善心肌能量代谢，促进受损细胞的修复，常用剂量为100～250 mg/kg，静脉滴注，疗程10～14 d。维生素C有消除自由基的作用，100～200 mg/（kg·d），加入葡萄糖液20～50 ml静脉注射，3～4周为一疗程。辅酶Q10有保护心肌作用，口服1 mg/（kg·d），分2次，连用3个月以上，同时可选用维生素E和维生素Bco、中药生脉饮、黄芪口服液等。

4. 大剂量丙种球蛋白

通过免疫调节作用减轻心肌细胞损害，剂量2 g/kg，静脉滴注。

5. 糖皮质激素

一般病例不主张使用。对重症患儿合并心源性休克、致死性心律失常（Ⅲ度房室传导阻滞、室性心动过速）、心肌活检证实慢性自身免疫性心肌炎症反应者应足量、早期应用，可用氢化可的松10 mg/（kg·d）。

6. 抗心力衰竭治疗

可根据病情联合应用利尿剂、洋地黄、血管活性药物，应特别注意用洋地黄时饱和量应较常规剂量减少，并注意补充氯化钾，避免洋地黄中毒。

第三节 心律失常

正常情况下，心搏的冲动起源于窦房结，经结间束传至房室结，再经希氏束传至左、右束支并通过浦肯野纤维网与心肌纤维相连。心搏冲动的频率、起源及传导的异常均可形成心律失常。小儿心律失常的病因及各种心律失常的发生率与成人不尽相同。小儿窦性心律不齐最常见，其次为各种期前收缩，阵发性室上性心动过速亦不少见；心房颤动、心房扑动及完全性束支传导阻滞较少见。

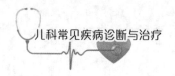

先天性完全性房室传导阻滞以及先天性心脏病术后心律失常较成人多见。

一、窦性心动过速

1.定义

新生儿心率超过 200 次 /min，婴儿超过 140 次 /min，1～6 岁超过 120 次 /min，6 岁以上超过 100 次 /min，P 波为窦性，称之为窦性心动过速。

2.病因

窦性心动过速是一种代偿性反应，往往出现在发热、哭闹、运动或情绪紧张时。若发生在睡眠时，则应详细检查其原因，如贫血、慢性传染病、先天性心脏病、心肌炎、风湿热、心力衰竭及甲状腺功能亢进以及应用肾上腺素或阿托品等。婴儿在烦躁、哭闹时，窦性心动过速可达 220 次 /min。

3.临床特征

正常时小儿心率波动较大，一般随年龄增长心率减慢。新生儿期窦房结可以发放高达 190 次 /min 的冲动。这种快速心率常是发生于患儿对外界刺激的反应，如情绪激动、发热、贫血、过度活动和劳累。

4.心电图检查

表现为每个 0 RS 波前均有 P 波，P-Q 间期、QT 间期均在正常范围内。但婴儿在烦躁、哭闹时，窦性心动过速甚至超过每分钟 220 次，此时心电图可出现 T 波与 P 波重叠或融合，需与阵发性心动过速相鉴别。窦性心动过速的频率为逐渐增快的，P-P 间隔略有不匀齐，刺激迷走神经、压迫颈动脉窦可使心率稍减慢。而阵发性室上性心动过速有突发、突止的特点，P-QRS-T 单元间隔十分匀齐，压迫颈动脉窦则终止发作或无效。

5.治疗原则

可根据病因治疗或加用镇静剂。洋地黄类药物对心力衰竭所引起的窦性心动过速，可控制心力衰竭而减慢心率；而对其他原因所引起的窦性心动过速则无效。普萘洛尔对甲状腺功能亢进所致的心动过速效果较好。

二、窦性心动过缓

1.定义

新生儿心率不超过 90 次 /min，1～6 岁不超过 80 次 /min，6 岁以上不超过 60 次 /min 为心动过缓。P 波为窦性是为窦性心动过缓。

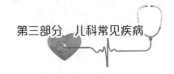

2. 病因

常是由于迷走神经张力过高或窦房结受损害引起。

3. 临床特征

窦性心动过缓可见于健康小儿，也可见于甲状腺功能减退和颅内压增高的疾病如脑出血、脑肿瘤、脑膜炎等，应用洋地黄、利血平时，心率也可缓慢。持久性心动过缓可为病态窦房结综合征之早期症状，应密切观察。

4. 心电图检查

表现为 QR 间期延长，Q-T 间期正常。在心率缓慢时常有逸搏发生。

5. 治疗原则

一般针对原发病治疗。

三、窦性心律不齐

1. 定义

脉搏在吸气时加速而在呼气时减慢，是小儿时期常见的生理现象。

2. 病因

大多属于生理现象。早产儿尤其多见，特别是伴有周期性呼吸暂停者。游走性心律在儿科多见。为窦房结起搏点在窦房结内或窦房结与房室结之间游走不定，P 波形态及 P-R 间期呈周期性改变，常伴有窦性心律不齐。

3. 临床特征

临床表现为心律不规则。多数与呼吸有关，吸气时心率增快，呼气时相反。因此，加深呼吸、发热、惊厥以及应用增强迷走神经张力的药物如地高辛时，心律不齐症状更明显；活动、屏气和应用阿托品后可消除心律不齐。

4. 心电图检查

表现为窦性 P 波，P-R 间期正常，P-P 间距不一致，相差超过 0.12 s。

5. 治疗原则

一般不需要特殊处理。

四、期前收缩

1. 概述

期前收缩是由心脏异位兴奋灶发放的冲动所引起，为小儿时期最常见的心律失常。异位起搏点可位于心房、房室交界或心室组织。分别引起房性、交界性及室性期前收缩，其中以室性期前收缩

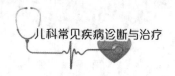

为多见。

2. 病因

常见于无器质性心脏病的小儿。可由疲劳、精神紧张、自主神经功能不稳定等所引起，但也可发生于心肌炎、先心病或风湿性心脏病。有些药物如：拟交感胺类、洋地黄、奎尼丁中毒及缺氧、酸碱平衡紊乱、电解质紊乱、心导管检查、心脏手术等均可引起期前收缩。健康学龄儿童中1%～2%有过早搏动。

3. 临床特征

常缺乏主诉。年长儿可诉心悸、胸闷。期前收缩次数因人而异，同一患儿在不同时间亦可有较大出入。某些患儿于运动后心率增快时期前收缩减少，但也有反而增多者。前者常提示无器质性心脏病，后者则可能有器质性心脏病。

4. 心电图检查

（1）房性期前收缩的心电图特点

①P'波提前，并可与前一心动的 T 波重叠。

②P'–R 间期在正常范围。

③期前收缩后代偿间隙不完全。

④如伴有变形的 QRS 波则为心室内差异传导所致。

（2）交界性期前收缩的心电图特征

①QRS 波提前，形态、时限与正常窦性基本相同。

②期前收缩所产生的 QRS 波前或后有逆行 P'波，P'–R 不足 0.10 s。有时 P'波可与 ORS 波重叠，而辨认不清。

③代偿间歇往往不完全。

（3）室性期前收缩的心电图特征

①ORS 波提前，其前无异位 P 波。

②QRS 波宽大、畸形，T 波与主波方向相反。

③期前收缩后多伴有完全代偿间歇。

5. 治疗原则

一般认为若期前收缩次数不多，无自觉症状，或期前收缩虽频发呈联律性，但形态一致，活动后减少或消失无需用药治疗。有些患儿期前收缩可持续多年，但不少患儿最终自行消退。对在器质性心脏病基础上出现的期前收缩或有自觉症状、心电图上呈多源性者，则应予抗心律失常药物治疗。根据期前收缩的不同类型选用药物。可服用普罗帕酮或普萘洛尔等 β 受体阻滞剂。房性期前收缩若用之无效可改用洋地黄类。室性期前收缩必要时可选用利多卡因、美西律和莫雷西嗪等。同

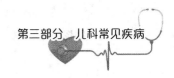

时应积极治疗原发病。

五、阵发性室上性心动过速

1. 概述

阵发性室上性心动过速是小儿最常见的异位快速性心律失常，指异位激动在希氏束以上的心动过速，主要由折返机制造成，少数为自律性增高或平行心律。本病可发生于任何年龄，容易反复发作，但初次发病以婴儿时期多见。

2. 病因

可发生于先心病、预激综合征、心肌炎、心内膜弹力纤维增生症等疾病基础上。多数患儿无器质性心脏疾患。感染为常见诱因，但也可因疲劳、精神紧张、过度换气、心脏手术时和手术后、心导管检查等诱发。

3. 临床特征

患儿突然烦躁不安，面色青灰，皮肤湿冷，呼吸增快，脉搏细弱，常伴有干咳，有时呕吐。年长儿还可自诉心悸、心前区不适、头晕等。发作时心率突然增快在 160～300 次 /min 之间，多数在 200 次 /min 以上，一次发作可持续数秒钟乃至数日。发作停止时心率突然减慢，恢复正常。此外，听诊时第一心音强度完全一致，发作时心率较固定而规则，阵发性等为本病的特征。发作持续超过 24 h 患儿，易引发心力衰竭。

4. 心电图检查

①R–R 间隔绝对匀齐，心室率婴儿 250～325 次 /min，儿童 160～200 次 /min。

②QRS 波形态正常。若伴有室内差异性传导，则 ORS 波增宽，呈右束支阻滞型；若为逆传型旁路折返，则呈预激综合征图形。

③大约半数病例可见逆行 P 波，紧随 QRS 波之后。

④ST–T 波可呈缺血型改变，发作终止后仍可持续 1～2 周。

5. 治疗原则

（1）兴奋迷走神经终止发作

①按压颈动脉窦：较大儿童有效。患儿仰卧位，头略后仰、侧颈。按压部位为下颌角水平，触及颈动脉搏动，向颈椎横突方向用力，每次 5～10 s，先按压右侧，无效可再按压左侧。不可同时按压两侧。

②刺激咽部：对无器质性心脏病，无明显心力衰竭者可先用此方法，以压舌板或手指刺患儿咽部，使之产生恶心、呕吐及使患儿深吸气后屏气 10～20 s。

③冰袋法：对小婴儿和新生儿效果好，将 5 ℃左右冷水毛巾敷于面部，每次 10～15 s。1 次无

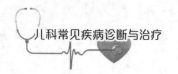
效，隔 3～5 min 可再用，一般不超过 3 次。较大儿童可令其屏气，并将面部浸入冰水盆中。

（2）药物治疗

以上方法无效或当即有效但很快复发时，可考虑下列药物治疗。

①洋地黄类药物：对病情较重，发作持续 24 h 以上，有心力衰竭者，宜首选洋地黄类药物。首剂用饱和量的 1/3～1/2，余量分 2 次，每 6 h/次，起效慢，需 2 h 以上，转复率约 70%。毛花苷丙 C 饱和量新生儿 0.02～0.04 mg/kg，1 个月～2 岁 0.04～0.06 mg/kg，2 岁以上 0.02～0.04 mg/kg。地高辛饱和量新生儿 0.02～0.03 mg/kg，1 个月～2 岁 0.03～0.04 mg/kg，2 岁以上 0.02～0.03 mg/kg。

② β 受体阻滞剂：可试用普萘洛尔小儿静注剂量为每次 0.01～0.15 mg/kg，以 5% 葡萄精溶液稀释后缓慢推注，不少于 5～10 min，必要时每 6～8 h 重复 1 次。重度房室传导阻滞，有哮喘及心力衰竭者禁用。

③维拉帕米：为选择性钙通道阻滞剂。抑制钙离子进入细胞内，疗效显著。不良反应为血压下降，并可加重房室传导阻滞。剂量为每次 0.1 mg/kg，静脉滴注或缓慢推注，不超过 1 mg/min。

④升压药物：通过升高血压，使迷走神经兴奋对阵发性室上性心动过速伴有低血压者更适宜。常用制剂有甲氧明、去氧肾上腺素等。因增加心脏后负荷，需慎用。

（3）电学治疗

对个别药物疗效不佳者，除洋地黄中毒外可考虑用直流电同步电击复律。电能量 0.5～1.0 J/kg，如未复律，可加大量重复电击，一般不宜超过 3 次。有条件者，可使用经食管心房调搏或经静脉右心房内调搏终止室上性心动过速。

（4）射频消融术

对室上性心动过速反复发作 2 次以上，或药物难于控制，或发作时并发严重血流动力学障碍，或心动过速影响学习和工作，可以首先考虑射频消融治疗；对于部分没有心动过速发作的预激图形的患儿，合并心脏扩大者，可考虑行射频消融术，可以改善心肌功能使心脏大小恢复正常。射频消融术创伤小，并发症少，成功率达到 95%～100%。

六、心房颤动

1. 概述

心房颤动是室上性心律失常最严重的类型。它是由心房心肌的异常电活动引起，这些异常电活动的发生机制可能是由于自律性改变、触发活动导致心房过早去极化或局部微折返。

2. 病因

本病多见于严重的风湿性二尖瓣病变或先天性心脏病伴有心房扩大，如房间隔缺损、埃布斯坦

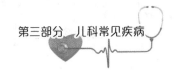

畸形等。预激综合征、甲状腺功能亢进、洋地黄中毒也可出现心房颤动。

3. 临床特征

患儿自觉心悸、气短、胸闷、头晕、心跳不规则，心室率较快时，症状更明显，常引起心力衰竭。体检可发现心律完全不规则，心音强弱也时有变异，原有心脏杂音也可减弱或消失，心室率每分钟 100～150 次。由于心律不规则，每次心室收缩心搏出量均有显著差别，其中部分心搏血量甚少，以致桡动脉扪不到，故脉搏强弱不一，且脉搏次数较心率少，有脉搏短绌现象。心率愈快，脉搏短绌愈大。心脏病并发心房颤动，一般预示病情较重，特别心室率快时易导致心力衰竭。

4. 心电图检查

心电图示 P 波消失，代以不规则的心房颤动波（f 波），Ⅱ、Ⅲ、aVF 及 V_1 导联最明显。各波间无等电位线。房率 300～700 次/min，心室率极不规则，100～150 次/min，ORS 波正常。

5. 治疗原则

心室率快或伴有心力衰竭者均应用洋地黄治疗。洋地黄治疗的目的为减慢心室率，并控制心力衰竭，少数可恢复窦性心律。必须纠正心律时，可在继续使用洋地黄维持量的情况下，加用奎尼丁纠正心律，纠正心律后，奎尼丁维持量至少要用 6 个月。应用普罗帕酮、氟卡尼、胺碘酮也可转复为窦性心律。如上述方法无效，可采用同步直流电击转复治疗，电击复律效果较好，但仍需用奎尼丁维持量以防复发。

七、室性心动过速

1. 概述

室性心动过速是指起源于希氏束分叉处以下的 3 个以上宽大畸形 ORS 波组成的心动过速。它是一种严重的快速心律失常，可发展为心室颤动，引起心脏性猝死。

2. 病因

可由心脏手术、心导管检查、严重心肌炎、先心病、感染、缺氧、电解质紊乱原因引起。但不少病例没有明确病因。

3. 临床特征

与阵发性室上性心动过速相似，但症状比较严重。小儿烦躁不安、苍白、呼吸急促。年长儿可主诉心悸、心前区疼痛，严重病例可有晕厥、休克、充血性心力衰竭等。发作短暂者血流动力学的改变较轻；发作持续 24 h 以上者则可发生显著的血流动力学改变。体检发现心率增快，常在 150 次/min 以上，节律整齐，心音可有强弱不等现象。

4. 心电图检查

①心室率常在 150～250 次/min 之间。QRS 波宽大畸形，时限增宽。

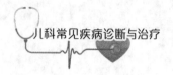

②T波方向与QRS波主波相反。P波与ORS波之间无固定关系。

③Q-T间期多正常，可伴有Q-T间期延长，多见于多形性室速。

④心房率较心室率缓慢，有时可见到室性融合波或心室夺获。心电图是诊断室性心动过速的重要手段，但有时与室上性心动过速伴心室内差异传导的鉴别比较困难，必须综合临床病史、体检、心电图特点、对治疗措施的反应等仔细加以区别。

5. 治疗原则

及时诊断，予以适当处理。药物可选用利多卡因，每次0.5～1.0 mg/kg静脉滴注或缓慢推注。必要时可每隔10～30 min重复，总量不超过5 mg/kg。此药能控制心动过速，但作用时间很短，剂量过大能引起惊厥、传导阻滞等毒性反应。伴有血压下降或心力衰竭者首选同步直流电击复律[1～2 J/（s·kg）]，转复后再用利多卡因维持。预防复发可用口服美西律、普罗帕酮、莫雷西嗪。对多型性室速伴Q-T间期延长者，如为先天性因素，则首选β受体阻滞剂，禁忌Ia，Ic，及Ⅲ类药物和异丙基肾上腺素。而后天性因素所致者，可选用异丙基肾上腺素，必要时可试用利多卡因。

八、房室传导阻滞

1. 概述

房室传导阻滞是指由于房室传导系统膜部位的不应期异常延长，电激动从心房向心室传播过程中传导延缓或部分甚至全部不能下传的现象，临床上将房室传导阻滞分为三度：Ⅰ度房室传导阻滞；Ⅱ度房室传导阻滞；Ⅲ度房室传导阻滞。

2. 病因

Ⅰ度房室传导阻滞在小儿中比较常见，大部分由急性风湿性心肌炎引起，但也可发生于发热、心肌炎、肾炎、先心病以及个别正常小儿；在应用洋地黄时也能延长P-R间期。Ⅱ度房室传导阻滞产生原因有风湿性心脏病、各种原因引起的心肌炎、严重缺氧、心脏手术后及先心病（尤其是大动脉转位）等。Ⅲ度房室传导阻滞在小儿较少见，病因可分为获得性与先天性两种，获得性者以心脏手术引起的最为常见，其次为心肌炎，此外新生儿低血钙与酸中毒也可引起，但一般为一过性；先天性者约50%患儿无心脏形态学改变，部分患儿有先心病或心内膜弹力纤维增生症等。

3. 临床特征

Ⅰ度房室传导阻滞：本身对血流动力学并无不良影响，临床听诊除第一心音较低钝外，并无其他特殊体征，诊断主要通过心电图检查。但小儿PR间期延长，直立或运动后可使P-R间期缩短至正常。此种情况说明P-R间期延长与迷走神经的张力过高有关。

Ⅱ度房室传导阻滞：临床表现取决于基础心脏病变以及由传导阻滞而引起的血流动力学改变。当心室率过缓时可引起胸闷、心悸，甚至产生眩晕和晕厥。听诊时除原有心脏疾患产生的听诊改变

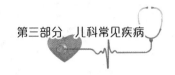

外，尚可发现心律不齐，脱漏搏动。Ⅱ度房室传导阻滞有莫氏Ⅰ型和莫氏Ⅱ型两种，前者较多见，但后者的预后则比较严重，容易发展为完全性房室传导阻滞，发生阿－斯综合征。

Ⅲ度房室传导阻滞：部分小儿并无主诉。获得性者以及有先心病者病情较重，因心搏出量减少而自觉乏力、眩晕、活动时气短。最严重的表现为阿－斯综合征发作，小儿知觉丧失，甚至发生死亡。某些患儿则表现为心力衰竭以及对应激状态的耐受能力降低。体格检查时脉率缓慢而规则。第一心音强弱不一，有时可闻及第三心音或第四心音。绝大多数患儿心底部可听到Ⅰ－Ⅱ级喷射性杂音，为心脏每次搏出量增加引起的半月瓣相对狭窄所致。由于经过房室瓣的血量也增加，所以可闻及舒张中期杂音。X线检查发现不伴有其他心脏疾患的Ⅲ度房室传导阻滞者中 60% 患儿亦有心脏增大。

4. 心电图检查

（1）度房室传导阻滞

房传导时间延长，心电图表现为 P-R 间期超过正常范围，但每个心房激动都能下传到心室。

（2）度房室传导阻滞

窦房结的冲动不能全部传达心室因而造成不同程度的漏搏。又可分为两型：

①莫氏Ⅰ型，又称为文氏现象。特点是 P-R 间期逐步延长，最终 P 波后不出现 QRS 波，在 P-R 间期延长的同时，R-R 间期往往逐步缩短，且脱漏的前后两个 R 波的距离小于最短的 R-R 间期的两倍。

②莫氏Ⅱ型。此型特点为 P-R 间期固定不变，心房搏动部分不能下传到心室，发生间歇性心室脱漏。且常伴有 QRS 波的增宽。

（3）度房室传导阻滞

房室传导组织有效不应期极度延长，使 P 波全部落在了有效不应期内，完全不能下传到心室，心房与心室各自独立活动，彼此无关。心室率较心房率慢。

5. 治疗原则

（1）度房室传导阻滞

应着重病因治疗，基本上不需特殊治疗；预后较好。

（2）度房室传导阻滞

应积极治疗原发疾病。当心室率过缓、心脏搏出量减少时，可用网托品、异丙肾上腺素治疗。预后与心脏的基本病变有关。由心肌炎引起者最后可完全恢复。当阻滞位于房室束远端，有 QRS 波增宽者预后较严重，可能发展为完全性房室传导阻滞。

（3）度房室传导阻滞

有心功能不全症状或阿—斯综合征表现者需积极治疗。纠正缺氧与酸中毒可改善传导功能。由心肌炎或手术暂时性损伤引起者，肾上腺皮质激素可消除局部水肿。可口服阿托品、麻黄素或

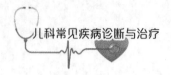

异丙基肾上腺素舌下含服，重症者应用阿托品 0.01～0.03 mg/kg 皮下或静脉注射，异丙肾上腺素 1 mg 溶于 5%～10% 葡萄糖溶液 250 m 中，持续静脉滴注，速度为 0.05～2 μg/（kg·min），然后根据心率调整速度。具备以下条件者应考虑安装起搏器：反复发生阿 - 斯综合征，药物治疗无效或伴心力衰竭者。一般先安装临时起搏器，经临床治疗可望恢复正常，若观察 4 周左右仍未恢复者，考虑安置永久起搏器。

第四节　心力衰竭

一、概述

心力衰竭，简称心衰，是心室收缩和（或）舒张功能障碍导致心排血量不足，组织的血液灌注减少，不能满足机体需要，造成神经内分泌系统过度激活，导致一系列病理生理改变，是各种心脏病的严重阶段。小儿各年龄期均可发生，以婴幼儿最常见。如不及时控制病情，往往威胁小儿生命。

二、病因

心脏泵血功能受心肌收缩力、前负荷、后负荷、心率等多种因素的影响。任何因素导致心肌收缩力下降或负荷过重，超出心脏代偿能力时均可引发心功能不全。小儿时期心功能不全的病因依年龄而异。

1. 新生儿期

以先心病引起者最多见，如主动脉缩窄、大动脉转位、左心发育不良综合征等。其他如持续性肺动脉高压、呼吸窘迫综合征、早产儿动脉导管未闭等亦可引起。

2. 婴幼儿期

先心病仍占主要地位，肺动脉狭窄、主动脉狭窄等流出道梗阻使后负荷增加，而左向右分流和瓣膜反流则导致前负荷增加。心肌疾病如心内膜弹力纤维增生症、心肌炎等，心律失常如阵发性室上性心动过速均可引起。其他疾病如支气管肺炎、感染引起者在此期也常见。少数可因严重贫血、维生素 B_1 缺乏等引起。

3. 学龄前期及学龄期

先心病仍然是常见原因，患儿多由于继发感染、肺动脉高压或心脏手术或并发心律失常而诱发心功能不全。风湿性心脏病和急性肾炎所致的心力衰竭也较多见。川崎病冠状动脉病变也是这一时期心功能不全的重要原因。

慢性心功能不全者可由于以下诱因使心力衰竭症状突然加重：

①感染：呼吸道感染、感染性心内膜炎。

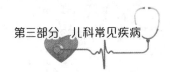

②血容量过多：如输血、补液过多、速度过快、急性输入大量脱水剂（如甘露醇）。

③心律失常：如阵发性室性心动过速、心房颤动等。

④其他：如贫血、缺氧、电解质紊乱等。

心脏功能从正常发展到心力衰竭，经过一段代偿期，心脏出现心率增快、心肌肥厚或心脏扩大，以维持心排血量，当心排血量通过代偿不能满足身体代谢需要时，即出现心力衰竭。心力衰竭时心排血量一般减少到低于正常休息时的心排血量，称为低心排血量心力衰竭。但由甲状腺功能亢进、严重贫血、动静脉瘘等引起的心力衰竭，心排血量减少，但仍可超过正常休息时的心排血量，称为高心输出量心力衰竭。

心力衰竭时心室收缩期排血量减少，心室内残余血量增多，故舒张期充盈压力增高，回心血量减少，心房和静脉淤血，组织缺氧；组织缺氧激活交感神经系统，引起皮肤内脏血管收缩，血液重新分布，以保证重要器官的血供；同时，肾素—血管紧张素—醛固酮系统激活，使近端和远端肾曲小管对钠的再吸收增多，体内水钠潴留，引起血容量增多，体液淤积。近年来发现，交感神经激活肾素—血管紧张素—醛固酮系统，引起受体—腺苷酸环化酶系统调节紊乱，可加剧心室重塑，使心力衰竭恶化。

三、临床特征

1. 全身症状

由于心排血量下降、组织灌注不足以及静脉淤血引起，表现为精神萎靡、乏力、多汗、食欲减退、消化功能低下、体重不增等。

2. 肺循环淤血表现

①呼吸急促

由于肺毛细血管压力升高，发生肺间质水肿，影响换气功能，呼吸频率加快；心衰严重者，产生肺泡及细支气管水肿，呼吸困难加重，伴有三凹征。运动后呼吸困难及阵发性夜间呼吸困难，多为年长儿左心衰竭的特征。婴幼儿发病较急者常突然表现气急、呻吟、烦躁不安，不能安睡，不能平卧，要竖抱，伏在大人肩上时稍能安睡（类似于端坐呼吸表现）。

②咳嗽

由于支气管黏膜淤血、水肿而出现干咳；严重者因肺水肿可咳出泡沫样血痰或鲜血。

③发绀

严重肺淤血可影响肺循环血液氧合过程而出现不同程度青紫。

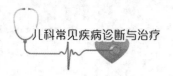

④哮鸣及肺部啰音

液体进入肺泡时肺部出现湿啰音。婴幼儿易出现哮鸣，大多因气管、支气管黏膜水肿而引起，常表示病情严重。

3. 体循环淤血表现

（1）肝大

肝淤血致肿大、压痛、边缘圆钝，为心功能不全的早期最常见表现。正常婴幼儿肝脏可在肋下 2 cm 处，若超过此限且边缘较钝，应考虑心衰，进行性增大则更有意义。病情改善后肝脏迅速回缩。

（2）颈静脉怒张

患儿坐位时颈静脉充盈，肝颈静脉反流征阳性。婴幼儿由于颈短，皮下脂肪多，颈静脉怒张不易观察。有时可以通过手背静脉充盈情况判断静脉淤血，即置患儿于半坐位（躯体成 45°），将手抬至胸骨上窝水平略高时观察手背静脉是否充盈。

（3）水肿

由于体循环淤血、静脉压增高、水钠潴留，液体积聚于间质而出现水肿。最先见于下垂部位如踝部、胫前部。严重者伴胸腔积液、腹水、心包积液。婴幼儿水肿可不明显，有时仅眼睑、面部轻微水肿或伴手背、足背略肿，但体重增加。在成人及年长儿皮下水肿是右心衰竭的重要体征。

4. 心脏体征

除原发疾病的症状和体征外，心功能不全时常示心脏增大、心音低钝、心动过速，易出现奔马律。

四、辅助检查

1. X 线检查

心影多呈普遍性扩大（心胸比例超过 0.5 提示心脏增大。但新生儿和小婴儿的心胸比例可超过 0.55），搏动减弱。急性心衰或舒张性心衰可无心脏增大。明显肺淤血、肺水肿提示严重左心衰。

2. 心电图

对心律失常及心肌缺血引起的心衰有诊断价值，应用洋地黄治疗有指导意义。

3. 超声心动图

可见心室和心房扩大，射血分数降低。心脏舒张功能不全时，多普勒超声检测二尖瓣口舒张期血流 E/A 比值不足 1；组织多普勒技术检测二尖瓣环动 e/a 比值不足 1。

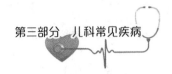

五、诊断

1. 临床诊断标准

①安静时心率增快，每分钟心率婴儿超过180次，幼儿超过160次，不能用发热或缺氧解释者。

②呼吸困难，青紫突然加重，安静时每分钟呼吸婴儿超过60次，幼儿超过50次，儿童超过40次。

③肝大达肋下3 cm以上，或在密切观察下短时间内较前增大，而不能以横膈下移等原因解释者。

④心音明显低钝，或出现奔马律。

⑤突然烦躁不安，面色苍白或发灰，而不能用原有疾病解释。

⑥尿少、下肢水肿，以除外营养不良、肾炎、维生素B_1缺乏等原因所造成者。

上述前4项为临床诊断的主要依据。尚可结合其他几项以及胸部X线摄片、心电图和超声心动图检查结果进行综合分析判断。

2. 心力衰竭程度判断

临床上一般依据病史、临床表现及劳动耐力的程度，将心脏病患儿心功能分为以下4级：

Ⅰ级：患儿体力活动不受限制。学龄期儿童能够参加体育课，并且能像正常儿童一样活动。

Ⅱ级：患儿体力活动轻度受限。休息时没有任何不适，但一般活动时出现症状如疲乏、心悸和呼吸困难。学龄期儿童能够参加体育课，但活动量比同龄正常儿童小。可能存在继发性生长障碍。

Ⅲ级：患儿体力活动明显受限。轻劳动时即有症状，例如步行15 min即有疲乏、心悸和呼吸困难。学龄期儿童不能参加体育活动。存在继发性生长障碍。

Ⅳ级：在休息状态亦有症状，完全丧失劳动力。存在继发性生长障碍。

上述心功能分级对婴儿不适用。婴儿心功能评价可参考改良Ross心衰分级计分法。

六、治疗原则

治疗原则为加强心肌收缩力，减轻心脏负荷状态，控制水电解质酸碱平衡紊乱，治疗急性肺水肿和严重心律失常等危急症状，防治各种并发症以及消除病因。

1. 一般治疗

①休息与镇静：平卧或半卧位，尽力避免患儿烦躁、哭闹，以减轻心脏负担，必要时可适当应用镇静剂，苯巴比妥、吗啡皮下或肌内注射常能取得满意效果，但需警惕呼吸抑制。

②吸氧：气急、发绀者适当给予吸氧。

③饮食：很少需要严格的极度低钠饮食，但水肿者一般饮食中钠盐应适当减少。每日入液量不超过基础需要量（婴幼儿60～80 ml/kg，年长儿40～60 ml/kg）。应给予容易消化且富有营养的食品。

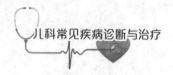

④防治感染及其他并发症：呼吸道感染既是心力衰竭的常见并发症，也是心功能不全加重的重要诱因，应注意预防和及时治疗。此外，心力衰竭时，患儿易发生酸中毒、低血糖等，一旦发生应给予及时纠正。

2. 洋地黄类药物

（1）洋地黄制剂及其用法

小儿时期常用的洋地黄制剂为地高辛，可口服和静脉注射，作用时间较快，排泄亦较迅速，半衰期为 24～48 h。急性心功能不全也可选用毛花苷 C，作用快，但排泄也快，故不宜作为长期维持用药。洋地黄的剂量和疗效的关系受到多种因素的影响，所以使用要个体化。

（2）洋地黄化法

静脉给药时首次给洋地黄化总量的 1/2，余量分 2 次，每隔 4～6 h 给予，多数患儿可于8～12 h 内达到洋地黄化。对于能口服的患儿可给予口服地高辛，首次给洋地黄化总量的 1/3 或 1/2，余量分 2 次，每隔 6～8 h 给予。

（3）维持量

洋地黄化后 12 h 可开始给予维持量。维持量的疗程视病情而定，急性心力衰竭者往往不需用维持量或仅需短期应用；短期难以去除病因者如先心病、心内膜弹力纤维增生症或风湿性心瓣膜病等，则应长期给药。

（4）注意事项

用药前应了解患儿近期洋地黄使用情况，以防药物过量。心肌炎患儿对洋地黄耐受性差，一般按常规剂量的 2/3 使用，且饱和时间不宜过快。早产儿和 2 周以内的新生儿因肝肾功能尚不完善，洋地黄化剂量应偏小，可按婴儿剂量减少 1/2～1/3，以免洋地黄中毒。钙剂对洋地黄有协同作用，低血钾可促使洋地黄中毒，故应予注意。临床上以测定地高辛血药浓度作为用药参考：婴儿地高辛血浓度约（2.8±1.9）ng/ml，年长儿及成人约（1.3+0.6）ng/ml。婴儿地高辛血浓度超过 4 ng/ml，年长儿及成人超过 2 ng/ml，一般视为中毒浓度。但洋地黄中毒与药物血浓度并非绝对一致，应注意临床观察及心电图监护。

（5）洋地黄毒性反应

洋地黄中毒表现在三个方面：

①心律失常如房室传导阻滞、室性期前收缩和阵发性心动过速等。

②消化道症状如恶心、呕吐。

③神经系统症状，如嗜睡、头昏、色视等。

（6）洋地黄中毒的治疗

首先应立即停药，并测定患儿血清地高辛、钾、镁浓度及肾功能，建立静脉输液并监测心

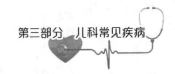

电图。若中毒较轻，血清钾正常，一般在停药 12～24 h 后中毒症状消失。若中毒较重，血清钾低或正常、肾功能正常者，可静脉滴注 0.3% 氯化钾，以每小时 0.3～0.5 mmol/kg 的速度缓慢滴注，总量不超过 2 mmol/kg；有 Ⅱ 度以上房室传导阻滞者禁用。窦性心动过缓、窦房传导阻滞者可用阿托品每次 0.01～0.03 mg/kg，口服、皮下注射或静脉注射，每天 3～4 次。苯妥英钠对洋地黄中毒所致的房室传导阻滞、室性期前收缩、室上性心动过速及室性心动过速疗效较好，静脉注射苯妥英钠 2～3 mg/kg，一次量不超过 100 mg，溶于生理盐水缓慢静脉注射，不应少于 5 min，必要时 15 min 后可重复使用。本品碱性强，不可漏至血管外。利多卡因用于室性心律失常者，静脉注射每次 1～2 mg/kg，一次量不超过 100 mg。必要时 5～10 min 重复一次，总量不超过 5 mg/kg。有效后改为 20～50 μg/（kg·min）静脉滴注维持。高度房室传导阻滞者可安装临时起搏器。严重洋地黄中毒伴有低血压、严重心衰、高血钾及神经系统症状，并有生命危险者，静脉注射地高辛特异抗体治疗。

3. 非强心苷类正性肌力药物

①多巴胺：每分钟 5～10 μg/kg 静脉滴注可增强心肌收缩力。

②多巴酚丁胺：每分钟 5～10 μg/kg 静脉滴注可增加心排量而降低体循环血管阻力，适用于心排量减少及左心室舒张期充盈压增高者。

4. 利尿剂

①袢利尿剂：主要作用上袢上升支，抑制钠和水再吸收，促进钠钾交换，故排钠、氯及钾。利尿作用强而迅速，用于急性心衰、肺水肿及难治性心衰。常用呋塞米，静脉注射 1～2 mg/（kg·次），6～12 h 一次。

②噻嗪类利尿剂：主要作用于远端肾曲管，抑制钠再吸收，钠与钾交换，促进钾排出。常用氢氯噻嗪，1～2 mg/（kg·d），分 2 次口服。

③保钾利尿剂：一般不单独使用，常用螺内酯口服，1～2 mg/（kg·次）。

5. 血管扩张剂

①血管紧张素转换酶抑制剂：通过减少循环中血管紧张素 Ⅱ 的浓度而发挥效应，常用的有卡托普利和依那普利，一般为口服。

②硝普钠：对急性心力衰竭伴周围血管阻力明显增加者效果显著。在治疗心脏手术后低心排综合征时联合多巴胺效果更佳。有低血压者禁用。

6. 磷酸二酯酶抑制剂

常用药物有氨力农和米力农，可用于对常规治疗无效的低心排患儿，有增强心肌收缩和舒血管作用，可增加心排量和降低外周阻力、减少心脏后负荷，一般用于手术后急性心功能不全。

7. β 受体阻滞剂

常用药物为卡维地洛，美托洛尔，用于心力衰竭患儿的长期治疗，为扩张型心肌病心力衰竭综

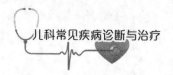

合治疗的重要药物。不推荐使用于急性心力衰竭。

8. 病因治疗

需及时治疗引起心功能不全的原发疾病。

9. 急性肺水肿的治疗

①体位：取坐位，双腿下垂，以减少回心血量，减轻心脏前负荷。

②吸氧：维持动脉血氧分压在 60 mmHg 以上，严重者用机械通气。

③镇静：患儿往往有烦躁不安，应立即注射吗啡 0.1 ～ 0.2 mg/kg，必要时 2 ～ 4 h 再用。吗啡可以扩张周围血管，减少回心血量，减轻心脏前负荷。但吗啡可抑制呼吸，故伴呼吸衰竭者慎用。

④洋地黄和利尿剂：静脉注射地高辛及呋塞米。

⑤血管扩张剂：危急病例可给予血管扩张剂，如硝普钠静脉注射。

⑥解除支气管痉挛：急性心力衰竭、肺水肿可出现心源性哮喘，使用肾上腺皮质激素可解除支气管痉挛、减轻水肿而改善通气，可静脉滴注氢化可的松或地塞米松。此外，氨茶碱有解除小支气管痉挛、增强心肌收缩力、扩张冠状动脉和利尿的作用。

第六章　泌尿系统疾病

第一节　尿路感染

一、概述

尿路感染（urinary tract infection，UTI）是指病原体直接侵入尿路，在尿液中生长繁殖，并侵犯尿路黏膜或组织而引起损伤。按病原体侵袭的部位不同，一般将其分为肾盂肾炎、膀胱炎、尿道炎。肾盂肾炎又称上尿路感染，膀胱炎和尿道炎合称下尿路感染。由于小儿时期感染局限在尿路某一部位者较少，且临床上又难以准确定位，故常不加区别统称为 UTI。尿路感染是小儿时期常见疾病之一，尿路感染是继慢性肾炎之后，引起儿童期慢性肾功能不全的主要原因之一。UTI 病人临床上可根据有无症状，分为症状性泌尿道感染和无症状性菌尿。儿童期症状性尿路感染的年发病率在男孩为（1.7 ～ 3.8）/1000 人，女孩为（3.1 ～ 7.1）/1000 人，发病年龄多在 2 ～ 5 岁。无症状性菌尿则多见于学龄期女童。无论在成人或儿童，女性 UTI 的发病率普遍高于男性，但在新生儿或婴幼儿早期，男性的发病率却高于女性。

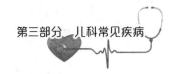

二、病因

任何致病菌均可引起 UTI，但绝大多数为革兰阴性杆菌，如大肠杆菌、副大肠杆菌、变形杆菌、克雷伯杆菌、铜绿假单胞菌，少数为肠球菌和葡萄球菌。大肠杆菌是 UTI 中最常见的致病菌，占 60%～80%。初次患 UTI 的新生儿，所有年龄的女孩和 1 岁以下的男孩，主要的致病菌仍是大肠杆菌；而在 1 岁以上男孩主要致病菌多是变形杆菌。对于 10～16 岁的女孩白色葡萄球菌也常见；至于克雷伯杆菌和肠球菌，则多见于新生儿 UTI。

细菌引起 UTI 的发病机制是错综复杂的，其发生是个体因素与细菌致病性相互作用的结果。

（一）感染途径

1. 血源性感染

经血源途径侵袭尿路的致病菌主要是金黄色葡萄球菌。

2. 上行感染

致病菌从尿道口上行并进入膀胱，引起膀胱炎，膀胱内的致病菌再经输尿管移行至肾脏，引起肾盂肾炎，这是 UTI 最主要的途径。引起上行感染的致病菌主要是大肠杆菌，其次是变形杆菌或其他肠杆菌。膀胱输尿管反流是细菌上行感染的重要原因。

3. 淋巴感染和直接蔓延

结肠内的细菌和盆腔感染可通过淋巴管感染肾脏，肾脏周围邻近器官和组织的感染也可直接蔓延。

（二）个体因素

①婴幼儿输尿管长而弯曲，管壁肌肉和弹力纤维发育不良，蠕动力差，容易扩张或受压及扭曲面导致梗阻，易发生尿流不畅或尿潴留而诱发感染。

②尿道菌种的改变及尿液性状的变化，为致病菌入侵和繁殖创造了条件。

③细菌在尿路上皮细胞黏附是其在泌尿道增殖引起 UTI 的先决条件。

④某些患儿分泌型 IgA 的产生缺陷，尿中的 SIgA 减低。

⑤先天性或获得性尿路畸形，增加尿路感染的危险性。

⑥新生儿和小婴儿易患尿路感染是因为其机体抗菌能力差。婴儿使用尿布，尿道口常受细菌污染，且局部防卫能力差，易致上行感染。

⑦糖尿病、高钙血症、高血压、慢性肾脏疾病、镰刀状贫血及长期使用糖皮质激素或免疫抑制剂的患儿，其 UT 的发病率可增高。

⑧ ACE 基因多态性：DD 基因型患儿是肾瘢痕发生的高危人群，其发生机制与 ACE 活性增高致使血管紧张素 I 向 II 转化增多有关。后者通过引发局部血管收缩、刺激 TGF-β 产生和胶原合成导致间质纤维化和肾小球硬化。

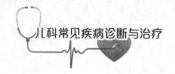

⑨细胞因子：急性肾盂肾炎患儿尿中 IL-1、IL-6 和 IL-8 增高，且 IL-6 水平与肾癫痕的严重程度呈正相关。

（三）细菌毒力

除了因个体因素所起的作用外，对没有泌尿系结构异常的尿路感染儿童，感染细菌的毒力是决定其能否引起 UTI 的主要因素。

三、临床特征

（一）急性 UTI

1. 新生儿

新生儿临床症状极不典型，多以全身症状为主，如发热或体温不升，苍白、吃奶差、呕吐、腹泻、黄疸等较多见，部分患儿可有嗜睡、烦躁甚至惊厥等神经系统症状。新生儿 UTI 常伴有败血症，但尿路刺激症状多不明显，在 30% 的患儿血和尿培养出的致病菌一致。

2. 婴幼儿

婴幼儿 UTI 的临床症状常不典型，常以发热最突出。此外，拒食、呕吐、腹泻等全身症状也较明显。有时也可出现黄疸和神经系统症状如精神萎靡、昏睡、激惹甚至惊厥。在 3 个月龄以上的儿童可出现尿频、排尿困难、血尿、脓血尿、尿液混浊等。细心观察可发现排尿时哭闹不安，尿布有臭味和顽固性尿布疹等。

3. 年长儿

以发热、寒战、腹痛等全身症状突出，常伴有腰痛和肾区叩击痛，肋脊角压痛等。同时尿路刺激症状明显，患儿可出现尿频、尿急、尿痛、尿液浑浊，偶见肉眼血尿。

（二）慢性 UTI

是指病程迁延或反复发作持续一年以上者。常伴有贫血、消瘦、生长迟缓、高血压或肾功能不全。

（三）无症状性菌尿

在常规的尿过筛检查中，可以发现健康儿童存在着有意义的菌尿，但无任何尿路感染症状，这种现象可见于各年龄组，在儿童中以学龄女孩常见。无症状性菌尿患儿常同时伴有尿路畸形和既往症状尿路感染史。病原体多数是大肠杆菌。

四、辅助检查

1. 尿常规检查及尿细胞计数

①尿常规检查：如清洁中段尿离心沉渣中白细胞超过 10 个 HPF，即可怀疑为尿路感染；血尿也很常见。肾盂肾炎病人有中等蛋白尿、白细胞管型尿及晨尿的比重和渗透压减低。

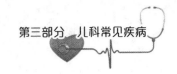

②1h尿白细胞排泄率测定：白细胞数超过 $30×10^4/h$ 为阳性，可怀疑尿路感染；不足 $20×10^4/h$ 为阴性，可排除尿路感染。

2. 尿培养细菌学检查尿细菌培养及菌落计数

诊断尿路感染的主要依据。通常认为中段尿培养菌落数超过 $10^5/ml$ 可确诊。$10^4～10^5/ml$ 为可疑，不足 $10^4/m$ 系污染。应结合患儿性别、有无症状、细菌种类及繁殖力综合分析评价临床意义。由于粪链球菌一个链含有32个细菌，一般认为菌落数在 $10^3～10^4/ml$ 间即可诊断。通过耻骨上膀胱穿刺获取的尿培养，只要发现有细菌生长，即有诊断意义。至于伴有严重尿路刺激症状的女孩，如果尿中有较多白细胞，中段尿细菌定量培养超过 $10^2/ml$，且致病菌为大肠杆菌类或腐物寄生球菌等，也可诊断为 UT，临床高度怀疑 UTI 而尿普通细菌培养阴性的，应作 L– 型细菌和厌氧菌培养。

3. 尿液直接涂片法

油镜下找细菌，如每个视野都能找到一个细菌，表明尿内细菌数超过 $10^5/ml$ 以上。

4. 亚硝酸盐试纸条试验（Griess 试验）和尿白细胞酯酶检测

大肠杆菌、副大肠杆菌和克雷伯杆菌试纸条亚硝酸盐试验呈阳性，产气杆菌、变形杆菌、铜绿假单胞菌和葡萄球菌亚硝酸盐试验呈弱阳性，而粪链球菌、结核菌为阴性。

5. 影像学检查

影像学检查目的在于：

①检查泌尿系有无先天性或获得性畸形。

②了解以前由于漏诊或治疗不当所引起的慢性肾损害或瘢痕进展情况。

③辅助上尿路感染的诊断。

常用的影像学检查有 B 型超声检查、静脉肾盂造影加断层摄片（检查肾痕形成）、排泄性膀胱尿路造影、动态、静态肾核素造影、CT 扫描等。核素肾静态扫描（99 mTcDMSA）是诊断急性肾盂肾炎（APN）的金标准。APN 时，由于肾实质局部缺血及肾小管功能障碍导致对 DMSA 摄取减少。典型表现呈肾单个或多个局灶放射性减低或缺损，也可呈弥漫的放射性稀疏伴外形肿大。其诊断该病的敏感性与特异性分别为 96% 和 98%。推荐在急性感染后 3 个月行 99 mTc–DMSA 以评估肾瘢痕。

不足 2 岁的患儿 UT 伴有发热症状者，无论男孩或女孩，在行尿路 B 超检查后无论超声检查是否异常，均建议在感染控制后行 MCU 检查。家属对 MCU 有顾虑者，宜尽早行 DMSA 检查。超过 4 岁的患儿 B 超显像泌尿系异常者需在感染控制后进行 MCU 检查，2～4 岁患儿，可根据病情而定。

五、诊断与鉴别诊断

（一）诊断标准

UTI 的诊断年长儿症状与成人相似，尿路刺激症状明显，常是就诊的主诉。如能结合实验室检

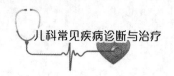

查，可立即得以确诊。但对于婴幼儿特别是新生儿，由于排尿刺激症状不明显或缺如，而常以全身表现较为突出，易致漏诊。故对病因不明的发热患儿都应反复作尿液检查，争取在用抗生素治疗之前进行尿培养，菌落计数和药敏试验；凡具有真性菌尿者，即清洁中段尿定量培养菌落数超过 10^5/ml，或耻骨上膀胱穿刺尿定性培养有细菌生长，即可确立诊断。

完整的 UTI 的诊断除了评定泌尿系被细菌感染外，还应包括以下内容：

①本次感染系初染复发或再感。

②确定致病菌的类型并做药敏试验。

③有无尿路畸形如 VUR、尿路梗阻等，如有 VUR，还要进一步了解"反流"的严重程度和有无肾脏瘢痕形成。

④感染的定位诊断，即是上尿路感染还是下尿路感染。

（二）鉴别诊断

UTI 需与肾小球肾炎、肾结核及急性尿道综合征鉴别。急性尿道综合征的临床表现为尿频尿急、尿痛、排尿困难等尿路刺激症状，但清洁中段尿培养无细菌生长或为无意义性菌尿。肾结核可出现尿频、尿急、尿痛等典型膀胱刺激症状，但同时可伴发热、消瘦、乏力等全身症状，行尿培养寻找结核分枝杆菌的证据，CT、MRI 检查可清晰地显示肾脏病变的范围、程度和周围组织的关系，病理学检查是确诊肾结核的金标准。急性肾小球肾炎表现为血尿为主，伴不同程度的蛋白尿、水肿、高血压或肾功能不全为特点，鉴别不难，诊断困难时可进行肾穿刺病理检查以确诊。

六、治疗原则

治疗目的是控制症状，根除病原体，去除诱发因素，预测和防止再发。

（一）一般处理

①急性期需卧床休息，鼓励患儿多饮水以增加尿量，女孩还应注意外阴部的清洁卫生。

②鼓励患儿进食，供给足够的热卡、丰富的蛋白质和维生素，以增强机体的抵抗力。

③对症治疗：对高热、头痛、腰痛的患儿应给予解热镇痛剂缓解症状。对尿路刺激症状明显者，可用阿托品、山莨菪碱等抗胆碱药物治疗或口服碳酸氢钠碱化尿液，减轻尿路刺激症状。有便秘者改善便秘。

（二）抗菌药物治疗选用抗生素的原则

1. 感染部位

①对肾盂肾炎应选择血浓度高的药物，对膀胱炎应选择尿浓度高的药物。

②感染途径：对上行感染，首选磺胺类药物治疗。如发热等全身症状明显或属血源性感染，多选用青霉素类、氨基糖苷类或头孢菌素类单独或联合治疗。

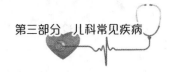

③根据尿培养及药敏试验结果，同时结合临床疗效选用抗生素。

④药物在肾组织、尿液、血液中都应有较高的浓度。

⑤药物的抗菌能力强，抗菌谱广。

⑥对肾功能损害小的药物。

2. 上尿路感染 / 急性肾盂肾炎的治疗

①不足 3 个月婴儿：静脉敏感抗生素治疗 10～14 d。

②超过 3 个月：口服敏感抗生素 7～14 d（若没有药敏试验结果，推荐使用头孢菌素，氨苄西林 / 棒酸盐复合物），可先静脉治疗 2～4 d 后改用口服抗生素治疗，总疗程 7～14 d。

③在抗生素治疗 48 h 后需评估治疗效果，包括临床症状、尿检指标等。若抗生素治疗 48 h 后未能达到预期的治疗效果，需重新留取尿液进行尿培养细菌学检查。

3. 下尿路感染 / 膀胱炎的治疗

①口服抗生素治疗 7～14 d（标准疗程）。

②口服抗生素 2～4 d（短疗程）：短疗程（2～4 d）口服抗生素治疗和标准疗程（7～14 d）口服抗生素治疗相比，两组在临床症状持续时间、菌尿持续时间、UTI 复发、药物依从性和耐药发生率方面均无明显差别。

③在抗生素治疗 48 h 后也需评估治疗效果。

4. 无症状菌尿的治疗

单纯无症状菌尿一般无需治疗。但若合并尿路梗阻、VUR 或其他尿路畸形存在，或既往感染使肾脏留有陈旧性瘢痕者，则应积极选用上述抗菌药物治疗。疗程 7～14 d，继之给予小剂量抗菌药物预防，直至尿路畸形被矫治为止。

5. 复发性尿路感染的治疗

复发性 UTI 包括：

①UTI 发作 2 次及以上且均为 APN。

②1 次 APN 且伴有 1 次及以上的下尿路感染。

③3 次及以上的下尿路感染。

复发性 UTI 在进行尿细菌培养后选用 2 种抗菌药物治疗，疗程 10～14 d 为宜，然后需考虑使用预防性抗生素治疗以防复发。预防用药期间，选择敏感抗生素治疗剂量的 1/3 睡前顿服，首选呋喃妥因或磺胺甲基异唑。若小婴儿服用呋喃妥因出现消化道副反应严重者，可选择阿莫西林克拉维酸钾或头孢克洛类药物口服。如果患儿在接受预防性抗生素治疗期间出现了尿路感染，需换用其他抗生素而非增加原抗生素的剂量。

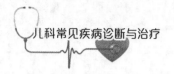

（三）积极矫治尿路畸形

小儿 UTI 约半数可伴有各种诱因，特别在慢性或反复复发的患儿，多同时伴有尿路畸形其中以 VUR 最常见，其次是尿路梗阻和膀胱憩室。一经证实，应及时予以矫治。否则，UTI 难被控制。

（四）UTI 的局部治疗

常采用膀胱内药液灌注治疗，主要治疗顽固性慢性膀胱炎经全身给药治疗无效者。灌注药液可根据致病菌特性或药敏试验结果选择。

第二节　急性肾小球肾炎

一、概述

急性肾小球肾炎简称急性肾炎，是指一组病因不一，临床表现为急性起病，多有前期感染，以血尿为主，伴不同程度蛋白尿，可有水肿、高血压，或肾功能不全等特点的肾小球疾病，可分为急性链球菌感染后肾小球肾炎和非链球菌感染后肾小球肾炎。本节急性肾炎主要是指非链球菌感染后肾小球肾炎。非链球菌感染后肾小球肾炎可以散发或流行的形式出现，2005 年发展中国家儿童 APSGN 年发病率为 2.43/10 万，发达国家为 0.6/10 万。本病多见于儿童和青少年，以 5～14 岁多见，小于 2 岁少见，男女之比为 2∶1。

二、病因

尽管本病有多种病因，但绝大多数的病例属急性链球菌感染后引起的免疫复合物性肾小球肾炎。溶血性链球菌感染后，肾炎的发生率一般在 20% 以内。急性咽炎（主要为 12 型）感染后肾炎发生率为 10%～15%，脓皮病与猩红热后发生肾炎者 1%～2%，呼吸道及皮肤感染为主要前期感染。国内 105 所医院资料表明，各地区均以上呼吸道感染或扁桃体炎最常见占 51%，脓皮病或皮肤感染占 25.8%。除乙型溶血性链球菌之外，其他细菌如绿色链球菌、肺炎双球菌、金黄色葡萄球菌、伤寒杆菌、流感杆菌等，病毒如柯萨基病毒 B4 型、ECHO 病毒 9 型、麻疹病毒、腮腺炎病毒、乙型肝炎病毒、巨细胞病毒、EB 病毒、流感病毒，还有疟原虫、肺炎支原体、白念珠菌、丝虫、钩虫、血吸虫、弓形虫、梅毒螺旋体、钩端螺旋体也可导致急性肾炎。

目前认为急性肾炎主要与可溶血性链球菌 A 组中的致肾炎菌株感染有关，是通过抗原抗体免疫复合物所引起的一种肾小球毛细血管炎症病变，包括循环免疫复合物和原位免疫复合物形成致病学说。此外，某些链球菌株可通过神经氨酸苷酶的作用或其产物如某些菌株产生的唾液酸酶，与机体的 IgG 结合，脱出免疫球蛋白上的涎酸，从而改变了 IgG 的化学组成或其免疫原性，经过自家源性免疫复合物而致病。

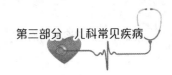

所有致肾炎菌株均有共同的致肾炎抗原性，过去认为菌体细胞壁上的 M 蛋白是引起肾炎的主要抗原。另外在抗原抗体复合物导致组织损伤中，局部炎症介质也起了重要作用。补体具有白细胞趋化作用，通过使肥大细胞释放血管活性胺改变毛细血管通透性，还具有细胞毒直接作用。血管活性物质包括色胺、5- 羟色胺、血管紧张素Ⅱ和多种花生四烯酸的前列腺素样代谢产物均可因其血管运动效应，在局部炎症中起重要作用。

三、临床特征

急性肾炎临床表现轻重悬殊，轻者全无临床症状而检查时发现无症状镜下血尿，重者可呈急进性过程，短期内出现肾功能不全。

（一）前期感染

90% 病例有链球菌的前期感染，以呼吸道及皮肤感染为主。在前期感染后经 1～3 周无症状的间歇期而急性起病。咽炎引起者 6～12 d，平均 10 d，多表现有发热、颈淋巴结大及咽部渗出。皮肤感染引起者 14～28 d，平均 20 d。

（二）典型表现

急性期常有全身不适、乏力、食欲缺乏、发热、头痛、头晕、咳嗽、气急、恶心、呕吐、腹痛及鼻出血等。约 70% 的病例有水肿，一般仅累及眼睑及颜面部，重的 2～3 d 遍及全身，呈非凹陷性。50%～70% 患儿有肉眼血尿，持续 1～2 周即转镜下血尿。蛋白尿程度不等，约 20% 的病例可达肾病水平蛋白尿。部分病例有血压增高。尿量减少，肉眼血尿严重者可伴有排尿困难。

（三）严重表现

少数患儿在疾病早期（指 2 周之内）可出现下列严重症状。

1. 严重循环充血

常发生在起病后第一周内，由于水、钠潴留，血浆容量增加而出现循环充血。当肾炎患儿出现呼吸急促和肺部出现湿啰音时，应警惕循环充血的可能性，严重者可出现呼吸困难，端坐呼吸，颈静脉怒张，频咳，吐粉红色泡沫痰，两肺布满湿啰音，心脏扩大，甚至出现奔马律、肝大而硬、水肿加剧。少数可突然发生，病情急剧恶化。

2. 高血压脑病

由于脑血管痉挛，导致缺血、缺氧、血管渗透性增高而发生脑水肿。近年来也有人认为是脑血管扩张所致。常发生在疾病早期，血压突然上升之后，血压往往在（150～160）/（100～110）mmHg 以上，年长儿会主诉剧烈头痛、呕吐、复视或一过性失明，严重者突然出现惊厥昏迷。

3. 急性肾功能不全

常发生于疾病初期，出现尿少、尿闭等症状，引起暂时性氮质血症、电解质紊乱和代谢性酸中

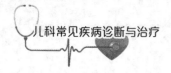

毒，一般持续 3～5 d，不超过 10 d。

（四）非典型表现

①无症状性急性肾炎：患儿仅有镜下血尿而无其他临床表现。

②肾外症状性急性肾炎：有的患儿水肿、高血压明显，甚至有严重循环充血及高血压脑病此时尿改变轻微或尿常规检查正常，但有链球菌前期感染和血 C3 水平明显降低。

③以肾病综合征表现的急性肾炎：少数患儿以急性肾炎起病，但水肿和蛋白尿突出，伴轻度高胆固醇血症和低白蛋白血症，临床表现似肾病综合征。

四、辅助检查

1. 尿常规

尿蛋白可在 +～+++ 之间，且与血尿的程度相平行。尿镜检除多少不等的红细胞外，可有透明、颗粒或红细胞管型。疾病早期可见较多的白细胞和上皮细胞，并非感染。

2. 血常规

血白细胞一般轻度升高或正常。

3. 血沉

加快。

4. 抗 O

咽炎的病例抗链球菌溶血素 O（ASO）往往增加。10～14 d 开始升高，3～5 周达高峰，3～6 个月恢复正常。另外咽炎后 APSGN 者抗双磷酸吡啶核苷酸酶（ADNase）滴度升高。皮肤感染的病人 ASO 升高不明显，抗脱氧核糖核酸酶（ANDase-B）的阳性率高于 ASO，可达 92%。另外脱皮后 APSGN 者抗透明质酸酶（AHase）滴度升高。

5. 补体

80%～90% 的患儿血清 C3 下降，至第 8 周，94% 的病例血 C3 已恢复正常。

6. 肾功能

明显少尿时血尿素氮和肌酐可升高。肾小管功能正常。持续少尿无尿者，血肌酐升高，内生肌酐清除率降低，尿浓缩功能也受损。

7. 肾穿刺活检指征

①需与急进性肾炎鉴别时。

②临床、化验不典型者。

③病情迁延者进行肾穿刺活检，以确定诊断。

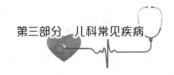

④脾肿大发生率为35%～50%。

⑤肿肝脏大发生率为45%～70%。

⑥15%～25%的病例可有眼睑水肿。

⑦皮疹出现率为15%～20%，表现多样，可为红斑、荨麻疹、斑丘疹或丘疹等。

4. 并发症

①血液系统：可有Coombs试验阳性的自身免疫性溶血性贫血，出现于病程的1～2周，且大多可在一个月内停止发展。可发生粒细胞减少、全血细胞减少或免疫性血小板减少性紫癜，嗜血细胞性淋巴组织细胞增生症。

②神经系统：0.37%～7.3%患儿可出现此类并发症，症状差异很大，包括脑炎、无菌性脑膜炎、吉兰—巴雷综合征、视神经炎以及中枢神经系统淋巴瘤等，其中尤以横贯性脊髓病为最严重，可突然出现双下肢瘫痪及尿潴留。虽神经系病变多能恢复，但也可发生后遗症或死亡。

③消化系统：国外资料显示80%～90%的IM患儿发生肝功能损害。国内资料显示67.9%～73.0%的IM病例并肝脏肿大，但肝功能受损的比例较国外低，约为50%。AST与ALT中度上升，且肝功能损害的程度与患儿的年龄相关，年龄越大，肝功能损害的程度越重。国内儿童IM肝功能损害的发生率较国外IM病例低的原因可能与IM的年龄有关，因为国内儿童IM病例多发生在学龄前儿童，而国外IM病例多为青少年。EBV感染所致的肝损害不是EBV对肝细胞的直接损害，而可能是EBV作为一种免疫启动因子而致的间接免疫损伤。曾报告有肝坏死，也可有食道静脉曲张。

④呼吸系统：偶可患儿因扁桃体明显肿大及咽部淋巴组织增生引起呼吸和吞咽困难。也可并发胸膜炎或胸腔积液、间质性肺炎等。

⑤心脏不常见，心电图可见非特异性T波改变或轻度传导不正常。心肌炎和心包炎则少见。

⑥眼部：可并发结膜炎、视神经炎、视网膜炎、巩膜炎、葡萄膜炎、复视、偏盲、斜视、眼睑下垂等。

⑦泌尿系统：血尿、蛋白尿、肾炎、肾病综合征以及溶血性尿毒综合征等。

⑧其他：腮腺炎、睾丸炎、中耳炎等。

四、实验室检查

1. 血象

白细胞总数增加，淋巴细胞百分比在50%以上，其中异型淋巴细胞的比例可达10%以上，但近半数学龄前儿童IM的异型淋巴细胞比例小于10%。应注意的是，和本病同样的异型淋巴细胞可出现于巨细胞病毒感染、传染性肝炎、风疹等疾病中，但其百分比一般不超过10%。

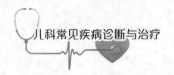

2.血清嗜异凝集反应

该方法于1932年由Paul和Bunnell初创。IM患儿血液中含有凝集绵羊红细胞或马红细胞的抗体，即"嗜异性凝集素"，是一种IgM嗜异性抗体。一般认为1:40以上即为阳性反应，1:80以上更具有价值。于起病5 d后即可呈阳性反应。但有迟至病程4周后才显阳性者。在疾病的第2~3周达高峰，可持续2~5个月。但血清嗜异凝集反应在国内儿童EBV感染IM的诊断价值有限，许多地方已经不再开展此项检测。

3.EB病毒特异性抗体测定

原发性EBV感染过程中首先产生针对衣壳抗原（capsid antigen，CA）IgG和IgM（抗CA-IgG/IgM）；在急性感染的晚期，抗早期抗原（early antigen，EA）抗体出现；在恢复期晚期，抗核抗原抗体产生。抗CA-IgG和抗NA-IgG可持续终生。

（1）抗CA-IgG/IgM

抗CA-IgM可维持4~8周，最长可达3个月；抗CA-IgG可终生存在。在IM急性期，抗CA-IgG抗体以低亲和力抗体为主；恢复期，则以高亲和力抗体为主。

（2）抗EA抗体

经荧光染色又分弥漫性（D）及限制性（R）两种。D多见于青少年，阳性率70%，维持3~6个月。R多见于小龄儿童，阳性率较低，在病后2周以上出现高峰，一般维持2个月至3年。

（3）抗NA抗体

发病后4~6周或更晚开始出现，阳性的效价亦较低，但可持续终生。如发现该抗体，则提示感染实际早已存在。EBV感染的血清学反应复杂多样，有的病例抗EBV-CA-IgM产生延迟、有的持续缺失或长时间存在，这给EBV-IM的确诊带来一定难度。满足以下的任意一项，即可诊断原发性EBV感染。

①抗CA-IgM抗体阳性，以后转阴。

②急性期及恢复期双份血清检测结果CA-IgG抗体效价呈4倍以上增高。

③抗CA-IgG抗体为低亲和力抗体。

④初期VCA-IgG抗体阳性，后期EBNA抗体转为阳性。但对于免疫功能低下或接受免疫球蛋白治疗的患儿，仅凭EB病毒特异性抗体往往难以诊断本病。

4.EB病毒培养

临床诊断价值不大。

5.EB病毒DNA的检测

采用实时定量聚合酶链反应（RT-PCR）方法能快速、敏感、特异地检测患儿血清中含有高浓度EBV-DNA，提示存在病毒血症。

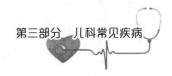

五、诊断与鉴别诊断

（一）诊断依据

IM 的诊断依据包括临床表现、原发性 EBV 感染的实验室证据和非特异性实验室检查（表3-19）。临床诊断病例需满足临床表现中任意 3 项及非特异性实验室检查中任意 1 项，确诊病例需满足临床表现中任意 3 项及原发性 EBV 感染的实验室证据中任意 1 项。

表 3-19 传染性单核细胞增多症的诊断依据

临床诊断病例：满足下列任意3项临床表现及任一项非特异性实验室检查
确诊病例：满足下列任意 3 项临床表现及任一项原发性 EBV 感染的实验室证据
临床表现
（1）发热；　　　　（4）肝脏肿大； （2）咽峡炎；　　　（5）脾大； （3）颈淋巴结肿大；（6）眼睑水肿
原发性EBV感染的实验室证据
（1）抗 EBV-CA-IgM 和抗 EBV-CA-IgG 抗体阳性，且抗 EBV-NA-IgG 阴性； （2）单一抗 EBV-CA-IgG 抗体阳性，且 EBV-CA-IgG 为低亲和力抗体
非特异性实验室检查
（1）外周血异型淋巴细胞比例 ≥ 0.10； （2）6 岁以上儿童外周血淋巴细胞比例 > 0.50 或淋巴细胞绝对值 > 5.0 × 10/L

注：EBV为EB病毒；CA为衣壳抗原；NA为核抗原；Ig为免疫球。

（二）鉴别诊断

本病需与巨细胞病毒、腺病毒、肺炎支原体、甲肝病毒、风疹病毒等感染所致的淋巴细胞和单核细胞增多相鉴别。其中巨细胞病毒所致者最常见，在嗜异性抗体阴性的类传染性单核细胞增多症中，几乎半数与 CMV 有关。

六、治疗原则

本病无特效治疗，以对症及支持治疗为主。

1. 一般治疗

①急性期应卧床休息，加强护理。脾肿大患儿应注意防治脾破裂：避免任何可能挤压或撞击脾脏的动作。

②限制或避免运动，由于 IM 脾脏的病理改变恢复很慢，因此，IM 患儿尤其青少年应在症状改善后 2～3 个月甚至 6 个月才能剧烈运动。

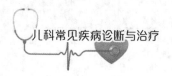

③进行腹部体格检查时动作要轻柔。

④注意处理便秘。

2. 对症治疗

可对症使用退热止痛、镇静、止咳及保肝等措施。IM 患儿应尽量少用阿司匹林降温，因其可能诱发脾破裂及血小板减少。重型患儿发生咽喉严重病变或水肿者，有神经系统并发症及心肌炎，溶血性贫血，血小板减少性紫癜等并发症时，短疗程应用糖皮质激素可明显减轻症状，3～7 d，剂量为 1 mg/（kg·d），每日最大剂量不超过 60 mg。因 EBV 为肿瘤相关病毒，考虑到免疫抑制的潜在和未知危害作用，激素的使用必须慎重。对无并发症的普通病例，不应使用激素。

3. 抗病毒治疗

抗病毒治疗首选阿昔洛韦，该药在病毒感染的细胞内被病毒的胸苷激酶和细胞酶系的作用转化成三磷酸形式，通过抑制病毒 DNA 聚合酶合成，从而产生抗病毒作用。但抗病毒治疗对改善症状和缩短病程无明显作用。亦可选更昔洛韦及伐昔洛韦等药物，但其确切疗效尚存在争议。

4. 抗生素的应用

抗生素对本病无效，只用于伴发细菌感染时。如咽拭培养出现 A 组 B 链球菌，可使用青霉素 G 或红霉素。应用氨苄西林发生皮疹者可达 95%，通常在用药 1 周后出现，可能和本病的免疫异常有关，故宜忌用氨节西林和阿莫西林，以免引起超敏反应，加重病情。

六、疾病预防

由于除了传染性单核细胞增多症以外，一些恶性疾病，包括鼻咽癌、奇金淋巴瘤等也与 EB 病毒感染有关。因此近年来国内外正在研制 EB 病毒疫苗，除可用以预防本病外，尚考虑用于 EBV 感染相关的儿童恶性淋巴瘤和鼻咽癌的免疫预防。

第七节　结核病

一、概述

结核病是由结核分枝杆菌引起的慢性传染病。全身各个脏器均可受累，但以肺结核最常见。原发型肺结核是原发性结核病中最常见者，为结核分枝杆菌初次侵入肺部后发生的原发感染，是小儿肺结核的主要类型。结核性脑膜炎简称结脑，是小儿结核病中最严重的类型。近年来，结核病的发病率有上升趋势。耐多药结核分枝杆菌菌株（MDR-TB）的产生已成为防治结核病的严重问题。2021 年世界卫生组织全球结核病报告，估算 2020 年全球新发结核病例约 990 万，其中约有 109 万新发儿童结核病患儿，约 20 万儿童死于结核病。每年有 2.5 万～3.5 万儿童罹患耐多药结核病，只

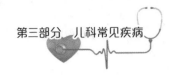

有 3%～4% 的患儿被诊断并接受治疗，有 21% 的 MDR-TB 患儿可能因此死亡。

二、病因

结核分枝杆菌属于分枝杆菌属，具抗酸性，为需氧菌，革兰氏染色阳性，抗酸染色呈红色。分裂繁殖缓慢，在固体培养基上需 4～6 周才出现菌落。结核分枝杆菌可分为 4 型：人型、牛型、鸟型和鼠型，对人类致病的主要为人型和牛型，其中人型是人类结核病的主要病原体。开放性肺结核患儿是主要的传染源，正规化疗 2～4 周后，随着痰菌排量减少而传染性降低。呼吸道为主要传染途径，小儿吸入带结核分枝杆菌的飞沫或尘埃后即可引起感染，形成肺部原发病灶。少数经消化道传染者，产生咽部或肠道原发病灶；经皮肤或胎盘传染者少见。生活贫困、居住拥挤、营养不良、社会经济落后、HIV 感染等是人群结核病高发的原因。新生儿对结核分枝杆菌非常易感。儿童发病与否主要取决如下几类：

①结核分枝杆菌的毒力及数量。

②机体抵抗力的强弱：患麻疹、百日咳及白血病、淋巴瘤或艾滋病等小儿免疫功能受抑制和接受免疫抑制剂治疗者尤其易发结核病。

③遗传因素：与本病的发生有一定关系。单卵双胎儿结核病的一致性明显高于双卵双胎儿；亚洲人种（主要为菲律宾）发病率最高，白种人最低；身材瘦长者较矮胖者易感。另外，经研究发现组织相容性抗原（HLA）与结核病密切相关，特别是有 HLA-BW35 抗原者发生结核病的危险性比一般小儿高 7 倍。

三、临床特征

（一）全身症状

儿童结核病症状轻重不一，一般起病较缓慢。由于结核病可以影响全身多个器官系统，因此结核病的症状多种多样，由于缺乏特异性，诊断容易被延误。结核感染中毒症状包括体重下降或不增长、营养不良或消瘦、间断性发热、盗汗。

（二）肺结核

儿童肺结核症状包括慢性咳嗽、咳痰、咯血、反复下呼吸道感染，以及结核感染中毒症状。

1. 原发性肺结核

包括原发综合征和胸内淋巴结核，是年幼儿肺结核的常见类型。由肺原发病灶、肿大的肺门和胸内淋巴结，以及两者相连的淋巴管炎组成。有时原发病灶已被吸收，患儿无明显症状，在体格检查时偶然发现；或是胸内淋巴结持续增大，可压迫支气管引起局部肺气肿或肺不张，表现为婴幼儿喘息。

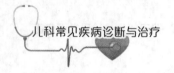
2. 血行播散型肺结核

多在原发感染后3～6个月以内发生，婴幼儿常见。多为急骤起病，有突然高热，呈稽留热或弛张热，出现呼吸急促、咳嗽。部分患儿可出现全身淋巴结、肝脾肿大，病情进展出现结核性脑膜炎。胸部X线片或胸部CT显示肺部大小、密度、分布一致的粟粒影。

3. 继发性肺结核

常见于青少年。肺部病变为上叶肺的广泛浸润阴影或厚壁空洞。继发性肺结核的儿童和青年较容易出现发热、食欲减退、体重下降、盗汗、咳痰、咯血等症状，但体格检查缺乏明显阳性体征，与胸部影像学病变程度不一致。

4. 结核性胸膜炎

常见于年长儿，积液常为单，也可为双侧。隐匿性慢性起病，疾病初有一过性胸痛、持续性活动耐力下降、呼吸短促，此期往往不被发现。加重时突起高热、呼吸困难、积液一侧呼吸音明显减弱。胸腔积液检查为渗出液改变，胸膜活检易见肉芽肿炎症病变及抗酸染色阳性。

（三）肺外结核病

伴有结核感染中毒症状的同时，其主要表现取决于感染部位。

1. 结核性脑膜炎

典型结核性脑膜炎起病多较缓慢。根据临床表现，病程大致可分为3期。

（1）早期（前驱期）

1～2周，主要症状为小儿性格改变，如少言、懒动、易倦、烦躁、易怒等、可有发热、食欲缺乏、盗汗、消瘦、呕吐、便秘（婴儿可为腹泻）等。年长儿可自诉头痛，多轻微或非持续性；婴儿则表现为蹙眉皱额，或凝视、嗜睡，或发育迟滞等。

（2）中期（脑膜刺激期）

1～2周，因颅内压增高致剧烈头痛、喷射性呕吐、嗜睡或烦躁不安惊厥等。出现明显脑膜刺激征。幼婴则表现为前囟膨隆、颅缝裂开。此期可出现脑神经障碍，最常见者为面神经瘫痪，其次为动眼神经和展神经瘫痪。部分患儿出现脑炎症状及体征，如定向、运动和（或）语言障碍。眼底检查可见视盘水肿、视神经炎或脉络膜粟粒状结核结节。

（3）晚期（昏迷期）

1～3周，以上症状逐渐加重，由意识蒙眬，半昏迷继而昏迷。阵挛性或强直性惊厥频繁发作。患儿极度消瘦，呈舟状腹。常出现水、电解质代谢紊乱。最终因颅内压急剧增高导致脑疝，致使呼吸及心血管运动中枢麻痹而死亡。

2. 腹部及肠结核病

表现为腹痛、腹部压痛、厌食和低热，大网膜和腹膜粘连在一起，触诊腹部如揉面样感觉，或

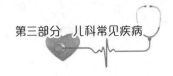

板状腹。肠结核典型表现是腹泻或便秘、体重下降伴低热、腹痛。

3. 淋巴结结核

淋巴结常逐渐增大，结实但不太硬，不粘连，无触痛，后可引起多个淋巴结感染而形成高低不平的肿块。常发展为干酪样坏死，形成窦道流脓。一种特殊的淋巴结结核是接种卡介苗后数个月内出现同侧腋下淋巴结肿大。

4. 结核性心包炎

较为少见，早期出现心包积液，表现为低热、活动耐力下降，有心包摩音和心音遥远伴奇脉；后期出现心包膜增厚、缩窄。

5. 骨关节结核

儿童较成人更易发生，常见承重关节（髋、膝关节）及脊椎受累。出现骨质破坏、冷脓肿，并形成窦道。局部无发红、皮温升高及触痛等炎症改变，但承重时有剧烈疼痛，表现为强迫体位。

四、辅助检查

（一）结核菌素试验

1. 结核菌素试验

小儿受结核分枝杆菌感染 4～8 周后结核菌素试验即呈阳性反应。结核菌素试验属于迟发型变态反应。硬结平均直径不足 5 mm 为阴性，5～9 mm 为阳性（+），10～19 mm 为中度阳性（++），超过 20 mm 为强阳性（+++），局部除硬结外，还有水肿、破溃、淋巴管炎及双圈反应等为极强阳性（++++）。

若患儿结核变态反应强烈，如患疱疹性结膜炎、结节性红斑或一过性多发性结核过敏性关节炎等，宜用 1 个结核菌素单位的 PPD 试验，以防局部的过度反应及可能的病灶反应。

2. 临床意义

（1）阳性反应

①接种卡介苗后。

②年长儿无明显临床症状，仅呈一般阳性反应，表示曾感染过结核分枝杆菌。

③婴幼儿，尤其是未接种卡介苗者，阳性反应多表示体内有新的结核病灶，年龄越小，活动性结核可能性越大。

④强阳性反应者，表示体内有活动性结核病。

⑤由阴性反应转为阳性反应，或反应强度由原来小于 10 mm 增至大于 10 mm，且增幅超过 6 mm 时，表示新近有感染。

接种卡介苗后与自然感染阳性反应的主要区别见表 3-20。此外，非结核分枝杆菌感染也可致

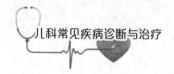

PPD 皮试阳性。

表3-20　接种卡介苗与自然感染阳性反应的主要区别

	接种卡介苗后	自然感染
硬结直径	多为5～9 mm	多为10～15 mm
硬结颜色	浅红	深红
硬结质地	较软、边缘不整	较硬、边缘清楚
阳性反应持续时间	较短,2～3 d 即消失	较长,可达7～10 d 以上
阳性反应的变化	有较明显的逐年减弱的倾向,3～5 年内逐渐消失	短时间内反应无减弱倾向,可持续若干年,甚至终身

（2）阴性反应

①未感染过结核分枝杆菌。

②结核迟发型变态反应前期（初次感染后4～8周内）。

③假阴性反应，由于机体免疫功能低下或受抑制所致，如部分危重结核病；急性传染病，如麻疹、水痘、风疹、百日咳等；体质极度衰弱，如重度营养不良、重度脱水、重度水肿等，应用糖皮质激素或其他免疫抑制剂治疗时；原发或继发免疫缺陷病。

④技术误差或结核菌素失效。

3. 实验室检查

（1）结核分枝杆菌检查

从痰液、胃液（婴幼儿可抽取空腹胃液）、脑脊液、浆膜腔液及病变组织中找到结核分枝杆菌是重要的确诊手段。

（2）免疫学诊断及分子生物学诊断

①酶联免疫吸附试验（ELISA）：用于检测结核病患儿的血清、浆膜腔液、脑脊液等的抗结核分枝杆菌抗体。

②结核感染 T 细胞斑点实验（T-SPOT.TB）：是一种 γ 干扰素释放分析，检测结核病人血液中的单核细胞，用酶联免疫斑点技术检测对 6 kD 早期分泌靶向抗原和 10 kD 培养滤过蛋白肽段库反应的 T 细胞以诊断结核感染及结核病。其有高度的敏感性和特异性，不受机体免疫力及卡介苗接种的影响。可用于结核病的快速诊断，包括对于结核病和非结核分枝杆菌病的早期鉴别，但在诊断结核感染与活动性结核病时，两者仍然具有一定的交叉反应，在不足 5 岁儿童中敏感性较低。

③分子生物学方法：如核酸杂交、聚合酶链反应（PCR）、Gene Xpert 等能快速检测标本中结核

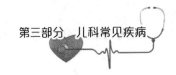

分枝杆菌核酸物质。

（3）病原学检查

病原学检查包括胃液/痰涂片查抗酸杆菌、抗酸分枝杆菌培养、分子核酸检测。

①涂片查抗酸杆菌：儿童痰液中含菌量少，故痰涂片阳性率很低，采用吸痰或胃液来培养可以改善涂片的实用性。除了采集胃液检查以外，还可以使用诱导痰和鼻咽部采集法。

②抗酸分枝杆菌培养：阳性率较涂片检查明显提高，尤其是采用液体培养方法，其阳性率接近40%，培养时间明显缩短。

③X-pert 结核分枝杆菌及利福平耐药基因检测：核酸扩增技术在痰涂片阳性的病例中有很高的灵敏度和特异度，但在痰涂片检查阴性的病例中灵敏度和特异度较低。这种技术还能鉴别结核分枝杆菌和非结核分枝杆菌，以及快速鉴定耐药性。

（4）血沉

多增快，反映结核病的活动性。

4. 结核病的影像学诊断

（1）X线

除正前后位胸片外，同时应摄侧位片。可检出结核病的病灶范围、性质、类型、活动或进展情况。重复检查有助于结核与非结核疾患的鉴别，可观察治疗效果。

（2）CT

胸部 CT 对肺结核的诊断及鉴别诊断很有意义，有利于发现隐蔽区病灶。特别是高分辨薄切CT，可显示早期（2周内）粟粒性肺结核，超过 4 mm 的肺门纵隔淋巴结。淋巴结的钙化显示率也高于 X 线。

（3）磁共振影像（MRI）

目前在结核病领域主要用作结核病与非结核病的鉴别诊断。

5. 其他辅助检查

（1）纤维支气管镜检查

有助于支气管内膜结核及支气管淋巴结结核的诊断。

（2）周围淋巴结穿刺液涂片检查

可发现特异性结核改变，如结核结节或干酪样坏死，有助于结核病的诊断和鉴别诊断。

（3）肺穿刺活体组织检查或胸腔镜取肺活体组织检查

病理和病原学检查，对特殊疑难病例确诊有帮助。

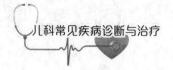

五、诊断与鉴别诊断

（一）诊断标准

早期正确诊断必须全面掌握临床表现、化验数据、X 线检测和结核菌素试验等资料并进行具体分析。

1. 病史

（1）结核中毒症状

有无长期低热、轻咳、盗汗、乏力、食欲减退、消瘦等。

（2）结核病接触史

应特别注意家庭病史，肯定的开放性结核病接触史对诊断有重要意义，年龄愈小，意义愈大。

（3）卡介苗接种史

接种卡介苗能有效地预防结核性脑膜炎和粟粒性结核病的发生，应仔细检查患儿双上臂有无卡介苗接种后瘢痕。

（4）急性传染病史

特别是麻疹、百日咳等可使机体免疫功能暂时降低，致使体内潜伏的结核病灶活动、恶化，或成为结核病的诱因。

（5）结核过敏表现

如结节性红斑、疱疹性结膜炎等。

2. 试验及实验情况

结核菌素试验或结核感染 T 细胞斑点实验阳性。

3. 其他情况

痰、诱导痰、支气管肺泡灌洗液、胃液、胸腔积液、组织标本等抗酸染色阳性或 MTB 培养阳性，或分子生物学检测 MTB 核酸阳性，或病理学结果阳性：

4. 病例诊断

儿童肺结核疑似病例诊断标准为具备肺结核临床症状，以及结核感染筛查阳性或结核病接触史两条的其中一条；临床诊断标准包括满足结核感染筛查阳性、具备肺结核临床症状，以及典型的肺结核几种影像改变；确诊标准需抗酸杆菌涂片、培养或分子检查阳性；病理检查需满足典型的结核病理改变及 PCR 检测阳性。

（二）鉴别诊断

1. 普通的细菌性肺炎

起病急、病程短，且有明显的肺部体征，如固定湿啰音、抗感染治疗有效、不具有典型肺结核的影像学改变。

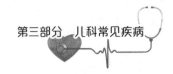

2. 支原体肺炎

有时可引起肺实变、胸腔积液和胸内淋巴结肿大，需要注意鉴别。支原体肺炎有咳嗽，尤其是干性咳嗽症状剧烈，且其实变影像 CT 值低，主要是实变与气肿组织交错，胸内病变淋巴结主要累及肺门，纵隔淋巴结肿大不明显。支原体抗体检查滴度升高，阿奇霉素治疗有效。

3. 支气管病

以慢性咳嗽或反复呼吸道感染为表现的患儿需注意与支气管异物、支气管肺发育不良相鉴别，胸部增强 CT 及气管三维重建有助于鉴别。

4. 免疫缺陷病

反复呼吸道感染还需与免疫缺陷病鉴别，后者无典型的肺结核影像学改变。

5. 颅内感染

肺外结核，如结核性脑膜炎需与其他颅内感染类型疾病相鉴别，脑脊液的改变及病程进展均有鉴别价值。

六、治疗原则

（一）一般治疗

注意营养，选用富含蛋白质和维生素的食物。有明显结核中毒症状及高度衰弱者应卧床休息。居住环境应阳光充足，空气流通。避免传染麻疹、百日咳等疾病。一般原发型结核病可在门诊治疗，但要填报疫情，治疗过程中应定期复查随诊。

（二）抗结核药物

1. 治疗目的

杀灭病灶中的结核分枝杆菌；防止血行播散；防止耐药菌株的产生。

2. 治疗原则

早期治疗；适宜剂量；联合用药；规律用药；坚持全程；分段治疗。

3. 目前常用的抗结核药物

（1）杀菌药物

①全杀菌药：如异烟肼（isoniazid，INH）和利福平（rifampin，RFP）。对细胞内外处于生长繁殖期的细菌及干酪病灶内代谢缓慢的细菌均有杀灭作用，且在酸性和碱性环境中均能发挥作用。

②半杀菌药：如链霉素（streptomycin，SM）和吡嗪酰胺（pyrazinamide，PZA）。SM 能杀灭在碱性环境中生长、分裂、繁殖活跃的细胞外的结核分枝杆菌；PZA 能杀灭在酸性环境中细胞内结核分枝杆菌及干酪病灶内代谢缓慢的结核分枝杆菌。

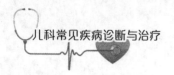
（2）抑菌药物

常用者有乙胺丁醇（ethambutol，EMB）及乙硫异烟胺（ethionamide，ETH）。乙胺丁醇影响细胞内外处于生长繁殖期的结核分枝杆菌菌体核糖核酸的合成，减缓耐药菌的产生。

4.几种新型抗结核药

（1）老药的复合剂型

如rifamate（内含INH 150 mg和RFP 300 mg）；Rifater（内含INH，RFP和PZA）等。

（2）老药的衍生物

如利福喷汀（rifapentine）是一种长效利福霉素的衍生物，对利福霉素以外的耐药结核分枝杆菌有较强的杀菌作用。

（3）氟喹诺酮类药物

莫西沙星、左氧氟沙星、氧氟沙星等。

（4）新的化学制剂

如力排肺疾（dipasic），是对氨基水杨酸钠与异烟肼的组合片，是耐受性较好的INH类制品，可延迟INH的抗药性。

5.儿童抗结核药的使用

儿童抗结核药的使用，详情见表3-21。

表3-21 儿童常用抗结核药物

药物	剂量/［mg/（kg·d）］	给药途径	主要副作用
异烟肼(INH 或 H)	10～15 mg（≤ 300 mg/d）	口服或静滴	肝毒性、末梢神经炎、过敏、皮疹和发热
利福平(RFP 或 R)	10～20 mg（≤ 600 mg/d）	口服	肝毒性、恶心、呕吐和流感样症状
吡嗪酰胺(PZA 或 Z)	30～40 mg（≤ 750 mg/d）	口服	肝毒性、高尿酸血症、关节痛、过敏和发热
乙胺丁醇(EMB 或 E)	15～25 mg	口服	皮疹，视神经炎
丙硫异烟胺(PTH)	10-15 mg	口服	胃肠道反应、肝毒性、末梢神经炎、过敏、皮疹、发热
阿米卡星(Am)	10～15 mg	肌注	肾毒性，Ⅷ颅神经损害

由于链霉素耳毒性的副作用以及需注射治疗的方式不易实施，目前链霉素不再作为儿童结核病治疗的一线药物。

（三）抗结核治疗方案

1.标准疗法

一般用于结核性脑膜炎、骨关节结核，疗程12个月。

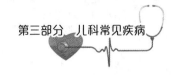

2. 短程疗法

直接督导下服药治疗，采用短程疗法是治愈结核患儿的重要策略。短程疗法的作用机制是快速杀灭机体内处于不同繁殖速度的细胞内、外结核分枝杆菌群，且病变吸收消散快，远期复发少。疗程 6～9 个月，一般用于除结核性脑膜炎、骨关节结核外科治疗的非耐药结核病。不管是短程疗法还是标准疗法，抗结核治疗均要分为两个阶段：

（1）强化治疗阶段

联用 3～4 种抗结核药物。目的为迅速杀灭敏感菌及生长繁殖活跃的细菌与代谢低下的细菌，防止或减少耐药菌株的产生，为治疗的关键阶段。在标准疗程中，此阶段一般需 2～3 个月。短程疗法时一般为 2 个月。

（2）巩固维持治疗阶段

联用 2 种抗结核药物，目的在于杀灭持续存在的细菌以巩固疗效，防止复发，在标准疗程时，此阶段为 5～9 个月；短程疗法时，一般为 4 个月。

（四）其他治疗

急性血型播散型肺结核有严重中毒症状及呼吸困难患儿，在应用足量抗结核药物的同时，可用泼尼松 1～2 mg（kg·d），疗程 2～4 周。

1. 结核性脑膜炎的治疗方法

（1）降低颅高压

由于室管膜炎症的刺激，脑脊液分泌增多，压力增高；加之脑底大量炎性渗出物及肉芽充填后，使脑脊液循环通路受阻而产生各种类型脑积水。最早于 10 d 即可出现，故应及时控制颅内压，措施如下。

①脱水剂：常用 20% 甘露醇，一般剂量每次 0.5～1.0 g/kg，于 30 min 内快速静脉注入。4～6 h 一次，脑疝时可加大剂量至每次 2 g/kg。2～3 d 后逐渐减量，7～10 d 停用。其作用机制为使脑脊液渗入静脉而降低颅内压。

②利尿剂：乙酰唑胺（diamox）一般于停用甘露醇前 1～2 d 加用该药，每日 20～40 mg/kg（不足 750 mg/d）口服，根据颅内压情况，可服用 1～3 个月或更长，每日服或间歇服（服 4 d，停 3 d）。该药系碳酸酐酶抑制剂，可减少脑脊液的产生而降低颅内压。

③侧脑室穿刺引流：适用于急性脑积水而其他降颅压措施无效或疑有脑疝形成时。引流量根据脑积水严重程度而定，一般每日 50～200 ml，持续引流时间为 1～3 周。有室管膜炎时可予侧脑室内注药。特别注意防止继发感染。

④腰穿减压及鞘内注药：a. 颅内压较高，应用激素及甘露醇效果不明显，但不急需作侧脑室引流或没有作侧脑室引流的条件者；b. 脑膜炎症控制不好以致颅内压难于控制者；c. 脑脊液蛋白量

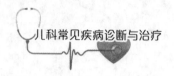
超过 3.0 g/L 以上者。方法为：根据颅内压情况，适当放出一定量脑脊液以减轻颅内压；3 岁以上每次注入 INH 20～50 mg 及地塞米松 2 mg，3 岁以下剂量减半，开始为每日 1 次，1 周后酌情改为隔日 1 次、1 周 2 次及 1 周 1 次。2～4 周为 1 疗程。

⑤分流手术：若由于脑底脑膜粘连梗阻发生梗阻性脑积水时，经侧脑室引流等难以奏效，而脑脊液检查已恢复正常，为彻底解决颅高压问题，可考虑作侧脑室小脑延髓池分流术。

（2）糖皮质激素

能抑制炎症渗出从而降低颅内压，减轻中毒症状及脑膜刺激症状，有利于脑脊液循环，并可减少粘连，从而减轻或防止脑积水的发生。是抗结核药物有效的辅助疗法，早期使用效果好。一般使用泼尼松，每日 1～2 mg/kg（不足 45 mg/d），1 个月后逐渐减量，疗程 8～12 周。

（3）惊厥的处理

①首选苯二氮䓬类药物：如有静脉通道，应静脉推注地西泮，每次 0.3～0.5 mg/kg（单剂最大剂量 10 mg）静注（每分钟 1～2 mg、新生儿 0.2 mg），如发作持续，必要时 10～15 min 后可重复一次。如不能或者难以马上建立静脉通道的情况下，目前在国内，咪达唑仑肌内注射具有很好的止惊效果，而且操作简便、快速，可作为首选，首剂 0.2～0.3 mg/kg，最大不超过 10 mg。如发作持续，可继续静脉输注，1～10 μg/（kg·min），维持 12～24 h。

②苯巴比妥钠：肌注吸收较慢，不适宜用于急救的一线用药，可选用静脉制剂。负荷量 10 mg/kg，注射速度不足 25 mg/min。此药维持时间较长，多于 12 h 后使用维持量，4～5 mg/（kg·d）。但是需要注意的是，即使静脉注射，苯巴比妥在脑组织中的蓄积也需要较长时间，大约需要 20～60 min 脑组织药物才可达峰浓度；而且由于半衰期很长，婴幼儿平均 50 h，因此先用苯巴比妥再用苯二氮䓬类容易合并长时间呼吸抑制；此药镇静作用较强，持续时间长，容易影响意识判断，在疑似中枢神经系统感染或者怀疑脑病的时候，判断意识对于判断病情很重要。因此目前此药已经仅作为止惊治疗的二线甚至三线治疗。

③10% 水合氯醛：用于上述治疗无效时，剂量为 0.5 ml/kg（50 mg/kg），稀释至 3% 灌肠。

④苯妥英：用于惊厥持续状态。15～20 mg/kg，溶于生理盐水静脉滴注，不足 1 mg/（kg·min），24 h 后予维持量 5 mg/（kg·d）。

（4）水、电解质紊乱的处理

①稀释性低钠血症：由于丘脑下部视上核和室旁核受结核炎症渗出物刺激，使垂体分泌抗利尿激素增多，导致远端肾小管回吸收水增加，造成稀释性低钠血症。如水潴留过多，可致水中毒，出现尿少、头痛、频繁呕吐、反复惊厥甚至昏迷。治疗宜用 3% 氯化钠液静滴，每次 6～12 ml/kg，可提高血钠 5～10 mmol/L，同时控制入水量。

②脑性失盐综合征：结脑患儿可因间脑或中脑发生损害，调节醛固酮的中枢失灵，使醛固酮分

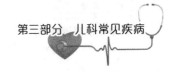

泌减少；或因促尿钠排泄激素过多，大量 Na^+ 由肾排出，同时带出大量水分，造成脑性失盐综合征。应检测血钠、尿钠，以便及时发现，可用 2∶1 等张含钠液补充部分失去的体液后，酌情补以 3％氯化钠液以提高血钠浓度。

③低钾血症：宜用含 0.2％氯化钾的等张溶液静滴，或口服补钾。

2. 潜伏结核感染的治疗

下列情况按潜伏结核感染治疗：

①接种过卡介苗，但结核菌素试验最近 2 年内硬结直径增大超过 10 mm 者可认定为自然感染。

②结核菌素试验新近由阴性转为阳性的自然感染者。

③ 3 岁以下婴幼儿未接种卡介苗而结核菌素试验中度阳性以上者或结核菌素试验呈强阳性反应的少年。

④结核菌素试验阳性而同时因其他疾病需用糖皮质激素或其他免疫抑制剂者。

⑤结核菌素试验阳性，新患麻疹或百日咳小儿。

⑥结核菌素试验阳性的艾滋病毒感染者及艾滋病患儿。

是否需要预防性化疗绝不能只凭结核菌素试验反应的大小，一定要结合临床资料综合分析决定。潜伏结核感染的治疗是为了阻止其发展成为活动性结核病，因此，潜伏结核感染的治疗只有在排除了活动性结核病之后才能进行。潜伏结核感染的结核分枝杆菌载量低，治疗所需的抗结核药物比活动性结核病少，而不会产生耐药情况。治疗方法同预防性化疗。

七、疾病预防

1. 控制传染源

结核分枝杆菌涂片阳性病人是儿童结核病的主要传染源，早期发现及合理治疗结核分枝杆菌涂片阳性病人，是预防儿童结核病的根本措施。

2. 普及卡介菌接种

刚出生的新生儿进行卡介苗接种是预防儿童严重结核病（如结核性脑膜炎和血行播散性结核病）的有效措施。目前我国计划免疫要求在全国城乡普及新生儿卡介苗接种。下列情况禁止接种卡介苗：

①先天性胸腺发育不全症或严重联合免疫缺陷病患儿。

②急性传染病恢复期。

③注射局部有湿疹或患全身性皮肤病。

④结核菌素试验阳性。

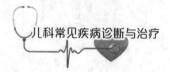

3. 预防性化疗

（1）目的

①预防儿童活动性肺结核。

②预防肺外结核病发生。

③预防青春期结核病复燃。

（2）适应证

有密切接触家庭内开放性肺结核者的 5 岁以下儿童。

（3）方法

INH 每日 10 mg/kg（不足 300 mg/d），疗程 6～9 个月。或 INH 每日 10 mg/kg（不足 300 mg/d）联合 RFP 每日 10 mg/kg（不足 300 mg/d），疗程 3 个月。

第八节　猩红热

一、概述

猩红热是一种由 A 组溶血性链球菌所致的急性呼吸道传染病，A 族链球菌（GAS）又称化脓性链球菌，是儿童细菌性感染的重要病原菌之一。其临床以发热、咽峡炎、全身弥漫性红色皮疹及疹退后皮肤脱屑为特征。多见于 5～15 岁的儿童，少数患儿于病后 2～3 周可因为变态反应发生风湿热或急性肾小球肾炎。

二、病因

病原菌为 A 组乙型溶血性链球菌。其直径 0.6～1.0 μm，依据其表面抗原 M，可分为 80 个血清型。M 蛋白是细菌的菌体成分，对中性粒细胞和血小板都有免疫毒性作用。链球菌能产生 A、B、C 三种抗原性不同的红疹毒素，其抗体无交叉保护力，均能致发热和猩红热皮疹。此外，该细菌还能产生链激酶和透明质酸酶，前者可溶解血块并阻止血液凝固，后者可溶解组织间的透明质酸，使细菌在组织内扩散。细菌的致热性外毒素可引起发热、头痛等全身中毒症状。

A 组 B 溶血性链球菌对热及干燥抵抗力不强，经 55 ℃处理 30 min 可全部灭活，也很容易被各种消毒剂杀死，但在 0 ℃环境中可生活几个月。

三、临床特点

1. 潜伏期

通常为 2～3 d，短者 1 d，长者 5～6 d。外科性猩红热潜伏期较短，一般为 1～2 d。

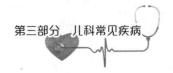

2. 前驱期

从发病到出疹为前驱期，一般不超过 24 h，少数病例可达 2 d。起病多急骤，当局部细菌繁殖到一定数量，并产生足够的外毒素时即出现症状，有畏寒，高热伴头痛、恶心、呕吐、咽痛等。婴儿在起病时烦躁或惊厥。检查时轻者仅咽部或扁桃体充血，重者咽及软腭有脓性渗出物和点状红疹或出血性红疹，或有假膜形成。颈及颌下淋巴结肿大及压痛。

3. 出疹期

多见于发病后 1～2 d 出疹。皮疹从颈、上胸部开始，然后迅速波及躯干及上肢，最后到下肢。皮疹特点是全身皮肤弥漫性发红，其上有红色点状皮疹，高出皮面，扪之有粗糙感，压之腿色，有痒感，疹间无正常皮肤，以手按压则红色可暂时消退数秒钟，出现苍白的手印，此种现象称为贫血性皮肤划痕，为猩红热的特征之一。在皮肤皱褶处，如腋窝、肘弯和腹股沟等处，皮疹密集成线压之不退，称为帕氏线，为猩红热特征之二。前驱期或发疹初期，舌质淡红，其上被覆灰白色苔，边缘充血水肿，舌刺突起，2～3 d 后舌苔由边缘消退，舌面清净呈牛肉样深红色，舌刺红肿明显，突出于舌面上，形成"杨梅"样舌，为猩红热特征之三。猩红热病人还可出现口周苍白区，系口周皮肤与面颊部发红的皮肤比较相对苍白。

4. 恢复期

皮疹于 3～5 d 后颜色转暗，逐渐隐退。并按出疹先后顺序脱皮，皮疹愈多，脱屑愈明显。轻症患儿呈细屑状或片状屑。重症患儿有时呈大片脱皮，以指、趾部最显。此时全身中毒症状及局部炎症也很快消退。此期 1 周左右。

除了上述典型的临床表现外，随着细菌毒力的强弱，侵入部位的差异和机体反应性的不同，又有特殊表现：

（1）脓毒型

咽峡炎明显，渗出物多，局部黏膜可坏死而形成溃疡。细菌扩散到附近组织，发生化脓性中耳炎、鼻窦炎、乳突炎及颈部淋巴结炎，重者导致败血症。目前该型已较少见。

（2）中毒型

全身中毒症状重，高热 40 ℃以上。往往出现意识障碍、萎靡、嗜睡或烦躁，重者谵妄，惊厥及昏迷。亦可呈循环衰竭及中毒性心肌炎表现。皮疹可为出血性，延时较久，但咽峡炎不明显。此型患儿易引起全身或局部的细菌感染性并发症。自抗生素应用以来，已很少见到。

（3）外科型（包括产科型）

病原菌通过咽外途径如伤口、产道、烧、烫伤创面或皮肤感染侵入人体引起发病，其皮疹先出现于细菌入侵部位附近，邻近的淋巴结炎较显著，全身症状轻，咽扁桃体无炎症。预后良好。

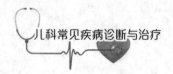
5. 并发症

（1）感染直接蔓延侵袭临近组织器官

如颌下，引起颈淋巴腺炎、鼻窦炎、中耳炎、乳突炎、扁桃体周围脓肿、咽后壁脓肿及支气管炎、肺炎等。

（2）细菌通过血行播散引起败血症及迁徙性病灶

如脑膜炎、骨髓炎、化脓性关节炎及心内膜炎等。

（3）非化脓性并发症发病与变态反应有关，主要有以下几种症状：

①风湿热：通常发生在感染后 3 周左右。

②肾小球肾炎：多发生在感染后 2～3 周。

③反应性关节炎：多发生在感染后 10 d 内。近年来，由于足够疗程的抗菌药物治疗，上述并发症已明显减少。

四、辅助检查

（一）一般检查

1. 血常规

白细胞总数增加，约在（10～20）×10/L，中性粒细胞可达 80％以上，严重者可出现中毒颗粒。

2. 尿常规

急性期或恢复早期，尿中可出现一过性蛋白尿、镜下血尿，感染 2 周后出现蛋白尿、血尿等急性肾炎表现提示变态反应并发症可能。

（二）病原学和血清学检查

1. 细菌培养

咽扁桃体或伤口等处分泌物或渗出物培养到 GAS。

2. 核酸检测

PCR 法检测咽拭子等标本中 GAS 核酸阳性。

3. 抗原检测

快速 GAS 抗原检测（RADT），敏感性可达 60％～95％，特异性在 95％ 以上。阴性结果不能排除诊断。

4. 血清学检查

抗链球菌溶血素 O（AntistreptolysinO，ASO）阳转或恢复期较急性期滴度呈 2 倍及以上升高，具有诊断价值。

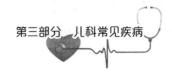

五、诊断和鉴别诊断

（一）诊断依据

根据流行病学史、临床表现、实验室检查等综合分析，作出诊断。

1. 疑似病例

有发热、咽峡炎及典型皮疹等临床表现，且外周血白细胞及中性粒细胞升高者。

2. 临床诊断病例

疑似病例，具有相关流行病学史。

3. 确诊病例

疑似或临床诊断病例，具有以下任一项者：

①扁桃体或伤口等处分泌物或渗出物培养到 GAS。

②咽拭子等标本中 GAS 核酸检测阳性。

③GAS 抗原检测阳性。

④ASO 阳转或恢复期较急性期滴度呈 2 倍及以上升高。

（二）鉴别诊断

1. 感染性疾病

（1）其他咽峡炎

猩红热患儿在出皮疹前，其咽峡炎症状与疱疹性咽峡炎及其他细菌感染引起的咽峡炎较难区别，可通过病原学检查鉴别。

（2）金黄色葡萄球菌感染

金黄色葡萄球菌可产生红疹毒素，引起猩红热样皮疹，但皮疹消退较快，无脱屑现象，可通过病原学检查鉴别。

（3）其他出疹性疾病

如麻疹、风疹、幼儿急疹、传染性单核细胞增多症等有较为典型的皮疹出疹顺序、形态学特点，相应病原学或血清学检查有助于鉴别。

2. 非感染性疾病

（1）川崎病

多见于低龄儿童，持续发热 1～2 周，可出现皮肤、黏膜、淋巴结病变三联征，可有"杨梅舌"、猩红热样皮疹，手足指趾末端硬性肿胀及膜状脱皮，伴血小板增多，可以并发冠状动脉扩张等血管炎性疾病。

（2）药物性皮疹

出疹前有服药史，皮疹常为多形性，可表现为猩红热样皮疹，无咽峡炎及"杨梅舌"。

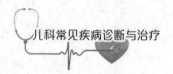

六、治疗原则

治疗原则为控制感染，抗菌药物应足量、全程，有助于缩短病程，预防风湿热、肾小球肾炎等并发症。

（一）对症支持治疗

按呼吸道传染病隔离。做好皮肤和口腔护理，补充水、电解质，给予必要的营养，高热可予非甾体抗炎药等退热。

（二）病原治疗

1. 一线药物

阿莫西林：儿童 50 mg/（kg·d），最大剂量 1000 mg/d，分 3 次，8 h/次，成人 500 mg/次，2 次/d，口服；青霉素 G：儿童 4 万～8 万 U/（kg·d），分 2 次，12 h/次，成人 120～240 万 U/次，2～3 次/d，肌内注射。疗程为 7～10 d。

2. 二线药物

青霉素过敏史者，可选用头孢羟氨苄：儿童 30 mg/（kg·d），12 h/次；成人 1 g/次，一天 1 次，口服。头孢呋辛酯：儿童 20～30 mg/（kg·d），12 h/次；成人 250 mg/次，12 h/次，口服。红霉素：儿童 30～40 mg/（kg·d），分 4 次，6 h/次；成人 1～2 g/d，分 3 次，8 h/次，口服。疗程 7～10 d。

七、疾病预防

1. 早期隔离

明确诊断后将患儿进行隔离治疗，由于早期使用抗生素，病原菌很快消失，隔离期限缩短为 1 周。病情不需住院者，尽可能在家隔离治疗。最好咽培养 3 次阴性后解除隔离。

2. 接触者的处理

儿童机构发生猩红热时，应严密观察接触者。认真进行晨间检查，有条件可做咽拭子培养。对可疑猩红热、咽峡炎患儿，都应给予隔离治疗。

第九节　百日咳

一、概述

百日咳是由百日咳鲍特菌感染引起的急性呼吸道传染病。由于接种疫苗后产生的免疫力衰减和百日咳鲍特菌变异，全球很多疫苗覆盖率较高的国家出现了"百日咳再现"，发病年龄高峰从婴幼儿转移至青少年及成年人，成为婴儿百日咳的主要传染源。

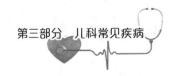

二、病因

百日咳鲍特菌，又称百日咳杆菌，属伯克霍尔德菌目，产碱杆菌科，鲍特菌属。患儿、带菌者是主要传染源，从潜伏期开始至发病后 6 周均有传染性，通过呼吸道飞沫传播，也可经密切接触传播，人群普遍易感。

百日咳鲍特菌侵入易感者呼吸道后，首先黏附于呼吸道上皮细胞纤毛上，在局部繁殖并产生百日咳毒素（PT），引起上皮细胞纤毛麻痹、细胞变性和上皮细胞坏死脱落，导致小支气管中黏液及坏死上皮细胞堆聚潴留，分泌物排除受阻，刺激呼吸道周围神经，传入延髓咳嗽中枢，反射性地引起连续痉挛性咳嗽，直至分泌物排除为止。痉咳时患儿处于呼气状态，痉咳末，由于吸入大量空气通过痉挛的声门而发出高音调似鸡鸣样的吸气吼声。剧烈咳嗽刺激大脑皮质的咳嗽中枢可形成持久的兴奋灶，咽部检查或遇到冷风、烟雾、进食等诱因时，可引起痉挛性咳嗽发作。剧烈咳嗽还可使肺泡破裂形成纵膈气肿和皮下气肿。痉咳不止，使脑部缺氧、充血、水肿并发百日咳脑病。

三、临床特征

潜伏期 5～21 d，一般为 7～14 d。

（一）卡他期

表现为流涕、打喷嚏、流泪、咽痛、阵发性咳嗽等上呼吸道感染症状，多无发热，或初期一过性发热。该期排菌量达高峰，具有极强传染性。持续 1～2 周。

（二）痉咳期

表现为阵发性痉挛性咳嗽，伴咳嗽末吸气性吼声，反复多次，直至咳出黏痰，昼轻夜重，睡眠期间痉挛性咳嗽更为突出，影响睡眠。痉咳次数随病情发展而增多。常在咳嗽后出现呕吐，可致舌系带溃疡，面部、眼睑浮肿，眼结膜出血，鼻衄，重者颅内出血。新生儿和 6 月龄以下婴儿咳嗽后常会引起发绀、呼吸暂停、惊厥、心动过缓或心脏停搏。此期一般持续 2～6 周，亦可长达 2 个月以上。

青少年或成人百日咳患儿，常无典型痉咳，表现为阵发性咳嗽和暂时性缓解交替。持续 2～3 周。

（三）恢复期

痉咳逐渐缓解，咳嗽强度减弱，发作次数减少，鸡鸣样吼声逐渐消失，阵发性痉咳症状可持续数周或数月。

（四）并发症

多见于新生儿和 6 月龄以下婴儿，以肺炎最常见，亦可并发肺不张、气胸、纵膈气肿、皮下气肿、肺动脉高压、窒息和脑病等。

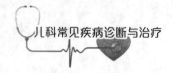

四、辅助检查

1. 血常规检查

在卡他期末及痉咳期可见白细胞增多，痉咳期最明显。多为 $20 \sim 50 \times 10^9/L$，少数可达 $70 \times 10^9/L$ 以上，以淋巴细胞为主，多见于婴幼儿。

2. 病原学和血清学检查

（1）细菌培养

鼻咽部分泌物可培养到百日咳鲍特菌，卡他期或痉咳期早期鼻咽拭子标本阳性率高，病程 3 周以后阳性率较低。既往接种含百日咳成分疫苗且已接收抗菌药物治疗或病程超过 3 周的患儿，检出率较低。

（2）核酸检测

鼻咽拭子或鼻咽洗液标本中百日咳鲍特菌核酸检测阳性，发病 3 周内阳性率高。

（3）血清学检查

末次接种含百日咳成分疫苗间隔超过 1 年的病例，单份血清百日咳鲍特菌 PT 特异性 IgG 浓度超过诊断急性感染的标准阈值，对于咳嗽超过 $2 \sim 3$ 周的百日咳病例诊断价值大。恢复期血清 PT-IgG 抗体滴度较急性期呈 4 倍及以上升高，适用于回顾性诊断。

五、诊断与鉴别诊断

（一）诊断标准

结合流行病学史、临床表现、实验室检查进行综合分析，做出诊断。

1. 疑似病例

具有以下任一项者：

①阵发性痉挛性咳嗽，病程超过 2 周。

②婴儿有反复发作的呼吸暂停、窒息、发绀和行动过缓症状，或有间歇的阵发性咳嗽，有百日咳流行病学暴露史或者确诊病例接触史。

③大龄儿童、青少年、成人持续咳嗽 2 周以上，不伴发热，无其他原因可解释，有百日咳流行病学暴露史或者确诊病例接触史。

2. 临床诊断病例

具有以下任一项者：

①疑似病例，且外周血白细胞和淋巴细胞增多，明显高于相应年龄范围。

②阵发性痉挛性咳嗽，病程超过 2 周，与百日咳确诊病例有明确的流行病学关联。

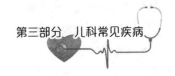

3. 确诊病例

疑似病例或临床诊断病例，具有以下任一项者：

①培养到百日咳鲍特菌。

②百日咳鲍特菌核酸检测阳性。

③PT-IgG 抗体阳转或恢复期较急性期滴度呈 4 倍及以上升高。

（二）鉴别诊断

1. 百日咳样综合征

副百日咳杆菌、呼吸道合胞病毒、腺病毒或其他呼吸道病毒、肺炎支原体、肺炎衣原体等引起的呼吸道感染，部分患儿临床表现、血常规、肺部影像学表现可与百日咳类似，鉴别主要依靠病原学检查。

2. 慢性咳嗽

支气管淋巴结结核、气管支气管异物及其他病因引起的慢性咳嗽，也可引起刺激性阵发性咳嗽，但通常无典型咳嗽末吸气性鸡鸣样吼声，可根据血常规，肺部影像学、病原学进行鉴别。

六、治疗原则

（一）一般治疗

按呼吸道传染病隔离，对症支持治疗，给予营养丰富，易于消化的食物，适当补充维生素及钙剂。痉咳严重者可鼻饲，避免误吸。缺氧者进行氧疗，做好气道护理，预防窒息。

（二）病原治疗

1. 阿奇霉素

优先选择口服给药，不能耐受者可选择静脉给药。不足 6 月龄婴儿 10 mg/（kg·d），疗程 5 d；超过 6 月龄儿童第 1 d 10 mg/（kg·d），顿服，第 2～5 d，5 mg/（kg·d）（最大剂量不超过 250 mg），顿服，疗程 5 d。

2. 红霉素（口服）

儿童 10 mg/（kg·次），每 6 h 一次，疗程 14 d。红霉素有新生儿肥厚性幽门狭窄的风险，不推荐用于新生儿。

3. 克拉霉素（口服）

超过 1 月龄儿童 7.5 mg/（kg·次）（最大不超过 1 g/d），每 12 h 一次，疗程 7 d，不推荐用于新生儿。

4. 复方磺胺甲恶唑（TMP-SMZ）（口服）

超过 2 月龄儿童 4/20 mg/（kg·次），每 12 h 一次，疗程 14 d。

百日咳的抗菌治疗首选大环内酯内抗生素，如阿奇霉素、红霉素、罗红霉素或克拉霉素。鉴于

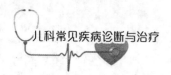

国内百日咳鲍特菌对大环内酯类抗菌药物耐药率高，超过 2 月龄的儿童和成人，若存在使用大环内酯类的禁忌证、不能耐受大环内酯类或感染耐大环内酯类的菌株，可使用复方磺胺甲恶唑，用药期间注意肾损伤、结晶尿、皮疹等不良反应。对于 2 月龄以下小婴儿，可以使用头孢哌酮舒巴坦、哌拉西林他唑巴坦治疗。

对疑似病例可以经验性抗菌药物治疗，发病 1～2 周内接受有效的抗菌药物治疗可以减轻症状。

（三）并发症治疗

出现百日咳脑病时，酌情应用镇静止痉剂及脱水剂，治疗同脑炎。继发细菌性肺炎时，根据致病菌和药敏结果，选择合适的抗菌药物治疗。

七、疾病预防

1. 呼吸道隔离

至少隔离到有效抗菌药物治疗后 5 d，对于未及时给予有效抗菌药物治疗的患儿，隔离器为痉咳后 21 d。

2. 疫苗接种

目前我国使用的疫苗是白喉类毒素、无细胞百日咳菌苗、破伤风类毒素三联疫苗，接种时间为 3 月龄、4 月龄、5 月龄、18 月龄时各接种 1 剂次。通常疫苗接种后 3～5 年保护性抗体水平下降，12 年后抗体几乎消失。若有流行时易感人群仍需加强接种。

第十一章 免疫性疾病

第一节 小儿免疫系统发育特征

免疫是机体的生理性保护机制，其本质是识别自身、排斥异己。具有三种基本功能：抵御病原微生物及毒素侵袭；清除衰老、损伤或死亡的细胞，稳定体内环境；免疫监视，识别和清除自身突变细胞和外源性异质性细胞。免疫功能失调或紊乱，可致异常免疫反应，如反复感染、免疫缺陷病、变态反应、自身免疫性疾病及恶性肿瘤。

一、免疫系统和免疫反应

（一）免疫系统

免疫系统由免疫器官、免疫细胞和免疫分子组成。

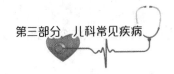

1. 免疫器官

胸腺和骨髓属于中枢免疫器官，为免疫细胞成熟分化的部位；脾脏、全身淋巴结和黏膜淋巴组织是周围免疫器官，为成熟 T 和 B 淋巴细胞定居和发生免疫应答的场所。

2. 免疫细胞

包括造血干细胞、淋巴细胞、单核吞噬细胞、粒细胞、红细胞、肥大细胞和血小板等。全部免疫细胞均在骨髓微环境中由多能造血干细胞（stem cells，SC）分化发育而来。在特殊细胞因子的诱导下，SC 向不同的细胞系分化发育。

SC 定向发育为淋巴干细胞（SL）后，一部分 SL 在骨髓微环境中分化发育为原 B 细胞、前 B 细胞（出现细胞浆 μ 链），最终成熟为 B 细胞（出现细胞膜 IgM），离开骨髓进入血循环和外周淋巴器官。另一部分 SL 离开骨髓，随血循环达到胸腺，在胸腺微环境中分化为原 T 细胞（CD4 – /CD8 – T cell），前 T 细胞（CD47 CD8+ T cell），最终成熟为 T 细胞（CD3$^+$，CD4. 或 CD8$^+$ T cell）。

CD4$^+$T 细胞的功能为调节免疫反应，故称辅助性 T 细胞（TH）。分泌干扰素 –y（IFN-y）、白细胞介素（IL）–2 的为 TH1 细胞，分泌 IL-4、IL-5、IL-6、IL-8 和 IL-9 者为 TH2 细胞，另外还有 T 调节细胞（Treg）及 TH17 细胞。CD8+ 细胞的主要功能是杀伤抗原，称为细胞毒性 T 细胞（CTL）。

3. 免疫分子

免疫细胞通过合成、分泌和表达免疫分子及其受体发挥其生物活性作用。

这些分子包括细胞膜分子（如抗原识别受体分子 BCR 和 TCR、主要组织相容性分子以及共刺激分子 CD40-CD40 配体和 CD28-CD80/86 等）和可溶性分子（如免疫球蛋白、补体、各种细胞因子）和趋化因子（黏附分子）及其受体等。

（二）免疫反应

免疫反应分为非特异免疫反应和特异免疫反应两大类，后者又分为特异性细胞免疫和特异性体液免疫。

1. 非特异性免疫反应

机体在长期种族进化中不断与病原体相互斗争而建立起来的一种系统防御功能。主要包括以下几种：

①屏障防御机制，主要由皮肤—黏膜屏障、血—脑脊液屏障、血—胎盘屏障和淋巴结的过滤作用等构成的解剖（物理）屏障，和溶菌酶、乳铁蛋白、胃酸等构成的生化屏障。

②细胞吞噬系统，主要是单核 / 巨噬细胞、中性粒细胞和嗜酸性粒细胞的吞噬作用。

③补体系统和其他免疫分子，如甘露聚糖结合凝集素（mannose-binding lectin，MBL），在婴儿阶段获得性抗体反应尚不完善时，发挥重要的非特异性抗感染作用。

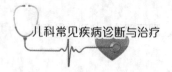
2. 特异性细胞免疫

（1）特异性细胞免疫

由 T 淋巴细胞（T 细胞）介导的一种特异性免疫反应。其主要功能是抵御细胞内的病原微生物（病毒、真菌、寄生虫等）感染和免疫监视。成熟的 T 细胞具有细胞表面抗原 CD3+ 的免疫表型，以及 T 细胞受体（TCR）。根据 CD4+ 和 CD8+ 与否，将 T 细胞分为 CD4+ 标记的辅助性 T 细胞和 CD8+ 标记的细胞毒性 / 抑制性 T 细胞。

在胸腺内的成熟过程中，T 淋巴细胞获得了有重要功能的表面分子。这些免疫细胞的表面分子被世界卫生组织定为"分化抗原簇"（cluster of differentiation，CD），表 3-22 列举了免疫细胞的辅助受体、黏附分子及细胞因子受体。

表 3-22　化抗原簇（CD）分类与白细胞分化抗原功能

CD分类		主要表达细胞	功　能
T 细胞	CD1	胸腺细胞、树突状细胞、巨噬细胞	非经典 MHC 分子,呈递来源于病原体的糖脂
	CD2	成熟 T 细胞	结合 CD58（LFA-3）,共刺激
	CD3	T 细胞	与 T 细胞受体结合,信号转导
	CD4	辅助 T 细胞	结合 HLAH 类分子,辅助受体
	CD5	成熟 T 细胞、B 细胞亚类	结合 CD72,增加黏附及增殖
	CD8	细胞毒 T 细胞	结合 HLA I,辅助受体
	CD25	活性 T 细胞	低亲和性 IL-2 受体的 α 链
	CD28	T 细胞	结合 CD80 和 CD86,共刺激
B 细胞	CDI9	B 细胞	与 CD21 形成复合物
	CD20	B 细胞	钙离子通道,介导活化
	CD21	B 细胞	补体受体 2, EBV 受体
	CD23	B 细胞	低亲和性 IgE Fc 的受体
	CD40	B 细胞	免疫球蛋白同种异型转换
单核细胞	CD14	单核细胞	病原体脂多糖受体
自然杀伤细胞	CD16	NK、单核细胞、中性粒细胞	IgG Fc 受体(Fc 受体Ⅲ)
	CD56	NK	介导黏附

（2）特异性体液免疫

指 B 淋巴细胞在抗原刺激下转化成浆细胞并产生抗体（即免疫球蛋白）。抗体特异性与相应的

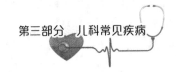

抗原在体内结合而引起免疫反应。其主要功能是抵御细胞外的细菌和病毒感染。免疫球蛋白（Ig）具有抗体活性，根据理化和免疫性状不同，分为5类，即IgG、IgM、IgA、IgE、IgD。体内不同类及各亚类抗体有不同分布及功能。特异性体液免疫是机体抗感染免疫的一个重要方面。

免疫反应的结果是消灭病原微生物，同时造成炎症损伤。IL-6、IL-1和TNF促使内皮细胞、成纤维细胞、嗜碱性粒细胞等分泌大量炎症因子，T_H2细胞分泌的细胞因子和补体的活化中间产物均是强烈的炎症因子，造成炎症反应。

二、小儿免疫系统发育特点

（一）小儿免疫系统特点

小儿免疫状况与成人明显不同，导致儿童疾病的特殊性。实际上，小儿出生时免疫器官和免疫细胞均已相当成熟，免疫功能低下可能为未接触抗原，尚未建立免疫记忆。

1. 单核/巨噬细胞

新生儿单核细胞发育已完善，但因缺乏辅助因子，其趋化、黏附、吞噬、氧化杀菌、产生G-CSF、IL-8、IL-6、IFN-y、IL-12和抗原提呈能力均较成人差。新生儿期接触抗原或变应原的类型和剂量不同直接影响单核/巨噬细胞，特别是DC的免疫调节功能，将影响新生儿日后的免疫状态。

2. 中性粒细胞

受分娩的刺激，出生后12 h外周血中性粒细胞计数较高，72 h后渐下降，继后逐渐上升达成人水平。由于储藏库空虚，严重新生儿败血症易发生中性粒细胞减少。新生儿趋化和黏附分子Mac-1（CDllb/CD18、CD 10.CD13和CD33）表达不足，以未成熟儿和剖宫产者为主。未成熟儿中性粒细胞FcRⅢ表达下降，出生后2周才达到成人水平。中性粒细胞功能暂时性低下是易发生化脓性感染的原因。

3.T淋巴细胞及细胞因子

①成熟T细胞：占外周血淋巴细胞的80%，因此外周血淋巴细胞计数可反映T细胞数量。出生时淋巴细胞数目较少，6～7个月时超过中性粒细胞的百分率，6～7岁时两者相当，此后随年龄增长，逐渐降至老年的低水平。

②T细胞表型和功能：绝大多数脐血T细胞（97%）为CD45 RA$^+$"初始"T细胞（成人外周血为50%），而CD45 RO+记忆性T细胞极少。新生儿T细胞表达CD25和CD40配体较成人弱，辅助B细胞合成和转换Ig、促进吞噬细胞和CTL的能力差。

③TH亚群：新生儿TH2细胞功能较TH1细胞占优势，有利于避免母子免疫排斥反应。

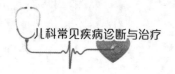
4. 细胞因子

新生儿 T 细胞产生 TNF 和 GM-CSF 仅为成人的 50%，IFN-y，IL-10 和 IL-4 为 10%～20%。随抗原反复刺激，各种细胞因子水平逐渐升高。

5.NK 和抗体依赖细胞介导的细胞毒性作用（ADCC）

NK 的表面标记 CD56 于出生时几乎不表达，整个新生儿期亦很低，NK 活性于生后 1～5 个月时达成人水平。ADCC 功能仅为成人的 50%，于 1 岁时达到成人水平。

6.B 淋巴细胞及 Ig

① B 细胞表型和功能：胎儿和新生儿有产生 IgM 的 B 细胞，但无产生 IgG 和 IgA 的 B 细胞。分泌 IgG 的 B 细胞于 2 岁时、分泌 IgA 的 B 细胞于 5 岁时达成人水平。由于 TH 细胞功能不足，B 细胞不能产生多糖疫苗和荚膜多糖细菌抗体。

② IgG：是唯一能通过胎盘的 Ig，为主动性转运过程。大量 IgG 通过胎盘是在妊娠的后期。胎龄小于 32 周的胎儿或未成熟儿的血清 IgG 浓度低于 400 mg/dl，而足月新生儿血清 IgG 高于其母体 5%～10%。新生儿自身合成的 IgG 比 IgM 慢。生后 3～5 个月血清 IgG 降至最低点，至 10～12 个月时体内 IgG 均为自身产生，8～10 岁时达成人水平。IgG 亚类随年龄增长而逐渐上升，IgG2 代表细菌多糖的抗体，其上升速度在 2 岁内很慢，在此年龄阶段易患荚膜细菌感染。

③ IgM：胎儿期已能产生 IgM，出生后更快，男孩于 3 岁时，女孩于 6 岁时达到成人血清水平。脐血 IgM 水平增高，提示宫内感染。

④ IgA：发育最退，至青春后期或成人期才达成人水平。分泌型 IgA 于新生儿期不能测出，2 个月时唾液中可测到，2～4 岁时达成人水平。

7. 补体和其他免疫分子

①补体：母体的补体不转输给胎儿，新生儿补体经典途径（CH50、C3、C4 和 C5）活性是其母亲的 50%～60%，生后 3～6 个月达成人水平。旁路途径的各种成分发育更为落后，B 因子和备解素仅分别为成人的 35%～60% 和 35%～70%。未成熟儿补体经典和旁路途径均低于成熟儿。

②其他免疫分子：新生儿血浆纤连蛋白浓度仅为成人的 1/3～1/2，未成熟儿则更低。未成熟儿甘露糖结合凝集素较成人低，生后 10～20 周达到足月新生儿水平。

（二）小儿免疫反应特点

1. 非特异免疫反应特点

小儿时期非特异性免疫功能尚未发育完善，随着年龄的增长逐渐成熟。新生儿和婴幼儿皮肤角质层薄嫩，易破损，屏障作用差。肠壁通透性高，胃酸较少，杀菌力低。婴幼儿期淋巴结功能尚未成熟，屏障作用较差。新生儿期各种吞噬细胞功能可呈暂时性低下，除了分娩过程缺氧原因外，与新生儿期缺乏血清补体、调理素、趋化因子有关。新生儿各补体成分均低于成人，其 Cl、C2、

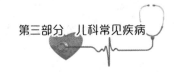

C3、C4、C7 和备解素的浓度约为成人的 60%，补体旁路激活系统的活性低下者更多。约在生后 6～12 个月补体浓度或活性才接近成人水平。

2. 特异性细胞免疫特点

胎儿的细胞免疫功能尚未成熟，因而对胎内病毒感染（巨细胞病毒）还不能产生足够的免疫力，故胎儿期可长期带病毒，甚或引致胎儿宫内发育畸形。出生时 T 细胞自身发育已完善，故新生儿的皮肤迟发型超敏反应在初生后不久即已形成，新生儿接种卡介苗数周后，结核菌素试验即呈阳性反应。但小于胎龄儿和早产儿的 T 细胞数量少，对有丝分裂原反应较低。早产儿至 1 月龄时 T 细胞数量可赶上足月儿，而小于胎龄儿要在 1 岁以后才赶上同龄正常儿。值得注意的是，新生儿及婴儿期 CD4；标记的 T_H 相对较多，且以 T_H2 为主，CD_8^+ 细胞毒性 / 抑制性 T 细胞较少，CD_4^+/CD_8^+ 比值高达 3～4。故以 T_H2 类细胞功能相对亢进，其分泌的细胞因子占有相对优势。约 2 岁后 CD_4^+/CD_8^+ 比值和 T_H1、T_H2 min 泌的细胞因子水平才接近成人水平。

3. 特异性体液免疫特点

B 细胞功能在胚胎早期即已成熟，但因缺乏抗原及 T 细胞多种信号的辅助刺激新生儿 B 细胞产生抗体的能力低下，出生后随年龄增长特异性体液免疫才逐步完善。

第二节 原发性免疫缺陷病

一、概述

免疫缺陷病（immunodeficiency disease，ID）是由免疫系统先天性发育障碍或后天损伤而致的一组综合征。临床表现为抗感染功能低下，反复发生严重的感染；或因（同时可伴有）免疫自身稳定和免疫监视功能异常，发生自身免疫性疾病、过敏症和某些恶性肿瘤。由遗传因素或先天性免疫系统发育不良造成的免疫功能障碍，称为原发性免疫缺陷病（primary immunodeficiency disease，PID）。由后天因素（如感染、营养、疾病、药物等）引起的免疫功能障碍，称为继发性免疫缺陷病（secondary immunodeficiency disease，SID）或获得性免疫缺陷病。

原发性免疫缺陷病是一组由不同基因缺陷导致免疫系统功能损害的疾病，累及天然性免疫或获得性免疫应答。早期 PID 按疾病的临床表现、发生地点和发现者的名字命名，造成许多认识混乱。1970 年世界卫生组织在日内瓦正式组建专家委员会对 PID 进行命名和分类，此后世界卫生组织和与国际免疫协会联合组织专家每两年召开一次会议，讨论并更新 PID 命名和分类。

各种原发性免疫缺陷病的相对发生率为：B 细胞缺陷（即单纯 Ig 或抗体缺陷，其中可能包括因 T 细胞辅助功能缺乏而致 B 细胞产生抗体能力下降的病例）最常见占 50%。

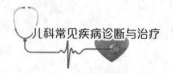

二、我国常见的几种 PID

1. 普通变异型免疫缺陷病（common variable immunodeficiency，CVID）

一组病因不明，遗传方式不定，表现为 Ig 缺如的综合征，临床表现为年长儿或青年人反复呼吸道感染，包括鼻窦炎、肺炎和支气管扩张。也易患胃肠道感染和肠病毒性脑膜炎。外周淋巴结肿大和脾肿大，淋巴系统、胃肠道恶性肿瘤和自身免疫性疾病的发生率很高。血清 IgG 和 IgA 低下，IgM 正常或降低，诊断依赖于排除其他原发性免疫缺陷病。B 细胞数量可能减少，T 细胞功能异常可能是致病的关键，如 CD_4^+/CD_8^+ 细胞比率、IL-2、IL-5 和 IFNy 活性下降。

2. X- 连锁无丙种球蛋白血症（X-Linked agammaglobulinaemia，XLA）

IgM、IgG 和 IgA 均明显下降或缺如，外周血 B 细胞极少或缺如。淋巴器官生发中心缺如，T 细胞数量和功能正常。B 细胞质内 Bruton 酪氨酸激酶基因突变为其病因。感染症状轻重不一，易发生化脓性和肠道病毒感染。

3. 湿疹血小板减少伴免疫缺陷（Wiskott-Aldrich syndrome，WAS）

发病于婴幼儿期，临床表现为湿疹，反复感染和血小板减少。血小板体积小，血小板和白细胞膜表面唾液糖蛋白、CD43 和 gpIb 不稳定。扫描电镜示淋巴细胞呈"光秃"状；T 细胞和血小板细胞骨架异常，肌动蛋白成束障碍。免疫功能呈进行性降低：IgM 下降，多糖抗原特异性抗体反应差，外周血淋巴细胞减少和细胞免疫功能障碍。淋巴瘤和自身免疫性血管炎发生率高。位于 X 染色体短臂的 WAS 蛋白基因突变是本病的病因。

4. 慢性肉芽肿病（chronic grannlomatous，CGD）

吞噬细胞细胞色素基因突变，致使不能产生超氧根、单态氧和 H_2O_2，其杀伤功能减弱，导致慢性化脓性感染，形成肉芽肿，尤见于淋巴结、肝、肺和胃肠道。病原菌为葡萄球菌、大肠杆菌、沙雷菌、奴卡菌和曲霉菌。CGD 可为 X- 连锁遗传：细胞色素 b558 中的 91 KD 链基因突变；也可为常染色体隐性遗传：细胞色素 16 基因 p22^{phox} 岫缺陷，或 NADPH 氧化酶 p67^{phox} 或 p47^{phox} 缺陷。

5. 严重联合免疫缺陷病（severe combined immunodeficiency，SCID）

（1）T 细胞缺陷，B 细胞正常（T-B+SCID）

以 X- 连锁遗传最常见，其病因为 IL-2，IL-4，IL-7，IL-9 和 IL-15 的共有受体 γ 链（γC）基因突变所致。生后不久即发生严重细菌或病毒感染，多数病例于婴儿期死亡。

（2）T 和 B 细胞均缺如（T-B-SCID）

均为常染色体隐性遗传。

① RAG-1/-2 缺陷；RAG-1 或 RAG-2 基因突变，外周血 T 和 B 细胞计数均明显下降，于婴儿期发病。

②腺苷脱氨酶（ADA）缺陷：ADA 基因突变使 ADA 的毒性中间代谢产物累积，抑制 T、B 细

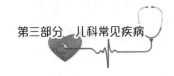

胞增殖和分化。多数病例早年发生感染，极少数轻症在年长儿或成人发病。

③网状发育不良：因淋巴干细胞和髓前体细胞发育成熟障碍，外周血淋巴细胞、中性粒细胞和血小板均严重减少，常死于婴儿期。

第三节 过敏性紫癜

一、概述

过敏性紫癜又称亨—舒综合征，是一种以全身小血管炎症为主要病变的血管炎综合征，临床表现为血小板不减少性紫癜，常伴关节肿痛、关节积液、腹痛、便血及蛋白尿、血尿。多发于学龄前和学龄期儿童，男孩发病率高于女孩。一年四季均有发病，以春秋二季居多。

二、病因

本病病因尚未明了，一般认为可能的诱发因素有微生物（细菌、病毒、寄生虫等）感染，药物（抗生素、水杨酸类、异烟肼、苯巴比妥等），食物过敏（鱼、虾、蛋类、乳类），疫苗接种，花粉过敏，蚊虫叮咬等，但均无确切证据。

链球菌感染与过敏性紫癜发病的关系密切。据报道，约半数过敏性紫癜患儿血清抗链球菌溶血素 O 滴度升高，提示该病发病前存在 A 组溶血性链球菌感染。另有报道约 30% 过敏性紫癜患儿肾小球系膜有 A 组溶血性链球菌抗原沉积，而对照该抗原沉积率仅为 3%。表明 A 组溶血性链球菌感染是诱发过敏性紫癜的重要原因。

过敏性紫癜存在显著的免疫异常，突出表现为 B 细胞多克隆活化。患儿 T 细胞和单核细胞 CD40 配体过度表达。血清肿瘤坏死因子 – α 和 IL-6 等前炎症因子升高，诱导 B 细胞水平升高，急性期外周血 IgA 和 IgE 升高。30% ～ 50% 患儿血清 IgA 水平升高，急性期外周血 IgA+B 细胞数 JgA 类免疫复合物或冷球蛋白均增高。研究发现，过敏性紫癜患儿的肾小球系膜、皮肤和肠道毛细血管有广泛的 IgA、补体 C_3 和纤维蛋白沉积，提示本病为 IgA 免疫复合物病。

本病有一定遗传倾向，临床可见家族中有多个发病者，同胞中可同时发病或先后发病。据报道过敏性紫癜患儿遗传标志出现率显著高于对照人群。补体成分 C_2 缺乏者过敏性紫癜发病率也高。

过敏性紫癜发病的可能机制是尚未明确的感染源或变应原，作用于具有遗传背景的 个体，引起机体异常免疫应答，激发 B 细胞克隆增殖，导致 IgA 介导的系统性免疫性血管炎。

三、临床特征

多急性起病，首发症状以皮肤紫癜为主，部分病例腹痛、关节炎或肾脏症状首先出现。起病前

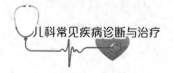

1～3 周常有上呼吸道感染史。可伴有低热、纳差、乏力等全身症状。

1. 皮肤紫癜

病程中反复出现皮肤紫癜为本病特征，多见于下肢及臀部，对称分布，关节伸侧较多，分批出现，面部及躯干较少；初起呈紫红色斑丘疹，高出皮面，继而呈棕褐色而消退，可伴有荨麻疹和血管神经性水肿，重症患儿紫癜可融合成大疱伴出血性坏死。

2. 消化道症状

半数以上患儿出现反复的阵发性腹痛，位于脐周或下腹部，疼痛剧烈，可伴呕吐，但呕血少见；部分患儿有黑便或血便、腹泻或便秘，偶见并发肠套叠、肠梗阻或肠穿孔。

3. 关节症状

约 1/3 的患儿出现膝、踝、肘、腕等大关节肿痛，活动受限，呈单发或多发，关节腔常有积液，关节症状消失较快，可持续数月消失，不留后遗症。

4. 肾脏症状

肾脏症状轻重不一，多数患儿是以单一的血尿 / 蛋白尿为主，也可伴尿中管型、血压增高及水肿，称为紫癜性肾炎，少数呈肾病综合征表现。肾脏症状多发生于起病一月内，也可在病程更晚期或其他症状消失后，少数患儿以肾炎作为首发症状出现于皮疹之前。虽然有些患儿的血尿，蛋白尿持续数月甚至数年，但大多数都能完全恢复，少数发展为慢性肾炎、死于慢性肾衰竭。肾脏病变进展的危险因素包括大量蛋白尿、水肿、高血压及肾功能减退等。肾活检对了解肾脏病理改变及指导治疗很有帮助。

5. 其他

偶可发生颅内出血，导致惊厥、瘫痪、昏迷、失语、还可有鼻出血、牙龈出血、咯血、睾丸出血等出血表现。偶尔累及循环系统发生心肌炎和心包炎，累及呼吸系统发生喉头水肿，哮喘、肺出血等。

四、辅助检查

①白细胞正常或增加，中性和嗜酸性粒细胞可增高；除非严重出血，一般无贫血；血小板计数正常甚至升高，出血和凝血时间正常，血块退缩试验正常，部分患儿毛细血管脆性试验阳性。

②尿常规：可有红细胞、蛋白、管型。

③大便隐血试验有消化道症状者多阳性。

④血沉正常或增快；血清 IgA 可升高，IgG、IgM 正常亦可轻度升高；C3、C4 正常或升高；抗核抗体及 RF 阴性；重症血浆黏度增高。

⑤腹部超声检查有利于早期诊断肠套叠；对有中枢神经系统症状患儿可予头颅 MRI 确诊；肾

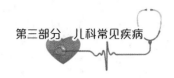

脏症状较重和迁延患儿可行肾穿刺以了解病情给予相应治疗。

五、诊断与鉴别诊断

典型病例诊断不难，若临床表现不典型，皮肤紫癜未出现时，容易误诊为其他疾病，需与原发性血小板减少性紫癜、风湿性关节炎、败血症等感染性疾病鉴别，如果腹痛明显还应与外科急腹症鉴别。

1.特发性血小板减少性紫癜

多为散在针尖大小出血点，不高出皮面，无血管神经性水肿，血小板减少。

2.风湿性关节炎

有关节症状患儿需与风湿性关节炎鉴别，后者无出血性皮疹，并常伴有心肌炎临床表现等可资鉴别。

3.感染性疾病

应与败血症、脑膜炎双球菌感染、亚急性细菌性心内膜炎等皮疹鉴别，这类疾病中毒症状重、起病急，皮疹为瘀斑、瘀点，不伴血管神经性水肿。

4.紫癜伴有急性腹痛者应与以下急腹症相鉴别

（1）肠套叠

多见于婴幼儿，患儿阵阵哭叫，腹部检查可扪及包块，必要时作钡剂灌肠X线检查可以鉴别。患过敏性紫癜的小儿，由于肠壁紫癜、出血和水肿等导致肠道功能紊乱，亦可并发肠套叠，应予注意。

（2）肠梗阻

除腹痛外，尚有腹胀、肠鸣音亢进、腹部X线平片显示肠腔液平及胀气等肠梗阻特征。

（3）阑尾炎

二者均可出现脐周及右下腹疼痛且伴有压痛，易于混淆，但过敏性紫癜腹肌多不紧张，皮肤有紫癜可资鉴别。

六、治疗原则

1.一般治疗

卧床休息，应积极寻找并去除致病因素，控制感染，补充维生素C。

2.对症治疗

有荨麻疹或血管神经性水肿时，应用抗组胺药物和钙剂；腹痛时应用解痉剂，消化道出血时应禁食，可静脉滴注西咪替丁每日20～40 mg/kg，必要时输血。可用大剂量维生素C 2 g/d～5 g/d，

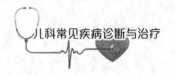

以改善血管通透性。

3. 肾上腺皮质激素或免疫抑制剂

急性期对腹痛和关节痛可予缓解，但不能预防肾脏损害的发生，也不能影响预后。可用泼尼松每日 1～2 mg/kg，分次口服，或用地塞米松、甲基泼尼龙静脉滴注，症状缓解后即可停用。重症过敏性紫癜肾炎可酌情加用免疫抑制剂，如环磷酰胺、硫唑嘌呤或雷公藤多苷片等。

4. 抗凝治疗

阿司匹林每日 3～5 mg/kg，分次口服或双嘧达莫（潘生丁）每日 2～3 mg/kg，阻止血小板凝集；以过敏性紫癜性肾炎为主要表现时，可选用分次肝素 120～150 U/kg 加入 10% 葡萄糖 100 ml 中静脉滴注，每天 1 次，连续 5 d；或肝素钙 lOIU/kg 皮下注射，每天 2 次，连续 7 d。

5. 中药

中成药如贞氏扶正冲剂、复方丹参片、银杏叶片等，可补肾益气和活血化瘀，有利于疾病恢复。

第四节　川崎病

一、概述

川崎病又称皮肤黏膜淋巴结综合征，是一种以全身性中、小动脉炎性病变为主要病理改变的急性热性发疹性疾病。该病严重的危害是冠状动脉损伤所引起的冠脉扩张和冠状动脉瘤的形成，是儿童期后天性心脏病的主要病因之一。发病年龄以婴幼儿多见，80% 在 5 岁以下，成人罕见。男多于女，男女比例约为 1.5∶1。

二、病因

既往大量研究提示川崎病与感染因素密切相关。根据川崎病的流行病学特点，如有区域流行特性、明显的季节性、疾病自限性、高发于婴幼儿而成人罕见的特点，均提示川崎病的病原是自然环境中普遍存在的微生物，它能够引起大多数个体无症状感染，从而在成人期具有获得性免疫。

川崎病异常的免疫激活，是细菌或病毒毒素以超抗原介导机制所引起的。川崎病的发热和主要临床表现与一些明确由细菌毒素引致的疾病有重叠之处，例如中毒性休克综合征和猩红热。另外，川崎病具有的免疫系统异常活化的特点是多数发热出疹性疾病所没有的。因此许多研究者认为，川崎病异常的免疫激活，是细菌或病毒毒素以超抗原介导机制所引起的。这类细菌毒素主要包括葡萄球菌肠毒素类的中毒性休克综合征毒素和表皮剥脱性毒素、链球菌致热外毒素等。

基于川崎病患儿对结核菌素试验和纯化蛋白衍生物试验的超敏反应性，有学者认为，川崎病的发病机制可能与细菌的热休克蛋白 65 抗原模拟宿主自身抗原 HSP63 因而活化自身免疫有关。

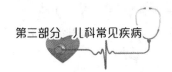

超抗原致病学说和细菌 HSP65 模拟宿主的致病作用，均表明 T 细胞异常活化是川崎病免疫系统 激活导致血管免疫损伤的始动环节和关键步骤。超抗原亦可通过与 T 细胞 TCR-Vβ 结合，激活多克隆 B 细胞。血循环中增多的炎性介质（如 TNF、超氧自由基等）和 B 细胞激活产生的抗内皮细胞自身抗体可直接损伤血管内皮细胞，导致内皮功能失调甚至内皮细胞凋亡和坏死、血管内皮的屏障作用严重破坏。这些细胞因子介导的免疫损伤过程可持续到川崎病的恢复期甚至更久，导致受损血管局部平滑肌细胞和胶原组织过度增生产生动脉狭窄。

总之，TSST-1、SPE 等微生物毒素类超抗原和细菌 HSP65 模拟宿主自身抗原的致病作用可能在 其发病机制中起重要作用。免疫系统的高度活化及免疫损伤性血管炎症是川崎病的显著特征。T 细胞介导的免疫应答以及细胞因子的级联放大效应是川崎病血管炎性损伤的基础。

三、临床特征

（一）主要表现

1. 发热

持续 7～14 d 甚至更长，抗生素治疗无效。体温 39～40 ℃以上，呈稽留热或弛张热。

2. 眼球结合膜充血

起病 3～4 d 出现，无脓性分泌物，热退后消散。

3. 唇及口腔症状

唇充血皲裂，口腔黏膜弥漫充血，舌乳头明显、突起、充血似草莓状舌。

4. 手足表现

急性期手掌跖红斑、手足硬性水肿，第 2 周开始自指、趾甲和皮肤交界处出现膜状脱皮，指、趾甲有横沟，重者指、趾甲亦可脱落。

5. 皮肤症状

发热后 2～4 d 出现多形性红斑、猩红热样或麻疹样皮疹，躯干部多见，持续 4～5 d 后消退。肛周皮肤发红、脱皮。有的婴儿原卡介苗接种处重新出现红斑，疱疹或结痂。

6. 颈部淋巴结肿大

单侧或双侧，直径在 1.5 cm 以上，有触痛，表面不红，不化脓，常为一过性，病初出现，热退消散。

（二）其他表现

患儿易激惹、烦躁不安，少数有颈项强直、惊厥、昏迷等无菌性脑膜炎表现；可有腹痛、恶心、腹泻、麻痹性肠梗阻、肝大、黄疸，血清转氨酶升高等消化系统表现；心血管系统可于疾病第 1～6 周出现心包炎、心肌炎、心内膜炎、心律失常，冠状动脉扩张、冠状动脉瘤、冠状动脉血栓

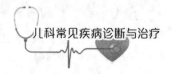

甚至心肌梗死等。冠脉病变常在第 2～4 周出现。或有咳嗽、关节痛和关节炎。

四、辅助检查

1. 血液学检查

外周血白细胞增高，以粒细胞为主，伴核左移，轻 - 中度贫血，血小板早期正常，第 2～3 周增多；血沉明显增快，C- 反应蛋白、ALT 和 AST 可以升高。

2. 免疫学检查

血清 IgG、IgM、IgA、IgE 和血循环免疫复合物升高。

3.ECG

早期示窦性心动过速，非特异性 ST-T 变化；心包炎时可有广泛 S-T 段抬高和低电压；心肌梗死时相应导联有 S-T 段明显抬高，T 波倒置及异常 Q 波。

4. 胸部 X 线平片

可示肺部纹理增多、模糊或有片状阴影，心影可扩大。

5. 超声心动图

急性期可见心包积液，左室内径增大，二尖瓣、主动脉瓣或三尖瓣返流；可有冠状动脉异常，如冠状动脉扩张、冠状动脉瘤、冠状动脉狭窄等。

6. 冠脉造影

超声波检查如有多发性冠状动脉瘤或心电图有心肌缺血表现者，应进行冠状动脉造影，以观察冠状动脉病变程度，指导治疗。

五、诊断与鉴别诊断

（一）诊断依据

川崎病诊断标准，详情见表 3-23。

表 3-23　川崎病诊断标准

不明原因发热5 d以上，伴下列5项临床表现中4项者，排除其他疾病后，即可诊断为川崎病：
（1）周围肢体的变化 急性期掌跖红斑,手足硬性水肿;恢复期指趾端膜状脱皮
（2）多形性红斑
（3）眼结合膜充血,非化脓性
（4）唇充血皲裂,口腔黏膜弥漫充血,舌乳头呈草莓舌
（5）颈部非化脓性淋巴结肿大

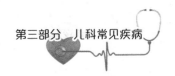

本病的诊断主要依据临床主要表现，除发热为必备条件外，上述其他5项主要表现中具备4项者即可诊断本病。如5项主要表现只具备3项或3项以下，则需经超声心动图证实有冠状动脉扩张或冠状动脉瘤，也可确诊。

（二）鉴别诊断

1. 败血症

血培养阳性，抗生素治疗有效，可发现感染病灶。

2. 渗出性多形红斑

婴儿少见，皮疹范围广泛，有疱疹及皮肤糜烂出血，有口腔溃疡。

3. 幼年型类风湿关节炎全身型

无眼结合膜充血，无口唇发红、被裂，无手足硬肿及指趾端膜状脱皮，无冠状动脉损害。

4. 猩红热

皮疹多于发热当日或次日出疹，呈粟粒样均匀丘疹，疹间皮肤潮红，无明显指趾肿胀，口唇皲裂不明显，青霉素治疗有效。

六、治疗原则

（一）控制炎症

1. 阿司匹林

$30 \sim 100 \, mg/（kg \cdot d）$，分$3 \sim 4$次服用，热退后$3 \, d$逐步减量，热退$2$周左右减至$3 \sim 5 \, mg/（kg \cdot d）$，维持$6 \sim 8$周；如有冠状动脉病变时，应延长用药时间，直至冠状动脉恢复正常。

2. 丙种球蛋白静脉滴注（IVIG）

剂量$2 \, g/kg$于$8 \sim 12 \, h$静脉缓慢输入，宜于发病早期（$10 \, d$以内）应用，可迅速退热，预防或减轻冠状动脉病变发生，应同时合用阿司匹林，剂量同上。如果IVIG治疗后仍发热（超过$38 \, ℃$）持续$48 \sim 72 \, h$及CRP等检查未改善者，即对IVIG治疗不反应，应再追加IVIG$1 \sim 2 \, g/kg$，一次静脉滴注，但$1\% \sim 2\%$的病例仍然无效。应用IVIG的患儿11个月内不宜进行麻疹、风疹、腮腺炎等疫苗的预防注射。

3. 皮质激素

可促进血栓形成，易发生冠状动脉瘤和影响冠脉病变修复，故不宜单独应用。IVIG治疗无效的患儿可考虑使用糖皮质激素，可与阿司匹林和双嘧达莫（潘生丁）合并应用。剂量为$1 \sim 2 \, mg/（kg \cdot d）$，热退后逐渐减量，用药$2 \sim 4$周。病情严重者可用甲基泼尼松龙冲击治疗，剂量为$15 \sim 20 \, mg/（kg \cdot d）$静脉滴注，连用$3 \, d$，然后改为泼尼松$2 \, mg/（kg \cdot d）$口服，复查血清CRP正常后泼尼松减为$1 \, mg/（kg \cdot d）$，两周内逐渐减量至停药。

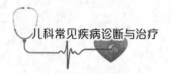

（二）抗血小板聚集

除阿司匹林外，可加用双嘧达莫（潘生丁）3～5 mg/（kg·d），分2次服用。KD并发一个或多个巨大冠状动脉瘤或多个小到中等冠状动脉瘤但无冠状动脉闭塞者，应长期服用阿司匹林3～5 mg/（kg·d）加华法林抗凝治疗。

（三）其他治疗

根据病情给予对症及支持疗法，如补充液体、护肝、控制心力衰竭、纠正心律失常等，有心肌梗死时应及时进行溶栓治疗。严重的冠状动脉病变者需要冠状动脉搭桥术。

第五节　幼年特发性关节炎

一、概述

幼年特发性关节炎（juvenile idiopathic arthritis，JIA）是儿童时期常见的慢性风湿性疾病，以慢性关节炎为其主要特征，并伴有全身多系统受累，也是造成小儿致残和失明的首要原因。

JIA的定义为：16岁以前起病，持续6周或6周以上的单关节炎或多关节炎，并排除其他已知原因。JIA每一类都需除外其他可能的疾病。这一分类方法以主要的临床和实验室特征为基础，定义了特发性的儿童时期关节炎的不同类型。

二、病因

病因至今尚不明确，可能与多种因素有关。

1. 免疫学因素

有许多证明证实JIA为自身免疫性疾病。

①部分患儿血清和关节滑膜液中存在类风湿因子（RF）和抗核抗体（ANA）等自身抗体。

②关节滑膜液中有IgG和吞细胞。

③多数患儿的血清IgG、IgM和IgA上升。

④外周血CD4 T细胞克隆扩增。

⑤血清炎症性细胞因子明显增高。

其发病机制可能为各种感染性微生物的特殊成分作为外来抗原，作用于具有遗传学背景的人群，激活免疫细胞，通过直接损伤或分泌细胞因子、自身抗体触发异常免疫反应，引起自身组织的损害和变性。尤其是某些细菌、病毒的特殊成分（如HSP）可作为超抗原，直接与具有特殊可变区B链（VB）结构的T细胞受体（TCR）结合而激活T细胞，激发免疫损伤。自身组织变性成分（内源性抗原），如变性IgG或变性的胶原蛋白，也可作为抗原引发针对自身组织成分的免疫反应，进

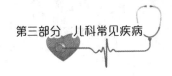

一步加重免疫损伤。

2. 遗传因素

很多资料证实 JIA 具有遗传学背景，研究最多的是人类白细胞抗原（HLA），具有 HLA-DR4 和 DR5 位点者是 JIA 的易发病人群。也发现另外一些 HLA 位点与 JIA 发病有关。如 HLA-B27 与脊柱关节病密切相关。

3. 感染因素

目前报道多种细菌（链球菌、耶尔森菌、志贺菌、空肠弯曲菌和沙门菌属等）、病毒（细小病毒 B19、风疹和 EB 病毒等）、支原体和衣原体感染与本病发生有关，但尚未证实感染是本病发生的直接原因。

三、临床特征

1. 全身型幼年特发性关节炎

任何年龄皆可发病，但大部分患儿起病于 5 岁以前。

（1）定义

每次发热至少 2 周以上，伴有关节炎，同时伴随以下 4 项中的一项或更多症状。

①短暂的、非固定的红斑样皮疹。

②淋巴结肿大。

③肝脾大。

④浆膜炎：如胸膜炎及心包炎。

（2）应排除下列情况

①银屑病患儿。

②6 岁以上 HLA-B27 阳性的男性关节炎患儿。

③家族史中一级亲属有 HLA-B27 相关的疾病（强直性脊柱炎、与附着点炎症相关的关节炎、急性前葡萄膜炎或骶髂关节炎）。

④两次类风湿因子阳性，两次间隔时间至少为 3 个月。

本型的发热呈弛张高热，每天体温波动在 37～40 ℃之间。其皮疹特点为随体温升降而出现或消退。皮疹呈淡红色斑丘疹，可融合成片。关节症状主要是关节痛或关节炎，为多关节炎或少关节炎，伴四肢肌肉疼痛，常在发热时加剧，热退后减轻或缓解。关节症状既可首发，又可在急性发病数月或数年后才出现。部分有神经系统症状，应警惕并发巨噬细胞活化综合征。

2. 多关节型，类风湿因子阴性

发病最初 6 个月有 5 个及以上关节受累，类风湿因子阴性。应排除下列情况：

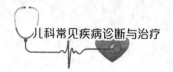

①银屑病患儿。

②6岁以上 HLA-B27 阳性的男性关节炎患儿。

③家族史中一级亲属有 HLA-B27 相关的疾病（强直性脊柱炎、与附着点炎症相关的关节炎、急性前葡萄膜炎或骶髂关节炎）。

④两次类风湿因子阴性，两次间隔时间至少 3 个月。

⑤全身型 JIA。

本型任何年龄都可起病，但起病有两个高峰，即 1～3 岁和 8～10 岁。女孩多见。受累关节超过 5 个，多为对称性，大小关节均可受累。颞颌关节受累时可致张口困难，小颌畸形。10%～15% 患儿最终出现严重关节炎。

3. 多关节型，类风湿因子阳性

发病最初 6 个月有 5 个及以上关节受累，类风湿因子阳性。应排除下列情况：

①银屑病患儿。

②6岁以上 HLA-B27 阳性的男性关节炎患儿。

③家族史中一级亲属有 HLA-B27 相关的疾病（强直性脊柱炎、与附着点炎症相关的关节炎、急性前葡萄膜炎或骶髂关节炎）。

④全身型 JIA。

本型发病以女孩多见，多于儿童后期起病。临床表现基本上与成人 RA 相同。关节症状较类风湿因子阴性型为重，后期可侵犯髋关节，未经规范治疗，约半数以上发生关节强直变形而影响关节功能。本型除关节炎表现外，可出现类风湿结节。

4. 少关节型关节炎

发病最初 6 个月有 1～4 个关节受累。

（1）两个亚型

①持续型少关节型 JIA：整个疾病过程中关节受累均在 4 个以下。

②扩展型少关节型 JIA：在疾病发病后 6 个月发展成关节受累超过 5 个；约 20% 少关节型患儿发展成扩展型。

（2）应排除下列情况

①银屑病患儿。

②6岁以上 HLA-B27 阳性的男性关节炎患儿。

③家族史中一级亲属有 HLA-B27 相关的疾病（强直性脊柱炎、与附着点炎症相关的关节炎、急性前葡萄膜炎或骶髂关节炎）。

④两次类风湿因子阳性，两次间隔时间至少 3 个月。

⑤全身型 JIA。

本型女孩多见，起病多在 5 岁以前。多为大关节受累，膝、踝、肘或腕等大关节为好发部位，常为非对称性。关节炎反复发作，可导致双腿不等长。20%～30% 患儿发生慢性虹膜睫状体炎而造成视力障碍，甚至失明。

5. 与附着点炎症相关的关节炎

（1）关节炎合并附着点炎症或关节炎或附着点炎症，伴有以下情况中至少 2 项

①骶髂关节压痛或炎症性腰骶部及脊柱疼痛，而不局限在颈椎。

② HLA-B27 阳性。

③ 6 岁以上的男性患儿。

④家族史中一级亲属有 HLA-B27 相关的疾病（强直性脊柱炎、与附着点炎症相关的关节炎、急性前葡萄膜炎或骶髂关节炎）。

（2）排除下列情况

①银屑病患儿。

②两次类风湿因子阳性，两次间隔时间为 3 个月。

③全身型 JIA。

本型以男孩多见，多于 6 岁以上起病。四肢关节炎常为首发症状，但以下肢大关节如髋、膝、踝关节受累为多见，表现为肿、痛和活动受限。

骶髂关节病变可于病初发生，但多数于起病数月至数年后才出现。典型症状为下腰部疼痛，初为间歇性，数月或数年后转为持续性，疼痛可放射至臀部，甚至大腿。直接按压骶髂关节时有压痛，"4" 字征阳性。随着病情发展，腰椎受累时可致腰部活动受限，向前弯腰时腰部平直。严重者病变可波及胸椎和颈椎，使整个脊柱呈强直状态。在儿童常只有骶髂关节炎的影像学早期改变，而无症状和体征。

患儿还可有反复发作的急性虹膜睫状体炎（表现为急性红眼和眼痛）和足跟疼痛，这是由于跟腱及足底筋膜与跟骨附着处炎症所致。本型 HLA-B27 阳性者占 90%，多有家族史。

6. 银屑病性关节炎

（1）1 个或更多的关节炎合并银屑病，或关节炎合并以下任何 2 项

①指（趾）炎。

②指甲凹陷或指甲脱离。

③家族史中一级亲属有银屑病。

（2）排除下列情况

① 6 岁以上 HLA-B27 阳性的男性关节炎患儿。

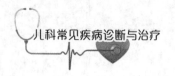

②家族史中一级亲属有 HLA-B27 相关的疾病（强直性脊柱炎、与附着点炎症相关的关节炎、急性前葡萄膜炎或骶髂关节炎）。

③两次类风湿因子阳性，两次间隔时间为 3 个月。

④全身型 JIA。

本型儿童时期罕见。发病以女性占多数，表现为一个或几个关节受累，常为不对称性。大约有半数以上患儿有远端指间关节受累及指甲凹陷。关节炎可发生于银屑病发病之前或数月、数年后。40% 患儿有银屑病家族史。发生骶髂关节炎或强直性脊柱炎者，HLA-B27 阳性。

7. 未分类的关节炎

不符合上述任何一项或符合上述两项以上类别的关节炎。

四、辅助检查

实验室检查的任何项目都不具备确诊价值，但可帮助了解疾病程度和除外其他疾病。

1. 炎症反应的证据

血沉明显加快，但少关节型患儿的血沉结果多数正常。在多关节型和全身型患儿中急性期反应物（C 反应蛋白、IL-1 和 IL-6 等）增高，有助于随访时了解疾病活动情况。

2. 自身抗体

①类风湿因子（RF）：RF 阳性提示严重关节病变。RF 阴性中约 75% 患儿能检出隐匿型 RF，对 JA 患儿的诊断有一定帮助。

②抗核抗体（ANA）：40% 的患儿出现低中滴度的 ANA。

3. 其他检查

①关节液分析和滑膜组织学检查：可鉴别化脓性关节炎、结核性关节炎、类肉瘤病、滑膜肿瘤等。

②血常规：常见轻—中度贫血，外周血白细胞总数和中性粒细胞增高，全身型 JIA 可伴类白血病反应。

③X 线检查：早期（病程 1 年内）X 线仅显示软组织肿胀，关节周围骨质疏松，关节附近呈现骨膜炎。晚期可见到关节面骨破坏，以手腕关节多见。

④其他影像学检查：骨关节彩超和 MRI 检查均有助于发现骨关节损害。

五、诊断与鉴别诊断

（一）诊断标准

建议使用 2001 年国际风湿病联盟发布的 JIA 分类标准进行分类诊断。

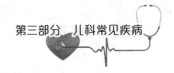

（二）鉴别诊断

1. 感染性疾病

细菌感染导致的化脓性关节炎多为单关节受累，抗菌药物有效且多呈单相性病程；A 组乙型溶血性链球菌感染有风湿热合并的风湿性关节炎多呈游走性；反应性关节炎多伴消化道、泌尿道或呼吸道感染症状，常具有自限性。积极寻找病原学证据，有助于鉴别诊断。

2. 恶性肿瘤

骨或滑膜的恶性肿瘤浸润可表现为关节肿痛，影像学发现骨膜反应或骨质破坏有助于鉴别诊断。血液系统肿瘤，如淋巴细胞性白血病等肿瘤细胞浸润关节周围时易于 JIA 混淆，鉴别诊断依赖于骨髓细胞学结果，有时需要反复骨髓穿刺才能发现肿瘤细胞。

3. 其他自身免疫或自身炎症性疾病

包括系统性红斑狼疮、干燥综合征、混合结缔组织病、幼年型皮肌炎、硬皮病等自身免疫性疾病，以及部分单基因自身炎症性疾病，如 Blau 综合征、甲羟戊酸激酶缺乏症等。患儿可能存在皮肤黏膜、血液、肺脏、肾脏、神经系统或淋巴结等多器官系统受累临床表现，相应自身抗体阳性或基因变异，有助于与 JIA 鉴别。

4. 累及关节的遗传性疾病

如进行性假性类风湿性发育不良、正屈曲指—关节炎—心包炎—髓内翻综合征、原发肥厚性骨关节病、Smith-McCort 发育不良、多中心性腕骨—跗骨骨质溶解、黏多糖病、多中心性骨溶解伴结节和关节病等遗传性疾病均可累及关节，若临床怀疑这类疾病，可行相应的遗传学检测辅助诊断。

5. 其他

如炎症性肠病相关关节炎，血友病相关关节炎、色素沉着绒毛结节性滑膜炎、创伤性关节炎等，均可导致关节肿痛而易于 JIA 混淆，通过详细的病史采集、实验室及影像学检查等，结合内镜或病理活检通畅可鉴别。

六、治疗原则

控制病变的活动度，减轻或消除关节疼痛和肿胀；预防感染和关节炎症的加重；预防关节功能不全和残疾；恢复关节功能及生活与劳动能力。

1. 一般治疗

除急性发热外，不主张过多地卧床休息。应鼓励患儿参加适当的运动，尽可能像正常儿童一样生活。定期进行裂隙灯检查以发现虹膜睫状体炎。心理治疗也重要，应克服患儿因性疾病或残疾造成的自卑心理，鼓励参加正常活动和上学；取得家长配合，增强他们战胜疾病的信心，使患儿的身心健康成长。

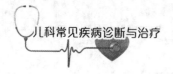

2. 药物治疗

（1）非甾体抗炎药

可用于所有 JIA 的对症治疗，如萘普生，推荐每天 10～15 mg/kg，分 2 次口服；或布洛芬，每天 50 mg/kg，分 2～3 次口服，1～2 周内见效，病情缓解后逐渐减量，最后以最低临床有效剂量维持，可持续数月至数年。不良反应包括胃肠道反应，肝、肾功能损害，过敏反应等。一般不联合用药。

（2）缓解病情抗风湿药

因为应用这类药物后至出现临床疗效之间所需时间较长，又称慢作用抗风湿药。近年来认为，在患儿尚未发生骨侵蚀或关节破坏前及早使用本组药物，可以控制病情加重。

①甲氨蝶呤：剂量为 7.5～10 mg/m²，每周 1 次顿服。最大剂量为每周 15 mg/m²，服药 3～12 周即可起效。其不良反应较轻，有不同程度胃肠道反应、一过性转氨酶升高、胃炎、口腔溃疡、贫血和粒细胞减少。对多关节型安全有效。长期使用注意监测肿瘤发生的风险。

②羟氯喹：剂量为 5～6 mg/（kg·d），不超过 0.25 g/d，分 1～2 次服用。疗程 3 个月至 1 年。不良反应可有视网膜炎、白细胞减少、肌无力和肝功能损害。建议定期眼科随访。

③柳氮磺吡啶：剂量为 50 mg/（kg·d），服药 1～2 个月即可起效。副作用包括恶心、呕吐、皮疹、哮喘、贫血、中毒性肝炎等。

（3）肾上腺皮质激素

可减轻 JIA 关节炎症状，但不能阻止关节破坏，长期使用不良反应大。因此，糖皮质激素不作为首选或单独使用的药物，应严格掌握指征。临床应用适应证如下：

①全身型：非甾体类抗炎药物或其他治疗无效的全身型 JIA 可加服泼尼松 0.5～1 mg/（kg·d），顿服或分次服用。一旦体温得到控制逐渐减量至停药。如有多浆膜腔积液、风湿性肺病变，或并发巨噬细胞活化综合征时，需静脉大剂量甲泼尼龙治疗。

②多关节型：对 NSAIDS 和 DMARDs 未能控制的严重患儿，加用小剂量泼尼松顿服，可减轻关节症状，提高生活质量。

③少关节型：不主张用肾上腺皮质激素全身治疗，可酌情在单个病变关节腔内抽液后，注入醋酸氢化可的松混悬剂局部治疗。

④虹膜睫状体炎：轻者可用扩瞳剂及肾上腺皮质激素类眼药水点眼。对严重影响视力患儿，除局部注肾上腺皮质激素眼药水外，需加用小剂量泼尼松口服。

（4）其他免疫抑制剂

如环孢素 A、环磷酰胺、硫唑嘌呤等，需根据类型给药。

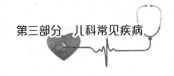

（5）生物制剂

肿瘤坏死因子如依那西普，每周 0.8 mg/kg，分 1～2 次，皮下注射，最大剂量 50 mg，分 1～2 次。阿达木单抗，每 2 周 24 mg/m²，皮下注射，最大剂量 40 mg。生物制剂在临床缓解后维持使用 2 年以上能显著降低复发率。

第十二章 遗传性疾病

第一节 儿科遗传性疾病概论

一、概述

遗传性疾病是指由遗传物质发生改变而引起的或者是由致病基因所控制的疾病，具有先天性、终身性和家族性的特点。遗传性疾病种类繁多，涉及全身各个系统，分散在临床各专业，导致畸形、代谢异常、神经和肌肉功能障碍，病死率和残疾率均较高。尽管单一遗传性疾病的发病率很低，但总体上，遗传性疾病在儿科疾病中所占的比例较高。然而由于多数遗传性疾病目前缺乏有效的治疗方法，存活患儿常伴有智力低下和体格残疾，疾病的预防就更为重要。随着感染性疾病和营养不良性疾病得到较有效的控制，以及遗传性疾病检测技术的进步，遗传性疾病在疾病谱中的地位越显重要。据统计（OMIM 网站），遗传性疾病的种类多达 2 万种，临床表型和致病基因都已明确的遗传性疾病有 3555 余种。

近年来，遗传性疾病的诊治方面取得了显著的进步，DNA 水平上的基因突变、拷贝数变异以及甲基化异常所导致的疾病可以通过 DNA 分析获得明确的诊断，并能预测疾病的严重程度；新生儿疾病筛查，产前查和产前诊断的进步，推动了遗传性疾病的早期诊断和预防。同时，饮食治疗和药物治疗的发展，极大改善了患儿的预后。本章重点介绍染色体病和遗传代谢病。

二、遗传性疾病的分类

根据遗传物质的结构和功能改变的不同，可将遗传性疾病分为 5 大类：

1. 染色体病

指各类染色体异常导致的疾病，根据染色体导常的性质，可分为染色体数目异常和染色体结构异常。染色体数目异常是指整条染色体的丢失或者增加，比如唐氏综合征；染色体结构异常包括缺失，易位，倒位，环形染色体和等臂染色体等大片段结构改变。明确的染色体畸变综合征有数百种，

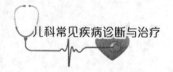

根据涉及的染色体，染色体病又可分为常染色体异常和性染色体异常两大类，随着基因芯片技术的发展，目前所发现的染色体的微缺失微重复病变发生率远高于常规染色体核型分析发现的数量。

2. 单基因遗传性疾病

单基因病是指由单个基因突变所致的遗传性疾病，每种单基因病均源自相关基因的突变，此类疾病目前报道已达数千余种，但每种疾病的发率非常低。在一对基因中只要有 1 个致病基因存在就能表现性状，称显性基因。在一对基因需 2 个等位基因同时存在病变时才能表现性状，称隐性基因。单基因遗传性疾病按不同造传模式分为以下 5 类遗传方式：

（1）常染色体显性遗传

致病基因在常染色体上，亲代只要有 1 个显性致病基因传递给子代，子代就会表现性状，例如软骨发育不全、成骨发育不全。家系特点是患儿为杂合子型，亲代中有 1 人患病；父一方有病，子女有 50% 的患病风险率；父母双方有病，子女有 75% 的患病风险率；男女发病机会均等；父母的同胞或上代有病，父母无病，子女一般无病。但是，有时由于疾病外显率的不同，可表现为完全显性、不完全显性、延迟显性（杂合子 Aa 在生命早期显性基因并不表达，待一定年龄后才表达，如遗传性舞蹈症等）。此外，由于是因新生突变在常染色体显性遗传性疾病的发生中频率较高，许多常染色体显性遗传性疾病患儿没有可以追溯的家族史。

（2）常染色体隐性遗传

致病基因在常染色体上，一对隐性基因。只携带 1 个致病突变的个体不发病，为致病基因携带者，只有携带 2 个相同的致病基因（纯合子）才致病，多数遗传代谢病为常染色体隐性遗传，如苯丙酮尿症、白化病等。家系特点父母均为健康者，患儿为纯合子，同胞中 25% 发病，25% 正常，50% 为携带者。近亲婚配造成的出生缺陷率增高主要是指常染色体隐性遗传性疾病的发病率增高。

（3）X 连锁隐性遗传

定位于 X 染色体上的致病基因随 X 染色体而传递疾病，女性带有 1 个隐性致病基因，多为表型正常的致病基因携带者，极少可因 X 染色体随机失活而发病，男性只有一条 X 染色体，即使是隐性基因，也会发病，如血友病、进行性肌营养不良等，家系特点是男性患儿与正常女性婚配，男性均正常，女性均是携带者女性携带者与正常男性婚配，男性 50% 为患儿，女性 50% 为携带者。

（4）X 连锁显性遗传

X 连锁显性遗传致病基因在 X 染色体上。家系特点是患儿双亲之一是患儿，男性患儿后代中女性都是患儿，男性都正常；女性患儿后代中，50% 为患儿，女性患儿病情较轻，如抗 D 佝偻病。典型的 X 连锁显性遗传家系经常表现为只有男性患儿并且舅舅与外甥同患疾病的情况。

（5）Y 连锁遗传

Y 连锁遗传致病基因位于 Y 染色体上，只有男性出现症状，由父传子，例如性别决定基因突变

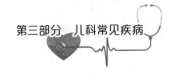

所致的性反转等。

3. 多基因遗传性疾病疾病

由多对异常基因及环境因素共同作用。每对基因作用微小，但有积累效应，致使超出阈值而发病。这些微效基因的总和加上环境因素的影响，就决定了个体的疾病性状。例如2型糖尿病、高血压、神经管缺陷、兔唇等，都属多基因遗传性疾病。

4. 线粒体病

人类细胞中有一部分 DNA 存在于细胞质内，称为线粒体 DNA，按母系遗传，基因突变为一组较为独特的遗传性疾病。目前已发现60余种疾病与线粒体基因突变有关，例如脂肪酸氧化障碍、呼吸链酶缺陷、特殊类型的糖尿病，脑病、肌病等。

5. 基因组印记

基因组印记（又称遗传印记）是指基因根据亲代的不同而有不同的表达，印记基因是指仅一方亲本来源的同源基因表达，而来自另一亲本的不表达，即基因根据来源亲代的不同而有不同的表达。临床上，控制某一表型的一对等位基因因亲源不同而呈差异性表达，即等位基因的表达如来自父源或母源有不同的表现形式。例如，Prader-willi 综合征和 Angelman 综合征都是 15 q11-13 缺失，Prader-Wili 综合征是父源性 15 q11-13 缺失（母源单亲二体），Angelman 综合征为母源性 15 q11-13 缺失（父源单亲二体）。基因组印记还影响某些遗传性疾病的表现度外显等。

三、遗传性疾病的诊断和预防

遗传病的诊断基于特殊的临床综合征和（或）疾病特有的体征，或实验证据证实与疾病有关的基因或基因产物的改变，遗传性疾病的诊断是开展遗传咨询和防治的基础，遗传性疾病的诊断要注意收集以下资料：

1. 病史

对有先天性畸形，特殊面容，生长发育障碍，智力发育落后，性发育异常或有遗传性疾病家族史者，应做详细的家系调查和家谱分析，了解其他成员的健康状况。新生儿期出现黄疸不退、腹泻、持续呕吐、肝大、惊厥、低血糖、酸中毒、高氨血症、电解质异常以及尿中有持续臭味，应疑为遗传代谢病，并做进一步检查。

记录母亲妊娠史，如胎儿发育情况、母亲有无糖尿病、羊水过多或过少等。糖尿病母亲婴儿畸形发生率高。羊水过多时胎儿常伴有畸形。

应详细询问母亲孕期用药史及病史，弓形虫、风疹及巨细胞病毒感染能造成胎儿器官畸形，但病史不一定与畸形有因果关系。虽然回顾性流行病学调查认为一些药物与畸形有关，但真正能证实的药物致畸因素很少。

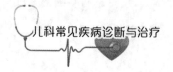

2. 体格检查

头面部注意头围，有无小头畸形、小下颌畸形，耳的大小、耳位高低、眼距、眼裂、鼻翼发育，有无唇裂、腭裂和高腭弓，有无毛发稀疏和颜色异常。注意上部量与下部量比例指距、手指长度、乳头距离，注意脊柱、胸廓异常，注意关节活动是否正常，注意皮肤和毛发色素手纹、外生殖器等。注意黄疸、肝脾肿大和神经系统症状。嗅到一些不正常的汗味或尿味等，提示某些遗传代谢病的可能。

3. 实验室检查

（1）染色体核型分析

染色体核型分析是经典的细胞遗传检测技术，是将一个处于有丝分裂中期的细胞中全部染色体按大小及形态特征，有秩序地配对排列，观察有无染色体数目或结构异常。染色体核型分析是习惯性流产、不孕不育、性发育落后以及智力低下等患儿寻找遗传学病因的常规检测方法。染色体核型分析只能检出染色体数目异常和大片段结构异常，染色体的微缺失、微重复与各类基因突变均无法通过染色体核型分析检出。

（2）荧光原位杂交（FISH）技术

FISH是用荧光素标记的特定DNA作为探针进行原位杂交来检测患儿样本中的目的DNA序列。通过荧光显微镜对样品进行观察，能够实时看到探针信号的有无及在染色体上的位置。FISH检查必须预先知道异常发生部位并有针对性地选择特异性探针，只能对个别问题进行分析。FISH技术主要用于染色体上的微小缺失，这些微缺失综合征用传统的染色体分析方法不能识别，包括Prader-Wi综合征、Angelman综合征、Williams综合征等。

（3）基因芯片技术

基因芯片技术是近年遗传学检测的重大进展，它可以通过一次实验对某一样本的整个基因组进行检查。

①与传统的遗传学检测手段相比，基因芯片检测有如下特点：a.检测高通量：能够在一张芯片上检测整个基因组的基因拷贝数变异；b.检测分辨率高：传统的核型分析即使分辨率最高，也只能检测大于10 Mb的片段，而基因芯片能够检测小于100 kb，甚至Ikb的拷贝数变异。SNP芯片能检测单个核苷酸的改变。

②在临床上，基因芯片有两类主要用途：a.用于检测染色体拷贝数变异的疾病，这是目前临床诊断各类染色体微缺失和微重复综合征的首选方法；b.进行单核苷酸多态性分析，用于复杂疾病以及多基因遗传性疾病的临床相关性研究。

（4）DNA分析

基因诊断是在DNA水平上对受检者的某一特定致病基因进行分析和检测，从而达到对疾病进

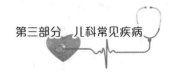

行特异性分子诊断的目的。DNA 来源于白细胞或其他组织，包括羊水细胞和绒毛膜绒毛细胞（用于产前诊断）、口腔黏膜细胞（咽拭子）和成纤维细胞（通过皮肤活检获取）。从这些组织中能够得到足够的 DNA。DNA 扩增技术，如聚合酶链反应（PCR），能够从少量的细胞中扩增 DNA，然后进行 DNA 直接测序分析。基因诊断在临床诊断和产前诊断中占有重要地位，能够在基因水平诊断遗传性疾病，也可检测出携带者，是一种快速、灵敏和准确的检测手段。

（5）生化学测定

测定血、尿等体液中的生化代谢物质，例如血糖、血氨、电解质、酮体、乳酸 / 内酮酸、尿酸等。近年开展的遗传代谢病串联质谱检测技术（MS/MS，气相色谱 – 质谱技术（GC/MS）已逐步成为遗传代谢病的常规检测工具，特别是串联质谱技术，能对微量血一次进行 30 多种 a 氨基酸、有机酸、脂肪代谢性疾病的检测，在临床检验中发挥着重要作用。测定红细胞、白细胞、皮肤成纤维细胞中酶活性是诊断某些遗传代谢病的重要依据。

4. 遗传咨询

遗传咨询是由咨询医师和咨询者即遗传性疾病患儿本人或其家属，就某种遗传咨询病在一个家庭中的发生，再发风险和防治上所面临的问题进行一系列的交谈和讨论，是家庭预防遗传性疾病患儿出生的最有效的方法，咨询医师需协助先证者明确遗传性疾病的诊断和分类。主要咨询对象应包括：

①已确诊或怀疑为遗传性疾病的患儿及其亲属。

②连续发生不明原因疾病的家庭成员。

③疑与遗传有关的先天性畸形，病因不明的智力低下患儿。

④易位染色体或致病基因携带者。

⑤不明原因的反复流产、死胎、死产及不孕（育）夫妇。

⑥性发育异常者。

⑦孕早期接触放射线、化学毒物、致畸药物或病原生物感染者。

⑧有遗传性疾病家族史并拟结婚或生育者。

值得注意的是，先天性疾病和家族性疾病不完全等同于遗传性疾病。所谓先天性疾病常指个体生来即有异常表型，可为遗传性疾病，但并非都是遗传性疾病，如先天性梅毒、先天性肝炎等，均是由孕妇在妊娠期间受到病原生物体感染所致。同样，遗传也并非都表现为先天性，某些遗传性疾病出生时无异常表型，要到特定的年龄才发病，如亨廷顿舞蹈症、脊髓性小脑共济失调等。在临床上，严格区分由遗传因素与非遗传因素所造成的先天性畸形或出生缺陷有一定的困难，但又十分必要，这将有助于控制和减少遗传性疾病和出生缺陷患儿的出生，有助于提高人口素质，尤其是出生人口素质。

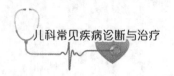

5. 预防

遗传性疾病是一类严重危害人类身心健康的难治疾患，不仅给家庭及社会带来沉重负担，而且危及子孙后代，直接影响人口素质的提高。由于多数遗传性疾病的治疗仍颇为艰难或昂贵，难以普遍实施。因此，为减少遗传性疾病的发生，广泛开展预防工作就显得格外重要。目前防治的重点主要是贯彻预防为主的方针，做好三级预防，防止和减少有遗传性疾病患儿的发生和出生，或者出生后及早治疗，避免有遗传性疾病的患儿发病。

一级预防：防止遗传性疾病的发生，近亲结婚所生子女患智力低下的比例比非近亲婚配的要高150 倍，畸形率也要高 3 倍多，国家法律禁止直系血缘和三代以内的旁系血缘结婚。凡本人或家族成员有遗传性疾病或先天性畸形史、家族中多次出现或生育过智力低下儿或反复自然流产者，应进行遗传咨询，找出病因，明确诊断。在人群或者高危家族及时检出携带者，并在后积极进行婚育指导，对预防和减少遗传性疾病患儿的出生具有现实意义。

二级预防：在遗传咨询的基础上，有目的地进行产前诊断，即通过直接或间接地对孕期胚胎或胎儿进行生长和生物标志物的检测，确定诊断，减少遗传性疾病患儿出生。根据特定的遗传性疾病或者先天缺陷，可用不同的产前诊断方法进行诊断。例如通过观察胎儿表型的形态特征（超声、胎儿镜检查）、染色体检查（细胞遗传学技术）及基因分析或其表达产物测定（酶和生化测定）来诊断。所用标本的采集可由羊膜腔穿刺术、绒毛膜绒毛吸取术，脐带穿刺术和从母血分离胎儿细胞等方法来完成。

三级预防：遗传性疾病出生后的治疗。新生儿疑有遗传性疾病，出生后即尽可能利用血生化检查或染色体分析作出早期诊断。新生儿疾病查是提高人口素质的重要措施之一，通过快速，敏感的检验方法，对一些先天性和遗传性疾病进行群体检，从而使患儿在临床上尚未出现疾病表现而其体内生化、代谢或者功能已有变化时就作出早期诊断，并且结合有效治疗，避免患儿重要脏器出现不可逆性损害，保障儿童正常的体格发育和智能发育。目前新生儿疾病筛查正在全国逐步推广，各地主要筛查先天性甲状腺功能减退症和苯丙酮尿症两种导致智能发育障碍的疾病。苯丙酮尿症发病率约为 1∶11000，先天性甲状腺功能减退症发病率约为 1∶3000，有的地区开展了葡萄糖 –6– 磷酸脱氢酶缺乏症、先天性肾上腺皮质增生症筛查，个别城市已经开展了串联质谱新技术的遗传代谢病筛查，大大扩大了筛查的疾病谱。新生儿疾病筛查可使患儿出生 2～4 周内得到确诊。通过后续积极治疗，极大降低了遗传代谢性疾病的危害。

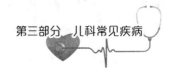

第二节 唐氏综合征

一、概述

唐氏综合征，又称 21- 三体综合征，以前也称先天愚型，是人类最早被确定的染色体病，在活产婴儿中发生率约为 1∶1000 ～ 1∶600，母亲年龄越大，发生率越高。

二、病因

细胞遗传学特征是第 21 号染色体是三体征，其发生主要是由于亲代之一的生殖细胞在减数分裂形成配子时，或受精卵在有丝分裂时，21 号染色体发生不分离，胚胎体细胞内存在一条额外的 21 号染色体。

三、临床特征

本病主要特征为智能落后、特殊面容和生长发育迟缓，并可伴有多种畸形。临床表现的严重程度随异常细胞核型所占百分比而异。

1. 特殊面容

出生时即有明显的特殊面容。表情呆滞 眼裂小，眼距宽、双眼外眦上斜，可有内眦赘皮、鼻梁低平、外耳小，硬腭窄小，常张口伸舌，流涎多，头小而圆、前囟大且关闭延迟，颈短而宽，常呈嗜睡和喂养困难。

2. 智能落后

这是本病最突出、最严重的临床表现。绝大部分患儿都有不同程度的智能发育障碍，随年龄的增长日益明显，嵌合体型患儿临床表现因嵌合比例以及 21 号染色体三体细胞在中枢神经中的分布不同而有很大差异，其行为动作倾向于定型化，抽象思维能力受损最大。

3. 生长发育迟缓

患儿出生的身长和体重均较正常儿低，生后体格发育、动作发育均迟缓，身材矮小，骨龄落后于实际年龄，出牙迟且顺序异常；四肢短，韧带松弛，关节可过度弯曲；肌张力低下，腹膨隆，可伴有脐疝；手指粗短，小指尤短，中间指骨短宽，且向内弯曲。

4. 伴发畸形

部分男孩有隐睾，成年后大多无生育能力。女孩无月经，仅少数可有生育能力。约 50% 的患儿伴有先天性心脏病，其次是消化道畸形。先天性甲状腺功能减退症和急性淋巴细胞性白血病的发生率明显高于正常人群，免疫功能低下，易患感染性疾病。如存活至成人期，则常在 30 岁以后即出

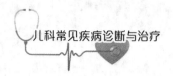

现阿尔茨海默病症状。

5. 皮纹特点

手掌出现猿线（俗称通贯手）、轴三角的 atd 角度一般大于 45°，第 4、5 指桡箕增多。

四、辅助检查

1. 细胞遗传学检查

①标准型：约占患儿总数 95%，患儿体细胞染色体为 47 条，有一个额外的 21 号染色体，核型特征为 47 XX（或 XY），+21。

②易位型：占 2.5% ～ 5%，又称作丝粒融合。异位染色体以 13 号与 14 号染色体最为多见，最常见核型为 46 XY（或 XX）-14 +t（14 q21 q）。

③嵌合体型：此型占 2% ～ 4%，患儿体内具有两种以上细胞系，由于受精卵在早期分裂过程中发生了 21 号染色体不分离，患儿体内存在两种细胞系，一种为正常细胞，一种为 21- 三体细胞，形成嵌合体，90% 其核型为 46 XY（或 XX）/47 XY（或 XX）+21。此型患儿临床表现的严重程度与正常细胞所占百分比有关。

2. 荧光原位杂交

以 21 号染色体的相应部位序列作探针，与外周血中的淋巴细胞或羊水细胞进行杂交，可快速、准确进行诊断。患儿的细胞中呈现 3 个 21 号染色体的荧光信号。若选择 DS 关键决定区域的特异序列作探针进行 FISH 杂交分析，可以对第 21 号常染色体的异常部位进行精确定位，从而提高检测第 21 号染色体数目和结构异常的精确性。

五、诊断与鉴别诊断

典型病例根据特殊面容、智能与生长发育落后、皮纹特点等不难作出临床诊断，但应作染色体核型分析以确诊。新生儿或症状不典型者更需进行核型分析确诊。

本病应与先天性甲状腺功能减退症鉴别，先天性甲状腺功能减退症有颜面黏液性水肿、头发干燥、皮肤粗糙、喂养困难、便秘腹胀等症状，可测血清 TSH、FT4 和染色体核型分析进行鉴别。

六、治疗原则

目前尚无有效治疗方法。要采用综合措施，包括医疗和社会服务，对患儿进行长期耐心的教育。要训练弱智儿体能训练，促进智能发育，掌握一定的工作技能。对患儿宜注意预防感染，如伴有先天性心脏病、胃肠道或其他畸形，可考虑手术矫治。

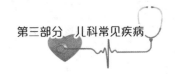

七、遗传咨询

孕母年龄愈大，风险率愈高，超过 35 岁者发病率明显上升。少数有生育能力的女性患者，其子代发病概率为 50%。在易位型中，再发风险为 4%～10%，但若孕母为 21q22q 平衡易位携带者，子代发病风险率为 100%。对高危孕妇做相应产前诊断，预防患儿出生。预防措施应包括：

①保护环境，避免接触致畸、诱变物质。

②婚前检查和生育指导。

③遗传咨询。

④产前诊断等。

八、产前诊断和产前筛查

对高危孕妇可常规做羊水细胞或绒毛膜细胞染色体检查，进行产前诊断。

目前在孕妇中进行孕早期或者孕中期 21- 三体综合征产前筛查，采用测定孕妇血清 β 绒毛膜促性腺激素（βHCG）、甲胎蛋白（AFP）、游离雌三醇（FE3），根据孕妇检测此三项值的结果，并结合孕妇年龄，计算出本病的危险度，以决定是否进行产前诊断。羊水细胞染色体核型分析是本病产前诊断的确诊方法，其常见核型与外周血细胞染色体核型相同。采用这一方法可以检出 50%～75% 的 21- 三体综合征胎儿。此外，通过 B 超测量胎儿颈项皮肤厚度也是诊断 21- 三体综合征的重要指标。

第三节 苯丙酮尿症

一、概述

苯丙酮尿症（phenylketonuria，PKU）是一种常染色体隐性遗传疾病，是先天性氨基酸代谢障碍中最为常见的一种，临床主要特征有智力低下，皮肤、毛发色素浅淡和鼠尿臭味，因患儿尿液中排出大量苯丙酮酸代谢产物而得名。本病发病率具有种族和地域差异，我国的发病率总体为 1∶11000，北方人群高于南方人群。

二、病因

苯丙氨酸是人体必需氨基酸，食入体内的苯丙氨酸一部分用于蛋白质的合成，一部分通过苯丙氨酸羟化酶（phenylalanine hydroxylase，PAH）作用转变为酪氨酸，以供给合成肾上腺素、黑色素、甲状腺素等。

PKU 是由于 PAH 缺乏，不能将苯丙氨酸转化为酪氨酸，致使苯丙氨酸在血液、脑脊液、各种组

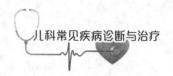

织中的浓度增高，同时由于主要代谢途径受阻，次要代谢途径增强，即在转氨酶作用下，苯丙氨酸脱氨基产生大量的苯丙酮酸，经氧化作用生成苯乙酸、苯乳酸和对羟基苯丙酮酸等旁路代谢产物，并自尿中大量排出。高浓度的苯丙氨酸及其旁路代谢产物在脑组织中大量蓄积，导致脑细胞受损。

苯丙氨酸的代谢，除了需要有苯丙氨酸羟化酶的作用外，还必须要有辅酶四氢生物蝶呤（tetrabiopterin，BH4）参与，人体内的 BH4 来源于三磷酸鸟苷（GTP），在其合成和再生途径中必须经过三磷酸鸟苷环化水解酶（GTPCH）、6- 丙酮酰四氢蝶呤合成酶（PTPS）和二氢生物蝶啶还原酶（DHPR）的催化。PAH、GTPCH、PTPS、DHPR 等酶的编码基因缺陷都可造成相关酶的活性下降，导致血苯丙氨酸升高。BH4 是苯丙氨酸、酪氨酸和色氨酸等芳香氨基酸在催化过程中所必需的共同的辅酶，缺乏时不仅苯丙氨酸不能转化成酪氨酸，而且造成多巴胺、5- 羟色胺等重要神经递质的合成受阻，加重了神经系统的功能损害。

人类苯丙氨酸羟化酶基因位于第 12 号染色体上（12 q22～ 12 q24），基因全长约 90 kb，有 13 个外显子和 12 个内含子，成熟的 mRNA 约 2.4 kb，编码 451 个氨基酸。通过对 PKU 患儿进行基因分析，在中国人群中已发现了 100 种以上基因突变。根据统计，在我国新生儿筛查中发现的高苯丙氨酸血症，大多数为 PAH 基因缺陷所引起的 PKU，10%～ 15% 为 BH4 缺乏症，绝大多数是 PTPS 缺乏类型，DHPR 缺陷罕见。

三、临床特征

患儿出生时正常，通常在 3～ 6 个月时始出现症状，1 岁时症状明显。

1. 神经系统

智力发育落后最为突出，智商常低于正常。有行为异常，如兴奋不安、忧郁、多动、孤僻等。可有癫痫小发作，少数呈现肌张力增高和腱反射亢进。

2. 皮肤

患儿在出生数月后因黑色素合成不足，头发由黑变黄，皮肤白皙。皮肤湿疹较常见。

3. 体味

由于尿和汗液中排出较多苯乙酸，身上有明显鼠尿臭味。

4.PKU

母亲在未控制血苯丙氨酸浓度的情况下怀孕，其子女即使不是 PKU，也常伴有小脑畸形和智力低下。

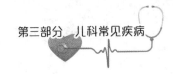

四、辅助检查

1. 新生儿疾病筛查

PKU 是一种可治性的遗传性代谢病，其条件是要早诊断、早治疗。目前基本普及的新生儿疾病筛查系统，要求新生儿哺乳 3 d，针刺足跟采集外周血，滴于专用采血滤纸上，晾干后寄送至筛查实验室，进行苯丙氨酸浓度测定。如 Phe 浓度大于切割值，进一步鉴别诊断和确诊，患儿在出生后 2～3 周开始得到治疗，预后良好。

2. 苯丙氨酸浓度测定

正常浓度小于 120 μmol/L（2 mg/dl），经典型 PKU 超过 1200 μmol/L。

3. 尿三氯化铁试验及 2，4-二硝基苯肼试验

一般用于较大儿童的初筛。新生儿 PKU 因苯丙氨酸旁路代谢尚未健全，患儿尿液测定为阴性。

4. 尿蝶呤图谱分析

主要用于所有血苯丙氨酸增高患儿的鉴别诊断。尿蝶呤谱分析应用高效液相层析（HPLC）测定尿中新蝶呤（N）和生物蝶呤（B）。如因 6-丙酮酰四氢蝶啶合成酶缺乏所致的 BH4 缺乏症，尿中新蝶呤明显增加，生物蝶呤下降，N/B 增高，比值（B/B+N%）不足 10%。三磷酸鸟苷环化水解酶缺乏的患儿呈现蝶呤总排出量减少。

5. 四氢生物蝶呤负荷试验

在血苯丙氨酸浓度较高（超过 600 μmol/L）情况下，直接给予口服 BH4 20 mg/kg，BH4 服前，服后 2 h、4 h、6 h、8 h、24 h 分别取血作 Phe 测定。对于血苯丙氨酸浓度不足 600 μmol/L 者，可作苯丙氨酸-四氢生物蝶呤联合负荷试验，即给患儿先口服苯丙氨酸（100 mg/kg），服后 3 h 再口服 BH4。四氢生物蝶呤负荷试验主要鉴别患儿是否对四氢生物蝶呤负荷有反应，在服用 BH4 后 24 h 内，其血 Phe 浓度下降超过 30% 为有反应，见于四氢生物蝶呤缺乏症和部分 PKU 患儿，后者称为四氢生物蝶呤反应性苯丙氨酸羟化酶缺乏症（BH4 反应性 PAH 缺乏症）。

6.DNA 分析

目前对苯丙氨酸羟化酶、6-丙酮酰四氢蝶呤合成酶、二氢生物蝶啶还原酶等基因缺陷都可进行基因突变检测，对胎儿进行产前诊断。

五、诊断与鉴别诊断

（一）诊断标准

根据智力落后、头发由黑变黄，特殊体味和血苯丙氨酸升高可以确诊。本病应力求早期诊断与治疗，以避免神经系统的损伤。

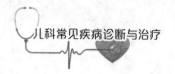

（二）鉴别诊断

PKU 需与四氢生物蝶呤缺乏症鉴别，后者又称非经典型 PKU，由 PAH 辅酶 BH4 缺乏所致。患儿除了有典型 PKU 表现外，神经系统表现较为突出，如肌张力异常，不自主运动，震颤，阵发性角弓反张，惊厥发作等。该病的发生率占高苯丙氨酸血症的 10%～15%，诊断主要依靠尿蝶呤谱分析。

六、治疗原则

本病为少数可治性遗传性代谢病之一，应力求早诊断与早治疗，以避免神经系统的不可逆性损伤。一旦确诊即应给予积极治疗，开始治疗年龄越小疗效越佳。

治疗主要采用低苯丙氨酸奶方，待血浓度降至理想浓度时（如下表），可逐渐少量添加天然饮食，其中首选母乳，因母乳中苯丙氨酸含量仅为牛奶的 1/3。较大婴儿及儿童可加入牛奶、粥、面、蛋等，添加食品应以低蛋白，低苯丙氨酸食物为原则，其量和次数随血苯丙氨酸浓度而定。Phe 浓度过高或者过低都将影响生长发育。

由于每个患儿对苯丙氨酸的耐受量不同，故在饮食治疗中，仍需定期测定血苯丙氨酸，根据患儿具体情况调整食谱。低苯丙氨酸饮食治疗至少持续到青春期后。终身治疗对患儿更有益。

成年女性患者在怀孕前应重新开始饮食控制，血苯丙氨酸应该在 300 μmol/L 以下，直至分娩，以免高苯丙氨酸血症影响胎儿。

对诊断 BH4 缺乏患儿，治疗需补充 BH4、5- 羟色胺和 L-DOPA。低苯丙氨酸饮食治疗无效。

第四节　先天性肾上腺皮质增生症

一、概述

先天性肾上腺皮质增生症是一组常染色体隐性遗传性疾，由于皮质醇激素合成过程中所需酶的先天缺陷所致。皮质醇激素合成不足使血中浓度降低，由于负反馈作用刺激垂体分泌促肾上腺皮质激素增多，导致肾上腺皮质增生并分泌过多的皮质醇前身物质如 11- 去氧皮质醇和肾上腺雄酮等，而发生一系列临床症状。

二、病因

在正常情况下，下丘脑分泌的促肾上腺皮质激素释放激素和垂体分泌的促肾上腺皮质激素能促进肾上腺皮质细胞增生、激素合成和分泌，当血中皮质醇达到一定浓度时，即通过反馈机制使促肾上腺皮质激素释放激素和促肾上腺皮质激素分泌减少。若在类固醇激素合成途径中任何一个酶发生缺陷时，都会使血中皮质醇浓度降低，负反馈作用消失，以致促肾上腺皮质激素分泌增加，刺激肾

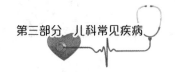

上腺皮质增生；同时酶缺陷导致前体中间代谢产物增多，经旁路代谢可致雄激素产生过多。由于醛固酮合成和分泌在常见类型的先天性肾上腺皮质增生症中大多同时受到影响，故常引起血浆肾素活性增高。

先天性肾上腺皮质增生症主要包括 21 羟化酶缺乏症（21-0 HD）、11 β 羟化酶缺乏症（11 β -OHD）、3 β 羟类固醇脱氢酶（3 β -HSD）缺乏症、17 α 羟化酶缺乏症（17 α -0 HD）、胆固醇碳链酶缺乏症（类脂性肾上腺增生症）等类型。其中 21-0 HD 是最常见的 CAH，约占 CAH 总数的 90% 以上，11 β -OHD 次之，占 5%～ 8%，再其次为 3 β -HSD 缺乏症，17 α -OHD 和胆固醇碳链酶缺陷症则十分罕见，约占 1%。

1. 致病基因

先天性肾上腺皮质增生症是常染色体隐性遗传病，患儿为纯合子，父母为杂合子，每生育一胎，1/4 的可能性为先天性肾上腺皮质增生症纯合子患儿。先天性肾上腺皮质增生症的分子病理为相关基因的遗传突变，导致编码蛋白缺陷，故为单基因遗传病。

（1）CYP21 B 基因

人类 21 羟化酶基因定位于第 6 号染色体短臂（6 p21.3）与 HLA 基因族 紧密连锁。由 A、B 两个基因座构成，A 基因（CYP21 A）是假基因，B 基因（CYP21 B）是编码 21-OH 的功能基因，两者高度同源。CYP21 A 和 CYP21 B 各由 10 个外显子及 9 个内含子组成，基因全长为 3463 bp。CYP21 B 基因突变是导致 21-OHD 的根本原因，包括基因缺失、转换和点突变等。

（2）CYP11 B 基因

人类编码 11 β 羟化酶的基因为 CYP11 B1，定位于第 8 号染色体长臂（8 q21）。基因突变热点在外显子 2、6、7 和 8，至今已发现 20 种基因点突变。

（3）CYP17 基因

人类 17 羟化酶基因定位于第 10 号染色体长臂（10 q24-25），包含 8 个外显子 和 7 个内含子，基因全长 6.6 kb。基因缺陷包括小片段缺失、重复及点突变，迄今未见大片段缺失报道。

（4）HSDB1 基因

与 CAH 发病相关的 3 β 羟类固醇脱氢酶主要由 HSD3 B2 基因编码表达，与 HSDB1 同工酶基因的同源序列高达 93%，均定位于第 1 号染色体短臂（lpll-13），由 4 个外显子和 3 个内含子组成，基因全长约 7.8 kb。目前已报道的基因缺陷不少于 17 种，主要包括移码突变、无义。突变和错义突变。

三、临床特征

1.21- 羟化酶缺乏症

根据酶缺乏程度不同，通常将其分为三种临床类型：

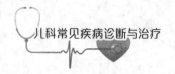

（1）单纯男性化型

本型约占 21-OH D 总数的 25%，是由于 21-OH 不完全缺乏所致（酶活性为正常的 1%～11%）。患儿不能正常合成 11 脱氧皮质醇、皮质醇、11 去氧皮质酮，致使其相应前体物质 17 羟孕酮、孕酮和脱氢异雄酮合成增多，促使男性化表型。同时由于患儿仍有残存的 21-OH 活力，能少量合成皮质醇和醛固酮，故无失盐症状。临床主要表现为雄激素增高的症状和体征。

男孩表现有同性性早熟，在初生时多无任何症状，至 6 月龄后逐步出现体格生长加速和性早熟，4～5 岁时更趋明显，表现为阴茎增大，但睾丸不增大，出现阴毛、变声、痤疮等，生长加速和肌肉发达、骨龄提前，但成年终身高落后，智能发育正常；女孩在出生时即可出现不同程度的男性化体征：阴蒂肥大、不同程度的阴唇融合而类似男孩尿道下裂样改变，子宫卵巢发育正常，亦有生长加速和肌肉发达、骨龄提前，但成年终身高落后等。

（2）失盐型

本型是 21-OH 完全缺乏所致，占 21-OHD 患儿总数约 75%。临床上除出现单纯男性化型的一系列临床表现外，还可因醛固酮严重缺乏导致失盐的症状出现。往往在生后 1～4 周出现失盐症状，又由于同时伴有皮质醇合成障碍，出现不同程度的肾上腺皮质功能不足表现，如呕吐，腹泻，脱水和严重的代谢性酸中毒，难以纠正的低血钠、高钾血症，如不及时诊治则导致血容量降低、血压下降、休克，循环功能衰竭。患儿常因诊断延误、治疗不及时死亡。

（3）非典型型

又称迟发型或轻型，是 21-OH 轻微缺乏所引致的一种类型。症状轻微，临床表现各异。发病年龄不一，多在肾上腺功能初现年龄阶段出现症状。男孩为阴毛早现、性早熟，生长加速、骨龄超前；女孩表现为初潮延迟、原发性闭经、多毛症、不孕症等。

2.11β-羟化酶缺乏症

临床可分为典型与非典型型。因 11β-OH 缺乏而导致 DOC 增加，可使部分患儿出现高血钠、低血钾、碱中毒及高血容量，导致高血压症状；又因皮质醇合成减少引起肾上腺雄激素水平增高，出现类似 21 羟化酶缺乏的高雄激素症状和体征。但一般女孩男性化体征较轻，男孩出生后外生殖器多正常，至儿童期方出现性早熟体征。非典型型临床表现差异较大，部分患儿可至青春发育期因多毛、痤疮和月经不规则而就诊，大多血压正常，男孩有时仅表现为生长加速和阴毛早现，临床较难与 21-O HD 的非典型型患儿区别。

3.3β-羟类固醇脱氢酶缺乏症

典型病例出生后即出现失盐和肾上腺皮质功能不全的症状，如厌食、呕吐、脱水、低血钠、高血钾及酸中毒等，严重者因循环衰竭而死亡。男性可有不同程度的外生殖器发育不良，女性则出现不同程度男性化。非典型病例占本症 10%～15%，出生时往往无异常，至青春发育期前后出现轻度

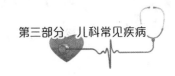

雄激素增高体征，如女孩阴毛早现、多毛、痤疮、月经量少及多囊卵巢等。

4.17β-羟化酶缺乏症

由于皮质醇和性激素合成受阻，而 DOC 和皮质酮分泌增多，导致临床发生低钾性碱中毒和高血压，女性青春期呈幼稚型性征和原发性闭经；男性则表现男性假两性畸形。

四、辅助检查

1.血 17-OHP、ACTH 及睾酮水平测定

21-羟化酶缺乏症均增高，其中 17-OHP 可增高达正常的几十倍，是 21 羟化酶缺乏症较可靠的诊断依据。

2.血浆肾素、血管紧张素、醛固酮水平测定

失盐型者血醛固酮早期可升高以代偿失盐倾向，严重失代偿后，其水平下降；单纯男性化型者大多正常或轻度增高，但所有患儿其血浆肾素、血管紧张素均有不同程度增高。

3.血皮质醇测定

典型失盐型 CAH，皮质醇水平低于正常，单纯男性化型其水平可在正常范围或稍低于正常。

4.血电解质水平测定

21-羟化酶缺乏症患儿出现低血钠，高血钾，代谢性酸中毒。

5.基因诊断

基因诊断是遗传病诊断最可靠的方法。可对 21-羟化酶缺乏症的致病基因 CYP21 B 或者其他相应致病基因进行 DNA 序列分析。CYP21 B 基因异常分三大类：基因缺失，基因转换及点突变。

五、诊断和鉴别诊断

各种类型 CAH 临床特征见表 3-24。新生儿期失盐型患儿应与幽门狭窄、食道闭锁等症相鉴别；儿童期患儿应与性早熟、真两性畸形、男（或女）性化肾上腺皮质肿瘤、性腺肿瘤等相鉴别。

表 3-24　各种类型 CAH 临床特征

酶缺乏	盐代谢	临床类型
21-羟化酶(失盐型)	失盐	男性假性性早熟,女性假两性性早熟
（单纯男性化型）	正常	男性假性性早熟,女性假两性性早熟
11β-羟化酶	高血压	男性假性性早熟,女性假两性性早熟
17β-羟化酶	高血压	男性假两性性早熟,女性性幼稚
3β-羟类固醇脱氢酶	失盐	男、女性假两性畸形
类脂性肾上腺皮质增生	失盐	男性假两性畸形,女性性幼稚
18β-羟化酶	失盐	男、女性发育正常

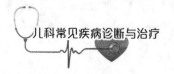

六、治疗原则

一经诊断应立即给予治疗。首选氢化可的松或醋酸可的松，有失盐和电解质紊乱者需补充盐皮质激素。药物剂量因人而异。应激情况应加大肾上腺皮质激素药物剂量。女性患儿及失盐型男女患儿应终身治疗，单纯男性化型的男患儿在进入青春期和成年期后可酌情停药。

1. 糖皮质激素

采用氢化可的松（HC）或醋酸可的松治疗，按每日 $10\sim20\ mg/m^2$ 计算，总量一般分 $2\sim3$ 次，每 $8\sim12\ h$ 服用 1 次。新生儿开始治疗剂量宜大些，足以抑制 ACTH 分泌和纠正水、电解质紊乱。糖皮质激素剂量仍应根据生长速率、骨成熟度、17-OHP、睾酮，ACTH 等指标综合分析调整。

2. 盐皮质激素

21-羟化酶缺乏症患儿无论是否失盐，其血浆肾素活性都很活跃，应用 9 α-氟氢可的松可协同糖皮质激素作用，使 ACTH 分泌进一步减少。一般口服 9 α-氟氢可的松的剂量 $0.05\sim0.1\ mg/d$，失盐难纠正者可加大 9 α-氟氢可的松至 $0.2\ mg/d$，每日饮食中加入 $1\sim2\ g$ 盐。

3. 急性肾上腺皮质功能衰竭处理

（1）纠正脱水

轻、中度脱水，在最初 $2\ h$ 内静滴 $5\%\sim10\%$ 葡萄糖生理盐水 $20\sim40\ ml/kg$。

（2）纠正低血钠

补钠量（mmol/L）按（135-测得值）$\times0.6\times$ 体重计算，初 $8\sim12\ h$ 给予总量的一半，余半量放入维持量中补给；9 α-氟氢可的松 $0.05-0.1\ mg/d$ 口服。

（3）纠正严重高血钾

按葡萄糖 $0.5\ g/kg$ 加胰岛素 $0.3\ U/kg$ 静滴；④补充 HC $100\sim200\ mg/（m^2\cdot d）$ 或醋酸可的松 $125\sim250\ mg/（m^2\cdot d）$，分 3 次口服，一周后减量，$3\sim4$ 周后减至维持量。

4. 外科治疗

在药物控制前提下可行外阴矫治术。

5. 其他

女性患儿需终身糖皮质激素替代治疗，单纯男性化型的男性患儿至成人期，已达到最终身高，可中断治疗。但遇到应激时应根据轻重程度适当补充一些糖皮质激素。失盐型者，无论男女均应终身治疗。对于伴有真性性早熟者，同时给 LHRH-a 治疗。

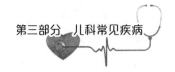

第五节 糖原贮积症

一、概述

糖原贮积症是一组由于先天性酶缺陷所造成的糖代谢障碍性疾病。由于糖原分解或合成过程中各种酶缺乏，致糖原累积在肝、肌肉、心、肾等组织而造成一系列的临床症状。根据酶缺陷不同和糖原在体内沉积部位的不同分为 12 种类型，临床以 I 型糖原贮积症最多见。下面主要介绍糖原贮积症 Ia 型。

二、病因

糖原贮积症 Ia 型是由于葡萄糖 –6– 磷酸酶（G6 Pase）缺陷所导致的常染色体隐性遗传病，活产儿发病率为 1/100000，在 GSD 各型中最为多见。G6 Pase 基因位于 17 q21，约 12.5 kb，含 5 个外显子。迄今为止，G6 Pase 基因编码区已发现 100 余种突变。不同种族和不同地区的人群有不同的突变类型。

三、临床特征

患儿临床表现轻重不一，大多起病隐袭。典型患儿表现为生长落后、身材矮小、低血糖、肝大、易感染。患儿呈娃娃脸，肌张力低下，智能发育多数正常。重症在新生儿期即可出现严重低血糖、酸中毒、呼吸困难和肝大等症状，少数可出现低血糖惊厥。患儿有高乳酸血症、高尿酸血症、高脂血症。部分患儿尽管血糖很低，但无明显的低血糖症状，往往因肝大就诊，经生化检查才发现低血糖。

患儿可出现骨质疏松，由于血小板功能不良，患儿常有鼻出血等出血倾向，可并发肾病或肾功能异常。

四、辅助检查

1. 生化异常

低血糖、酮症酸中毒、乳酸血症，血脂及尿酸升高，可有肝功能异常。

2. 肾上腺素试验

正常者血糖上升 40%～60%；患儿血糖无明显上升。

3. 胰高血糖素试验

正常时在 15～45 min 内血糖可升高 1.5～2.8 mmol/L，患儿血糖升高不明显。

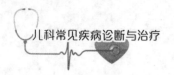

4. 肝组织活体检查和酶活性测定

肝组织糖原染色见糖原增多，特异性酶活性降低。

5. 外周血白细胞 DNA 分析

进行基因诊断。

五、诊断

根据病史、体征和血生化检测结果可作出临床诊断，肾上腺素或胰高血糖素等试验可辅助诊断。准确分型需进行酶学测定和基因诊断。

六、治疗原则

本病治疗首先应维持患儿血糖在正常水平，防止低血糖，从而减轻临床症状。重症者治疗方案可采用多次少量进食和夜间持续点滴高碳水化合物，以维持血糖在 4～5 mmol/L。在 1 岁以后可服用生玉米淀粉混悬液，剂量为每次 1.5 g/kg，4 h/ 次。随年龄增长，剂量渐增至每次 1.75～2.0 g/kg，6 h/ 次。采用低脂饮食预防高脂血症，并注意补充各种微量元素和矿物质。

第六节　黏多糖病

一、概述

黏多糖病（mucopolysaccharidosis，MPS）是一组遗传性溶酶体贮积症，因降解各种黏多糖所需的溶酶体酶缺陷，造成不能完全降解的黏多糖在溶酶体中贮积，并有大量黏多糖从尿中排出。临床主要特征是粗丑面容、骨骼异常及运动受限、肝脾肿大和智能低下。

二、病因

黏多糖是结缔组织细胞间质的主要成分，广泛存在于各种细胞内。不同的黏多糖需不同的溶酶体酶进行降解，目前已知有 10 种溶酶体酶参与其降解过程。其中任何一种酶的缺陷都会造成氨基葡聚糖链分解障碍，在溶酶体内积聚，尿中排出增加。根据临床表现和不同的酶缺陷，可将 MPS 分为 Ⅰ～Ⅶ型，除 MPS Ⅱ 型为 X 连锁隐性遗传外，其余均属常染色体隐性遗传。

三、临床特征

1. 体格发育障碍

患儿出生时正常，大多生后 1 年左右呈现生长落后、身材矮小，关节是进行性畸变，脊柱后凸

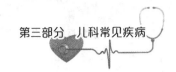

或侧凸、膝外翻、爪状手等改变。患儿头大，面容丑陋，前额突出，毛发多而发际低。IS型骨骼病变较轻，通常不影响身高。Ⅳ型病变最严重，患儿椎骨发育不良呈扁平，表现为短颈，鸡胸，肋下缘外突和脊柱极度后、侧凸，膝外翻严重。

2. 智能障碍

患儿精神、神经发育在1岁后逐渐迟缓，但IS型、Ⅳ型和Ⅴ型大都智能正常。

3. 眼部病变

大部分患儿在1岁左右出现角膜混浊，Ⅱ型、Ⅳ型发生较晚且较轻，因Ⅲ型酶缺陷仅导致HS降解障碍，故无角膜病变。IS、Ⅱ和Ⅲ型可能有视网膜色素改变。IS型可发生青光眼。

4. 其他

由于黏多糖在各器官的贮积，常见肝脾肿大、耳聋、心瓣膜损伤、动脉硬化等。随着病情进展，可发生肺功能不全、颈神经压迫症状和交通性脑积水等继发病变。

四、辅助检查

1. 尿液黏多糖检测

（1）定性试验

甲苯胺蓝试验，患儿尿液呈阳性反应。

（2）定量试验

MPS患儿24 h尿黏多糖定量提示尿黏多糖排出明显增多。

2. 骨骼X线检查

骨质较疏松，颅骨增大，蝶鞍增大。脊柱后凸或侧弯，椎体呈楔形或扁平，胸、腰椎体前下缘呈鱼唇样前突或呈鸟嘴突。肋骨脊柱端细小，胸骨端增宽，呈飘带状。掌骨粗段，基地变尖，指骨远端窄圆，腕骨骨化成熟延迟。

3. 酶学分析

是临床诊断黏多糖病和分型的重要手段，可采用外周血白细胞或成纤维细胞进行。

4.DNA分析

参与黏多糖代谢的各种酶的编码基因均已定位，在患儿中可发现多种不同基因突变类型。

五、诊断与鉴别诊断

（一）诊断依据

根据临床特殊面容和体征、X线片表现，以及尿黏多糖阳性，可以作出临床诊断。酶活性测定是目前确诊和MPS分型的可靠方法。

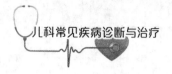

（二）鉴别诊断

本病应与佝偻病、先天性甲状腺功能减退症、粘脂贮积病（mucolipidosis，ML）、甘露糖贮积病、GM1 神经节苷脂沉积病等鉴别，这些疾病临床表现与黏多糖病相似，但尿中黏多糖排量不增加。

六、治疗原则

1.酶替代治疗

黏多糖病 I 型、Ⅱ型、Ⅴ型的酶替代治疗已取得较好的临床疗效。通过酶替代治疗患儿尿中黏多糖明显减少，肝脾明显缩小，生长发育速度加快，关节活动能力提高。但由于酶不能透过血脑屏障，酶替代治疗对改善认知功能及中枢神经系统功能效果不佳。另外，酶替代治疗不能逆转已经形成的心瓣膜病变及骨骼改变。酶替代治疗极其昂贵，目前国内推广较难。

2.骨髓移植

骨髓移植可改善部分临床症状。黏多糖 IH 型患儿经骨髓移植后智力改善，末梢组织的黏多糖消失，角膜清亮，肝脾缩小，上肢关节的活动性好转。但不能改变 Hurler 综合征骨骼异常的自然病程，对已形成的骨骼畸形无改善。

第七节　肝豆状核变性

一、概述

肝豆状核变性是一种常染色体隐性遗传病，因 P 型 ATP7 B 基因异常，导致铜在体内贮积。临床上以肝硬化、眼角膜 K-F 环和锥体外系症状三大表现为特征。发病率约为 1∶30000。

二、病因

因 ATP7 B 基因突变，铜蓝蛋白和铜氧化酶活性降低，铜自胆汁中排出减少，但由于患儿肠道吸收铜功能正常，因此大量铜贮积在体内重要脏器组织，影响细胞的正常功能。ATP7 B 基因定位于 13 q14.3-21.1，含 21 个外显子，cDNA 全长约 7.5 kb，编码 1411 个氨基酸。目前已经发现各种类型的 ATP7 B 基因突变达 150 种以上。ATP7 B 基因突变类型在不同种族、地区存在明显差异，中国人的突变以外显子 8 较高，其中 R778 L 突变最常见。

三、临床特征

发病年龄以 7～12 岁多见。最小起病年龄为 3 岁以下，最大可至成年期起病。临床表现变异较大，整个病程可分为无症状期和发病期。

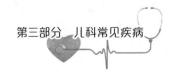

1. 无症状期

从出生至发病前，患儿除有轻度尿铜增高外，其余一切正常，甚少被发现。

2. 肝损害期

随着肝细胞中铜沉积量的增加，逐渐出现肝脏受损症状。发病隐袭，初时因症状轻微，易被忽视。或可反复出现疲乏、食欲缺乏、呕吐、黄疸、水肿或腹水等。轻者仅见肝脾肿大，而无临床症状。部分病例可能并发病毒性肝炎，多数与慢性活动性肝炎不易鉴别，亦有少数病情迅速发展至急性肝功能衰退者。有时初诊就发现有肝硬化，出现肝、脾质地坚硬，腹水、食管静脉曲张、脾功能亢进、出血倾向和肝功能不全的表现。

3. 神经系统症状

多在 10 岁以后出现。患儿可出现程度不等的锥体外系症状，如腱反射亢进，病理反射等，有肌张力改变、精细动作困难、动作笨拙或不自主运动，肢体震颤、面无表情、书写困难、构语困难、吞咽困难。晚期时精神症状更为明显，罕见癫痫发作或偏瘫，无感觉障碍，一般没有严重的智力低下。

4. 溶血性贫血

约 15% 患儿在出现肝病症状前或同时可发生溶血性贫血，一般呈一过性。

5. 肾脏

主要表现肾小管重吸收功能障碍症状，如蛋白尿、糖尿、氨基酸尿和肾小管酸中毒表现，少数患儿可有 Fanconi 综合征表现。

6. 角膜色素环

本病特有的体征，初期需用裂隙灯检查。

7. 其他

约 20% 患儿发生背部或关节疼痛症状，最易受损的关节是膝、踝关节，双下肢弯曲变形。

四、辅助检查

1. 血清铜蓝蛋白测定

小儿正常含量为 200～400 mg/L，患儿通常低于 200 mg/L，甚至在 50 mg/L 以下。血清铜蓝蛋白值与病情、病程和驱铜疗效无关。有 5%～10% 的 WD 患儿血清铜蓝蛋白不低或在正常低限，多为不典型肝豆状核变性患儿。

2. 血清铜氧化酶活性

该酶活性的正常光密度（OD）值为 0.17～0.57，肝豆状核变性者该酶活性明显降低。可用于早期诊断肝豆状核变性。

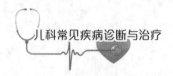

3. 24 h 尿铜排量

尿铜是本病的显著生化异常之一，检测尿铜排量可辅助临床确诊、评估疗效和指导药物剂量以及观察患儿对治疗的依从性。正常小儿尿铜低于 40 μg/24 h；未经治疗的患儿明显增高，常达 100～1000 μg/24 h。

4. 血清铜测定

大多数患儿血清铜含量显著降低。但由于血清铜易受血浆蛋白及饮食影响，可有假阳性，且与病情严重程度、病程、疗效无关。故其对肝豆状核变性的诊断价值有限。

5.K-F 环检查

早期需在眼科裂隙灯下检查，后期肉眼可见。

6. 头颅 CT、MRI 检查

患儿 CT 总异常率可达 85%，多见征象是脑室扩大、脑干和小脑萎缩、大脑皮层和白质萎缩及基底节低密度改变等，但以双侧豆状核区低密度灶最具特征性；头颅 MRI 比之 CT 更具价值，表现为豆状核（尤其壳核）、尾状核、中脑和脑桥、丘脑、小脑及额叶皮质 T_1 加权像低信号和 T_2 加权像高信号，或壳核和尾状核在 T2 加权像显示高低混杂信号。T2 加权像低信号是本病与铜沉积相关的较具特征性改变。

7.X 线检查

常见骨质疏松、关节间隙变窄或骨赘生等病变。

8. 基因突变检测

ATP7 B 基因突变。基因诊断也可应用于患儿家系中的致病基因携带者、症状前患儿的检测以及产前诊断。

五、诊断与鉴别诊断

有典型临床表现、角膜 K-F 环、血清铜蓝蛋白降低和 24 h 尿铜明显增高即可做出诊断。但由于本病早期症状常较隐匿，多系统症状并非同时出现，极易漏诊或误诊。对有阳性家族史、原因不明的肝病、锥体外系症状、溶血性贫血、肾小管功能障碍、代谢性骨病的患儿，要考虑本病的可能。

六、治疗原则

本病是目前少数可以对症治疗的单基因遗传病，其疗效与开始治疗的时间密切相关。治疗开始愈早，预后愈好。

治疗原则是减少铜的摄入和增加铜的排出，避免铜在体内沉积，以恢复和维持机体正常功能。患儿应终身治疗。

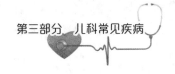

1. 低铜饮食

每日食物中含铜量不应超过 1 mg，避免食用含铜量高的食物，如肝、贝壳类、蘑菇、蚕豆、豌豆、玉米和巧克力等。

2. 促进铜排出

主要使用螯合剂。右旋青霉胺是目前最常用强效金属螯合药物，并促进尿铜排出。剂量为每日 20 mg/kg，分 2～3 次餐前半小时空腹口服。首次服用应作青霉素皮内试验。治疗期间应定期检查血、尿常规和 24 h 尿铜变化。一般在服药数周后可改善神经系统症状，而肝功能好转则常需经3～4 个月治疗。因青霉胺可能有拮抗维生素 B_6 的作用，故应补充维生素 B_6 10～20 mg，每日 3 次。二巯丙醇（BAL）适用于不能使用青霉胺者，儿童用量每次 30～50 mg/kg，连续肌注 10～14 d，停药 1～2 周后可重复使用。维持期间每周肌注一次。

3. 减少铜吸收

口服锌制剂能促进肝、肠黏膜细胞合成分泌金属硫蛋白，并与铜离子结合而减少肠铜吸收，服后粪便排铜增加。常用制剂为硫酸锌，儿童用量每次 0.1～0.2 g，每日 2～3 次口服。年长儿可增至0.3 g/ 次，每日 3 次。服药后 1 h 内禁食以避免影响锌吸收。重症患儿不宜首选。

青霉胺与锌盐联合治疗可减少青霉胺用量，青霉胺每日用 7～10 mg/kg，4～6 个月后仅用锌作维持治疗。轻症者单用锌盐也可改善症状。二药合用时最好间隔 2～3 h，以免影响疗效。

4. 其他治疗

锥体外系症状可以对症处理。如用左旋多巴、苯海索等。肝、肾、溶血、骨关节等病症可根据病情适当处理。对本病所致的急性肝功能衰竭或失代偿性肝硬化患儿，经上述各种治疗无效者可考虑进行肝移植。

第十三章　儿童常见急救

第一节　儿童心肺复苏

一、概述

心跳呼吸骤停是指各种原因引起呼吸及循环功能突然停止，导致全身各组织严重缺血、缺氧，若不及时处理，会造成脑和全身器官组织的不可逆损害而导致死亡。心肺复苏是为恢复已中断的呼吸循环使生命得以维持所采用的一系列急救措施的总称。

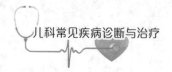

二、病因

原因较多，院内和院外的原因不同。院外心博骤停的主要原因为外伤、溺水、中毒和自杀等意外伤害，并且院外心博骤停的复苏效果差，存活率特别低，故强调预防比治疗更重要。院内心博骤停的主要原因为呼吸衰竭和休克。任何原因引发的肺部通气氧合障碍均可导致呼吸衰竭，如中枢神经系统病变、神经肌肉病变、气道阻塞、肺实质病变、代谢紊乱、药物中毒和心律失常等。感染、失血、心功能不全及其他原因引起的休克，均可因毛细血管灌注不足而致组织细胞缺氧、代谢异常和脏器功能损害.最终心跳呼吸停止。临床一些操作对病情不稳定的患儿可触发心跳呼吸骤停，如镇静、吸痰、鼻饲、各种穿刺、气管插管、放置各种导管等。

无论呼吸衰竭还是休克均可由相对稳定的代偿状态迅速恶化为失代偿状态，致使心跳呼吸骤停。因此，充分认识呼吸窘迫及休克的早期症状和体征，识别通气、氧合、灌注和中枢神经系统功能等威胁生命的异常情况，并及时采取有效方法干预，是发现和尽早处理小儿即将出现心跳呼吸骤停的关键。

三、临床特征

患儿突然昏迷、刺激或呼叫后无反应，多有相应的前驱病史或有意外损伤病史，如有呼吸困难、面色苍白、发绀或神志改变、抽搐等或创伤、电击、溺水、窒息、中毒等，完全心搏、呼吸骤停时，患儿昏迷、触诊大动脉搏动或心前区搏动消失，呼吸停止（无胸或腹的起伏运动）、瞳孔散大及皮肤、黏膜苍白或发绀、听诊心音消失。

四、辅助检查

心电图表现为心室颤动或各种类型的心动过缓或完全停止呈直线。心电机械分离是指心肌完全停止收缩，而心电图仍显示心电活动，表现为不同程度的传导阻滞、室性逸搏等，甚至有正常的心电活动，但并不排血，也测不出脉搏和血压，预后不良。

五、诊断与鉴别诊断

（一）诊断标准

临床表现为突然昏迷，部分有一过性抽搐，呼吸停止，面色灰暗或发绀，瞳孔散大和对光反射消失。大动脉（颈、股动脉）搏动消失，听诊心音消失。如做心电图检查可见等电位线、心脏电机械分离或心室颤动等。但在上述紧急情况下，触诊不确定有无大血管搏动也可拟诊，而不必反复触摸脉搏或听心音，以免延误抢救时机。

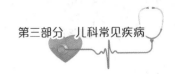

（二）鉴别诊断

心搏、呼吸骤停需与晕厥鉴别，晕厥是突然发生的、短暂的意识障碍，是由于大脑一时性广泛性供血不足所致。而心搏、呼吸骤停是突然出现的昏迷，伴有大动脉搏动消失，呼吸停止或仅有喘息，可与之鉴别。

六、治疗原则

儿童心搏骤停的治疗含基本生命支持、高级生命支持和延续生命支持。基础生命支持包括有效的急救医疗体系、预防措施和基本的心肺复苏。高级生命支持是在基础生命支持的基础上，应用辅助设备、特殊技术建立更有效的通气和血液循环。延续生命支持即复苏后的处理，其目标是保护脑功能，防止继发性器官损害，寻找并治疗病因，使患儿达到最好的存活状态。

对于心搏呼吸骤停，现场抢救十分必要，应争分夺秒进行。《2010 年国际心肺复苏与心血管急救指南及治疗共识》建议将婴儿（不包括新生儿）、儿童和成人的生命支持程序从 A-B-C（开放气道—人工呼吸—胸外按压）调整为 C-A-B（胸外按压—开放气道—人工呼吸）。首先需要通过评估患儿意识状态、呼吸及脉搏情况，判断是否需要进行心肺复苏。对无反应的儿童，应检查是否有呼吸，如果没有呼吸或仅仅喘息，最多用 10 s 触摸脉搏（婴儿肱动脉，儿童颈动脉或股动脉）。如果在 10 s 内没有感受到脉搏或不确定是否感受到脉搏，应开始进行胸外按压。

（一）循环支持

通过胸外按压维持循环。胸外心脏按压的指征是：新生儿心率不足 60 次 /min；婴儿或儿童 10 s 内摸不到脉搏，或脉搏不足 60 次 /min 伴循环灌注不良体征。

1. 婴儿胸外按压

有两种方法，即双指按压法和双手环抱按压法。双指按压法适合用于 1 位施救者，在一手施行胸外按压的同时，另一手固定头部，或放在小儿后背轻轻抬起胸廓，使头部处于自然位置。双手环抱按压法是将双手围绕患儿胸部，用两拇指重叠或并列压迫胸骨，适合两位施救者一起操作，1 位胸外按压，1 位人工呼吸。按压部位为紧贴两乳头连线下方胸骨处。按压深度至少为胸廓前后径的 1/3，约 4 cm。

2. 小儿胸外按压

单掌按压法，适用于 1～8 岁小儿。将一手的掌根部置于患儿双乳头连线胸骨上，注意不要压迫剑突，手指抬起离开肋骨，仅手掌根保持和胸骨接触。手臂伸直，凭借体重，垂直下压，使胸骨下陷至少为胸廓前后径的 1/3，约 5 cm。

3. 年长或体格较大小儿胸外按压

方法与成人相同，采用双掌按压法。胸外按压时应让患儿躺在坚硬的平面上，按压频率至少

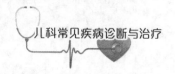

100 次 /min。按压后应放松使胸廓完全回弹，以利静脉回流。按压节奏要均匀，不要忽快忽慢，按压和放松所占时间大致相等。尽量减少按压中断，多人一起复苏时每 2 min 交替按压人员。

（二）开放气道

建立和维持气道的开放和保持足够的通气是基础生命支持的重要内容。首先应清除气道内分泌物、异物或呕吐物。小儿在丧失意识后，舌根后坠是导致气道阻塞最常见的原因。对于意识丧失但无外伤者，可采用仰头提颏法开放气道。一手放在患儿额部并轻柔地将头后仰，另一手的示指放在下颏下，轻轻用力使下颌向前上方抬起，避免使嘴闭上或压迫颌下软组织，以免进一步阻塞气道。若怀疑头颈部有创伤，则应避免头后仰，此时可用推下颌法开放气道，用双手的 2 或 3 个手指分别放于患儿下颌角处，轻轻用力向前上方推举下颌。也可放置口咽导管，使口咽部处于开放状态。

（三）人工呼吸

气道通畅后，患儿可能出现自主呼吸。如仍无自主呼吸时应采用人工辅助通气，以维持气体交换。常用的方法有：

1. 口对口人工呼吸

此法适合于现场急救。施救者先深吸一口气，如患儿是 1 岁以下婴儿，将嘴覆盖婴儿的鼻和嘴；如果是较大的婴儿或儿童，用口对口，拇指和示指紧捏住患儿的鼻子，保持其头后倾；将气吹入，同时可见患儿的胸廓抬起。每次吹气时间持续 1 s，停止吹气后，放开鼻孔，使患儿自然呼气，排出肺内气体。口对口呼吸即使操作正确，吸入氧浓度也较低（不足 18%），操作时间过长，术者极易疲劳，也有感染疾病的潜在可能，故应尽快获取其他辅助呼吸的方法替代。

2. 复苏囊正压通气

在多数儿科急诊中，婴幼儿可用气囊面罩进行有效的通气。常用的气囊通气装置为自膨胀气囊，提供的氧浓度为 30%～ 40%。带有贮氧袋的气囊可以提供 60% ～ 95% 浓度氧气。气囊常配有压力限制活瓣装置，压力水平在 35 ～ 40 cmH$_2$O。将连接复苏气囊的面罩覆盖于患儿的口鼻。正确的面罩大小应该从鼻梁到下颌盖住口鼻，但露出眼睛。操作时应注意开放气道、保持面罩与患儿面部严密接触、提供合适的潮气量。施救者一手的拇指与示指固定面罩，并施加一定压力以保持面罩与患儿面部严密接触，另 3 个手指置于下颌下缘并向前上方提起下颌（不可压迫颌下软组织），以保持气道通畅，另一手挤压气囊直至胸廓抬起。面罩－气囊正压通气也可由两人实施，尤其在有明显气道阻塞或肺顺应性差时两人实施更有利，此时一人固定面罩并保持气道通畅，另一人挤压气囊。两人均应注意观察胸廓起伏程度。

3. 气管内插管

需要持久人工通气，或面罩吸氧不能提供足够通气时，需气管插管进行正压通气。2 岁以上患儿所需气管导管内径（mm）可用公式估算：导管内径（mm）=[年龄（岁）/4] +4。插管后可继续

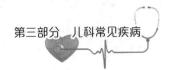

进行气囊加压通气，或连接人工呼吸机进行机械通气。应注意人工呼吸与胸外按压之间的配合。对于婴儿和儿童，1 位施救者每胸外按压 30 次给予 2 次人工呼吸，2 位施救者每胸外按压 15 次给予 2 次人工呼吸。如已建立高级气道，胸外按压 100 次 /min，人工呼吸 8～10 次 /min，不用交替进行。若患儿有心率、脉搏而无自主呼吸，则每分钟给予 12～20 次人工呼吸，无需按压心脏。人工呼吸时潮气量一般以胸部抬起为度，避免过度通气。

（四）药物治疗

上述处理不能恢复心肺功能，可应用药物治疗。心肺复苏时首选静脉给药，如果静脉通道无法建立，可考虑建立骨髓通道。血管、骨髓通道建立前，已插管患儿可经气管给予脂溶性药物，包括肾上腺素、阿托品、利多卡因和纳洛酮。

1. 肾上腺素

可收缩血管，升高血压，改善冠脉和脑灌注，是心肺复苏时的主要药物。首次剂量：0.01 mg/kg（1 : 10 000 溶液 0.1 ml/kg，最大剂量 1 mg），静脉或骨髓通道给予；气管内给药剂量为 0.1 mg/kg（1 : 1000 溶液 0.1 ml/kg，最大剂量 2.5 mg）。上述给药可间隔 3～5 min 重复 1 次，重复剂量与首次剂量相同。

2. 阿托品

应用指征：低灌注和低血压性心动过缓、预防气管插管引起的迷走神经性心动过缓、房室传导阻滞所引起的少见的症状性心动过缓以及抗胆碱酯酶类药中毒等。剂量：0.02 mg/kg，静脉骨髓通道给药，气管内给药剂量为 0.04～0.06 mg/kg。最小剂量 0.1 mg，最大剂量儿童不能超过 0.5 mg，青少年不超过 1 mg。间隔 5 min 可重复使用。

3. 葡萄糖

应进行床旁快速血糖检测，有低血糖时立即给葡萄糖。剂量：0.5～1.0 g/kg，以 10%～25% 葡萄糖液静脉注射。

4. 胺碘酮

用于室上性心动过速、室性心动过速。室上性心动过速和有脉搏的室速时剂量为 5 mg/kg，20～60 min 输注（最大量 300 mg），无脉室速／室颤时剂量为 5 mg/kg 推注（最大量 300 mg），可重复，日最大剂量 15 mg/kg。

5. 利多卡因

当存在室颤时可用利多卡因。负荷量为 1 mg/kg，负荷量后即给静脉维持，剂量为 20～50 μg/（kg·min）。

6. 钙剂

仅在确诊低钙血症、高钾血症、高镁血症、钙通道阻滞剂过量时使用。剂量：10% 葡萄糖酸钙

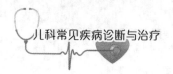

$1 \sim 2$ ml/kg 或 10% 氯化钙 $0.1 \sim 0.3$ ml/kg。

7. 纳洛酮

用于阿片类药物过量。年龄不足 5 岁或体重不足 20 kg，剂量为 0.1 mg/kg；年龄超过 5 岁或体重超过 20 kg，剂量为 2 mg，静脉、骨髓或气管内给药，必要时可重复给药。

8. 碳酸氢钠

较长时间心博骤停患儿建立有效通气后可考虑使用碳酸氢钠，其剂量为 1 mEq/kg，经静脉或骨髓腔给予。当自主循环建立及抗休克液体输入后，碳酸氢钠的用量可依血气分析的结果而定。

（五）电击除颤复律

除颤是使用非同步电流使大多数心肌细胞同时去极化，以终止室颤或无脉室性快速心律失常的方法。首次除颤能量为 2 J/kg，后续除颤能量至少为 4 J/kg，或更高能量级别，但不超过 10 J/kg，或成人最大剂量。室上性快速心律失常可行同步电复律，能量为 $0.5 \sim 1$ J/kg，无效可增加至 2 J/kg 重复。每次除颤或电复律后应立即进行胸外按压。

（六）其他治疗

对复苏效果不好的患儿，注意分析原因，纠正低血容量、低氧血症、酸中毒、低血糖、低体温和张力性气胸等可逆性病因。对复苏后患儿出现的低血压、心律失常、颅内高压等应分别给予预防及处理，尤其要重视加强脑复苏和脑保护。

（七）心肺复苏有效的标志

①按压的同时可触及颈动脉、股动脉搏动。

②扩大的瞳孔缩小，对光反应恢复。

③口唇、甲床、面色好转。

④肌张力增强或出现不自主运动。

⑤自主呼吸出现。

第二节　儿童急性中毒

一、概述

某些物质接触人体或进入体内后，与体液和组织相互作用，破坏机体正常的生理功能，引起暂时或永久性的病理状态或死亡，这一过程称为中毒，儿童中毒与周围环境密切相关，以急性中毒为主，$1 \sim 5$ 岁年龄段最易发生。婴幼儿时期常为误服药物中毒，而学龄前期主要为有毒物质中毒。造成小儿中毒的原因主要是由于年幼无知，缺乏生活经验，不能鉴别有毒或无毒。婴儿时期往往拿到东西就放入口中，幼儿期常误将药片当糖丸，青春期儿童情绪不稳定，学习压力大，服毒自杀发

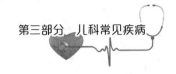

生率有上升趋势。常见的中毒途径有以下几种。

1. 经消化道吸收中毒

为最常见的中毒形式，高达 90％以上，毒物进入消化道后经口腔黏膜、胃、小肠、结肠和直肠吸收，但小肠是主要吸收部位。常见原因有食物中毒、药物误服、灭鼠药或杀虫剂中毒、有毒动植物中毒、灌肠时药物剂量过量等。

2. 皮肤接触中毒

小儿皮肤较薄，脂溶性毒物易于吸收；毒物也可经毛孔到达毛囊，通过皮脂腺、汗腺吸收。常见穿被农药污染的衣服、蜂刺、虫咬、动物咬伤等。

3. 呼吸道吸入中毒

多见于吸入气态或挥发性毒物。由于肺泡表面积大，毛细血管丰富，进入的毒物易迅速吸收。常见一氧化碳中毒、有机磷吸入中毒等。

4. 注入吸收中毒

多为误注射药物。如毒物或过量药物直接注入静脉，被机体吸收的速度最快。

5. 经创伤口、创面吸收

如大面积创伤而用药不当，可经创面或创口吸收中毒。

二、病因

毒物种类很多，按其来源可分为下列几种。

1. 工业性毒物

如油漆、重金属、汽油、苯类、氯气、氰化物、甲醇、硫化氢等。

2. 农业性毒物

如有机磷农药、除草剂、灭鼠药、杀虫剂等。

3. 药物性中毒

如镇静催眠药、解热镇痛药、抗癫痫药、抗精神病药、麻醉药、抗肿瘤药、降压药等。

4. 动物性毒物

如毒蛇、蜈蚣、蜂类、蝎、蜘蛛、河豚等的毒素。

5. 食物性毒物

如变质食物、有毒食品添加剂等。

6. 植物性毒物

如野覃类、曼陀罗、雷公藤、蓖麻子、乌头、白果等。

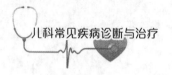

7. 其他

如强酸、强碱、一氧化碳、洗涤剂、防腐剂等。

三、临床特征

急性中毒患儿的临床症状一般不具特征性，首发症状多为呕吐、腹痛、腹泻、惊厥或昏迷，严重者可出现多脏器功能衰竭。

（一）消化系统表现

食物性中毒时，胃肠道症状往往最为显著。毒物进入消化道后，对胃肠道直接刺激，可引起腹痛、恶心、呕吐和腹泻等症状。毒物对肝脏会造成不同程度的损害，可出现黄疸、厌油腻食物等肝炎症状。

（二）循环系统表现

中毒患儿往往会出现心动过速、周围循环灌注不良等循环系统症状，甚至部分患儿出现致死性心律失常、心力衰竭和休克。

1. 心动过速

婴儿心率超过 140 次 /min，1～6 岁心率超过 120 次 /min，6 岁以上心率不足 100 次 /min，则提示心动过速。

2. 周围循环灌注不良

往往表现为手足发凉发绀、呼吸心率增快、尿量减少，严重者甚至可出现意识改变。

3. 心脏症状

部分毒物可直接作用于心肌，引起心肌功能障碍，导致严重心律失常和心力衰竭。

（三）呼吸系统表现

气体性毒物通常会损害呼吸系统功能，引起发绀、刺激性呛咳、呼吸窘迫（呼吸增快、鼻翼煽动、吸气性三凹征阳性）和肺水肿等表现，严重者导致呼吸肌麻痹、呼吸衰竭。有机磷中毒者的呼出气体中可闻到特异性的"蒜臭味"。

（四）血液系统表现

部分毒物会导致患儿凝血功能障碍，出现鼻出血、皮肤瘀点瘀斑、消化道出血、颅内出血等。有些毒物能抑制骨髓造血功能，引起贫血、溶血等。

（五）泌尿系统表现

肾脏是毒物和毒物代谢产物排泄的主要器官，中毒患儿可表现出少尿、水肿、血尿、蛋白尿等，甚至导致急性肾衰竭。

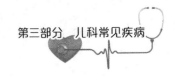

（六）神经系统表现

当神经系统受到毒素侵害后，可产生烦躁、抽搐、昏睡、昏迷、去大脑强直、中枢性呼吸衰竭及神经源性休克。瞳孔大小是判断脑功能的重要体征，并可鉴别某些毒物种类。例如：吗啡、酒精、有机磷等中毒时，瞳孔缩小；而曼陀罗类、镇静剂中毒时，瞳孔扩大。

（七）其他

腐蚀性毒物可引起皮肤五官、消化道及呼吸道黏膜损伤。

四、辅助检查

中毒通常无特异性诊断试验，但以下辅助检查有助于中毒的诊断、判断病程和并发症。

1. 心电图

心电图异常可能提供诊断性和预后信息，如心电图出现 QT 间期改变常提示抗心律失常药物中毒。

2. 放射影像学

在一些情况下影像学检查对毒物判定可能有帮助。如百草枯中毒患儿的胸部 X 线检查可见毛玻璃样改变，也可表现肺水肿、急性呼吸窘迫综合征。腹部 X 线检查可用于发现含铁制剂、重金属、碘化物、四氯化碳和高锰酸钾等中毒。

3. 血生化学检查

某些实验室检查异常是特定药物中毒的特征。如尿液分析、血清电解质、血尿素氮、肌酐等检查有助于对肾脏有损害的中毒的诊断，而肝功能检查有助于对肝脏有损害的中毒的诊断。

4. 毒理学筛查

毒物分析是急性中毒诊断的"金标准"。可以从剩余毒物、可疑食物及中毒者的呕吐物、胃内容物、洗胃液、血、尿、粪便中检测毒物或其代谢分解产物。

5. 其他

对于病情较严重的患儿，还应检查血清渗透压、酮类、肌酸激酶、脂肪酶、电解质等的变化。

五、诊断与鉴别诊断

（一）诊断标准

由于毒物种类繁多，临床表现各异，因此没有统一的诊断标准。临床医师可根据可疑或比较确切的毒物接触史，中毒患儿的面容、皮肤、呼气气味、呕吐物、排泄物的性状等症状、体征并结合病史，综合分析，得出初步诊断，必要时可对残余物和可能含毒的标本进行毒物检测分析。此外，还可根据所在地区流行病学发病率较高的中毒毒物进行筛选和鉴别。

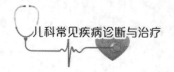

（二）鉴别诊断

1. 对脏器损害明显患儿

应与相应脏器损害常见疾病进行鉴别：呼吸困难明显者需与呼吸道感染鉴别；肾脏损害明显患儿需与肾炎、肾病综合征鉴别；出血为主患儿需注意患儿有无血液系统疾病等。

2. 对诊断不明确且伴昏迷者

应与其他疾病进行鉴别：低血糖；酮症酸中毒；颅内出血；中枢感染；肝性脑病；尿毒症；电解质紊乱。

六、治疗原则

急性中毒治疗原则是抢救分秒必争，诊断未明以前积极稳定生命体征和脏器功能，诊断一旦明确，尽快应用特效解毒剂。儿童急性中毒的治疗强调综合处理，一般包括以下五个步骤。应根据每个患儿的具体情况，灵活安排治疗次序。

（一）稳定生命体征

保持呼吸道通畅、维持有效通气及良好循环非常重要。

（二）清除尚未吸收的毒物

1. 对接触中毒的处理

应立即脱去污染衣服，用肥皂和清水清洗被污染皮肤。但强酸、强碱等腐蚀性毒物忌用中和剂，因为化学反应可加重损伤。毒物溅入眼内，应以室温生理盐水或清水冲洗至少 5 min，然后送眼科处理。

2. 对吸入中毒的处理

应将患儿移离现场，放置在通风良好、空气新鲜的环境，清理呼吸道分泌物，必要时吸氧或进行人工通气。

3. 对口服中毒的处理

在有效时间采用催吐、洗胃、导泻或洗肠，以清除消化道内毒物。摄入毒物 1 h 内胃清除最有效，之后效果减少。

（1）催吐

适用于年龄较大、神志清醒和合作的患儿。可用手指、筷子、压舌板刺激咽部引起反射性呕吐。催吐越早效果越好。有严重心脏病、食管静脉曲张、溃疡病、昏迷或惊厥患儿、强酸或强碱中毒、汽油、煤油等中毒及 6 个月以下婴儿不能催吐。

（2）洗胃

洗胃应尽早进行，一般在服毒后 1 h 内最有效。但即使超过 6 h，部分毒物仍可能滞留于胃内，

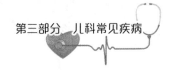

故仍有洗胃必要。毒物性质不明时，一般采用生理盐水洗胃。洗胃时首次抽出物送毒物鉴定。摄入腐蚀性物质或石油馏分时，不能洗胃。

（3）活性炭

最常用和最有效的胃肠道净化剂，可吸附毒物，减少毒物吸收。活性炭应在毒物摄入后尽早使用，1 h 内作用最大。推荐剂量为 1 g/kg（最大量 50 g），按 1 g 加 10 ml 水制成糊状，口服或胃管注入，继予泻剂导泻。

（4）导泻

可在活性炭应用后进行，使活性炭—毒物复合物排出速度加快。常用的泻药有硫酸镁，每次 0.25 g/kg，配成 25％的溶液，可口服或由胃管灌入。25％山梨醇或 20％甘露醇 2 ml/kg，口服在肠内不吸收，导泻作用甚好。

（5）全肠灌洗

中毒时间较长，毒物主要存留在小肠或大肠，而又需尽快清除时，需作洗肠；对于一些缓慢吸收的毒物，如铁中毒等较为有效。常用大量液体作高位连续灌洗（小儿用 1500～3000 ml），直至洗出液变清为止。洗肠液常用 1％温盐水或清水，也可加入活性炭。

4. 止血带

应用于注射或有毒动物咬伤所致的中毒，在肢体近心端加止血带，阻止毒物经静脉或淋巴管扩散，止血带应每 10～30 min 放松 1 次。

（三）促进已吸收毒物的排泄

毒物吸收后，多由肝脏解毒，或由肾脏随尿排出，或经胆管随粪便排出，少数毒物可由肺脏、汗腺排出。促使毒物排泄多从以下几方面着手：

1. 利尿

补液并使用利尿剂清除体内毒物。病情较轻或没有静脉滴注条件时，可让其大量饮水。常用利尿剂为味塞米 1～2 mg/kg 静脉注射；20％甘露醇 0.5～1 g/kg 静滴。碱化尿液可促进弱酸性毒物的排泄，可用 5％碳酸氢钠 2～3 ml/kg 配成等渗溶液于 1～2 h 静脉滴注，期间检查尿 pH，维持尿 pH 7.5～8 为宜。

2. 血液净化疗法

包括血液灌流、血液透析、血浆置换和连续血液净化等。需根据药物或毒物的药代动力学参数和医院设备条件选择合适模式。对于能被活性炭吸附的药物或毒物，尤其是分子质量较大、脂溶性高和蛋白结合率高者，选择血液灌流较好。对与血浆蛋白结合率高（大于 60％），又不易被血液透析和灌流所清除的药物、毒物可选用血浆置换。

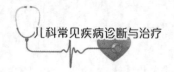

3.高压氧疗法

在高压氧情况下，氧更易于进入组织细胞中，从而纠正组织缺氧。可用于一氧化碳、硫化氢、氰化物、氨气等中毒。在一氧化碳中毒时，应用高压氧治疗，可以促使一氧化碳与血红蛋白分离。

（四）特异性解毒剂的应用

有些中毒有特效解毒剂，对于这些中毒，临床一旦诊断明确，应尽快使用特效解毒药。如纳酮可竞争性结合阿片受体，用于阿片类药物；硫低硫酸纳用于氧化物中毒；阿托品用于拟胆碱药中毒；胆碱酯酶复合剂适用于有机鳞农药，神经毒气中毒；氟马西尼用于苯二氮罩类药物中毒；抗蛇毒血清用于毒蛇咬伤。

（五）对症治疗

及时处理各种中毒所致的严重症状，如惊厥、呼吸困难、循环衰竭等，若不及时治疗，随时可危及生命。在中毒原因不明或无特效治疗时，对症治疗尤为重要，支持患儿度过危险期。

第三节　溺　水

一、概述

2002 年在荷兰阿姆斯特丹市举办的世界溺水大会上，与会专家一致推荐溺水的定义为：淹没或浸入液体中导致呼吸障碍的过程。溺水结局分死亡、病态和非病态。溺水过程以气道低于液体平面（淹没）或液体覆盖面部（浸入）出现呼吸障碍为起点。任何没有呼吸障碍证据的淹没或浸入不能称为溺水。

溺水是导致我国人群意外伤害致死的第 3 位死因，是 0～14 岁年龄组的第 1 位死因。我国儿童溺水死亡率为 8.77/10 万，0～14 岁儿童占总溺死人数的 56.04%。0～4 岁儿童主要溺死在室内脸盆、水缸及浴池，5～9 岁儿童多为在水渠、池塘、水库中嬉水落水致死，而游泳死者多见 10～14 岁儿童。溺水发病率表现为男孩比女孩高，南方比北方高，农村比城市高，夏秋季比冬春季高。

二、临床特征

①当溺水儿童不能保持气道通畅，水进入口腔会引起屏气，但持续时间一般不超过 1 min。

②当吸气冲动强烈时，水被吸入气道，导致呛咳。部分溺水儿童出现喉痉挛，但因大脑缺氧喉痉挛很快终止。

③如果未得到营救，水被吸入气道，导致溺水儿童出现低氧血症并迅速出现意识丧失和呼吸暂停。

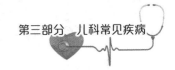

④心律变化多先出现心动过速，随后是心动过缓和无脉性电活动，最后为心电静止。从淹没或浸入心跳停止的整个溺水过程一般为数秒或数分钟。但是在低温或冰水中，该过程可持续近 1 h。

⑤如果溺水儿童被救活，水进入肺泡会引起肺表面活性物质功能障碍，也会冲洗、稀释肺表面活性物质，引起肺不张。吸入海水或淡水均会导致肺损伤，引起肺水肿、肺出血，使肺部气体交换障碍。

⑥溺水儿童热量散失迅速，因此低温很常见。低温导致肌肉乏力、房颤、室颤及凝血功能异常。溺入淡水与吸入海水的血电解变化不同。溺入淡水导致轻至中度低钠血症，而溺入海水可导致中度高钠血症和高氯血症，有时还可见高镁血症。

三、治疗原则

1. 现场抢救

一旦发现溺水儿童，应尽快通过各种方法施救，将其救出水面，但施救者一定要保证自身安全，最好不要贸然下水。一旦被救助上岸，及时有效的现场急救对挽救生命至关重要。上岸后只顾倒出吞入胃内的水或争分夺秒转送医院的做法都将贻误最佳抢救时机。由于一些溺水儿童发生喉痉挛或屏气，水根本未吸入肺。即使吸入一些水到肺内也会很快吸收入循环系统，没有必要采取各种方法（倒立或挤压腹部）试图将吸入气道的水清除。应将溺水儿童仰卧，迅速检查其反应和呼吸。如果神志不清但有自主呼吸，将溺水儿童置于侧卧位。如果无自主呼吸，应立即给予人工呼吸。与原发性心搏骤停不同，溺水儿童可以出现喘息样呼吸和呼吸暂停，但心跳仍存在。这类只需要人工呼吸即可。患儿颈髓受伤比例低于 0.5%，固定颈椎会影响气道开放及延迟正压通气开始时间，一般不推荐对患儿常规实行颈椎固定。

溺水时心搏骤停原因是缺氧，最重要的抢救措施是改善通气纠正缺氧。因此溺水时心肺复苏步骤应按照传统的 ABC（开放气道—人工呼吸—胸外按压）顺序进行，而不是 CAB 顺序。开放气道与人工呼吸方法与一般呼吸心搏骤停者相同。开放气道后，立即给予 2 次有效人工呼吸。为保证通气有效性，欧洲心肺复苏指南推荐首先连续进行 5 次人工呼吸。如人工呼吸后检查未触及脉搏，立即行胸外心脏按压，并按照常规人工呼吸与胸外按压比例进行，直到自主循环恢复。专业急救人员用复苏囊正压通气及给氧有利于循环恢复。胸外按压或正压通气时患儿可能出现呕吐，应将患儿头转向一侧并用手指清除呕吐物，防止误吸进一步损伤肺部。

所有经过任何复苏措施的溺水儿童，即使意识清醒且心肺功能看似正常，均需送至医院进行评估和监护。

2. 急诊室处理

急诊室对溺水儿童的救治主要是保证通气氧合、稳定循环、神经系统评估和复温。

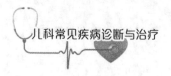

①对神志不清或通气不足溺水儿童行气管插管、吸氧。

②建立静脉通道，有低血压溺水儿童进行补液，持续低血压患儿需输注血管活性药物。

③用儿童Glasgow昏迷评分量表评估神经系统功能，动态评估可判断对治疗的反应，也对判断预后有助。

④对抽搐溺水儿童使用抗惊厥药物如地西泮、苯巴比妥等。

⑤多数溺水儿童出现代谢性酸中毒，一般经改善通气及循环可自行纠正，不推荐常规用碳酸氢钠纠正酸中毒。

⑥放置胃管排空胃内容物，摄胸片了解肺部情况，对持续昏迷患儿需行毒物筛查及头颈CT检查。

⑦对溺水儿童应积极保暖复温，最简单的复温措施是加温输注液体、红外线加热器、温化机械通气气体。对体温明显降低者可采用温热液灌洗胃、膀胱或腹腔，或体外循环复温。

详细询问溺水儿童病史非常重要，一些溺水是由外伤所致或伴随基础性疾病，如癫痫和心律失常等。这些病史对治疗选择会有影响。

3. 重症监护室治疗

①对机械通气的呼吸窘迫综合征患儿需采用肺保护性通气策略，吸气峰压尽量限制在2.5 kPa（25 cmH$_2$O）以下，潮气量6～8 ml/kg，设置合适呼气末正压，可适用高频振荡通气，必要时施行体外膜肺（ECMO）。溺水患儿肺部损害是局部因素所致，因此肺部病变多恢复较快。但即使肺部通气氧合情况良好，为了防止病情反复，最好不要在24 h内撤机。

②吸入污染水质可引起吸入性肺炎，应监测体温、血白细胞和肺部浸润片影变化，选择合适的抗生素。

③对怀疑肺内吸入异物患儿可行纤维支气管镜检查。

④持续输注血管活性药物纠正心功能和周围血管阻力异常，维持正常血压及脏器灌注。

⑤神经系统功能恢复是治疗重点。没有确切方法可以逆转神经细胞损伤过程，临床上主要采取支持性治疗，目的是维持正常血糖、血氧分压和二氧化碳分压等，避免任何增加脑代谢的因素。维持适当治疗性低温（32～34℃）持续24～48 h对保护脑功能有利。

需要注意的是，溺水后患儿的低温可能由于淹没时间较长所致，是预后不良的表现，尽快复温有利于心肺复苏；但是在复苏成功后，诱导性低温治疗对脑有保护作用。

第四部分 儿科常用治疗及操作技术

第一章 儿科疾病常用治疗方法

第一节 退热疗法

一、发热

（一）发热的原因

发热的原因大致有以下四种：

①发热物质作用于体温中枢引起，如感染、恶性肿瘤、变态反应等。

②不适当的保育环境，如室温过高、衣着过多等影响热的散发。

③热散发障碍，如无汗症、热射病等。

④体温中枢异常，如中枢神经系统疾病等。

这些发热原因中，婴幼儿以感染、恶性肿瘤、不适当的保育环境为主。

（二）热型

儿科大多数发热为短期内容易治愈的感染性疾病所致（以上呼吸道感染为甚），少数患儿发热可持续较长时间，发热持续 2 周称为长期发热。对原因不明的发热应明确热型，必要时可暂时停止某些治疗以观察热型。一天中体温差在 1 ℃以上，最低体温在 37 ℃以上的发热叫弛张热，多见于败血症、心内膜炎、尿道感染等；日体温差在 1 ℃以下的持续性高热叫稽留热，多见于川崎病、恶性肿瘤等；体温下降后热度又升高称双峰热，多见于麻疹、脊髓灰质炎、病毒性脑膜炎等。

（三）发热的病理生理

发热通常作为机体对感染微生物、免疫复合物或其他炎症因子反应的结果，急性呼吸道感染患儿发热常见于病毒或细菌感染时。机体对入侵的病毒或细菌的反应，是通过微循环血液中的单核细胞、淋巴细胞和组织中的巨噬细胞释放的化学物质细胞因子来完成的，这些细胞因子具有"内源性致热原"的作用，包括白细胞介素 –1（IL–1）、白细胞介素 –6（IL–6）、肿瘤坏死因子（TNF–a）

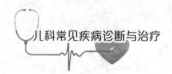

及干扰素。在这些致热原刺激下，丘脑前区产生前列腺素 E_2，通过各种生理机制，使体温调控点升高。

（四）发热对机体的影响

发热是机体的适应性反应，是机体的抗感染机制之一。研究显示，发热时机体各种特异和非特异的免疫成分均增加，活性增强，如中性粒细胞的移行增加并产生抗菌物质，干扰素的抗病毒及抗肿瘤活性增加，T 细胞繁殖旺盛。

发热也存在有害的一面，如发热可产生头痛、肌肉疼痛、厌食及全身不适等；在一些难以控制的炎症反应中（如内毒素休克），发热还可加剧炎症反应；身体衰弱或有重症肺炎或心力衰竭的患儿，发热可增加氧耗量和心排血量，并可加重病情；5 岁以下小儿有引起高热惊厥的危险，体温高于 42 ℃能导致神经系统永久损害。

二、退热疗法

（一）退热治疗的指征

退热治疗的主要功用是改善患儿身体舒适度，原则上对于极度不适的患儿使用退热治疗会对改善病情大有帮助。是否给予退热治疗，需要权衡利弊。一般在 38.5～39.0 ℃之间给予中成药退热，39 ℃以上患儿应用解热抗炎药，有多次高热惊厥史者，应控制体温并应用镇静剂。同一种解热剂反复应用时，原则上应间隔 4～6 h，解热剂起效时间为 20～40 min。

（二）物理降温

物理降温是指采用物理方法如冷敷、温水浴或酒精浴等方法使体表温度降低的一种手段。世界卫生组织曾专门对急性呼吸道感染伴发热的患儿做了专门研究，证明这些传统的物理降温方法不仅无效，反而可导致全身发抖，而且酒精还可经儿童皮肤吸收产生中毒症状。显然，这样做违反了热调定的生理机制。只有用药来降低下丘脑的调定点，才能使体温下降。但在某些特定条件下，如体温高于 41 ℃时，急需迅速降低体温，此时温水浴可作为退热治疗的辅助措施。

（三）药物退热

退热药物即应用非甾体抗炎药（NSAIDs）退热。NSAIDs 是一类非同质且具有不同药理作用机制的化合物。其临床药理学特征为起效迅速，可减轻炎症反应，缓解疼痛和改善机体功能，但无病因性治疗作用，也不能防止疾病的再发展及并发症的发生。NSAIDs 主要药理作用为抑制环氧化酶活性，阻断前列腺素类物质（PGs）的生物合成，某些 NSAIDs 对中性粒细胞的聚集、激活、趋化及氧自由基的产生有抑制作用，这亦为其发挥抗炎作用机制之一。根据化学特点 NSAIDs 分为：水杨酸类（阿司匹林、阿司匹林精氨酸等）、丙酸类（萘普生、布洛芬等）、乙酸类（双氯芬酸、托美丁等）、氯芬那酸（氯芬那酸、氟芬那酸等）、喜康类（吡罗昔康、湿痛喜康等）、吡唑酮类（保泰松、对乙酰氨基酚等）。

1. 阿司匹林

阿司匹林又名乙酰水杨酸。它可抑制前列腺素合成酶，减少 PGs 的生成，具有抗炎作用。此外它可通过抑制白细胞凝聚，减少激肽形成，抑制透明质酸酶、抑制血小板聚集及钙的移动而发挥抗炎作用。生理剂量的 PGs 可抑制绝大部分与 T 细胞有关联的细胞免疫功能。NSAIDs 抑制 PGs 的产生，故可促进淋巴细胞的转化与增殖，刺激淋巴因子的产生，激活 NK 细胞和 K 细胞的活性，增加迟发型变态反应。内热原可使中枢合成和释放 PGs 增多，PGs 再作用于体温调节中枢而引起发热。阿司匹林由于抑制中枢 PGs 合成而发挥解热作用；PGs 具有痛觉增敏作用，增加痛觉感受器对缓激肽等致痛物质的敏感性，PGE、PGE_2 等也有致敏作用，阿司匹林由于减少炎症部位 PGs 的生成，故有明显镇痛作用。

阿司匹林口服后小部分在胃、大部分在小肠迅速吸收，服后 30 min 血药浓度明显上升，2 h 达高峰。剂量：解热时每次 5～10 mg/kg，发热时服 1 次，必要时每天 3～4 次；抗风湿时 80～100 mg/（kg·d），川崎病急性期时用 30～50 mg/（kg·d），退热后用 10～30 mg/（kg·d），每 1 个疗程 2～3 个月，有冠状动脉瘤应持续服至冠状动脉瘤消失，剂量为 5 mg/（kg·d）。

短期使用不良反应较少，用量较大时，可致消化道出血；流感和水痘患儿应用阿司匹林可发生 Reye 综合征，故世界卫生组织对急性呼吸道感染引起发热患儿不主张应用此药。此药尚有赖氨酸阿司匹林可供肌内或静脉注射，剂量：每次 10～15 mg/kg。

2. 对乙酰氨基酚

对乙酰氨基酚又名扑热息痛，为非那昔丁的代谢产物，解热作用与阿司匹林相似，但相对安全。因此，世界卫生组织推荐作为儿童急性呼吸道感染所致发热的首选药。临床上一般剂量无抗炎作用，因它只可抑制 PGs 在脑中合成，而很难抑制其在外周血中的合成。口服后 30～60 min 血中浓度在高峰，作用快且安全，剂量为每次 10～15 mg/kg。

3. 布洛芬

布洛芬是目前唯一能安全用于临床的抗炎症介质药物。布洛芬为环氧化酶抑制剂，既抑制前列腺素合成，又可抑制肿瘤细胞因子的释放；既可解热、镇痛，又有明显抗炎作用。可防治急性肺损伤，减少急性呼吸窘迫综合征产生，可用于急性感染及感染性休克的治疗；同时影响免疫功能。口服后 3～4 h 血浆浓度达高峰，血浆半衰期 1.5～1.8 h；常用剂量每次 5～10 mg/kg。长期应用亦可致胃溃疡、胃出血等。

4. 双氯芬酸

双氯芬酸为强效消炎、镇痛、解热药。其消炎、镇痛、解热作用较阿司匹林强 20～50 倍。口服后 1～2 h 血中浓度达高峰，口服每次 0.5～1.0 mg/kg，儿童一次剂量不超过 25 mg，每天 3 次；

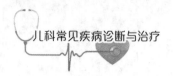

肌内注射同口服剂量，每天 1 次。

5. 尼美舒利

化学名为 4- 硝基 -2- 苯氧基甲烷磺酰苯胺，具有明显的抗炎、解热和镇痛作用。其机制如下：

①选择性抑制环氧化酶的活性。

②抑制白三烯产生。

③抑制蛋白酶活性。

④抑制炎症细胞因子介导的组织损伤。

⑤抑制自由基产生。

该药对发热、呼吸道感染、类风湿性关节炎等具有明显的治疗作用，不良反应发生率低。剂量为每次 2～5 mg/kg，每天 2 次，12 岁以上儿童最大剂量 1 次不超过 100 mg。

第二节　氧气疗法

氧气疗法，简称氧疗是儿科临床的重要治疗措施，正确的应用可有效地提高血氧分压改善机体的缺氧，应用不当不仅影响其效果，还可能带来各种危害。

一、氧疗的适应证

适应于可引起低氧血症或有组织缺氧者。如：各种原因所致的呼吸功能不全，包括呼吸系统疾病所引起的和其他系统疾病影响呼吸中枢者；循环功能不全，包括各种原因所致的心力衰竭及休克；严重贫血；循环血量不足，由于急性失血或脱水所致。

（一）临床指征

①发绀。

②烦躁不安，是严重缺氧的重要表现，常伴有心率加快。

③呼吸异常，包括呼吸过快、过缓、费力或新生儿期出现的呼吸暂停。

④休克、心力衰竭、颅高压综合征。

⑤严重高热或伴有意识障碍。

⑥严重贫血。

（二）血气指标

①动脉血氧分压（PaO_2）不足 8.0 kPa（60 mmHg）。

②动脉血氧饱和度（SaO_2）不足 90%。

（三）氧疗的作用

氧疗的作用是提高氧分压，改善人体的氧气供应，减轻因代偿缺氧所增加的呼吸和循环的负担。缺氧改善的指标为发绀消失，面色好转，患儿由烦躁转为安静、心率减慢，呼吸情况改善；血气指标为：PaO_2 维持在 $8.0 \sim 11.3$ kPa（$60 \sim 85$ mmHg）之间，SaO_2 超过 90%。新生儿、早产儿易有中毒倾向，PaO_2 以不超过 10.7 kPa（80 mmHg）为宜，而循环不良患儿组织缺氧明显，应尽量维持在 10.7 kPa（80 mmHg）以上。

二、常用氧疗方法

1. 鼻导管给氧

多用于中度缺氧的患儿。一般将鼻导管放入鼻内约 1 cm，氧流量一般按婴儿每分钟 0.5 L，学龄前儿童每分钟 1.0 L，学龄儿童每分钟 1.5 L，可使吸入氧浓度达 30% 左右。优点是简便、易行、舒适。缺点是吸入氧浓度不高（不足 30%），双侧鼻导管或双侧鼻塞，可使吸入氧浓度明显升高，但缺点是鼻腔堵塞，不易让患儿接受，而且患儿张口呼吸，使吸氧效果受影响。

2. 面罩给氧

分开放式面罩和闭式面罩两种，小儿一般用开放式面罩，使用时将面罩置于口鼻前略加固定，不密闭，口罩距口鼻位置 $0.5 \sim 1.0$ cm，氧流量宜大于 5 L/min，以免造成罩内 CO_2 潴留。吸氧浓度（FIO_2）可达 $40\% \sim 50\%$。此法优点是简单、方便，可获较大吸氧浓度；缺点是面罩位置不易固定，影响吸氧浓度且耗氧量大。

3. 头罩给氧

用有机玻璃制成，整个头部放在内，用于婴幼儿或不合作的患儿，应注意防止患儿皮肤受损。氧流量为 $4 \sim 6$ L/min，FIO_2 可达 $50\% \sim 60\%$。优点是舒适、氧浓度可依病情调节，并可保持一定湿度。缺点是不适应发热或炎热季节使用，耗氧量大。

4. 持续呼吸道正压给氧（CPAP）

CPAP 是在自主呼吸的前提下给予呼气末正压，目的是防止肺内分流（动静脉短路），纠正严重的低氧血症。应用指征是当严重的低氧血症用普通吸氧方式且 FIO_2 超过 60% 而仍不能达到氧疗目标。临床用于 RDS、ARDS、肺出血、肺水肿以及机械呼吸停机前的过渡。

三、氧疗的注意事项

1. 解决小儿的缺氧不能只靠供氧

除原发病的治疗外，在给氧的同时，还应特别注意改善循环功能和纠正贫血。

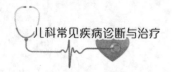

2. 氧气需湿化

不论何种方式给氧，氧气均需湿化，即吸入前必须经过湿化水瓶。

3. 慢性呼吸功能不全患儿

长期的二氧化碳潴留已不能刺激呼吸，缺氧是刺激呼吸的主要因素。要防止给氧后由于缺氧刺激的解除而引起呼吸抑制，故一般只给小流量、低浓度氧气吸入，必要时检查血液 $PaCO_2$ 以防二氧化碳潴留加重引起的昏迷。

4. 预防氧疗的不良反应发生

当患儿缺氧情况好转后，应及时停止吸氧。不恰当的过高浓度（60% 以上）、过长时间（24 h 以上）吸氧，特别是应用呼吸机时，要注意氧中毒。

5. 氧气治疗应特别注意安全

治疗环境内要防火、防油，平时要检查氧气开关，勿使漏气。

四、氧疗的不良反应

1. 氧中毒肺损害

长期高浓度吸氧（FIO_2 超过 60%）可造成中毒性肺损害。临床表现为呼吸困难、胸闷、咳嗽、咯血、呼吸窘迫等。病理改变为肺泡壁增厚、肺间质水肿、炎性细胞浸润，肺泡上皮增生，黏膜纤毛功能抑制，肺透明膜形成等。此种损害在大儿童是一种可逆性的，降低 FIO_2 可恢复。但在新生儿和早产儿则是不可逆的肺损害，导致"支气管肺发育不良"。一般主张吸氧浓度为轻、中度缺氧为 30%～40%，严重缺氧为 50%～60%，FIO_2 超过 60% 的高浓度吸氧不超过 24 h，纯氧吸氧不超过 6 h，病情好转后及时降低吸氧浓度。

2. 晶状体后纤维增生

动脉血氧分压持续高于正常（PaO_2 超过 13.3 kPa）致视网膜动脉 PO_2 持续增高，对体重小于 2000 g 的早产儿可造成晶体后纤维增生症。

第三节　雾化吸入疗法

雾化吸入疗法是通过特定方式将药物溶液或粉末分散成微小的雾滴微粒，使其悬浮于气体中，然后吸入呼吸道以达到治疗的目的。近年来，雾化疗法进展很快，特别是对呼吸道感染、哮喘的治疗，疗效明显。

一、影响雾化吸入效果的主要因素

雾化吸入的理想效果是药物雾化微粒能沉着在需治疗的各级支气管而产生药理作用，而药物雾化微粒的沉着与以下因素有关。

1. 药物雾化微粒的大小

药物微粒的气体动力学直径（即微粒的物理直径与密度平方根的乘积）是影响其沉着部位的重要因素。直径在 $1 \sim 5$ μm 的气雾微粒最容易在下呼吸道沉着。直径小于 1 μm 时，易随呼吸运动呼出，而直径大于 5 μm 时，则易沉着在上呼吸道。

2. 患儿呼吸的模式

快而浅的呼吸，气体吸入速度快（如哮喘急性发作时），药物雾化微粒沉着在上呼吸道的数量增多，沉着在下呼吸道的数量减少，故治疗效果不佳。相反，缓慢而深的呼吸能使沉着肺泡和终末细支气管的药物雾化微粒数量增多，在吸气末做短暂屏气 $1 \sim 2$ s 后，可使沉着量增多，从而提高雾化吸入治疗效果。因此，理想的呼吸模式应该是在功能残气位（即平静呼气后）缓慢深吸气，并在吸气末做屏气，以增加药物微粒由于自身重力沉着于下呼吸道的量。在做雾化吸入时，特别是使用定量雾化吸入时，应教会患儿这种呼吸形式。

3. 雾化药物的理化性状

气管和支气管黏膜表面覆盖着假复层柱状纤毛上皮细胞，纤毛运动可将气道内的异物或分泌物运动至气道管口咳出，使呼吸道始终保持清洁通畅，对肺起着积极的防御作用。因此，用作雾化的药物除无刺激性外，还必须要有适合的温度和 pH，如果药液的 pH 小于 6.5，纤毛运动会停止。

二、雾化吸入的优点

1. 起效快、疗效好

药物随气体直接进入呼吸道，很快作用于气管内的各种神经受体，解除呼吸道痉挛；同时由于是局部用药，药物浓度大，疗效迅速，缩短治疗时间。

2. 用药量小，不良反应少

雾化吸入疗法的药物剂量，仅是全身用药量的 $1/5 \sim 1/2$，有利于节省药物，减少对全身的毒性反应。

3. 湿化、清洁呼吸道

使用药物溶液经雾化后吸入，可保持呼吸道应有的湿度和湿化的程度，解除支气管痉挛，减少气道阻力，清洁呼吸道分泌物，有利于分泌物的排出。

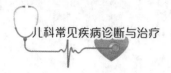

三、雾化吸入器的类型及使用方法

1.超声雾化吸入器

由振荡器和雾化装置两部分组成，振荡器产生电磁振荡，经电缆接到雾化装置中的压电晶片上，在高频电压作用下，产生同频率的轴向振动，使电磁能转变为机械能，产生超声波。由于超声波在液体表面的空化作用，破坏液体表面的张力和惯性而产生雾滴，其雾滴大小与振荡频率成反比，频率越高，雾滴越小。频率在 1.5 Hz 时，超声雾化器产生雾滴的直径 25% 在 2.5 μm 以下，65% 在 2.5～5.0 μm，即 90% 左右的雾滴直径在 5 μm 以下，能直接吸入终末细支气管和肺泡，因此该频率最适合临床雾化吸入治疗的要求。

2.气动雾化器

利用压缩空气作为动力，当气体向一个方向高速运动时，在其后方或四周形成负压，在其前方由于空气阻力而产生正压，使药液通过喷射器的细管成雾状喷出，雾粒运动的速度行程与气源压力成正比，雾粒的粗细、雾量的大小与气源压力、喷射器细管的直径、前方受阻物质的表面形态、粗细的过滤程度、液体的黏稠度等因素有关。一般气体需 3～5 kg，若用氧气作气源则氧流量需每分钟 8～10 L。此类雾化器的优点是仅要求患儿用潮气量呼吸，不需特殊的训练，对儿童较适合，对 3 岁以下的婴幼儿可辅以面罩吸入。缺点为耗氧量大，且雾滴的大小受气源量的影响较大。

3.手压式定量雾化器

药物溶解或悬浮在液体混合推进剂内，放在密封的气筒内，内腔高压，当按压雾化器顶部时，利用其氯氟碳引发正压力，药物即由喷嘴喷出。一般雾滴直径为 2.8～4.3 μm。目前临床上主要用于哮喘患儿，常用的有必可酮、喘乐宁等。但此雾化需医护人员用手操作，且需熟练掌握使用技巧，故婴幼儿使用时，往往达不到理想的效果，现在特设计了一种贮雾器，可弥补这一不足。

4.碟式吸纳器

这是一种用以装有干粉末吸入药物，帮助其被吸入呼吸道的干粉雾化吸入器，临床常用的产品为"旋达碟"，常用于治疗哮喘，其他常用药物有必酮碟、喘宁碟等，适用于儿童。

5.呼吸激动定量干粉吸入器

Astra 公司最近推出的吸入器，商品名为"都保"。将药物放在有一特殊开口的药瓶中，药物通过开口在患儿吸气时进入呼吸道，3 岁以下儿童使用较困难。

四、雾化治疗的常用药物

（一）平喘药

目前世界上哮喘治疗方案都采用吸入治疗。比较常用的药物有必可酮、喘乐宁气雾剂和特布他林气雾剂等。

（二）抗微生物药物

1. 抗生素

目前普遍认为，多数抗生素制剂本身对气道有刺激作用，可导致气管痉挛，而且其抗菌效果不佳并容易产生耐药性等。临床上普遍认同的抗生素有庆大霉素、卡那霉素、新霉素等。也可用青霉素、苯唑西林、异烟肼等，其雾化剂量以常用肌内或静脉注射剂量的 1/4～1/2 计算。

2. 抗真菌药

常用抗真菌药有两性霉素（0.25～0.50 mg/d，浓度为 0.025%～0.1%）、制霉菌素（5 万 U/ 次）等。

3. 抗病毒药

临床上常用的抗病毒药有利巴韦林和干扰素等，剂量为：利巴韦林，每天 10～20 mg/kg，分 2～4 次，共 5 d；干扰素，2 万 U/ 次，每天 2 次。

（三）祛痰药

祛痰药经雾化吸入有局部刺激作用，且长期吸入可溶解肺组织，故应尽量少用。对一般黏稠痰液，可用生理盐水或 2%～4% 碳酸氢钠雾化，利用其高渗性吸收水分，使痰液变稀，利于咳出或吸收。如果无效，可试用糜蛋白酶，每次 1～2 mg。

（四）其他药物

除上述药物外，临床上还应用了许多药物治疗疾病均有一定的疗效。如酚妥拉明、硝普钠、呋塞米等吸入治疗哮喘；雾化吸入维生素 K_3、肝素、利多卡因等治疗毛细支气管炎；板蓝根、鱼腥草治疗上呼吸道感染；雾化吸入初乳分泌型蛋白 A 可治疗病毒性肺炎等。总之，雾化吸入药物的选择应根据病情加以选择。

五、雾化吸入的不良反应

常见不良反应有：支气管痉挛引起的低氧血症；雾化器的污染和交叉感染；雾化吸入时的过度增湿和体温调节障碍；其他如口腔干燥、咽痛、声嘶及霉菌感染等，一般不影响治疗。

第四节　液体疗法

一、液体疗法常用溶液及其配制

张力一般是指溶液中电解质所产生的渗透压，与正常血浆渗透压相等为 1 个张力，即等张；高于血浆渗透压为高张；低于血浆渗透压为低张。常用的溶液包括非电解质和电解质溶液。

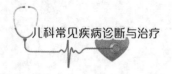

（一）非电解质溶液

常用的 5% 的葡萄糖溶液为等渗液，10% 的葡萄糖溶液为高渗溶液。但葡萄糖输入体内后，逐渐被氧化成二氧化碳和水，或转变成糖原而储存在肝内，失去其渗透压的作用，因此在液体疗法时视各种浓度的葡萄糖为无张力溶液。5% 或 10% 的葡萄糖溶液，主要用以补充水分和部分热量，不能起到维持血浆渗透压的作用。

（二）电解质溶液

电解质溶液主要用以补充所丢失的体液、所需的电解质，纠正体液的渗透压和酸碱平衡失调。

1. 等张液

0.9% 的氯化钠溶液（生理盐水）和复方氯化钠溶液（Ringer 溶液）均为等张液。在生理盐水中含 Na^+ 和 Cl^- 均为 154 mmol/L，其产生的渗透压与血浆相近，为等渗液。但与血浆中的 Na^+（142 mmol/L）和 Cl^-（103 mmol/L）相比 Cl^- 含量相对较多，故大量输入体内可致血氯升高，血浆 HCO_3^- 被稀释，造成高氯性及稀释性酸中毒（尤其在肾功能不佳时）。复方氯化钠溶液除氯化钠外尚含与血浆含量相同的 K^+ 和 Ca^{2+}，其作用及缺点与生理盐水基本相同，但大量输入不会发生稀释性低血钾和低血钙。

2. 碱性溶液

主要用于纠正酸中毒，常用的有以下几种：

（1）碳酸氢钠溶液

可直接增加缓冲碱，纠正酸中毒的作用迅速。市售的 5% 的碳酸氢钠为高渗溶液，可用 5% 或 10% 的葡萄糖溶液稀释 3.5 倍，配制成 1.4% 的碳酸氢钠溶液，即为等渗溶液。在抢救重度酸中毒时，可不稀释直接静脉注射，但不宜多用。

（2）乳酸钠溶液

须在有氧条件下，经肝脏代谢产生 HCO_3^- 而起作用，显效较缓慢。在肝功能不全、缺氧、休克、新生儿期及乳酸潴留性酸中毒时，不宜使用。市售的 11.2% 的乳酸钠溶液，稀释 6 倍配制成 1.87% 的乳酸钠溶液，即为等渗液。

3. 氯化钾溶液

用于纠正低钾血症。制剂为 10% 的溶液，静脉滴注稀释成 0.2%～ 0.3% 浓度。不可静脉直接推注，以免发生心肌抑制而死亡。

4. 氯化铵

制剂为 0.9% 的等张液。NH_4^+ 在肝内与二氧化碳结合成尿素，释出 H^+ 及 Cl^-，使 pH 下降。心、肺、肝、肾功能障碍者禁用，可用于纠正低氯性碱中毒。

（三）混合溶液

将各种不同渗透压的溶液按不同比例配成混合溶液，目的是减少或避免各自的缺点，而更适合于不同情况液体疗法所需要，几种常用混合溶液简便配制方法，见表4-1。

表4-1　几种常用混合溶液简便配制方法

混合溶液种类	张力	加入溶液/mL			
		5%或10%葡萄糖	10%氯化钠	5%碳酸氢钠	或11.1%乳酸钠
等张糖盐溶液	1	500	45	—	—
1∶1糖盐溶液	1/2	500	22.5	—	—
1∶2糖盐溶液	1/3	500	15	—	—
1∶3糖盐溶液	1/4	500	11	—	—
1∶4糖盐溶液	1/5	500	9	—	—
2∶1液	1	500	30	47	30
3∶4∶2液	2/3	500	20	33	30
3∶2∶1液	1/2	500	15	24	15

（四）口服补液盐（ORS）

口服补液盐是世界卫生组织推荐用来治疗急性腹泻合并脱水的一种溶液，经临床应用取得了良好效果。其理论基础是基于小肠的 Na^+– 葡萄糖耦联转运吸收机制，小肠上皮细胞刷状缘的膜上存在着 Na^+– 葡萄糖共同载体，此载体上有 Na^+– 葡萄糖两个结合位点，当 Na^+– 萄糖同时与结合位点相结合时即能运转、并显著增加钠和水的吸收。

其配方为氯化钠 3.5 g，碳酸氢钠 2.5 g，枸橼酸钾 1.5 g，葡萄糖 20.0 g，加水 1000 ml 溶解。此溶液为 2/3 张，总渗透压为 310，其中葡萄糖浓度为 2%，有利于 Na^+ 和水的吸收，Na^+ 的浓度为 90 mmol/L，适用于纠正累积损失量和粪便中的电解质丢失量，也可补充钾和纠正酸中毒。

二、液体疗法

液体疗法是儿科医学的重要组成部分，目的是通过补充不同种类的液体来纠正、电解质和酸碱平衡紊乱，经恢复机体的正常的生理功能。具体实施时要充分考虑机体的调节功能，不宜过于繁杂，根据病情变化及时调整治疗方案。制订体液疗法的原则应简单化、个体化，补充体液的方法包括口服补液法和静脉输液法两种。

（一）口服补液法

口服补液法适用于轻度或中度脱水无严重呕吐的患儿。有明显休克、心肾功能不全或其他严重

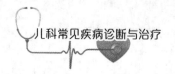

并发症以及新生儿不宜口服补液。口服补液主要用于补充累积损失量和继续损失量。补充累积损失量轻度脱水 50～80 ml/kg，中度脱水 80～100 ml/kg，每 5～10 min 喂 1 次，每次 10～20 ml，在 8～12 h 内喂完。继续损失量按实际损失补给。口服补液盐含电解质较多，脱水纠正后宜加入等量水稀释使用，一旦脱水纠正即停服。口服补液过程中要密切观察病情变化，如病情加重则随时改用静脉补液。

（二）静脉补液

静脉补液适用于中、重度脱水伴严重呕吐的患儿。主要用于快速纠正水、电解质平衡紊乱、以小儿腹泻为例，入院后第一天补液量包括累计损失量、继续损失量、生理需要量 3 个部分，具体实施时应做到"三定"（定量、定性、定速）、"三先"（先盐后糖、先浓后淡、先快后慢）及"两补"（见尿补钾、惊跳补钙）。

1. 积累损失量

即发病后水和电解质总的损失量。

（1）补液量

根据脱水程度决定，轻度脱水为 30～50 ml/kg，中度脱水为 50～100 ml/kg，重度脱水100～120 ml/kg，先按 2/3 量给予，学龄前及学龄小儿补液量应酌减 1/4～1/3。

（2）输液种类

根据脱水的性质决定，低渗性脱水补给 2/3 张含钠液，等渗性脱水补给 1/2 张含钠液，高渗性脱水补给 1/3～1/5 张含钠液。若临床上判断脱水性质有困难时，可先按等渗性脱水处理。

（3）补液速度

累计损失量应于 8～12 h 补足，每小时 8～10 ml/kg。伴有明显周围循环障碍者开始应快速输入等渗含钠液（生理盐水或 2∶1 液），按 20 ml/kg（总量不超过 300 ml）30 min 至 1 h 内静脉输入。低渗性脱水输液速度可稍快，高渗性脱水输液速度宜稍慢，否则易引起脑细胞水肿，发生惊厥。

2. 继续损失量

在液体疗法实施过程中，腹泻和呕吐可继续存在，使机体继续丢失体液，此部分按实际损失量及性质予以补充。腹泻患儿一般按 10～40 ml/（kg·d）计算，用 1/3～1/2 张含钠液于 24 h 内均匀静脉输液，同时应注意钾的补充。

3. 生理需要量

要满足基础代谢的能量需要，婴幼儿按 230.12～251.04 kJ/（kg·d）计算。液体量按每代谢 418 kJ（100 kcal）热量需要 120～150 ml 水计算，禁食情况下为满足基础代谢需要，供应液量60～80 ml/（kg·d）。可用生理维持补液补充（1∶4 液加 0.15% 的氯化钾）。

液体总量包括以上 3 个方面，即累积损失量、生理需要量和继续损失量，也是第一天补液量。

根据脱水程度确定补液量，根据脱水性质确定液体的成分和张力。第 2 d 及以后的补液主要是补充继续损失量和生理需要量，继续补钾，供给热量。一般能够口服者尽量口服补液。若仍需静脉补液者将这两部分量相加于 12 ～ 24 h 内均匀输入。

三、几种特殊情况的液体疗法原则

（一）婴幼儿肺炎液体疗法

1. 体液、代谢特点

婴幼儿重症肺炎常有不同程度水、电解质和酸碱平衡紊乱。

①高热、退热后大量出汗、呼吸增快或伴有吐泻均可引起脱水，一般为高渗性或等渗性脱水。

②通气换气障碍，CO_2 排出减少可引起呼吸性酸中毒，呼吸增快、过度通气可引起呼吸性碱中毒，组织缺氧，酸性代谢产物增加有可引起代谢酸中毒，故常表现为混合性酸碱平衡紊乱。

③肺炎常伴有心力衰竭、水钠潴留。

2. 补液的方法

一般情况下，尽量口服补液，适当勤给水，可起湿润口腔、咽喉黏膜作用，对稀释呼吸道分泌物有利。

（1）静脉补液

①婴幼儿肺炎如无明显体液紊乱表现，只需要静脉滴注给药时，可用 10% 的葡萄糖溶液，20 ～ 30 ml/（kg·d）。

②如不能进食或进食不足者总量应按生理需要量补给，为 60 ～ 80 ml/（kg·d），有发热呼吸增快者适当增加，用生理维持液于 12 ～ 24 h 均匀静脉滴注。

③呼吸性酸中毒或碱中毒重点是原发疾病的治疗，改善肺的通气与换气功能，病情严重发生失代偿性呼吸性酸中毒或合并代谢性酸中毒时，可酌情使用碳酸氢钠，一般先给总量的 1/2，再根据病情变化、化验结果调整使用。

④肺炎合并腹泻、脱水时补液量按总量的 3/4 给予，速度稍慢。

⑤有心力衰竭患儿，除强心利尿外，应适当减少液体量和含钠量。

（二）新生儿液体疗法

1. 体液、代谢特点

新生儿肾脏发育尚不完全成熟，调节水、电解质和酸碱平衡能力较差，容易发生水、电解质平衡紊乱，而脱水、代谢性酸中毒临床表现却不明显，故应密切观察病情变化。新生儿体液代谢的特点：

①体液总量高，占体重的 70% ～ 80%。

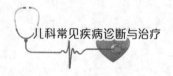

②新生儿生后头 2 d 内水的需要量较少，第 3～5 d 为 60～80 ml/（kg·d），1 周时达约 100 ml/（kg·d），1 周后 120～150 ml/（kg·d）。

③生后头几天血钾、氯、乳酸、有机物均稍高，血钠偏低，且波动范围大。

④新生儿所需能量生后第一周 60 kCal/（kg·d），第 2 周后逐渐增至 100～120 kCal/（kg·d）。

2. 补液的方法

①尽量不静脉补液。

②新生儿补液时可按体温每升高 1 ℃，不显性失水增加 10 ml/kg，光疗时水的需要量每天增加 14～20 ml/kg 计算。

③新生儿腹泻脱水时，输入液量按婴儿腹泻量的 2/3，给予 2/3～1/3 张液体，一般全日量宜在 24 h 内匀速滴注以免引起心力衰竭。

④有明显代谢性酸中毒时宜选用 1.4% 的碳酸氢钠。

⑤生后 10 d 内新生儿由于红细胞破坏多通常不必补钾。新生儿宜发生低钙血症、低镁血症，应及时补充。

（三）营养不良液体疗法

1. 体液、代谢的特点

营养不良时，患儿皮下脂肪少，脱水估计程度易于偏高；腹泻脱水时多为低渗性脱水；大多有低钾、低钙、低镁、肝糖原贮存不足，易致低血糖；细胞外液相对较多，心、肾功能差。输液量不宜过多，输液速度不宜过快。

2. 补液的方法

①营养不良的患儿多有血糖、血浆蛋白偏低，故补液时应注意补充热量和蛋白质。

②合并腹泻脱水时补液总量比一般腹泻减少 1/3，以等张或 2/3 张含钠液为宜，以 24 h 内均匀输入为妥，一般为 3～5 ml/（kg·h）。

③扩充血容量后宜及时补钾，给钾时间约持续 1 周，同时早期补钙，尤其是合并佝偻病的患儿。

④缺镁时，可给 25% 的硫酸镁每次 0.2 ml/kg，每天 2 次，深部肌内注射 1～3 d，还可用维生素 B_1 50～100 mg 肌内注射，每天 1 次。

第五节　小儿静脉营养

静脉营养，又称肠外营养，是指患儿在不能进食情况下，每日所需营养素全部由肠道外即静脉途径供给。

一、指征

新生儿禁食 3 d 以上，婴儿及儿童禁食 3～5 d 以上就有应用指征，常用于以下情况：

①先天性消化道畸形：如食道闭锁、肠闭锁、肠逆转不良和肠扭转、胎粪性腹膜炎、腹裂、脐膨出、巨结肠伴肠炎、膈疝。

②短肠综合征。

③消化道瘘。

④高代谢状态：如严重创伤或烧伤。

⑤低体重儿、极低体重儿、呼吸窘迫综合征。

⑥难治性婴儿腹泻。

⑦严重急性消化道疾病：如胰腺炎、坏死性小肠结肠炎、假膜性小肠结肠炎。

⑧严重吸收不良。

⑨恶性肿瘤：尤其指受腹部放疗或化疗引起严重恶心和肠功能紊乱。

⑩肾功能衰竭。

⑪骨髓或器官移植。

⑫炎症性肠病：如克罗恩病、溃疡性结肠炎。

⑬特殊情况：如心源性厌食、肝衰竭、严重感染。

二、静脉营养途径选择

输入途径分经周围静脉和经中心静脉。

1. 周围静脉

经四肢或头皮等浅表静脉输入的方式。一般适合短期应用（指 1 个月）或开始应用 PN 的患儿。采用 22 G 或 24 G 一次性穿刺针，静脉一般能保留 3～5 d，如采用普通头皮钢针只能保留 1～2 d。周围静脉营养输入的优点是操作简单，便于护理，并发症少。但液体易外渗于皮下，局部组织坏死发生率高。长期用周围静脉输注高渗的营养液可引起周围静脉炎。应注意输入葡萄糖浓度不足13%，总液量应均匀输入，最好 24 h 维持，由电脑输液泵控制。

2. 中心静脉

经颈内、锁骨下及股静脉等穿刺插管置管进入上腔或下腔静脉的输入方法。其优点是置管时间可长达 1 个月以上，可输入高渗液体，葡萄糖浓度可达 25%，可供足量热卡。缺点为导管需有专人护理，每 48 h 更换导管插入部敷料，不得经输入营养液的导管抽血或推注抗生素，可引起败血症、大出血、血栓、心律失常等并发症。

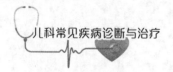

三、营养液的组成及每日需要量

PN 成分目前包括氨基酸、脂肪乳剂、碳水化合物、电解质、维生素、微量元素和水。

1. 热量与液体需要量

（1）液体量

早产儿、新生儿每日 120～160 ml/kg（出生 1 周内除外）；婴儿每日 80～120 ml/kg；儿童每日 60～80 ml/kg。其他可视情况增减。

（2）热量

国外一般推荐用每日 376～418 kJ/kg，包括基础代谢、生长、大便丢失、寒冷刺激、活动及食物的特殊动力的需要。因 PN 小儿无需食物的特殊动力，且大便无或很少等因素，结合我们临床应用经验，热量摄入达到每日 251～335 kJ/kg，且氮：热量比例合适 [1:（200～300）]，可获得正氮平衡及体重增加。

2. 氨基酸

小儿氨基酸配方根据小儿代谢特点设计，不仅含苏氨酸、蛋氨酸、苯丙氨酸、赖氨酸、色氨酸、亮氨酸、异亮氨酸、缬氨酸八种必需氨基酸，且还含有对小婴儿必需的胱氨酸、组氨酸、酪氨酸等。如小儿大于 2 岁也可应用其他平衡营养型氨基酸配方。氨基酸临床应用剂量：早产儿、新生儿及婴儿为每日 2～3 g/kg；儿童每日 1.5-2.0 g/kg；输注时应缓慢滴注，过快会出现消化道症状，极个别有过敏反应。

3. 脂肪乳剂

重要的非蛋白热源，由大豆油或红花油、卵磷脂或大豆磷脂、甘油和水组成。目前有 10% 和 20% 两种浓度，10% 脂肪乳剂 1 ml=4.6 kJ，20% 脂肪乳剂 1 ml=8.4 kJ，一般与碳水化合物（常用葡萄糖）联合使用，两者热量比（脂肪：碳水化合物）为 1:（1～3）。德国还推出一种含 50% 中链脂肪酸和 50% 长链脂肪酸的脂肪乳剂，因中链脂肪酸进入线粒体进行 β-氧化，不需卡尼汀作为载体，而长链脂肪酸则需要。新生儿、早产儿或危重病人，由于肝功能不成熟或受损，常可致卡尼汀合成障碍，故 PN 时选用含中链脂肪酸的脂肪乳剂可能更合理。脂肪乳剂应用剂量，早产儿、新生儿及婴儿为每日 1～3 g/kg，儿童每日 1～2 g/kg。应用脂肪乳剂时要注意：

①输注时间应超过 16 h，最好采用全营养混合液 24 h 均匀输注。

②定期监测血脂、血小板，避免高脂血症的发生。

③有黄疸（新生儿总胆红素超过 10 mg/dl）、出血倾向或凝血功能障碍、严重感染等情况时，脂肪乳剂应减量使用或停用。

4. 电解质

包括钠、钾、氯、钙、磷、镁。推荐每日需要量：钠 3～4 mmol/kg，钾 2～3 mmol/kg，氯 3～4 mmol/kg，镁 0.125～0.25 mmol/kg，钙、磷的需要量见（表 4-2）。当然根据测定值及疾病状态还可作适当调整。一般加入葡萄糖或氨基酸中使用。钙磷一起使用会引起磷酸钙沉淀，与溶液 pH、温度及钙磷浓度有关，故钙磷应分开交替作用。

表 4-2　钙、磷推荐剂量

葡萄糖酸钙 /（mg·kg^{-1}·d^{-1}）		磷 /（mmol·d^{-1}）
早产儿	300～500	1～1.5
足月儿	300～400	1～1.5
婴儿及儿童	100～200	1.0

5. 维生素

包括水溶性维生素和脂溶性维生素。目前国内外均有水溶性维生素和脂溶性维生素的复合制剂，也有小儿专用的，使用时只需将水溶性维生素加入葡萄糖或氨基酸（注意不与脂肪乳剂相混合，用时应避光，可用深色纸包在玻璃瓶外）；脂溶性维生素加入脂肪乳剂中使用。具体推荐量见表 4-3。

表 4-3　小儿 PN 时维生素需要量

维生素		足月新生儿和儿童需要量/d^{-1}	早产儿需要量/kg^{-1}
脂溶性维生素	A/μg	700.0	280.00
	E/mg	7.0	2.80
	K/μg	200.0	80.00
	D/μg	10.0	4.0
水溶性维生素	维生素 C /mg	80.0	32.00
	维生素 B$_1$/mg	1.2	0.48
	维生素 B$_2$/mg	1.4	0.56
	维生素 B$_6$/mg	1.0	0.40
	维生素 PP/mg	17.0	6.80
	泛酸盐 /mg	5.0	2.00
	生物素 /μg	20.0	8.00
	叶酸盐 /μg	140.0	56.00
	维生素 B$_{12}$/μg	1.0	0.40

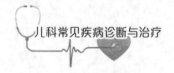

6.微量元素

在长期应用全肠道外营养的患儿中已有缺锌、铜、镁、硒等报道，一般 TPN 大于 1 周，应常规补充微量元素，需要量见表 4-4。目前国内已有小儿专用微量元素复合制剂，大大方便了临床应用，但还应定期监测微量元素。

表 4-4 小儿静脉营养时微量元素每日需要量

微量元素	婴儿		儿童/（μg·kg^{-1}）
	早产儿/（μg·kg^{-1}）	足月新生儿/（μg·kg^{-1}）	最大剂量/μg
锌	400.0	250（<3 kg） 100（>3 kg）	50.00（5.000）
铜	20.00	20.00	20.00（300）
硒	2.00	2.00	2.00（30）
铬	0.20	0.20	0.20（5.0）
镁	1.00	1.00	1.00（50）
钼	0.25	0.25	0.25（5.0）
碘	1.00	1.00	1.00（1.0）

传统的静脉营养输液以多个玻璃瓶为容器，经一条或数条输液管同时相继输入。经研究发现只要按一定配制程序，控制好电解质浓度，可将包括脂肪乳剂在内的所有营养成分混合后输入，即"全合一"营养液。其特点为一次性在无菌条件下完成配制，减少了营养液的污染机会。提高营养支持效果，因为氨基酸与非蛋白热量同时输入，可提高氮的利用。减少并发症的发生，如高血糖等。简化护士操作，便于管理。

四、并发症及处理

并发症分为机械性、感染性和代谢性。

1.机械性

主要发生在中心静脉插管时，如导管异位、气胸、血胸、血管损伤、血肿形成等。

2.感染性

与中心静脉导管有关，目前国外报道发生率是 2.8%～6.4%，为尽可能减少导管有关的感染，应用中心静脉 PN 时，一定要有专人护理。若在中心静脉 PN 期间遇不明原因的发热，应想到导管感染，立即做血培养，导管可旷置或拔除（如拔除导管应送培养），并应用抗生素至少 2 周。

3.代谢性

（1）高血糖、低血糖

高血糖主要发生于早产儿、新生儿 PN 时，因葡萄糖开始剂量偏大，小儿不耐受所致。开始剂量早产儿每分钟 8 mg/ kg，足月儿每分钟 10 mg/kg，如耐受，可逐渐增量。

（2）代谢性酸中毒

主要是小儿 PN 时氨基酸选用含氯离子高的品种（如 11- 氨基酸 912，18- 氨基酸 500 等），引起高氯性酸中毒。目前国内外均有小儿专用的氨基酸注射液商品，不仅配方合理，且不含氯离子，可避免高氯性酸中毒，故小儿 PN 时应首选小儿专用氨基酸注射液。

（3）高脂血症

主要是脂肪乳剂应用剂量过大（每日超过 4 g/kg）或 1 d 量短时间内输入（不足 4 h）造成单位时间内脂肪超载所致，因此小儿脂肪乳剂应用剂量应每日不足 3 g/kg，连续滴注 16 h 以上。

（4）贫血

由于 PN 超过 10 d 未及时补充铁、叶酸、维生素 B_{12} 和铜所致。小儿 PN 时，尤其是早产儿、新生儿因体内储备少，应常规补充上述营养素。

（5）低钙、低磷血症，骨骼脱钙和佝偻病

主要是未及时或充分补充钙、无机磷、维生素 D 所致，尤易发生于早产儿、新生儿或长期 PN 者。

（6）肝功能异常、胆汁淤积

发生原因至今不明，目前认为是多因素所致，包括禁食、早产、高热卡摄入、血氨基酸不平衡、微量元素缺乏、必需脂肪酸缺乏、感染等。目前对其无特殊处理，可试用的药物有苯巴比妥、庆大霉素、甲硝唑、缩胆素、谷氨酰胺等，严重患儿可做胆囊冲洗引流。强调预防，措施包括尽早恢复口服喂养，即使很少量（占总量 10%），也很有效。选用小儿专用配方，避免高热量，及营养素缺乏等。

五、监测

目的是评价静脉营养疗效和及时发现并发症。常用监测项目见表 4-5。

表 4-5　静脉营养监测项目

项目		第一周	以 后
临床体征	皮肤弹性，囟门	1 次 / 日	1 次 / 日
生长参数	体重	1～3 次 / 周	1～2 次 / 周
	头围	1 次 / 周	1 次 / 周
液体平衡	出入量	1 次 / 日	1 次 / 日
血常规检查	Hb+WBC+PLT	2～3 次 / 周	1～2 次 / 周

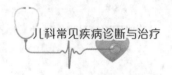

续表

项目		第一周	以 后
血液生化检查	N_a^+, K^+, CI^-	2次/周	1次/周
	Ca^{2+}, P^+, Mg^{2+}		p.r.n
	肝功能 +SGPT+Bi	1次/周	1次/1～2周
	总蛋白 +A/G	1次/周	1次/1～2周
	BUNq+Cr	1次/周	1次/1～2周
	血脂	p.r.n	p.r.n
尿液检查尿糖		1～2次/日	p.r.n

第六节　成分输血

成分输血是根据不同的需要，提供不同的血液成分，目前最常用者为浓缩红细胞悬液及血小板成分输血。优点有减少由于白细胞或血浆蛋白中的同种异体抗原所致的发热性非溶血反应；减少由于较大量输血而致的血容量负荷过重；减少输血后感染发生的机会。

一、指征

1. 浓缩红细胞悬液输血

（1）急性失血

由于患儿同时伴有血浆、血小板及凝血因子丢失，故在输红细胞悬液同时，应适当补充凝血因子及血小板。

（2）慢性贫血

慢性肾功能衰竭、球蛋白生成障碍性贫血、球形红细胞增多症、再生障碍性贫血、白血病、骨髓增生异常综合征等。

2. 血小板成分输血

主要用于因各种原因引起的骨髓衰竭而致的血小板减少。

①医源性骨髓衰竭：加强化疗或放疗。

②恶性肿瘤累及骨髓：如白血病、淋巴瘤、神经母细胞瘤及实体瘤骨髓转移或骨髓纤维化等。

③范科尼贫血及再生障碍性贫血。

④内皮细胞损害而致之血小板利用增加：如溶血尿毒综合征、血栓性、血小板减少性紫癜、坏

死性小肠结肠炎。

⑤弥散性血管内凝血。

⑥自身抗体引起之严重血小板减少症。

二、输血相关的副作用及处理

1.荨麻疹

真正原因尚不明，可能与受体对供体血浆中存在的水溶性抗原过敏有关。一旦发生，应给予盐酸苯海拉明 12.5～50 mg 口服，地塞米松 2～5 mg/ 次，静脉注射。在荨麻疹控制后再恢复输血。如以往输血后有荨麻疹史者，在输血前应用抗组织胺或肾上腺皮质激素外，最好接受洗涤过或冷冻过的红细胞输血，可减少反应。

2.发热性非溶血性反应

主要表现为输血时出现发热、寒战或出汗等。通过白细胞滤器或其他方法去除白细胞的红细胞悬液可减少此反应。可用退热剂、肾上腺皮质激素。

3.迟发性输血反应

偶尔有些病例在接受 ABO 完全相合的输血后 3～10 d 发生溶血反应。临床表现较 ABO 不相合输血者为轻，但可产生明显贫血。抗人球蛋白试验阳性及发现新的红细胞抗体，即可证实诊断。应用碱性溶液如碳酸氢钠，碱化尿液，静脉注射给予肾上腺皮质激素，适量补液，应用甘露醇。必要时应用升压药，以维持血循环及防止尿量减少。一旦发生肾功能衰竭，即应进行血液透析。为防止此种反应，在作血型检查时，不仅应选择主要血型相合，而且亦应选择次要血型抗原相合者。

4.血小板输注产生"抗药"现象

输入血小板后，血小板计数并不像预计的那样增加。原因有非免疫机制：脾肿大、弥漫性血管内凝血及发热，使输入的血小板迅速破坏。同种异体免疫机制：血小板表面主要表现的同种抗原决定簇有 HLA-Ⅰ 型分子，ABO 血型抗原反应在血小板膜糖蛋白上的血小板特异性抗原。选择 HLA 相合的血小板输注，并选择单一供体的血小板防止"抗药"现象。

5.移植物抗宿主病

先天性免疫缺陷病及化疗或放疗后引起的继发性免疫缺陷患儿可发生这种输血相关的移植物抗宿主病，临床表现为输血后数周内发生消瘦、肝功能改变、发热、皮疹及腹泻等，死亡率高。免疫缺陷患儿应接受经过放射线照射 15～25 GY 的血制品，是防止这种并发症最有效的方法。

6.输血传播疾病

输血后肝炎（乙型及丙型肝炎病毒），其他感染尚有 EB 病毒、梅毒、疟疾、锥虫病、巴贝虫病及血丝虫病，故在上述疾病流行地区，选择供体时，亦应注意。

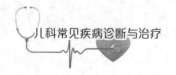

第七节　一般护理

一、环境

儿科门诊、病房均要展示童趣的特点。门诊过厅有动画，候诊环境有孩子活动设施。病房的建筑结构可以仿造童话世界；医护人员的服装生活化，有些治疗护理工作在相互游戏中完成。使孩子有愉快的就医环境。

二、休息与睡眠

孩子在患病期间，身体的消耗会增加，体力也会有所下降，调整好休息与睡眠，也是治疗方法之一。孩子在患病初期常有发热、头痛、腹痛、腹泻；浮肿、少尿；皮疹、瘙痒；呼吸急促、脉搏增快等临床症状。此时，均应卧床休息，待症状逐渐减轻后慢慢增加活动，对休息时间进行调整，还需要观察体征的变化、实验室检查的正常值。医护人员与家长、患儿共同讨论制定休息的方法，在实施过程中不断调整。

护士按病种、患儿情况、家长条件，选择合适的留住病室。每天都要进行护理评估。病室的环境舒适、温馨。病室温度在 18～22 ℃，室内光线柔和。允许患儿将喜欢的玩具带进病室；按患儿的年龄、病情，对需要留陪住的家长提供必要的设施，使患儿能安心休息和睡眠。保持患儿的精力，切实给患儿好下列护理措施：

①清洁皮肤：洗脸、漱口、洗脚、洗臀部。沐浴是预防患儿皮肤糜烂、压伤的最佳方法。病情许可的情况下要每天沐浴。

②需要时，用 35% 酒精擦背及按摩骨骼隆突部位，以促进血液循环，使患儿舒适。

③定时给大小便器及协助使用。患儿突然下地去厕所，可导致摔倒及病情加剧，应加以防止。

④喂饭、喂药、喂水等。

⑤定时变换体位。

⑥保持室内空气流通及温度舒适。

⑦按病情恢复的情况及患儿的年龄鼓励生活自理。

三、饮食

儿童患病期间因消耗增加，一般不应减少饮食的质和量，以正常喂养为原则。只有在因疾病需要试验膳食、治疗膳食时，必须按膳食管理实施。母乳是初生婴儿最好天然食品，婴儿出生后 4 个月后可逐步地换喂配方奶并添加辅食。经研究证明，应选用工业化生产的婴幼儿辅食，它的营养成分搭配均衡、密度大，适合婴幼儿生长发育的需要，但这种食品价格稍贵，到幼儿期可与自制食品搭配喂养，要纠正大人吃肉孩子喝汤的传统偏差，可以将肉、菜切碎给孩子吃，饭、菜的色香味俱全。婴幼儿时期有了良好的喂养基础，生长发育就得到了基本保证。患儿良好的饮食习惯也不容忽视。护士要为患儿创造良好的进餐氛围，年龄稍大的孩子，围坐圆桌进餐，也会减轻焦虑增进食欲。

四、游戏和学习

游戏是孩子最好的学习方法。在病情恢复期，患儿的体力有所恢复，可选择坐在床上的动手玩具，病情恢复再逐渐下地活动。孩子在游戏中思想集中、有创造力、还能与同伴相互交往，最重要的是减轻生病住院的压力，较快地融进医院患儿这个群体。住院也会使孩子耽误一些学习，可在志愿者的帮助下，在病房开展教学活动。护士利用儿童游戏的时间，观察并评估他们的生长发育水平，对健康保健知识的了解，以及对住院的情绪反应等。同时，运用玩具、绘画、图书、音乐或戏剧性的游戏活动，向患儿解释治疗和护理过程，并进行健康教育。

五、心理状态

患儿住院后护士必须首先了解他（她）心理及社会方面的需求，采取相应的护理措施，使患儿得到满足，以最佳心理状态接受住院治疗疾病。

向患儿父母及保育人员询问患儿的心理状态及有关情况，如患儿是否了解为什么住院，患儿的生活习惯以及喜欢什么玩具，平时用什么言辞或方式表达患儿的需要和要求，喜欢别人怎样称呼他（她）等等。经过这番询问，也能使患儿父母体会到医护人员对患儿的关心、负责、增强其信任感，有利于解除父母的疑虑，能密切配合医疗、护理工作。

根据患儿的年龄，用简单易懂的语言或其他方式，向患儿介绍医院的情况和生活制度，使患儿熟悉环境；介绍有关的医护人员，并说明日夜均会得到关心与照顾，介绍同室的其他患儿并逐渐熟悉，使患儿对新环境尽快适应，以减少焦虑心理。

爱护患儿尽量加强接触，在给患儿做护理时，与其亲切交谈，多加抚摸、微笑及呼其爱称，均可使患儿减少陌生及疑虑。对一些不声不响的患儿更要多关心爱抚。

做好各项护理工作，病室环境舒适、饮食安排可口、护理操作技巧熟练等，均能直接影响患儿的情绪。护士应有相应的知识、技术和技巧，除可使患儿心理上得到安慰，还可增强对医护人员的信任。

由于婴幼儿语言表达能力有限，部分年长儿也不能完全正确诉说，因此，对患儿要经常巡视，不仅要观察病情变化，而且要观察患儿的姿态，面部表情，动作等方面的变化。

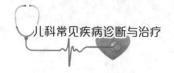

经过上述与家长及患儿的沟通，护士对健康教育要做出初步的评估。

六、采用整体护理模式

按护理程序的步骤完成临床护理。护理程序是由评估患儿的健康状况，列出护理诊断（或护理问题）、制定护理计划、实施护理计划和评价预期结果五个步骤组成，在实践过程中循环运用。

七、预防院内感染

不同年龄阶段小儿患病的种类、治疗的方法及护理多不相同，因此在儿科护理工作中要特别重视预防院内感染，并积极采取措施。在儿科病房应有消毒隔离设施，要严格执行清洁、消毒、隔离、探视及陪住等制度；对不同病种患儿应尽量分室住，同一病种患儿的急性期与恢复期也应尽量分开，患儿用过的物品经消毒处理后才能应用；而医护人员应注意个人卫生，衣帽整洁，特别是护理患儿前、后均应洗手。患感冒者不宜护理新生儿及未成熟儿；要积极开展健康教育，家长患感染性疾病时不应探视或陪住，可通过电话与孩子联系。

病房中发现传染患儿应及时隔离或转院，对患儿的污物、所住的病室要及时进行消毒处理，对曾与传染病患儿接触的易感儿进行管理、监测。在儿科病房中，对新生儿、早产儿、正在接受化学治疗的白血病患儿、肾病综合征患儿以及其他免疫功能低下的患儿，均应施行保护性隔离措施。

八、隔离分类及方法

隔离的目的是切断感染链中的传播途径，防止感染在患儿、工作人员和媒介物中扩散，并最终消灭或控制感染源。

（一）以类目为特点隔离系统又称为 A 系统

其中包括 7 类：严密隔离、接触隔离、呼吸道隔离、结核菌（病）隔离（AFB 隔离）、肠道隔离、引流物隔离、血液—体液隔离。

类目隔离指示卡有 7 种颜色：

黄色：严格隔离（严密隔离）。

橙色：接触隔离。蓝色：呼吸道隔离。

灰色：抗酸菌隔离（结核菌隔离）。

棕色：肠道隔离（粪—口隔离）。

绿色：引流物 / 分泌物隔离。

粉红色：血液 / 体液隔离。

1. 严密隔离

为预防高度传染性及致命性强毒力病原体感染而设计的隔离，目的为防止经空气和接触等途径的传播。用于白喉、肺鼠疫、天花、AIDS、播散型带状疱疹及病毒性出血热疾病的隔离。

①专用隔离室、关闭门窗，同种患儿可同居一室。

②凡进室内者要戴口罩、帽子、穿隔离衣。

③凡进室内者要戴手套。

④接触患儿或污染敷料及护理另一患儿前必须洗手。

⑤利器用后放入防水耐刺的容器内，统一回收处理。

⑥污染敷料在隔离室内立即装袋，在全部操作完成后，再将其放进隔离室外的另一袋中（双袋法），标记后运送焚烧炉焚烧。

⑦探视者有必要进入隔离室时，应先通知值班护士，采取必要的防护措施。

⑧采用黄色隔离标记。

2. 接触性隔离

为预防高度传染性有严重流行病学意义，并经接触途径（直接或间接）传播的感染而设计的隔离类型。采用这种隔离的主要疾病有：新生儿脓疱疮、播散性单纯疱疹，淋球菌眼结膜炎、风疹、狂犬病、白喉、大面积皮肤烧伤和创伤、婴幼儿急性咽炎、肺炎以及多重耐药菌株感染者及定植者。

①设隔离室：暴发流行时，同病种可同住一室。

②接近患儿时戴口罩、帽子。

③有可能污染时，应穿隔离衣。

④接触传染性物质时戴手套。

⑤接触患儿或可能污染的物品后，以及护理另一患儿前，必须洗手。

⑥污染物品应装袋标记，送焚烧或消毒清洗。

⑦探视者进入隔离室应通知值班护士。

⑧采用橙色隔离标记。

3. 呼吸道隔离

为防止传染病经空气中气溶胶（飞沫）短距离传播，而设置的隔离类型。隔离疾病有：麻疹、流行性腮腺炎、百日咳、流行性脑脊髓膜炎、肺炎、传染性红斑。

①设隔离室，同病种可同住一室。

②接近患儿戴口罩、帽子。

③不要求穿隔离衣。

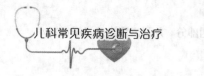

④不要求戴手套（除非接触传染性物品）。

⑤接触患儿或可能污染物品后及护理下一个患儿前要洗手。

⑥污染敷料应装袋、标记并送去焚烧或消毒清洗处理。

⑦探视者进入隔离室前应通知值班护士。

⑧采用蓝色隔离标记。

4. 结核菌（病）隔离（AFB 隔离）

针对结核患儿（痰涂片结核菌阳性或阳性的 X 光检查证实为活动性结核，包括喉结核。）而设计的隔离。婴幼儿肺结核一般不要求此类隔离，因很少咳嗽，其支气管分泌物中所含抗酸杆菌（AFB）也很少。

①要有特别通风的隔离室，门要关闭，可同种疾病居住一室。

②在密切接触患儿时应戴口罩。

③在防止工作服弄脏时才穿隔离衣。一般可不戴手套。

④接触患儿或污物后，或护理下一个患儿前洗手。

⑤用过的敷料装袋并标记送焚烧或清洗消毒处理。

⑥探视者入室内前应先通知值班护士。

⑦采用灰色标记。

5. 肠道隔离

此隔离主要用于通过直接或间接，接触感染性粪便而传播的疾病，目的是切断粪－口传播途径。施行这类隔离的主要疾病有霍乱、副霍乱、甲型肝炎、传染性腹泻、脊髓灰质炎、由肠道病毒引起的脑膜炎、坏死性肠炎、柯萨奇病毒感染，各种肠道病原体引起的胃肠炎。

①患儿状况差时可住隔离室，同种病原体感染可住同室。

②环境污染时或易沾污工作服时，需穿隔离衣。

③不要求戴口罩。

④接触污物时需要戴手套。

⑤接触污物与患儿后或护理下一个患儿前必须严格洗手。

⑥被粪便污染的物品要随时消毒或装袋，标记后送去焚烧或清洗消毒处理。

⑦室内应无蝇、无蟑螂。

⑧采用棕色标记。

6. 引流物—分泌物隔离

为防止直接或间接接触传染性脓液或分泌物的传染而设立的隔离。其中包括轻型皮肤伤口及烧伤感染（重型的归在接触隔离中）。需要隔离的疾病有：轻型脓肿、烧伤感染、结膜炎、小面积感染性溃疡、皮肤及伤口感染。

①不设隔离室。

②不要求戴口罩。

③有可能污染工作服时,才需要穿隔离衣。

④接触患儿或污物后及护理下一个患儿前要洗手。

⑤接触污染物质要戴手套。

⑥污染物品要装入有标记的污物袋内,封闭后送去焚烧或消毒清洗灭菌。

⑦探视者接触患儿前应通知值班护士。

⑧采用绿色标记。

7. 血液—体液隔离

血液—体液隔离是防止通过直接或间接接触传染性血液及体液的感染而设置的。适用于病毒性肝炎(乙肝、丙肝、戊肝)、艾滋病、疟疾、钩端螺旋体病、梅毒、回归热、登革热、黄热病及鼠咬热。

①同种病原感染者可同室隔离。患儿状况差,不能自理或出血不能控制和容易造成环境污染者应设单人隔离室。

②一般不必戴口罩。为防止血液、体液飞溅时应戴口罩及护目镜。

③在血液可能污染工作服时,应穿隔离衣。

④接触血液体液时需戴手套。

⑤在手与血液、体液接触或敷料可能接触后应立即洗手,必要时要进行手消毒。

⑥被血液、体液污染的敷料应装袋标记,送去焚烧或消毒清洗处理。

⑦注意防止针头、刀片等利器的刺伤。患儿用过的针头应放入防水耐刺的容器内,注明标记直接送去焚毁或无害化处理。

⑧被患儿血液、体液污染的地方,要即刻用含有效氯 2000 mg/L 的含氯消毒液消毒清洗。

⑨探视者接触患儿前,应先与值班护士联系。

⑩采用红色标记。

(二)以疾病为特点的隔离系统

即根据每种疾病的需要而采取的隔离措施,也称 B 系统隔离。各种疾病的预防措施,是依据美国疾病控制中心,将分泌物、渗出物、排出物、体液和脑脊液分为传染的或可能传染的建议拟定的,并采用了相应的隔离措施提示卡。

(三)体内物质隔离系统(法)

体内物质隔离法是依据其具有的传染性物质而制定的隔离方法。即对血液和体液实施全面的屏

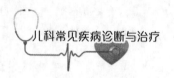

障隔离。体内物质隔离法隔离的对象为："所有"患儿，不管对象是已知或未知为血液或体液感染的患儿，都采用屏障隔离措施。

体内物质隔离的范围主要指血液、精液、阴道分泌物、脑脊液、心包液、腹膜液、胸膜液、滑液和羊水，但不包括汗液、泪液、唾液、粪便、鼻分泌物、尿液、痰和呕吐物，除非以上物质有明显带血。

屏障隔离的实施：针对病原体播散而设置的基本预防技术，称为屏障隔离也称屏障护理。在实施时，应根据病原体的传播途径而予以选择。包括洗手、戴口罩、护目镜、手套、穿隔离衣、污物袋。隔离室设置及隔离标志，探视者的管理，医疗器械的处理，患儿与病原菌携带者的输送，化验标本的处理，患儿生活用品与排泄物、分泌物的处理，随时消毒与终末处理和尸体处理等技术。

以类目为特点的隔离 A 系统较易掌握，实施较简单明了。将许多不同疾病归纳在 7 个类目中，按照各类目的要求采取必要的隔离措施。缺点是对某些疾病来讲，可能会增加一些不必要的预防，而有些措施则做得不够，以疾病为特点的隔离 B 系统是针对某个疾病而制定应采取的屏障护理方法，这样做可减少不必要的隔离措施，节省开支，有的放矢。但要求医护人员要经过严格训练，有较高的诊疗护理水平，才能得到正确的实施。

九、预防意外伤害

病房内一切设施均应考虑患儿的安全。病房可设电子门锁，其编号程序要经常更换。阳台护栏要高过小儿肩部，病房窗户外面应有护栏网。能随时地活动的患儿不能单独到阳台或楼梯处玩耍，以防发生意外。药柜要上锁，钥匙由专人保管。患儿不进杂用室、配膳室，以免沾染污物或烫伤。患儿测量体重、身长时要将患儿扶好，在检查床或治疗台上时，必须始终有人守护，防止跌伤。安全通道（后楼梯）保持通畅，非常情况时使用的运输用具、手电筒、蜡烛、火柴等应放在固定位置。

要积极预防医疗差错，严格执行各项查对制度，坚持各项操作规范化，给患儿作各种治疗时，要有一定的保护安全技巧，以防发生脱针、断针等意外；对不能自理的患儿，测体温时应有人在旁守护。患儿离开病房外出时，应有工作人员陪同。

第二章　儿科疾病常用诊疗操作技术

第一节　血管内穿刺与插管

一、股静脉穿刺

（一）适应证

需大量血样时使用。

（二）操作步骤

①患儿仰卧，小腿弯曲，大腿外展，术者以手指触摸定位，股动脉位于腹股沟韧带之下，股静脉位于股动脉内侧与其平行。定位后局部常规消毒。

②将针头接上注射器后，垂直刺入皮肤向股静脉进针，并持续轻轻抽吸，以便进入静脉后即有血液回流。

③拔针后局部按压 1～2 min，以加压止血。

二、颈外静脉穿刺

（一）适应证

需大量血样时使用。

（二）操作步骤

①使患儿仰卧，头低于躯干，颈部稍伸展，用一块毛巾垫于颈下，头转向对侧，静脉即暴露清晰可见。

②针头接上注射器，注意避免空气栓塞。

③拔针后加压止血，让患儿坐起。

三、桡动脉穿刺

（一）适应证

当脐动脉不能插管时，可选择桡动脉穿刺以进行血气分析或监测血压。进行血气分析以选用右侧为佳，因系动脉导管前血液。

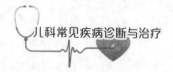

（二）操作步骤

①手腕垫高，绷紧皮肤，触摸桡动脉最大搏动点。

②局部碘酒、酒精消毒。可用消毒手指定位，在第2腕横纹处与桡动脉平行方向，与前臂成30°～40°刺入，见有血自然流出，证明已达桡动脉，有时需微用力先将桡动脉刺穿，然后缓慢退针，边退边抽，针头退至血管内时可见有血进入针筒。

③取血后按压5 min，局部消毒。

④如需频繁采血，可用带套管的留置导管针穿刺，穿入桡动脉后拔出针芯，将导管继续进入1 cm，通过三通管与注射器及输液器相连接，用微量泵将肝素生理盐水（1～5 U/ml）按0.5 ml/h的速度滴入，以保持管道通畅。用胶布固定导管，前臂可用硬板固定，以防脱针、出血。

⑤采血时用酒精消毒三通开关接头。先用肝素化的2 ml注射器抽血1～2 ml，再用肝素化的1 ml注射器采血送检，再将抽出的血注回体内，导管可保留1周。

⑥拔管后，压迫穿刺部位至少5 min，加压包扎。严密观察，以防出血。

四、脐动脉插管

（一）适应证

①重危患儿需要频繁监测动脉血气者。

②产房复苏或急症患儿，如周围静脉给药、输液有困难时，可利用此途径。

③休克患儿需直接监测动脉血压者。

④快速同步换血。

（二）操作步骤

①测量脐至肩距离以估计插管深度，一般将所得长度再加2 cm，以免插管太浅。

②按外科手术要求洗手、戴口罩、穿手术衣，常规消毒脐及周围皮肤、铺无菌巾。

③脐插管准备，将脐动脉导管尾端连接三通开关，再接5 ml注射器，将含5 U/ml肝素的生理盐水充满导管，然后关闭三通开关。

④将扎脐绳松扎于脐跟部，以便出血时可迅速拉紧，脐残端于1.5 cm处切断，显露脐静脉（位于12点钟方向处，管壁薄，腔较大）及两根脐动脉（位于4点钟方向及8点钟方向处，管壁厚，腔小如大头针帽）。

⑤助手用两把血管钳将脐带边缘挟住，术者选择一根脐动脉，用直眼科镊的一支插入血管，另一支置于脐带边缘；将弯头眼科镊两支均插入脐动脉内，然后张开，使脐动脉扩张，助手将脐插管插入脐动脉内，插管方向与腹壁垂直，轻度直向脚端。在插入2 cm处（达腹壁）及5～7 cm处（膀胱水平）常有阻力，如持续轻柔用力，多能顺利通过。

⑥插入预定深度后，放开三通开关，如立即有回血时证实位置良好，可将血重新注回，冲洗，关上三通；如无回血抽出，可能已插入血管夹层中；回血不畅，表明位置不当，应适当调整。(注意：未见回血时不能推注任何液体)。

⑦插管完毕，调整导管位置合适后，在脐带切面作荷包缝合，固定导管。

⑧将三通开关侧端关闭，另一端接输液管，以 1 ml/h 速度将液体泵入(含 1 U/ml 肝素液或不含肝素液)。

⑨脐插管的拔除：a. 去除缝线；b. 开放三通开关直至脐插管内充满血液；c. 逐渐拔出，使插管只剩 2～3 cm；d. 当无血液搏动时，拔除插管(全过程常需 5～10 min)。

五、脐静脉插管

(一)适应证

①换血，最常用。

②复苏时作为静脉通路，滴注药物和液体。

③用于中心静脉压监测。

(二)操作步骤

①识别脐静脉。找一条大的薄壁血管，在 12 点钟方向的位置进入腹壁。

②将插管与钝头针、三通开关、注射器连接后，使肝素生理盐水充满整个管通系统，不得有任何气泡。

③将插管插入脐静脉，插管方向指向头侧，与身体成 60°，脐带向足侧拉直有助新插入。如作换血用，插管推到有回血即可。如作中心静脉压监测或给药输液，应将导管插入膈肌上 1 cm，达下腔静脉，插入深度可根据体重来确定。当导管进行到门静脉时可遇到阻力，将导管退出 1～2 cm后推进，即可通过静脉导管，进入下腔静脉。

④固定方法同脐动脉插管。

⑤拔管后加压包扎或必要时作荷包缝合。

⑥如患儿日龄大于 4 d，插管有困难，可做脐静脉切开，在脐窝上方 1 cm 处做一弧形切口，暴露脐静脉，行静脉切开插管。

第二节　胸腔穿刺术

一、适应证

胸腔积液、积脓的确诊及治疗，气胸的急诊处理。

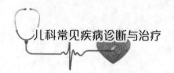

二、部位

大量积液时，穿刺点在腋后线第 7～9 肋间或腋中线 6～7 肋间隙；气胸穿刺点为锁骨中线外侧第 2～3 肋间隙；包裹性积液，需要 B 超定位或在 X 线透视下穿刺。

三、操作步骤

①由助手将患儿固定于坐位，患儿侧手举过头固定；重症患儿可卧床，抬高枕头，呈半坐位穿刺。

②常规消毒铺巾，不必作局部麻醉。

③用止血钳夹紧连接穿刺针的橡皮管或关闭三通管，左手食指和中指绷紧进针部位的皮肤，右手持穿刺针在肋骨上缘垂直进针 0.5～1 cm，针头阻力感消失及进入胸腔，由助手用止血钳固定针管后，套上 20 ml 注射器，松开止血钳或打开三通管，缓缓抽出胸腔积液或积气，取下注射器排液或排气前，先将橡皮管夹紧或关闭三通管，以免空气进入。拔针后稍加压力按压伤口，消毒皮肤后敷无菌纱布。

④如有大量积液（脓胸或脓气胸）或积气、张力性气胸需持续引流和排气，或需胸腔冲洗及注药时，可用套管针穿刺。

第三节　腹腔穿刺术

一、适应证

怀疑腹腔积液、积血时，需穿刺协助诊断；腹腔内注射用药；大量腹水影响呼吸、循环，需适当抽液者。

二、部位

脐与髂前上棘连线外 1/3 处或脐至耻骨连线中点旁开 3～3.5 cm 处。

三、操作步骤

①患儿排尿后，使其呈仰卧位，助手帮助固定。

②常规消毒铺巾，左手绷紧穿刺部位皮肤，右手持注射器，针头垂直于腹壁缓慢进针，觉阻力减轻时即达腹腔，助手持止血钳固定针管后可抽液或注药，完毕后拔针。消毒皮肤敷无菌纱布。

第四节　膀胱穿刺术

一、适应证

疑尿路感染，需取无污染的尿液培养以协助诊断。

二、部位

耻骨联合上 0.5～1 cm 中线位。

三、操作步骤

①患儿仰卧位，由助手固定双下肢呈蛙腿样屈曲；女婴需助手以一小指轻压直肠向前，男婴以指压阴茎避免反射性排尿。

②常规消毒铺巾，左手绷紧穿刺点皮肤，右手持针，针尖与皮肤垂直刺入，进入皮肤后向尾骨方向推进。进针深度：足月儿 2～3 cm，早产儿 1～2 cm，缓缓吸出尿液后拔针，换清洁针头后将尿液注入培养瓶中，皮肤消毒敷无菌纱布。

第五节　腰椎穿刺术

一、适应证

中枢神经系统感染或原因不明的惊厥，需检查脑脊液确诊；蛛网膜下腔出血或 Ⅲ～Ⅳ 级的脑室内出血的穿刺放液治疗；鞘内注射药物。

二、部位

第 3～4 腰椎间隙（两侧髂后上棘连线脊柱交点）

三、操作步骤

①患儿仰卧位，助手用双手在肩部和臀部固定患儿，使腰椎段尽可能弯曲（注意：勿弯曲患儿颈部，以免妨碍呼吸）。

②常规消毒铺巾，不必作局部麻醉。

③左手大拇指固定穿刺部位皮肤，右手持针头，针尖沿指尖方向指向脐部缓慢推进，通常早产儿进针 0.5～0.7 cm，足月儿 1 cm 可达蛛网膜下腔，进入蛛网膜下腔时常有轻微的落空感。进针过

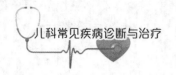

程中应不时抽出针芯或将注射器轻轻抽吸，观察有无脑脊液流出，以免刺入过深伤及椎前静脉丛。

④收取脑脊液，立即观察颜色和混浊度，测定滴速（正常 40 滴/min）与压力，留取脑脊液 2～3 ml 后拔针，消毒皮肤后敷无菌纱布。

第六节　硬膜下穿刺术

一、适应证
有硬膜下积液或积血时可作诊断性或治疗性穿刺。

二、部位
前囟侧角最外侧点。

三、操作步骤
①剃去患儿前囟及其附近毛发，患儿取仰卧位或侧位，局部常规消毒铺巾。

②确定穿刺部位。

③术者左手固定头部，右手持针，针头接上注射器，针头与头皮垂直，缓慢进入，经硬膜到达硬脑膜下腔。穿刺时注意针身不能左右摆动或改变方向，以免损伤脑实质。

④进入深度一般为 0.2～0.5 cm，当针头穿过硬脑膜时有落空感。正常情况下，仅有不超过 1 ml 澄清液体数滴。如有大量含血或黄稠液体，证实硬膜下积血或积液。

⑤如有必要可行双侧穿刺，但每次每侧抽液量不应超过 15 ml。

⑥穿刺针后，盖以消毒纱布，并以胶布固定。

第七节　侧脑室穿刺术

一、适应证
脑积水时放出脑脊液；化脓性脑膜炎时，脑室内滴入抗生素；证实脑室内出血。

二、部位
一般取前囟侧角，脑积水时可在前囟侧角与中线连线之中点进针。

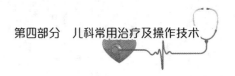

三、操作步骤

①剃去患儿前囟及其附近毛发，患儿取仰卧位，局部常规消毒铺巾。

②术者左手固定头部，右手持针，在上述部位进针，针头方向为同侧外耳道（外眦）。进针时用食指抵住头部，以防骤然进入过深。切勿左右摇动，应一个方向进针，以防损伤脑组织。

③每进针 1 cm，取出针芯观察有无脑脊液流出。

④进针深度视新生儿体重而定。

⑤每次每侧抽液不应超过 15 ml，穿刺结束后插回针芯，按原路退回，局部消毒，敷无菌纱布，按压片刻。

第八节　胃管留置术

一、适应证

吸吮力弱的早产儿、昏迷不能进食及不适宜进食的患儿（如颅内出血、口鼻腔先天性畸形者）输入营养及药物；新生儿原因不明的呕吐、消化道出血时洗胃，可了解胃内容物性状，同时可注入药物予以治疗；新生儿坏死性小肠结肠炎、肠梗阻时用于胃肠减压。

二、操作步骤

①测量需插入的长度，一般以从鼻尖至耳垂的距离加上耳垂至剑突下的距离为插入患儿体内的长度，并做好标记。

②插入方法患儿取仰卧位，在胃管末端涂以少许液状石蜡，左手持胃管，右手持镊子，夹住胃管末端，向鼻腔内徐徐插入，在鼻咽部会略遇阻力，插入速度需慢些，插管至预定长度时以胶布将其固定在鼻唇沟两旁。

③判断胃管是否在胃内的方法有：a. 用注射器经胃管开口端回抽，如可见胃内容物抽出，表示胃管已插入胃内；b. 经胃管注入 10 ml 空气，用听诊器在剑突下可听到气过水声，表示胃管已插入胃内；c. 在患儿无咳嗽、安静时，将导管开口置于水中，无气泡溢出，表示胃管已插入胃内。

第九节　气管插管

一、适应证

1. 复苏

①出生时 Apgar 评分 0～3 min，应立即插管行人工呼吸。

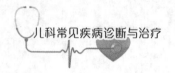

②出生时 Apgar 评分 3～4 min，但患儿一直无呼吸。

③严重呼吸暂停，经刺激呼吸不恢复者。

2. 需要进行人工正压通气

①任何原因的呼吸衰竭需行正压通气者。

②严重腹胀需正压通气者，如膈疝、十二指肠闭锁等。

3. 气道阻塞性疾病

①患儿出生时羊水混胎粪，生后应立即气管插管吸引，清除气道内胎粪颗粒及羊水。

②误吸，如奶汁反流等。

③气道发育异常，如气管软化、喉麻痹、喉狭窄及喉蹼等。

④外界肿物压迫气道，如囊性水囊病、甲状腺肿及血管病等。

二、用具

新生儿喉镜包括喉镜柄及镜片、各种型号的气管导管、新生儿复苏器、气管内吸痰器及电动吸引器、胶布。新生儿气管插管应在开放式抢救台上进行，利于保温。

三、途径

气管插管分经口及经鼻管两种。目前国内外新生儿急救中心多采用经口插管。经口插管操作简单，迅速安全，一个人即可完成。缺点是导管不易固定，处理不当容易脱管。经鼻插管操作复杂，通常需助手配合，操作需要较长时间，固定容易且稳定，不易脱管。

四、导管选择及插管深度

不同体重新生儿常用的导管内径及插管深度见表 4-6。一般导管尖端过声门 1～2 cm，这个位置约为导管尖端在气管隆嵴上 2 cm。插管后纯氧气囊加压通气，如双侧胸廓动度一致，双侧腋下听诊呼吸音对称，则提示导管位置适宜。如果一侧胸动及呼吸音明显强于另一侧，则可能导管插入一侧主支气管内，此时需马上缓慢向外撤管，直至两侧胸动及呼吸音对称为止。当左上腹进气声明显强于两肺呼吸音，腹部随气囊加压通气明显膨隆，则提示导管插入食管内。插管后应拍胸片以确定导管位置，导管尖端以位于第 2 胸椎为宜。

表 4-6　新生儿导管选择及插管深度

体重/kg	导管内径/mm	端唇距离/cm
1	2.5	7

续表

体重/kg	导管内径/mm	端唇距离/cm
2	3.0	8
3	3.5	9
4	4.0	10

五、气管插管技术

1.经口插管

患儿取仰卧位，肩下垫一扁枕，使头后仰。操作者左手大拇指及食指持喉镜柄，将镜片从右口角进口，通过舌及硬腭间沿中线向前插入，用喉镜片尖部挑起会厌尖，同时左手小指或助手轻压环状软骨，此时声门暴露。操作者右手持导管从右口角沿喉镜边插入气管。导管尖端约过声门 $1\sim2$ cm（约位于气管中部），插管后马上用复苏器纯氧加压通气，加压以双侧胸廓轻度起伏为宜。插管所用时间愈短愈好。如果 30 s 尚未完成插管，或者患儿出现发绀或心动过速，应停止插管。用面罩气囊加压通气后再重新插管。

2.经鼻插管

先将导管经一侧鼻孔插入咽部，用喉镜暴露声门，其过程同经口气管插管。右手持大麦粒钳或止血钳从喉镜右侧进入咽喉部，夹住导管尖端上部，将其送入气管内，与此同时助手持导管外端协助向鼻内推送。

第十节　持续呼吸道正压呼吸

一、适应证

①最常用于肺泡功能残余气量减少和肺顺应性降低的肺部疾病。如肺透明膜病、吸入性肺炎、肺水肿、湿肺等。

②早产儿呼吸暂停。

③长期应用机械通气，在撤离呼吸器前需用持续呼吸道正压呼吸（CPAP）过渡。CPAP 强调适用于有自主呼吸的患儿，对呼吸浅表而无有效呼吸及体重不足 1000 g 的早产儿不宜应用。

二、指征

①患儿 $PaCO_2$ 不足 9.33 kPa（70 mmHg），在吸入 60% 氧时 PaO_2 不足 6.67 kPa（50 mmHg）。

②青紫不能用普通吸氧法消除。

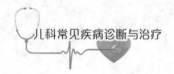

三、操作步骤

①连接 CPAP 装置，所需的空气与氧气混合加温湿化，并对气源进行氧浓度及湿度监测。CPAP 系统的气流量一般为 10～12 L/min，妥当放置气管内插管或鼻塞，并与管通连接。

②调节压力至 0.39～0.59 kPa（4～6 cmH$_2$O），15 min 后测定血气。

③逐渐增加压力（按每次 2 cmH$_2$O 递增），直至 PaO$_2$ 达 6.6～10.6 kPa（50～80 mmHg），CPAP 压力常不超过 0.98～1.18 kPa（10～12 cmH$_2$O）。若 CPAP 不能使 PaO$_2$ > 6.6 kPa（50 mmHg）时则需机械通气。

④当 PaO$_2$ 稳定，开始降低氧浓度，按每次 0.05（5%）递减，使 PaO$_2$ 保持在 6.6～10.6 kPa。

⑤当吸入氧浓度（FiO$_2$）不足 0.4，开始降压力（按每次 1 cmH$_2$O 递减）。每次改变参数后 15～20 min 测 PaO$_2$，一般每 2 h 递减 1 次。

⑥当压力为 0.198～0.29 kPa（2～3 cmH$_2$O）时，病情及 PaO$_2$ 稳定 1 h 以上，可以停用 CPAP 改头罩给氧，PaO$_2$ 比用 CPAP 时增高 0.05～0.10 kPa。20 min 后测 PaO$_2$，PaCO$_2$。根据病情及血气情况，慢慢调低氧浓度直到吸入空气，撤除头罩。

第十一节　机械通气

一、适应证

①各种呼吸道疾病引起的呼吸衰竭。

②早产儿原发性或继发性呼吸暂停。

③中枢神经系统疾病引起的呼吸衰竭。

④新生儿心力衰竭、休克需要呼吸支持者。

⑤新生儿外科手术后需要呼吸支持者。

二、指征

①反复发作呼吸暂停，严重呼吸困难，呼吸节律不整。

②严重高碳酸血症，PaO$_2$ 超过 9.3 kPa（70 mmHg）。

③严重低氧血症。在 CPAP 下吸入氧浓度超过 60%，或压力超过 0.78 kPa（8 cmH$_2$O）时，PaO$_2$ 不足 6.67 kPa（50 mmHg）。

④有下述情况之一者，尽早用呼吸器做机械通气：a.心跳呼吸骤停，经复苏后仍未建立有规律的自主呼吸；b.诊断明确的肺出血；c.重症肺透明膜病，胸片改变为Ⅲ级以上，或出生体重不足 2000 g 的小早产儿，胸片改变为Ⅱ级以上。

三、呼吸机参数的调节

在使用呼吸机治疗时，临床医师要经常根据患儿情况调节呼吸机参数。通常根据临床反应、血气结果和呼吸机参数的相互关系而确定如何调节参数。在调节参数时，应了解机械通气希望达到的血气正常范围：pH7.30～7.35，PaO_2 6.67～12.0 kPa（50～90 mmHg），$PaCO_2$ 5.33～6.6 kPa（40～50 mmHg），尽量用较低压力和较低氧浓度，使血气维持在正常范围。

1. 呼吸机参数初调值

根据患儿成熟程度、出生体重、病变性质和病情轻重，可将呼吸机初调值分以下3组，以供选择。

（1）无呼吸道病变如早产儿原发性呼吸暂停

FiO_2 0.21～0.40；PIP12～15 cmH_2O；$PEEP_2$～3 cmH_2O；RR20～25次/min，Ti0.5～0.75 s。

（2）肺不张型病变如肺透明膜病等

FiO_2 0.6～0.8；PIP20～25 cmH_2O；PEEP4～6 cmH_2O；RR30～40次/min；I/E1：1～1：1.2。

（3）呼吸道有阻塞性病变如MAS、肺炎等

FiO_2 0.6～0.8；PIP20～25 cmH_2O；PEEP0～3 cmH_2O；RR35～4次/min；I/EI：1.2～1：1.5。

2. 根据血气调节呼吸机参数

（1）血气是调节呼吸机参数的主要依据

开始时每隔4 h查1次，病情好转后可延长间隔时间至每6～8 h，甚至12 h/次。此外，在用呼吸机后30～60 min，以及病情有变化时，均应随时做血气分析。

（2）为要提高 PaO_2 可采用的方法

提高 FiO_2；提高PIP；提高呼吸率；提高PEEP（功能残余气量不足时）；延长吸气时间。

（3）为要降低 $PaCO_2$，可采用的方法

提高PIP；提高呼吸率；降低PEEP（功能残余气量增多时）；延长呼气时间。

（4）在提高参数时

可先调参数条件偏低者；反之，在降低参数时，先调参数条件偏高者。每次调1～2个参数，最多不超过3个。

（5）各项参数每次升降幅度

分别是 FiO_2 0.05，PIP2 cmH_2O，PEEP1～2 cmH_2O，RR5次/min，Ti或TE0.25～0.5 s。

（6）调整呼吸机参数后

应根据临床表现和复查血气结果，再确定何时和如何进一步调参数。

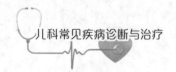

四、并发症

1. 感染

约 1/3 机械通气患儿合并呼吸道感染，肺部感染是国内应用呼吸机治疗最多见的并发症，病原菌以绿脓杆菌和大肠杆菌最常见。为避免感染，可采取下述措施：插管时应尽量做到无菌操作，吸痰时操作人员戴无菌手套，医务人员接触患儿前严格洗手，用抗生素预防感染。

2. 肺不张

肺不张的产生，与胸部物理治疗做得不好有关。一般要求每 4 h 翻身 1 次，定时拍背和吸痰。

3. 气胸

使用呼吸机时，采用过高 PIP，或患儿病情好转，肺顺应性改善，但 PIP 未随之下降，过高压力作用于肺泡，产生不同程度气胸（气压伤），预防方法是尽量用较低压力维持血气在正常范围。

4. 呼吸性碱中毒

患儿肺部病变轻，使用呼吸机参数条件较高，通气量过大而 $PaCO_2$ 偏低。若 $PaCO_2$ 降至 25 mmHg（3.32 kPa）以下，脑血流量将下降 40%，可导致缺氧缺血性脑损伤。

5. 支气管肺发育不良

多见于小早产儿，约 10% 出院后发生支气管肺发育不良。

6. 早产儿视网膜病

主要见于吸入高浓度氧，产生高氧血症的小早产儿。新生儿其为视网膜血管异常增生、出血、视网膜局限性剥离和玻璃体混浊等急性改变，多数病上述良性改变可自行消退，少数严重病例在 4～6 个月时于视网膜上形成瘢痕或晶仁后纤维组织增生，使视力减退或消失。

7. 颅内出血

呼吸机治疗时，正压通气的压力可通过枕骨大孔直接传至颅内，也可影响上腔静脉反流，间接使颅压增高。

五、呼吸机的撤离

呼吸机撤离是逐步降低呼吸机参数，逐步由自主呼吸代替机械呼吸的过渡过程。

①在考虑撤离呼吸机时，必须明确患儿病情已稳定或明显好转，并且自主呼吸较强。

②根据血气结果逐步降低呼吸机参数，当降至 FiO_2 0.5，PIP 15～16 cmH_2O，PEEP 2～3 cmH_2O 时，血气仍在正常范围，再逐步降低呼吸率。

③呼吸率降至 20 次 /min 以下，称为间歇指令通气（1 MV），此时吸气时间应在 0.5～0.65 秒之间，呼吸机的呼气时间内出现患儿的自主呼吸。

④IMV 维持一段时间后，若呼吸率不足 5 次 /min，血气仍在正常范围，患儿自主呼吸有力，

可改用 CPAP。

⑤用 CPAP 时，当 FiO_2 不足 0.4，压力不足 $3 cmH_2O$，血气仍在正常范围，可考虑拔管。

⑥拔管前 4～6 h，静脉注射地塞米松 0.5 mg/kg，防止喉水肿。

⑦拔管前，先吸净口鼻咽分泌物，再按吸痰操作常规吸净气管内分泌物，然后在负压吸引下拔掉气管导管，吸净口咽部分泌物。

⑧拔管后，改鼻塞 CPAP 或头罩吸氧，密切注意观察呼吸情况及有无青紫。

⑨拔管后，每隔 2 h 雾化 1 次，酌情连用 2～3 次。

⑩进行胸部 X 线检查有无肺部并发症。

第十二节　光照疗法

光照疗法是不同波长的可见光照射黄疸的新生儿，使其血清胆红素浓度下降，以减轻胆红素对中枢神经发生危害的一种安全而有效的方法。

一、原理

光线直接作用于皮下组织的脂溶性游离胆红素 aZ 型，经过以下作用：光同分异构化作用，转变为异构型。光氧化作用，转变为水溶性单、双及三吡咯。它们均可直接通过胆汁及尿液排出体外，从而使血胆红素浓度下降（光疗 24 h，胆红素下降约 30%），防止游离胆红素浓度升高所致的胆红素脑病。光异构化及氧化作用在皮下组织内进行，故光照时皮肤黄色消退速度比血清胆红素下降为快。

二、光的种类、强度及效果

1. 种类与效果

适用于光疗的光源有特殊蓝光（波长 454～460 nm）、普通蓝光（波长 420～470 nm）、绿光（波长 510～530 nm）、蓝绿光及白光（波长 440～500 nm），特殊蓝光对胆红素作用最强，效果最好；普通蓝光、绿光或蓝绿光，差异不大，但绿光不良反应较少，白光疗效较差（比蓝光差 10%）。

2. 光强度与效果

光疗效与光强度密切呈正相关，光强度以 10～20 $\mu W/(cm^2 \cdot nm)$ 时最好，可作用于皮下 2 mm 深处之组织。不足 4 $\mu W/(cm^2 \cdot nm)$ 时无效。超过 12 $\mu W/(cm^2 \cdot nm)$ 时，疗效并无增加。临床上常用为 8 $\mu W/(cm^2 \cdot nm)$。

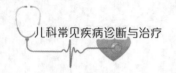
3.影响光强度的主要因素

（1）光源距离

照射能量大小与光源与婴儿之间的距离的平方成反比，光源距离增加 1 cm，照射量减少 3%，一般要求光源至腹部距离以 35～40 cm 为宜。

（2）光源与婴儿间之角度

垂直照射效果大于斜照，故双面各 6 根平行灯管照射，符合光学要求。

（3）光照面积

光照面积越大，效果越好，故除眼部及阴部需用眼罩及尿布遮盖外，应全身裸露。双面照射比单面照射效果好。

（4）灯管使用时间

随着灯管使用时间的延长，其效能逐渐减弱，一般特殊蓝光灯管可用 3000 h，高质量白光灯管为 200 h，普通蓝光灯管为 350 h，国产灯管常为 196 h，故应记录使用时间，并用蓝光辐照计测定灯管功率，功率不超过 300 $\mu W/cm^2$ 时，效果减弱，需更换灯管。

三、指征

①非结合胆红素为主的黄疸患儿，其脐血在生后 24 h、48 h 及 72 h 或以后之总胆红素浓度，足月儿分别为超过 51 $\mu mol/L$、超过 103 $\mu mol/L$、超过 154 $\mu mol/L$ 及超过 205 $\mu mol/L$，早产儿分别为超过 51 $\mu mol/L$、超过 154 $\mu mol/L$、超过 205 $\mu mol/L$ 及超过 256 $\mu mol/L$ 者，或需光疗的胆红素浓度（$\mu mol/L$）超过体重（g）/10。

②高胆红素血症换血后。

③围产期窒息、呼吸窘迫、酸中毒（pH 值不足 7.25）、低体温（不足 35 ℃）、低蛋白血症（血浆蛋白不足 60 g/L）、低体重（不足 1500 g）或有临床或中枢神经兴奋症状之黄疸儿，光疗指征应放宽。

四、禁忌证

①直接胆红素高（超过 68.4 $\mu mol/L$）。

②有心、肺或肝脏功能损害。

③有出血倾向。

④有呕吐或腹泻表现。

⑤尿量减少。

⑥体温过高（超过 38 ℃）。

五、方法

分单面光疗及双面光疗，除用眼罩及尿布分别遮盖眼及外阴外，患儿全身裸露置于光线之下，可连续照射 48～72 h，也可照 6～12 h，停 2～4 h，反复进行。如使用由光导纤维制成的蓝光毯，可以蓝光毯包裹外阴以上部位，再复以被服保暖，由于使用时不影响治疗与护理，最适于母婴同室或母乳喂养儿。

六、注意事项

1. 注意观察

①每 4 h 测体温 1 次，记录出入水量，如有发热，适当降温或暂停光疗。

②定期测定血清胆红素浓度，如达换血指征，应立即换血。

③定期监测光管强度及已使用时间，灯管功率不足 300 $\mu W/cm^2$ 者，给予更换。

2. 光疗不良反应

（1）对视网膜有暂时毒性作用

眼睛暴露于光线中超过 12 h，可致视网膜杆状细胞及圆锥细胞消失，故应保护眼睛。

（2）对胃肠道及体液的影响

光疗时可增加肠蠕动 50%，食物通过肠道加快，加上乳糖吸收不良，胆酸盐排泄增多，致腹泻排稀绿便，大便水分丢失增加 2～3 倍，排氯、钠、钾增多。光疗时，足月儿皮肤不显性失水增加 40%，早产儿增加 80%～100%。若在温箱内光疗，失水程度可减轻，故应增加补液量 15～20 ml/（kg·d）。

（3）对细胞的影响

光疗下使红细胞破坏增加（尤当缺乏维生素 E 时），溶血增加（尤有葡萄糖 6- 磷酸脱氢酶缺乏者），血小板减少及细胞 DNA 受损（尤对精子细胞及卵母细胞，损伤程度以特殊蓝光最大，绿光、白光最小），故光疗时间应不足 72 h。

（4）对内分泌及代谢的影响

光疗时可影响垂体—性腺功能，致黄体生成激素、卵泡刺激素、生长激素、前列腺素 A 分泌减少。此外可致维生素 D 合成减少，血钙下降，游离脂肪酸减少，核黄素减少。

（5）对皮肤的影响

如紫外线未消除，光疗部位可有皮肤变白，出现红色斑丘疹，并因胆汁淤积（胆绿素、胆褐素、正铁血红蛋白等之综合作用）而致皮肤呈青铜色（青铜症），停止光疗后可逐渐恢复。

（6）其他

呼吸暂停发作增加，动脉导管开放率增加（原因未明）。

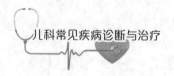

第十三节 换血疗法

一、目的

1.清除血液中用其他方法无法清除之毒物

血液中异常代谢产物（胆红素、血氨、氨基酸等），细菌毒素，血液中过量或导致中毒的药物，威胁生命的水电解质紊乱。

2.调整抗原抗体水平

消除导致同族免疫性疾病的抗体，清除来自母体的自身免疫性疾病的抗体，清除被致敏的抗原，提高败血症患儿抗体水平。

3.调整血红蛋白水平和类型

纠正严重贫血，降低高浓度血红蛋白水平。

4.增加血氧释放能力

纠正以胎儿血红蛋白为主的严重低氧血症，补充 2，3- 二磷酸甘油酯以改善组织缺氧。

二、指征

①产前已确诊为溶血病，出生时有贫血（Hb）、水肿、肝脾肿大、心力衰竭者。

②血清胆红素上升速度超过 85 μmol/（L.24 h）[（5 mg/dl.24 h）]。

③出现早期胆红素脑病表现者。

④严重败血症。

⑤胎—胎输血等所致严重贫血，出生时血红蛋白 80～100 g/L，常用浓缩红细胞 80 ml/kg 进行换血，既可使血红蛋白升高，又不增加心脏负担。部分患儿亦可作部分换血。

⑥药物过量尚无明确换血标准，可根据具体情况而定，给予换血、

三、方法

1.经脐静脉单通道换血

换血时需反复抽、输血液，此法的缺点为存在管道无效腔，故旧血换出率略低：可致感染或于插管时把脐静脉血栓推入体循环而致栓塞；注射器的每次推拉，可致血压波动大于 1.34 kPa 而引起脉压加大，甚至血压下降及心钠素增加，此外，血液回抽时所产生的负压，可传导至肠系膜静脉，引起肠道缺血。

2.周围动、静脉同步换血

一条周围静脉输血，另一条周围静脉同时按每 100 ml 供血输入经葡萄糖稀释的 10% 葡萄糖酸钙 1 ml；桡动脉插管放留置管后，接两个三通管，近心端管口接一个 20 ml 注射器，中间管口接废血袋，放置所抽出来的废血，远心端管口接含有稀释肝素液的 5 ml 注射器，用以保持抽血管道的通畅，抽血与输血同时进行。用此法无单通道换血的缺点且旧血换出率略高。

3.换血量、抽血次数与间隔

①换血量：血型不合溶血病及严重败血症，应用双倍量换血 [血容量（80～100 ml/kg）×2]，其余一般采用等容量换血（80～100 ml/kg）。

②每次换血量：体重超过 2 kg 者为 20 ml/ 次，1～2 kg 者为 10 ml/ 次，不足 1 kg 者为 5 ml/ 次。

③抽血次数：总换血量 ÷ 每次抽血量。每次抽血速度：2～5 ml/（kg·min）。

④总换血时间：2～4 h。

四、血制品准备

① Rh 血型不符时血型选择，原则为 Rh 系统与母同型，ABO 系统与婴儿同型血。

② ABO 溶血病，用 O 型红细胞与 AB 型血浆等份混悬液（或 O 型血其抗 A 抗 B 效价不足 1∶32）。

③其他疾病，如 Coomb 试验阴性的高胆红素血症、败血症、高氨血症等，用 Rh 及 ABO 血型均与婴儿相同全血。

五、术前准备

①禁食 1 次，抽出胃内容物，肌注苯巴比妥 10 mg/kg，置患儿于辐射保温床上。

②如系高胆红素血症，于换血前 1 h 用白蛋白 1 g/kg，静脉缓注，有心衰时不用。Rh 溶血病有严重贫血，换血前应先以浓缩红细胞 25～80 ml/kg 作部分换血，待 Hb 上升至 120 g/L 以上时再进行双倍量换血。

③以碘酒、乙醇常规消毒腹部皮肤，尤其脐凹褶皱处应彻底消毒。

六、换血步骤

常用换血途径为脐静脉，但也有人采用脐动脉抽血同时脐静脉注血，可缩短换血时间。但必须掌握抽注速度。

1.脐静脉插管

以 8 FR 脐插管或顶端具小孔的硅橡胶管，可直接自脐带断端进入脐静脉在断端的 12 点钟方向处。亦可在脐上 1 cm 处作皮肤横行切口进入（脐静脉入脐轮后位于正中线），在左右腹直肌鞘间暴

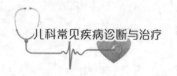

露静脉，剪一小口，直接插入导管，沿腹壁呈 30° 角向上，进入 5～6 cm 处能顺利抽得血液即可。

2. 脐插管与血液通路连接

以选用大字形五通活塞与脐插管相连最佳，抽血与注血可同时进行，既方便，又省时。如无大字形开关，也可用 2 个或 3 个三通开关与脐插管及输血瓶相连。先将 3 个三通开关串联，第一个三通作为抽出患儿血液用（接抽血针筒及脐插管），第二个三通作为注入肝素用，第三个作为输血、抽献血员血及注入血液用（接注血针筒及输血瓶）。

3. 测脐静脉压

正常为 0.39～0.78 kPa（4～8 cmH₂O），每换 100 ml 血应测脐静脉压一次，根据压力调整进出血量，压力超过 0.78 kPa（8 cmH₂O）示血量过多，宜多抽少进，压力低时宜多进少抽。一般出入量差应不足 60 ml。

4. 换血速度

换血总量为 150～180 ml/kg 时，可换出 85% 的血量（包括致敏红细胞），以 2～4 ml/（kg·min）速度匀速进行，开始以每次 10 ml 等量换血，以后以每次 20 ml 等量换血，双倍量换血总时间不能少于 1.5 h。极低体重儿每次换血量应较少，速度应更慢。

七、注意事项

①换血始、末的血标本均应测胆红素、Hb、血细胞比容、血糖，必要时要测血钙及电解质。

②换血过程中如有激惹、心电图改变等低钙症状时，应补入 10% 葡萄糖酸钙 1～2 ml/kg，静脉慢注。

③换血结束，缝合皮肤切口，压迫脐静脉以免出血。

④换血后应每隔半小时测生命体征，共测 4 次，以后改每 2 h/次，共测 4 次。观察心功能情况。

⑤如系高胆红素血症，换血后应每 4 h 测血清胆红素。当其复跳至 342 μmol/L（20 mg/dl）以上时，考虑再次换血。

⑥术后 3～5 d 内，每 1～2 d 验血常规 1 次，当 Hb 时，需输入与换入血型相同的浓缩红细胞。

⑦注意切口感染及出血。

⑧如果情况稳定，换血后 8 h 开始喂奶。

八、并发症

①血制品所致并发症传播感染，如乙型肝炎、巨细胞病毒感染、细菌等。

②心血管并发症换血过程中偶可发生心律失常或心跳停止；血容量过多可致心力衰竭，换血时若不慎使大量空气进入血循环，引起空气栓塞而突然发生心跳停止。

③电解质失衡高血钾、低血糖、低血钙、低血镁、酸中毒等。

④与操作技术及插管有关的并发症肠道缺血所致坏死性小肠炎、肠穿孔、门脉气栓、肝坏死等。

第十四节 连续性动静脉血液滤过与透析

由于新生儿具有血流动力学不稳定及血容量小的特点，开展经典透析困难，且腹膜透析的腹腔并发症多：有腹部创伤、炎症或腹部手术后者不能进行腹膜透析，而血液滤过操作技术简单，不需要复杂设备，在床边即可进行，尤其适于在新生儿急救中心（NICU）中开展。

一、原理

血液滤过是一种与血液透析类似的技术，两种疗法均有体外循环径路、与血管的进出连接、半透膜和血泵，但两者从血中驱除溶质的方法不同。

所有肾替代疗法，血中溶质通过半透膜清除机制有两种，即弥散和对流的转送机制。弥散转送是由于血浆和透析液间存在不同的溶质浓度所引起。溶质分子通过半透膜向低溶质浓度方向转送，而速度与其分子量成反比。如在腹膜透析时，血中尿素通过腹膜向透析液弥散，而葡萄糖从透析液向血中弥散。对流转送是由溶剂流动而致溶质清除。血液透析时，溶质经透析膜从血中转送至透析液，主要是弥散转送的结果。血液滤过时，由于没有透析盐的应用，溶质的转送，完全依赖对流转送机制。因此，此时溶质从血中的清除相对不充分，这是血液滤过的显著特点之一。

血液滤过器系由通透性高的赛璐珞空心纤维制成。血液滤过时，当血液沿体外循环管道流经滤过器时，在空心纤维管两侧形成的压力梯度使液体和小分子物质如尿素、肌酐、电解质等滤出体外。小于 50000 U 的溶质均可通过赛璐珞半透膜。不同规格的滤过器，其滤过半透膜的表面积、可容血量不同，其滤过率也不同。滤过率取决于过滤器的通透性、血流速度以及半透膜内外压力梯度。

由于新生儿连续性动静脉血液滤过时液体丧失，毛细血管内静水压力降低，胶体渗透压相对增加，有益于患有水肿或低蛋白血症的恢复。特别是有液体负荷过多的新生儿，连续性动静脉血液滤过是最理想的疗法。

二、适应证

①体内液体负荷过多。

②急性肾功能不全的少尿、无尿期，伴有严重电解质紊乱或酸碱失衡者。

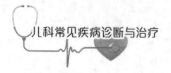

③充血性心力衰竭。

④肺水肿及脑水肿。

⑤全身水肿、腹水。

⑥败血症、休克、烧伤等。

三、种类及方法

1. 连续动静脉血液滤过（CAVH）

连续动静脉血液滤过（CAVH）是将血液滤过器连接于动静脉之间（如股动脉和股静脉），通过血管导管插入建立体外循环径路。新生儿血液滤过常用的滤过器为美国 NMC 公司生产的 amicc mini filter（膜表面积为 0.015 m^2，可溶血量 6 ml，滤过速度为 0.5～1.5 ml/min）。体外循环径路由特制的管道系统连接。血滤器的动脉侧管道接受肝素液（含肝素 2 U/ml）。补充液可在动脉侧管道或在静脉侧管道输入，其成分含量（g/L）为：氯化钠 6.3，碳酸氢钠 2.52，硫酸镁 0.192，葡萄糖 10.0。新生儿，尤其是早产儿肝功能不成熟，补充液不用乳酸盐，应给予碳酸氢盐的补充液。补充液的速度，由输液泵控制，应略低于滤出液的速度，以排出体内多余的水分。流出液收集器应低于血滤水平，收集器位置变换可调节流出液速度，位置抬高流出液速度增快，反则减慢。流出速度可用输液泵控制。由于血液过滤器的通透性是普通人工肾的 15～20 倍，因此，可滤出的液量很大，应严格控制液体的流出速度，以避免体液及电解质的过度损失并保持血流动力学稳定。

2. 连续性动静脉血液透析（CAVHD）

主要工作原理与标准的血液透析完全相同，此时血滤器上的两个开口都同时使用，透析液从一个开口进入，另一个开口流出，且透析液流动方向与血液流动方向相反。透析液成分与一般腹膜透析液相同，含量（mmol/L）为：Na$^+$132，Ca^{2+}3.5，Mg^{2+}0.5，Cl～75，K$^+$3～4，乳酸盐 40。透析液的注入速度与流出速度均用输液泵控制。消耗的透析液量及流出液量应每小时检测。同时可补充营养液。透析前应计算出患儿的准备丢失量。准备丢失量：透析排出量－补液量。由于 CAVHD 弥散转运机制较强，对 BUN 等小分子溶质的清除作用大于 CAVHD，故其适用于伴有严重氮质血症、酸中毒、高血钾及高分解代谢等危重患儿。

3. 缓慢连续超滤装置（SCUF）

为在血滤器的输出管道中装入输液泵，调整泵速度即可控制滤器流出液速度，使流出速度缓慢至 1 ml/（kgh）左右。

4. 连续静脉血液滤过及透析（CVVH 和 CVVHD）

原理与 CAVH、CAVHD 类似，其特点是血滤器连接在两条静脉上，并在静脉管道上加一血泵作为体外循环径路的动力，推动血流前进。由于静脉插管比动脉插管开展较容易，连续静脉血液滤过在新生儿领域中进行更为方便。CVVH 和 CVVHD 的缺点是它的管道口径较粗，应防止血流动力学改变和气体栓塞等发生。

四、注意事项

①由于新生儿循环功能及血流动力学不稳定等特点，在新生儿开展血液滤过时更应严格选择适应证。

②有出血倾向的婴儿，尤其新生儿颅内出血、肺出血均为禁忌证。

③在血液滤过时，应每 8 h 测血滤器动静脉血尿素氮、肌酐、钠、钾、氯、钙、磷、总蛋白及尿酸水平，并随时监护婴儿血压、脉搏、呼吸、血气等全身状况，防止各种并发症发生。

五、并发症

①液体损失过量引起的血容量不足。

②连接部位松脱造成的出血。

③气体进入管道造成气体栓塞或血液凝固造成的血栓，导管相关感染等。

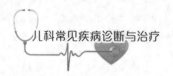

参考文献

[1] 中国儿童发展纲要（2021—2030 年）. https：//www.gov.cn/gongbao/content/2021/content_5643262. htm.

[2] 桂永浩，薛新东. 儿科学. 3 版. 北京：人民卫生出版社，2021.

[3] 黎海芪，毛萌. 儿童保健学. 2 版. 北京：人民卫生出版社，2009.

[4] 万学红，卢雪峰. 诊断学. 9 版. 北京：人民卫生出版社，2023.

[5] 全国佝偻病防治科研协作组. 维生素 D 缺乏及维生素 D 缺乏性佝偻病防治建议. 中华儿童保健杂志，2015，23（7）：781–782.

[6] 邵肖梅、叶鸿瑁、丘小汕. 实用新生儿学. 5 版. 北京：人民卫生出版社，2019.

[7] 中国新生儿复苏项目专家组. 中国新生儿复苏指南（2021 年修订）. 中华围产医学杂志，2022，25（1）：4–12.

[8] 中华医学会儿科学分会新生儿学组. 新生儿高胆红素血症诊断和治疗专家共识. 中华儿科杂志，2014，52（10：745–748）.

[9] 王天有，申昆玲，沈颖. 诸福棠实用儿科学. 9 版. 北京：人民卫生出版社，2022.

[10] 中华儿科杂志编辑委员会. 毛细支气管炎诊断、治疗与预防专家共识 2014 年版. 中华儿科杂志，2015，53（3）：168–171.

[11] 儿童社区获得性肺炎治疗规范（2019 年版）. http：//www.nhc.gov.cn/yzygj/s7653/201902/bfa758ad6add48a599bc74b588a6e89a.shtml.

[12] 国家呼吸系统疾病临床医学研究中心. 中国儿童肺炎链球菌性疾病诊断、治疗及预防专家共识. 中华实用儿科临床杂志，2020，35（7）：485–505.

[13] 儿童肺炎支原体肺炎诊疗指南 2023 年版. http：//www.nhc.gov.cn/yzygj/s7659/202302/8536e7db5cc7443eba13601e58d58861.shtml.

[14] 中华医学会儿科学分会呼吸学组. 儿童支气管哮喘诊断与防治指南 2016 年版. 中华儿科杂志，2016，54（3）：167–181.

[15] 中华医学会消化病学分会. 2020 年中国胃食管反流病专家共识. 中华消化杂志，2020，40（10）：649–663.

[16] 中华医学会儿科学分会消化学组，国家儿童医学中心消化专科联盟，中华儿科杂志编委

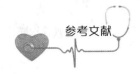

会 . 中国儿童幽门螺旋杆菌感染诊治专家共识 . 中华儿科杂志，2023，61（7）：580-587.

[17] 儿童急性感染性腹泻病诊疗规范（2020 年版）. http：//www.nhc.gov.cn/yzygj/s7659/202009/5c03bafd1db74fb68e2a74afa2ed08c1.shtml.

[18] 杨思源，陈树宝 . 小儿心脏病学 .4 版 . 北京：人民卫生出版社，2012.

[19] 中华医学会儿科学分会心血管组 . 儿童心肌炎诊断建议（2018 年版）. 中华儿科杂志，2019，57（2）：87-89.

[20] 中华医学会儿科学分会心血管学组 . 儿童心力衰竭诊断与治疗建议（2020 年修订版）. 中华儿科杂志，2021，59（22）：84-94.

[21] 肾脏病相关专家小组 . 急性肾小球肾炎的循证诊治指南 . 临床儿科杂志，2013,31（6）：561-562.

[22] 中华医学会儿科学分会肾脏病学组 . 激素耐药型肾病综合征诊治循证指南 2016. 中华儿科杂志，2017，55（11）：805-809.

[23] 中华医学会儿科学分会肾脏病学组 . 儿童激素敏感、复发 / 依赖肾病综合征诊治循证指南 2016. 中华儿科杂志，2017，55（10）：729-734.

[24] 中国优生优育协会婴幼儿养育照护专业委员会 . 儿童铁缺乏症和缺铁性贫血防治专家共识 . 中国妇幼健康研究，2023，34（6）：1-11.

[25] 儿童自身免疫性溶血性贫血诊疗规范（2021 年版）. http：//www.nhc.gov.cn/yzygj/s7659/202105/3c18fec8a37d452b82fe93e2bcf3ec1e.shtml.

[26] 中国儿童原发性免疫性血小板减少症诊断与治疗指南改编工作组 . 中国儿童原发性免疫性血小板减少症诊断与治疗改编指南（2021 版）. 中华儿科杂志，2021，59（10）：810-819.

[27] 儿童急性淋巴细胞白血病诊疗规范（2018 版）. http：//www.nhc.gov.cn/yzygj/s7653/201810/aef82930c1af4fc5bf325938e2fcb075.shtml.

[28] 中国抗癌协会血液肿瘤专业委员会 . 中国霍奇金淋巴瘤的诊断与治疗指南（2022 年版）. 中华血液学杂志，2022，43（9）：705-715.

[29] 中华医学会儿科学会分会血液学组，中国抗癌协会中国小儿肿瘤专业委员会 . 儿童肺霍奇金淋巴瘤诊疗建议 . 中华儿科杂志，2014，52（8）：1-5.

[30] 黄绍良、陈纯、周敦华 . 实用小儿血液病学 . 北京：人民卫生出版社，2014.

[31] 中华医学会儿科学分会神经学组 . 儿童社区获得性细菌性脑膜炎诊断与治疗专家共识 . 中华儿科杂志，2019，57（8）：584-491.

[32] 中华医学会儿科学分会 . 注意缺陷多动障碍早期识别、规范诊断和治疗的儿科专家共识 . 中华儿科杂志，2020，58（3）：188-193.

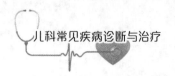
[33] 中华医学会儿科学分会神经学组.儿童抽动障碍诊断与治疗专家共识 2017 实用版.中华实用儿科临床杂志，2017，32（15）：1137-1140.

[34] 中国抗癫痫协会.临床诊疗指南 - 癫痫病分册（2015 修订版）.北京：人民卫生出版社，2015.

[35] 中华医学会儿科学分会神经学组.热性惊厥诊断治疗与管理专家共识 2016.中华儿科杂志，2016，54（10）：723-727.

[36] 颜纯，王慕狄.小儿内分泌学.2 版.北京：人民卫生出版社，2006.

[37] 中华医学会儿科学分会内分泌遗传代谢学组.中国儿童生长激素缺乏症诊治指南.中华儿科杂志，2024，62（1）：5-11.

[38] 中华医学会儿科学分会内分泌遗传代谢学组.中国儿童 1 型糖尿病标准化诊断与治疗专家共识（2020 版）.中华儿科杂志，2020，58（6）：447-454.

[39] 中国儿科相关医学专家组.儿童流行性感冒中西医结合诊疗指南.中国中西医结合儿科学，2024，16（2）：93-101.

[40] 中华医学会儿科学分会感染学组.儿童 EB 病毒感染相关疾病的诊断和治疗原则专家共识.中华儿科杂志，2021，59（11）：905-911.

[41] 中华医学会结核病学分会.儿童结核病诊断专家共识.中华实用儿科临床杂志，2022，37（7）：490-496.

[42] 中华医学会儿科学分会心血管学组.川崎病诊断和急性治疗专家共识.中华儿科杂志，2022，60：6-13.

[43] 中华医学会儿科学分会免疫学组.儿童过敏性紫癜循证诊治建议.中华儿科杂志，2013，51（7）：502-507.

[44] 中华医学会儿科学分会免疫学组.中国幼年特发性关节炎诊断及治疗临床实践指南（2023 版）.中华儿科杂志，2023，61（5）：398-411.

[45] 中华医学会呼吸病学分会.雾化吸入疗法在呼吸疾病中的应用专家共识.中华医学杂志，2016，96（34）：2696-2708.

[46] 张琳琪，王天有.实用儿科护理学.北京：人民卫生出版社，2018.

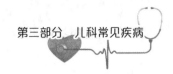

五、诊断及鉴别诊断

（一）诊断标准

临床上在前期感染后急性起病，尿检有红细胞、蛋白和管型，或有水肿、尿少、高血压者，均可诊断急性肾炎。相关急性肾小球肾炎的循证诊治指南中提出 APSCN 诊断依据：

①血尿伴（或不伴）蛋白尿伴（或不伴）管型尿。

②水肿，一般先累及眼睑及颜面部，继而下行性累及躯干和双下肢，呈非凹陷性。

③高血压。

④血清 C3 短暂性降低，到病程第 8 周 94% 的患儿恢复正常。

⑤3 个月内链球菌感染证据（感染部位细菌培养）或链球菌感染后的血清学证据。

⑥临床考虑不典型的急性肾炎，或临床表现或检验不典型，或病情迁延者应考虑肾组织病理检查，典型病理表现为毛细血管内增生性肾小球肾炎。

APSCN 满足以下第①、④、⑤三条即可诊断，如伴有②、③、⑥的任一条或多条则诊断依据更加充分。

（二）鉴别诊断

典型急性肾炎诊断一般不困难。但临床有时需与急性肾炎、有肾病综合征表现的急性肾炎、急进性肾炎、慢性肾炎急性发作、病毒性肾炎、IgA 肾病等鉴别。系膜毛细血管性肾小球肾炎除表现为急性肾炎经综合征外，经常伴肾病综合征，病变持续无自愈倾向，50%～70% 患儿有持续性低补体，8 周内不恢复。急进性肾小球肾炎病程与急性肾炎相似，多早期出现少尿、无尿，肾功能急剧恶化为特征。重者急性肾炎呈急性肾衰竭与该病鉴别困难，应及时作肾活检以明确诊断。IgA 肾病可表现急性肾炎综合征，但患儿血清 C3 一般正常，病情无自愈倾向，肉眼血尿出现早，并反复发作，部分患儿血清 IgA 升高。

六、治疗原则

本病无特异治疗。

（一）休息

急性期需卧床 2～3 周，直到肉眼血尿消失，水肿减退，血压正常，即可下床作轻微活动。血沉正常患儿可上学，但仅限于完成课堂学业。3 个月内应避免重体力活动。尿沉渣细胞绝对计数正常后方可恢复体力活动。

（二）饮食

对有水肿高血压患儿应限盐及水。食盐以 60 mg/（kg·d）为宜。水分一般以不显性失水加尿量计算。有氮质血症患儿应限蛋白，可给优质动物蛋白 0.5 g/（kg·d）。尿量增多、氮质血症消除

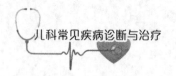

后应尽早恢复蛋白质供应，以保证小儿生长发育的需要。

（三）抗感染

有感染灶时应给予青霉素类或其他敏感抗生素治疗 10～14 d。经常反复发生的慢性感染灶如扁桃体炎、龋齿等应予以清除，但须在肾炎基本恢复后进行。本症不同于风湿热，不需要长期药物预防链球菌感染。

（四）对症治疗

1. 利尿

经控制水盐入量仍水肿少尿者可用氢氯噻嗪 1～2 mg/（kg·d），分 2～3 次口服。尿量增多时可加用螺内酯 2 mg/（kg·d）口服。无效时需用呋塞米，注射剂量每次 1～2 mg/kg，每日 1～2 次，静脉注射剂量过大时可有一过性耳聋。

2. 降压

凡经休息，控制水盐、利尿而血压仍高者均应给予降压药。可根据病情选择钙通道阻滞剂和血管紧张素转换酶抑制剂等。

3. 激素治疗

APSGN 表现为肾病综合征或肾病水平的蛋白尿时，给予糖皮质激素治疗有效。

（五）严重循环充血治疗

①矫正水钠潴留，恢复正常血容量，可使用呋塞米注射。

②表现有肺水肿者除一般对症治疗外，可加用硝普钠，5～20 mg 加入 5% 葡萄糖液 100 ml 中，以 1 μg/（kg·min）速度静滴，用药时严密监测血压，随时调节药液滴速，每分钟不宜超过 8 μg/kg，以防发生低血压。滴注时针筒、输液管等须用黑纸覆盖，以免药物遇光分解。

③对难治病例可采用腹膜透析或血液滤过治疗。

（六）高血压脑病的治疗原则

高血压脑病的治疗原则为选用降压效力强而迅速的药物。

①首选硝普钠，用法同上。通常用药后 1～5 min 内可使血压明显下降，抽搐立即停止，并同时每次静注呋塞米 2 mg/kg。

②有惊厥者应及时止痉。持续抽搐者首选地西泮，按每次 0.3 mg/kg，总量不大于 10 mg，缓慢静脉注射。

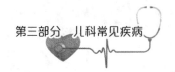

第三节　肾病综合征

一、概述

肾病综合征是由于肾小球滤过膜对血浆蛋白的通透性增加，大量血浆蛋白自尿中丢失而导致一系列病理生理改变的一种临床综合征，以大量蛋白尿，低白蛋白血症，高脂血症和水肿为其主要临床特点。按其病因可分为原发性、继发性和先天性三种类型。原发性者较为多见；继发性者占 10% 左右，多见于过敏性紫癜、系统性红斑狼疮和乙型肝炎病毒相关性肾炎等疾病。先天性肾病是指生后 3 个月内出现的肾病或大量蛋白尿，主要见于因遗传因素导致者。

二、病因

原发性肾病综合征的病因及发病机制目前尚不明确。但近年来的研究已证实下列事实：肾小球毛细血管壁结构或电化学的改变可导致蛋白尿。实验动物模型及人类肾病的研究看到微小病变时肾小球滤过膜多阴离子的丢失，致静电屏障破坏，使大量带负电荷的中分子血浆白蛋白滤出，形成高选择性蛋白尿。分子滤过屏障的损伤，则尿中丢失大中分子量的多种蛋白，而形成低选择性蛋白尿。非微小病变型肾内常见免疫球蛋白和（或）补体成分沉积，局部免疫病理过程可损伤滤过膜的正常屏障作用而发生蛋白尿。微小病变型肾小球未见以上沉积，其滤过膜静电屏障损伤原因可能与细胞免疫失调有关。肾病患儿外周血淋巴细胞培养上清液经尾静脉注射可致小鼠发生大量蛋白尿和肾病综合征的病理改变，表明 T 淋巴细胞异常参与本病的发病。

近年来研究发现 NS 的发病具有遗传基础。国内报道糖皮质激素敏感 NS 患儿以 A–AB、DR、DRW 出现的频率明显增高，而儿童 HLA–DR 抗原频率高达 38%，频复发 NS 患儿则与 HLA–DR. 相关。另外 NS 还有家族性表现，且绝大多数是同胞患病。在流行病学调查发现黑人患 NS 症状表现重，对激素反应差。提示 NS 发病与人种及环境有关。

三、临床特征

（一）水肿

肾病综合征最常见的临床表现，一般开始见于眼睑，以后逐渐遍及全身。未治疗或时间长的病例可有腹水或胸腔积液。

（二）前驱感染症状

一般起病隐匿，常无明显诱因。30% 左右有病毒感染或细菌感染发病史，上呼吸道感染也可导致微小病变型 NS 复发。70% 肾病复发与病毒感染有关。

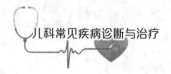
（三）尿液改变

尿量减少颜色变深，无并发症的患儿无肉眼血尿，而短暂的镜下血尿可见于大约 15% 的患儿。

（四）高血压

大多数血压正常，约 15% 的患儿有轻度高血压，严重的高血压通常不支持微小病变型 NS 的诊断。

（五）并发症

1. 感染

常见的感染有呼吸道、皮肤、泌尿道等处的感染和原发性腹膜炎等，其中尤以上呼吸道感染最多见，占 50% 以上。呼吸道感染中病毒感染常见。结核分枝杆菌感染亦应引起重视。另外 NS 患儿的医院感染不容忽视，以呼吸道感染和尿道感染最多见，致病菌以机会致病菌为主。

2. 电解质紊乱和低血容量

常见的电解质紊乱有低钠、低钾、低钙血症。患儿可因不恰当长期禁盐或长期食用不含钠的食盐代用品，过多使用利尿剂，以及感染、呕吐、腹泻等因素均可致低钠血症。在上述诱因下可出现厌食、乏力、懒言、嗜睡、血压下降甚至出现休克、抽搐等。另外由于低蛋白血症，血浆胶体渗透压下降、显著水肿而常有血容量不足，尤在各种诱因引起低钠血症时易出现低血容量性休克。

3. 血栓形成和栓塞

NS 高凝状态易致各种动、静脉血栓形成，具有以下表现：

①肾静脉血栓形成，表现为突发腰痛、出现血尿或血尿加重，少尿甚至发生肾衰竭。

②下肢深静脉血栓形成，两侧肢体水肿程度差别固定不随体位改变而变化。

③皮肤血管血栓形成，表现为皮肤突发紫斑并迅速扩大。

④阴囊水肿呈紫色。

⑤顽固性腹水。

⑥下肢动脉血栓形成，出现下肢疼痛伴足背动脉搏动消失等症状体征。股动脉血栓形成是小儿 NS 并发的急症状态之一，如不及时溶栓治疗可导致肢端坏死而需截肢。

⑦肺栓塞时可出现不明原因的咳嗽，咯血或呼吸困难而无明显肺部阳性体征，其半数可无临床症状。

⑧脑栓塞时出现突发的偏瘫、面瘫、失语或神志改变等神经系统症状在排除高血压脑病，颅内感染性疾病时要考虑颅内血管栓塞。血栓缓慢形成者其临床症状多不明显。

4. 急性肾衰竭

5% 微小病变型肾病可并发急性肾衰竭。当 NS 临床上出现急性肾衰竭时，要考虑以下原因：

①急性间质性肾炎，可由使用合成青霉素、呋塞米、非类固醇消炎药引起。

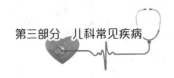

②严重肾间质水肿或大量蛋白管型致肾内梗阻。

③在原病理基础上并发大量新月体形成。

④血容量减少致肾前性氮质血症或合并肾静脉血栓形成。

5. 肾小管功能障碍

除了原有肾小球的基础病可引起肾小管功能损害外，由于大量尿蛋白的重吸收，可导致肾小管，主要是近曲小管功能损害。临床上可见肾性糖尿或氨基酸尿，严重者可呈 Fanconi 综合征。

6. 生长延迟

肾病患儿的生长延迟多见于频繁复发和接受长期大剂量糖皮质激素治疗的病例。

四、辅助检查

1. 尿液分析

①尿常规检查尿蛋白定性多在 +++ 以上，大约 15% 患儿有短暂的镜下血尿，大多数可见到透明管型、颗粒管型和卵圆脂肪小体。

②尿蛋白定量：24 h 尿蛋白定量检查超过 50 mg/（kg·d）为肾病范围的蛋白尿。尿蛋白/尿肌酐（mg/mg），正常儿童上限为 0.2，肾病范围的蛋白尿超过 3.5。

2. 血清蛋白、胆固醇和肾功能测定

血清白蛋白浓度为 25 g/L（或更少）可诊断为 NS 的低白蛋白血症。由于肝脏合成增加，α2、β 球蛋白浓度增高，IgG 减低，IgM、IgE 增加。胆固醇超过 5.7 mmol/L 和三酰甘油升高 LDL 和 VLDL 增高，HDL 多正常。BUN、Cr 可升高，晚期患儿可有肾小管功能损害。

3. 血清补体测定

微小病变型 NS 血清补体水平正常，降低可见于其他病理类型及继发性 NS，及部分脂肪代谢障碍的病人。

4. 感染依据的检查

对新诊断病例应进行血清学检查寻找链球菌感染的证据，及其他病原学的检查，如乙肝病毒感染等。

5. 系统性疾病的血清学检查

对新诊断的肾病病人需检测抗核抗体（ANA），抗 -dsDNA 抗体，Smith 抗体等。对具有血尿补体减少并有临床表现的患儿尤其重要。

6. 高凝状态和血栓形成的检查

大多数原发性肾病患儿都存在不同程度的高凝状态，血小板增多，血小板聚集率增加，血浆纤维蛋白原增加，D- 二聚体增加，尿纤维蛋白裂解产物（FDP）增高。对疑似血栓形成者可行彩色多

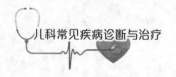

普勒 B 型超声检查以明确诊断，有条件者可行数字减影血管造影（DSA）。

7. 经皮肾穿刺组织病理学检查

大多数儿童 NS 不需要进行诊断性肾活检。NS 肾活检指征：

①对糖皮质激素治疗耐药、频繁复发患儿。

②对临床或实验室证据支持肾炎性肾病，慢性肾小球肾炎患儿。

五、诊断与鉴别诊断

（一）诊断标准

1. 单纯型肾病

具有以下 4 个特征。

①大量蛋白尿，即尿蛋白定性 +++ ～ ++++，定量超过 50 mg/（kg·d）或超过 40 mg/（h·m）或随机或晨尿尿蛋白/肌酐（mg/mg）超过 2.0。

②低蛋白血症，血浆白蛋白不足 25 g/L。

③高胆固醇血症，血胆固醇超过 5.7 mmol/l。

④水肿（可轻可重）。以上四项中以前两项为诊断必须具备的条件。

2. 肾炎型肾病

除具备上述 4 个特征外，还须具以下 4 项中的 1 项或多项，即：

①2 周内分别 3 次以上离心尿检查 RBC 超过 10 个 / HP，并证实为肾小球性血尿者。

②反复或持续高血压（学龄儿童超过 130/90 mmHg，学龄前儿童超过 120/80 mmhg），并除外其他因素所致。

③氮质血症，BUN 超过 10.7 mmol/l（30 mg/dl），并除外由于血容量不足所致。

④血总补体或 C3 反复降低。

（二）鉴别诊断

原发性肾病综合征应与继发性肾病综合征，急性肾炎蛋白尿突出者及表现为肾病的 IgA 肾病患儿进行鉴别。继发性肾病综合征多有明确原因。急性肾炎蛋白尿突出者易误诊为肾病综合征，该病有自愈倾向，蛋白尿持续时间短，恢复快。表现为肾病综合征的 IgA 肾病，肉眼血尿更为明显，可早期出现，鉴别困难时需进行肾活检以确诊。

六、治疗原则

（一）一般治疗

休息和饮食。高度水肿，并发感染或其他严重并发症患儿应卧床休息，限制水，钠盐摄入，对

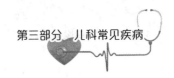

已无水肿患儿尽量保持接近正常生活制度及饮食。每日蛋白摄入量 1.5～2 g/kg，以优质蛋白为宜。注意补充钙及维生素 D。治疗期间停止疫苗注射。

（二）利尿治疗

一般水肿可口服氢氯噻嗪 1～2 mg/（kg·d），并加用螺内酯。严重水肿可用呋塞米 1～2 mg/（kg·d）静注，对顽固性水肿，一般利尿剂无效者，可应用利尿合剂 [低分子右旋糖酐 5～10 ml/kg，内加多巴胺 2～3 μg/（kg·min），酚妥拉明 2 μg/（kg·min）持续静点 1 h，于静点完毕后静推呋塞米 1～1.5 mg/kg]，重度水肿可连用 5～10 d。对于血白蛋白不超过 15 g/L，通常利尿措施无效，重度水肿，或伴发低血容量者可应用白蛋白 0.5～1.0 g/kg 于 2～3 h 内输注，继之给予呋塞米 1～2 mg/kg 利尿。输注过程中应注意监测血压。

（三）肾上腺皮质激素治疗

1. 初发肾病的治疗

常用泼尼松中长程疗法，疗程 9～12 个月。

①诱导缓解阶段：足量泼尼松 60 mg/（m²·d）或 2 mg/（kg·d）（按身高的标准体重计算）先分次口服，尿蛋白转阴后改为每晨顿服，疗程 6 周。

②巩固维持阶段：隔日晨顿服 1.5 mg/（kg·d）或 40 mg/（m²·d），共 6 周，然后逐渐减量。

2. 原发性肾病综合征

根据激素治疗效果原发性肾病综合征分为三型：

①激素敏感型：以泼尼松足量 2 mg/（kg·d）或 60 mg/（m²·d）治疗不足 4 周尿蛋白阴转者。

②激素耐药型：以泼尼松足量治疗超过 4 周尿蛋白仍阳性者，但需排除干扰激素疗效的因素，如合并感染，严重高凝状态，血栓形成，其他合并药物的影响如利福平，苯妥英钠等。

③激素依赖型：对激素敏感，但连续两次减量或停药 2 周内复发患儿。

3. 肾病复发和频复发

①复发：连续 3 次，晨尿蛋白由阴性转为 +++ 或 ++++，或 24 h 尿蛋白定量超过 50 mg/kg 或尿蛋白定量超过 40 mg/（h·m²），或尿蛋白 / 肌酐（mg/mg）超过 2.0。

②频复发：指肾病病程中半年内复发超过 2 次，或一年内反复超过 3 次。

③难治性肾病：包括频复发，激素依赖性肾病及激素耐药性肾病。

4. 非频复发肾病的治疗

积极寻找复发诱因，如感染、高凝、无规律服药等，部分患儿在去除诱因后可自发缓解。若尿蛋白持续不改善，将泼尼松恢复到复发前的剂量或将复发时隔日口服激素治疗改为同剂量每日口服，服用 2～4 周，如转阴移行减量，如不转阴则重新诱导缓解。

①移行减量法：维持两天量的 2/3 量隔日晨起顿服，另将两天量的 1/3 量，于次日晨顿服并逐渐于 2～4 周内减完。隔日最大量一般不大于 80 mg。

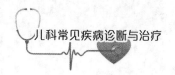

②重新诱导缓解：泼尼松 60 mg/（m² · d）或 2 mg/（kg · d）（按身高的标准体重计算，最大剂量 80 mg/d，分次或晨顿服，直至尿蛋白连续转阴 3 d 后改为 40 mg/（m² · d）或 1.5 mg/（kg · d）隔日晨顿服 4 周，然后用 4 周以上的时间逐渐减量。

（四）免疫抑制剂的治疗

适用于难治性肾病以及出现激素副作用的患儿，常用免疫抑制剂的使用方法。

1. 环磷酰胺（CTX）

大剂量 CTX 冲击疗法有两种方法：

① CTX 8～12 mg/（kg · d），加入 NS 100 ml 内静滴 1～2 h，连续 2 d，1 次 /2 周。

② CTX 500～750 mg/（m² · 次），加入 NS 100 ml 内静滴 1～2 h，每月 1 次，以上两种疗法达到累积量不超过 200 mg/kg 停药，用药期间需水化治疗。副作用是白细胞减少、肝功能异常、出血性膀胱炎及对性腺功能的影响。

2. 环孢素 A

①诱导缓解阶段：初始剂量为 5 mg/（kg · d），或 100～150 mg/（m² · d），每 12 h/ 次，于服药后 1～2 周末查血药浓度，调整剂量使血药谷浓度维持在 80～120 ng/ml，建议诱导期 3～6 个月。连续使用环孢素 A3 个月蛋白尿减少不足 50%，即认为环孢素 A 耐药，应停止环孢素 A 该用其他治疗，有效则建议诱导 6 个月后逐渐减量维持。

②巩固维持阶段：环孢素 A 应缓慢减量，每月减少 0.5 mg/kg，减至 1 mg/（kg · d）时维持，总疗程 1～2 年。副作用：肾小管损害、高钾、多毛、高血压。

3. 骁悉（吗替麦考酚酯胶囊）

20～30 mg/（kg · d）或 800～1200 mg/ m²，分两次口服（最大剂量 1 g Bid），建议诱导期 4～6 个月，而后逐渐减量维持，每 3～6 个月减少 10 mg/（kg · d），总疗程 1～2 年。连续使用 MMF4 个月无效者可认为 MMF 耐药。副作用：胃肠反应和感染、贫血、白细胞减少、肝功能异常。

（五）难治性肾病的治疗

1. 频繁反复及激素依赖肾病的治疗

①拖尾疗法：激素诱导缓解后，泼尼松每 4 周减量 0.25 mg/kg，给予能维持缓解的最小有效激素量（0.5～0.25 mg/kg）隔日口服，连用 9～18 个月。

②在感染时增加激素维持量：将复发时隔日口服激素治疗改为同剂量每日口服。

③改善肾上腺皮质功能：氢化可的松 7.5～15 mg/d 口服或 ACTH[0.4 U/（kg · d），总量不超过 25 U] 静滴 3～5 d，然后激素减量，再用 1 次 ACTH 预防复发。

④更换激素种类：去氟克特与相同剂量的强的松比较，能维持 66% 的激素依赖型 NS 患儿缓解。

⑤免疫抑制剂治疗：可应用上述免疫抑制药物。

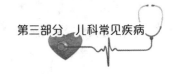

⑥免疫调节剂治疗：左旋咪唑 2.5 mg/kg，隔日服用 12～24 个月，可降低频复发型 NS 及激素依赖型 NS 复发率。

2. 激素抵抗肾病的治疗

临床同为激素抵抗者，但病理表现可以各不相同，对各种免疫抑制剂的治疗反应也不同，在预后和自然病程上有很大差别。因此一旦明确为激素抵抗者，建议尽早进行肾活检。可给予甲强龙冲击并联合免疫抑制剂治疗。

①甲强龙冲击方法：甲强龙用量 15～30 mg/（kg·次）（总量不足 1 g），置于 5%～10% GS 100 ml 静滴，1～2 h 内滴入，连用 3 d 为 1 个疗程；冲击后 48 h，继以泼尼松 1～2 mg/（kg·d）隔日顿服维持，间隔 1～2 周再使用第 2 个疗程。一般应用 2～3 个疗程，建议如果 1 个疗程有效后不必再使用。甲强龙冲击治疗时应进行心电监护。

②下列情况慎用甲强龙冲击：伴活动性感染、高血压、有胃肠道溃疡或活动性出血者。

（六）其他治疗

①临床有高凝状态，可服用潘生丁、保肾康，可以应用肝素治疗：小分子肝素钙 100 IU/kg，每日 1～2 次，皮下注射或静脉滴注。

②免疫调节剂治疗：如胸腺肽、转移因子等。

③血管紧张素转换酶抑制剂：可以降低蛋白尿和高血压，常用药物有：卡托普利 0.5～1 mg/（kg·d），依那普利 0.2 mg/（kg·d），福辛普利 0.3 mg/（kg·d）等。还可根据患儿的病情使用，如氯沙坦、缬沙坦、厄贝沙坦等。

④各种并发症对应处理。

第七章 造血系统疾病

第一节 营养性缺铁性贫血

一、概述

营养性缺铁性贫血（iron deficiency anemia，IDA）是由于体内贮铁不足致使血红蛋白合成减少而引起的一种低色素小细胞性贫血，又称为营养性小细胞性贫血。这是小儿时期最常见的一种贫血，5 岁以下婴幼儿为 IDA 高危人群。根据世界卫生组织资料，全球 14 岁以下儿童中 6 亿儿童存在贫血，其中至少 50% 为 IDA，而不伴贫血的隐性缺铁的患病率估计是 IDA 的 2～3 倍。非洲和东

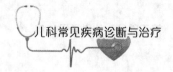

南亚国家儿童贫血现状尤为严峻，5 岁以下儿童贫血患病率超过 60%。大量研究证实，缺铁会影响儿童生长发育、运动和免疫功能，婴幼儿严重缺铁可对认知功能、学习能力和行为发育产生不可逆的不良影响。铁缺乏症的发生是一个渐进、有序和连续的发展过程，必须经过铁减少期、红细胞生成缺铁期（iron deficient erythropoiesis，IDE）和 IDA 3 个阶段。

二、病因

1. 先天贮铁不足

妊娠期铁逆浓度梯度跨胎盘可转至胎儿，为新生儿先天铁储备的唯一来源，与出生体重显著相关。足月新生儿先天铁储备一般可满足出生后 4～6 个月所需。因此，IDA 多于出生 6 个月后发病，但早产儿和低出生体重儿 IDA 可发病早、程度重，为铁缺乏症的高危人群和重点防治对象。

2. 铁摄入不足

长期纯母乳喂养、食物含铁量低、食物搭配不当等均可导致缺铁。母乳含铁量低，如出生 4～6 个月后仍单纯靠母乳喂养，将难以满足婴儿快速生长发育对铁的需求。

3. 肠道铁吸收障碍

胃切除术、慢性萎缩性胃炎、胃酸缺乏、幽门螺杆菌感染、小肠吸收不良、炎性肠病、药物影响等。

4. 铁需求量增加

婴幼儿和青春期儿童快速生长发育，对铁的需求量也迅速增加，超过日常摄入量则可导致缺铁或 IDA。

5. 丢失增加

慢性失血、月经增多、多次献血和慢性溶血等均可导致。人体任何部位的慢性失血均可引起铁缺乏症，最常见的失血部位为消化道。青春期女性发生 IDA，首先排除月经增多。

6. 铁的利用障碍

如长期或反复感染可影响铁在体内的利用，不利于血红蛋白的合成。

三、临床特征

6 月龄～2 岁婴幼儿为 IDA 高峰发病年龄，多为轻、中度贫血。一般起病隐匿，进展缓慢。早产、长期纯母乳喂养、喂养不当等多种因素所致 IDA 贫血程度可更严重。如 IDA 程度过重、发生过快，或见于年长儿而无明确铁摄入 / 吸收减少等原因，应积极搜寻有无慢性失血。

1. 症状

常见症状包括面色苍白、乏力、活动后气促、精神萎靡、食欲减退、头晕等，但均无特异性。

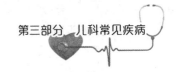

轻度贫血患儿一般无明显临床症状，常因其他原因就诊或血常规检查偶然发现贫血。消化道失血、肺含铁血黄素沉着症等慢性失血所致的 IDA，可出现黑便、血便、慢性咳嗽、咯血或痰中带血等表现。缺铁会影响细胞免疫功能，患儿易反复呼吸道感染。

2. 体征

皮肤、面色苍白为常见体征。其他体征包括皮肤干燥粗糙、口角炎、舌炎、舌乳头萎缩、毛发稀疏等。反甲很少见。中、重度 IDA 患儿可出现呼吸加快、心动过速和心前区杂音等。婴幼儿可因髓外造血引起轻度肝脾肿大，但淋巴结肿大少见。

四、辅助检查

1. 血常规检查

Hb 降低，平均红细胞体积（MCV）不足 80 fL；平均红细胞血红蛋白含量（MCH）不足 26 pg；平均红细胞血红蛋白浓度（MCHC）不足 0.3 lg/L，呈典型小细胞低色素性形态特征。缺铁早期红细胞分布宽度可增大，为 IDA 的重要诊断线索。Hb 降低程度比红细胞计数减少更显著，也是 IDA 血液学特征之一。网织红细胞计数一般正常或轻度降低，白细胞计数及分类一般正常。部分 IDA 患儿存在轻、中度反应性血小板增多。血涂片可见红细胞体积减小、大小不等、中央淡染区扩大。

2. 骨髓穿刺涂片检查

骨髓增生轻中度活跃，以中、晚幼红细胞增生为主。各阶段幼红细胞体积变小，细胞质发育落后于细胞核，表现为核染色质致密、胞质量少，染色偏蓝。粒细胞和巨核细胞数量的形态大多正常。骨髓铁染色见骨髓可染色铁显著减少，甚至缺如。

3. 铁代谢检查

为确诊铁缺乏症、判断铁缺乏症分期和程度的必要依据。

（1）骨髓可染色铁

反映机体储存铁水平的灵敏和特异指标，为诊断铁缺乏症的"金标准"，但其为一种有创性检查，通常在诊断不明或常规补铁未取得预期治疗反应时才进行。

（2）血清铁蛋白

血清铁蛋白（serum ferritin，SF）与机体存储铁水平具有良好的相关性，测定简单易行，灵敏度高，为临床最常用的铁代谢指标。国内一般以 SF 不足 15 pg/L 作为诊断铁缺乏症的界值，但 SF 作为一种急性时相反应物，在感染、炎症、肝病和恶性肿瘤情况下其水平往往会升高。临床上应同时检测 CRP，排除炎症反应对 SF 测定值的影响。

（3）血清铁（serum iron，SI）、总铁结合力（total iron binding capacity，TIBC）和转铁蛋白饱和度（transferring saturation，TS）

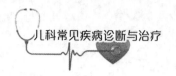

SI 是指血清转铁蛋白结合的铁,诊断铁缺乏症界值为 SI 不足 10.7 μmol/L(正常值为 12.8～31.3 μmol/L)。转铁蛋白结合位点要完全饱和所需加入的铁的量被称为未饱和铁结合力(unsaturated iron-binding capacity, UIBC)。UIBC 与 SI 之和为总铁结合力(TIBC),而 SI/TIBC 为 TS,TS 的正常值为 20%～50%。应注意的是,SI 的测定值易受进食等多种因素影响,也存在一定昼夜变化。因此,ST、TIBC 和 TS 测定值波动程度较大,临床不能依靠单一指标检查结果诊断 IDA。

(4)红细胞游离原卟啉(free erythrocyte protoporphyrin, FEP)

缺铁时红细胞内原卟啉不能完全与铁结合形成血红素,因而 FEP 升高。SF 降低而 FEP 升高为红细胞生成缺铁期显著铁代谢特征,但 FEP 升高对 IDA 诊断并无特异性,慢性炎症、铅中毒、铁粒幼细胞贫血、先天性原卟啉增多症等情况下也可升高。

4. 缺铁性贫血病因相关检查

根据临床具体情况选择,目的在于明确缺铁病因或基础疾病。如怀疑消化道慢性失血,应考虑粪便常规和隐血试验、胃肠内镜、胶囊内镜、放射性核素扫描等检查。肺含铁血黄素沉着症应选择痰液或胃液含铁血黄素细胞检查、高分辨率肺部 CT。

五、诊断与鉴别诊断

(一)诊断标准

依据中华医学会儿科学分会血液学组和儿童保健学组《儿童缺铁和缺铁性贫血防治建议》,凡符合下述诊断标准中的第 1 项和第 2 项,结合病史和相关检查排除其他小细胞低色素性贫血者,可拟诊为 IDA。如铁代谢检查结果符合 IDA 诊断标准,也可确诊为 IDA。

1.Hb 降低

符合相应年龄段儿童贫血诊断标准。

2. 外周血红细胞呈小细胞低色素性改变

MCV 不足 80 fL,MCH 不足 27 pg,MCHC 不足 310 g/L。

3. 具有明确缺铁原因

铁摄入不足、吸收障碍、需求增多或慢性失血等。

4. 铁剂治疗有效

铁剂正规治疗 4 周,Hb 至少上升超过 10 g/L。

5. 铁代谢检查结果符合 IDA 诊断标准

应至少满足下述 4 项中 2 项。

① SF 不足 15 μg/L。

② SI 不足 10.7 μmol/L。

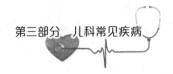

③ TIBC 超过 62.7 μmol / L。

④ TS 不足 15%。

6. 骨髓可染色铁

显著减少，甚至消失。

7. 其他排除其他小细胞低色素性贫血

存在早产、低出生体重、喂养不当等 IDA 的高危因素，或血常规检查为典型小细胞低色素性贫血、红细胞分布宽度（RDW）明显增加、血涂片检查示红细胞体积减小、中央淡染区明显扩大、红细胞体积大小不等情况，临床首先就应考虑 IDA，必要时铁代谢检查明确诊断。

（二）鉴别诊断

IDA 为临床最常见小细胞低色素贫血，但应与其他小细胞低色素贫血相鉴别，尤其是地中海贫血和慢性病贫血。

（1）地中海贫血

临床上常见小细胞低色素贫血类型之一。IDA 主要应与轻型地中海贫血鉴别，两者的鉴别要点如下。

①病史：IDA 一般具有缺铁原因，地中海贫血可有阳性家族史。

②血常规：地中海贫血外周血见小红细胞，平均体积更小，但相对较均一，RDW 正常或轻度升高。因此，MCV 降低伴 RDW 升高提示 IDA。此外，IDA 患儿网织红细胞降低或正常，而地中海贫血患儿则轻度升高或正常。

③铁代谢指标：如未合并缺铁，地中海贫血患儿铁代谢指标正常。

④ Hb 电泳：轻型 β 地中海贫血的 HbA2 升高，而 IDA 患儿 Hb 电泳正常。必要时行基因检测可明确诊断。

（2）慢性病贫血（ACD）

是指感染、炎症、恶性肿瘤等情况下发生的一类贫血的总称。ACD 为临床常见贫血类型之一，患病率仅次于 IDA，随着病程进展，可呈典型小细胞色素贫血，且 SI 和 TS 降低，易与 IDA 混淆。IDA 和 ACD 鉴别见表 3-8，但部分 ACD 可合并 DA。

表 3-8　营养性缺铁性贫血（IDA）和慢性贫血（ACD）的鉴别

铁代谢指标	IDA	ACD	ACD合并IDA
血清铁	< 30 μg/L	> 30 μg/L	> 30 μg/L，< 100 μg/L
血清铁蛋白	降低	降低	降低
转铁蛋白	升高	降低或正常	降低

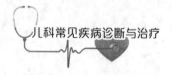

续表

铁代谢指标	IDA	ACD	ACD合并IDA
转铁蛋白饱和度	降低	降低	降低
总铁结合力	升高	降低	正常或降低
骨髓可染色铁	显著降低	升高	升高或正常
炎性细胞因子水平	正常	升高	升高

六、治疗原则

营养性缺铁性贫血应采用综合性治疗策略，除一般性治疗措施外，正规补铁为重要治疗手段，原则上应口服补铁，目的在于纠正贫血，恢复机体铁储备。

1. 一般治疗措施

加强护理、避免感染、均衡膳食；摄入富含铁的食物，促进铁吸收。

2. 病因治疗

纠正不合理饮食搭配和偏食等不良饮食习惯，积极治疗 IDA 的基础疾病，这对于纠正贫血、防止复发极为重要。

3. 补铁治疗

所有 IDA 均应给予铁剂治疗，包括口服和注射铁剂。首选口服铁剂，但应遵循下述口服铁剂的推荐建议。

①首选二价铁剂口服：肠道吸收的无机铁为二价铁，因此应选择二价铁剂。

②按元素铁计算补铁剂量：每日元素铁 4～6 mg/kg，分 2～3 次于餐前空腹服用，不宜与牛奶、茶、咖啡、抗酸剂等同时口服，以免影响吸收。如胃肠反应大，可于两餐间口服。

③足疗程补铁：应于贫血纠正后继续补铁 6～8 周，补足机体储存铁。

④间断补铁：如口服铁剂胃肠道反应大，也可间断补铁。WHO 儿童间断补铁指南推荐 5 岁以下和 5～12 岁儿童可分别每周 1 次补充元素铁 25 mg 和 45 mg。补铁 3 个月后可停止 3 个月，如此交替。

⑤评估治疗反应：正规口服补铁应取得预期治疗反应。口服铁剂 1 周左右网织红细胞达高峰，2～3 周降至正常。一般 2 周后 Hb 才开始升高，但正规补铁 4 周 Hb 至少应升高 10 g/L，一般 1～2 个月才能纠正贫血。因此，正规补铁前应进行包括网织红细胞计数的基线血常规检查，补铁 2 周内检查 Hb 未升高而判定为"补铁无效"是不恰当的。

⑥注射铁剂的选择和输血治疗：儿童 IDA 注射铁剂的适应证必须严格掌握。此外，只有贫血严重，存在明显缺氧表现，甚至血流动力学不稳定时，才考虑输血治疗，但必须选择红细胞制剂成分输血。

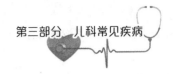

第二节　溶血性贫血

一、概述

溶血性贫血是由于红细胞破坏加速、寿命缩短，超过骨髓造血代偿能力所引起的一类贫血的统称。

正常红细胞寿命为 100 ～ 120 d，每天约 15% 的衰老红细胞在脾脏被破坏清除，同时骨髓释放出相同数量的新生红细胞进入血液循环。因此，生理情况下红细胞生成与破坏处于动态平衡之中。只有红细胞破坏程度超过代偿程度才会引起溶血性贫血。5 岁以下儿童骨髓几乎全部为红骨髓，造血代偿潜能较差，造血需求显著增加时，主要依靠髓外造血代偿。因此，婴幼儿发生急性溶血性贫血时，贫血程度往往较重，也易出现肝、脾、淋巴结肿大等髓外造血表现。

二、病因

溶血性贫血病因和发病机制复杂多样。按起病急缓程度分为急性溶血性贫血和慢性溶血性贫血；依据红细胞破坏的场所分为血管内溶血性贫血和血管外溶血性贫血。临床上一般根据红细胞破坏的原因和机制进行分类（表 3-9）。

表 3-9　溶血性贫血的病因学分类

病因		代表性疾病
红细胞内在缺陷	红细胞膜缺陷	遗传性球形红细胞增多症、遗传性椭圆形红细胞增多症、阵发性睡眠性血红蛋白尿
	红细胞酶缺乏	葡萄糖 -6- 磷酸脱氢酶缺乏、丙酮酸激酶缺乏
血红蛋白数量或质量异常		地中海贫血
红细胞外在因素	免疫性因素	新生儿溶血症、自身免疫性溶血性贫血
	非免疫性因素	感染、物理化学因素、脾功能亢进、弥散性血管内凝血

三、临床特征

溶血性贫血的临床表现与病因或基础疾病、溶血场所、贫血程度、发生速率和机体代偿程度密切相关。部分轻度溶血性贫血患儿可无自觉症状，仅因皮肤、巩膜轻度黄疸，或其他原因就诊发现脾大而最终明确诊断。

急性溶血性贫血起病急，Hb 下降迅速，机体难以完全代偿，往往存在面色苍白、皮肤巩膜黄染、乏力、气促和烦躁不安，可伴寒战、发热、头痛、呕吐、腰背痛、少尿或无尿等临床表现。也

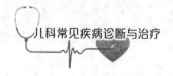

可出现血红蛋白尿，严重者甚至发生休克和急性肾衰竭。

慢性溶血性贫血起病缓慢，通常存在贫血、黄疸和脾大三联征，可并发胆石症等。此外，部分慢性溶血性贫血患儿可因感染、药物等因素诱发溶血急性加重，甚至溶血性再生障碍性贫血危象，引起暂时性急性骨髓造血功能衰竭。

四、辅助检查

实验室检查的目的在于确定溶血性贫血的诊断和病因，临床上应紧密结合病史和体格检查，遵照溶血性贫血的诊断程序合理选择初筛试验和确诊检查。

1. 血常规

对于不同程度的贫血，网织红细胞百分比和绝对计数升高，外周血可出现有核红细胞，血涂片可见异形红细胞、红细胞碎片等。白细胞和血小板也可升高。

2. 肝功能、肾功能检查

总胆红素增高，以间接胆红素升高为主，血清 LDH 增高。肾功能不全时可存在尿素氮、肌酐升高。

3. 尿常规

血管内溶血可见血红蛋白尿及含铁血黄素尿，尿胆原阳性。

4. 骨髓检查

骨髓红系代偿性增生，粒红比例降低，甚至倒置，粒系、巨核系细胞正常。

5. 确诊试验

自身免疫性溶血性贫血患儿 Coombs 试验阳性。遗传性球性红细胞增多症时，红细胞渗透脆性试验阳性。β 地中海贫血患儿胎儿型 Hb 不同程度升高。葡萄糖 –6– 磷酸脱氢酶（G6PD）缺乏症患儿的 G6PD 活性降低。地中海贫血和其他遗传性溶血性贫血者可进行基因检测。

五、诊断与鉴别诊断

诊断溶血性贫血首先需存在支持溶血性贫血的临床表现，如贫血、黄疸、发热、腰疼、脾大等表现。实验室检查有红细胞破坏增多和红系造血代偿性增生的证据，则可初步确立溶血性贫血的诊断。同时应进一步选择针对各种溶血性贫血的特殊检查，确定溶血性贫血的性质和类型。

从查找红细胞破坏增加和红细胞代偿增生两个方面的证据入手，确定是否存在溶血性贫血，病因诊断往往需依靠特定实验室检查。

1. 红细胞破坏增加的证据

①贫血：Hb 和红细胞计数不同程度降低，这是溶血性贫血诊断的必要条件，是红细胞破坏增

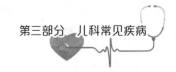

加超过红细胞代偿增生的直接结果。网织红细胞百分比和绝对计数升高，外周血可出现有核红细胞，血涂片可见异形红细胞、红细胞碎片等。白细胞和血小板也可升高。

②黄疸和高胆红素血症：总胆红素升高，以间接胆红素升高为主，临床上可出现黄疸。

③血清触珠蛋白降低：溶血时触珠蛋白与血液中游离 Hb 结合后其水平显著降低，为溶血性贫血，尤其是血管内溶血性贫血的重要依据。

④血红蛋白血症和血红蛋白尿症：在溶血程度重、进展快，尤其是血管内溶血情况下，血液中游离 Hb 水平会显著升高，超过触珠蛋白结合能力而从肾脏排出，从而引起游离血红蛋白尿症，临床上出现"酱油样"小便。

⑤尿胆原增加：急性溶血时尿胆原常增加，引起尿色加深，而慢性溶血时可不增加。慢性血管内溶血时，尿含铁血黄素试验阳性。

⑥外周血红细胞形态改变：可见各种异形红细胞，其中红细胞碎片增多为溶血的重要证据。

2. 红细胞代偿增生的证据

①网织红细胞升高：反映骨髓代偿增生能力的简易指标，应注意的是，在溶血再生障碍危象的情况下，网织红细胞数量反而降低。

②外周血常规：可出现有核红细胞、红细胞碎片。白细胞和血小板可增加，甚至出现类白血病反应。

③骨髓代偿性增生：骨髓增生明显或极度活跃，以中晚幼红细胞为主，可出现粒红比倒置。

④髓外造血表现：多见于婴幼儿，表现为肝、脾、淋巴结肿大，脾大为主。

⑤骨骼改变：慢性溶血者 X 线摄片常显示骨质疏松、骨皮质变薄、髓腔增宽等改变，多见于重型 β 地中海贫血等慢性遗传性溶血性贫血患儿。

3. 明确溶血性贫血的病因

应充分结合病史和体格检查，确诊需依靠特定实验室检查，以下几点为病因诊断的重要线索。

①家族史：儿童遗传性溶血性贫血多见，可有阳性家族史。

②发病年龄：出生后 3～6 个月发病，贫血进行性加重，在我国南方省份以重型地中海型血多见。

③发病季节和药物史：G-6-PD 缺乏症在蚕豆成熟季节发病率高，多有进食蚕豆、氧化性药物等诱因，临床以急性血管内溶血为典型临床表现。

④贫血程度和发生速率：贫血进行性加重，数小时至数日内成倍下降，如排除急性失血，应考虑急性溶血性贫血。

⑤红细胞形态：提示溶血性贫血的病因具有重要临床价值。例如：外周血小球形红细胞超过20%，结合阳性家族史、黄疸和脾大，应着重考虑遗传性球形红细胞增多症。外周碎裂红细胞数量增多，

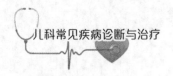

同时存在血小板减少，排除自身免疫性溶血性贫血后，应重点考虑微血管病性溶血性贫血。

六、治疗原则

1. 去除病因

G-6-PD 缺乏症患儿应避免食用蚕豆或服用氧化性药物。药物所致者应立即停药。如怀疑溶血性输血反应，应立即停止输血，再进一步查明病因。

2. 治疗

（1）肾上腺皮质激素和免疫抑制药

激素对免疫性溶血性贫血有效。环孢素、环磷酰胺等，对少数免疫性溶贫也有效。

（2）输血

当发生溶血危象及再生障碍危象，或贫血严重时应输血。如 β-珠蛋白生成障碍性贫血主张输血要早期、大量，即所谓"高输血疗法"；G-6-PD 缺乏患儿需要输血时，只需要 1～2 次即可；自身免疫性溶血性贫血，输血可提供大量补体及红细胞，可使受血者溶血加剧，若非十分必要，不应给予。非输血不可时，应输生理盐水洗涤过的浓缩红细胞加肾上腺皮质激素。

（3）脾切除术

脾大明显，出现压迫症状，或脾功能亢进，均应考虑脾切除治疗，但并非对所有患儿均有效。手术年龄以 5～6 岁为宜，过早切脾可能影响机体免疫功能，易患严重感染。但如贫血严重，以致影响患儿的生长发育，或常发生"再生障碍危象"者，则可考虑较早手术。术后用抗生素预防感染，至少应持续至青春期。

（4）防治严重并发症

对溶血的并发症如肾衰竭、休克、心力衰竭等应早期预防和处理。对输血后的血红蛋白尿症应及时采取措施，维持血压，防止休克。

（5）造血干细胞移植

可用于某些遗传性溶血性贫血，如重型 β-珠蛋白生成障碍性贫血，这是可能根治本病的方法，如有 HLA 相合的造血干细胞，应作为首选方法。

第三节　免疫性血小板减少性紫癜

一、概述

免疫性血小板减少性紫癜也称特发性血小板减少性紫癜（idiopathic thrombo-cytopenic purpura，ITP）是小儿最常见的出血性疾病，其特点是自发性出血，血小板减少，出血时间延长和血块收缩

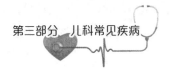

不良。骨髓中巨核细胞的发育受到抑制。

二、病因

约 80% 患儿在发病前 2～3 周有病毒感染史，多为上呼吸道感染；还有 20% 患儿的先驱病是风疹、麻疹、水痘、腮腺炎、传染性单核细胞增多症、肝炎、巨细胞包涵体病等疾病；约 1% 在注射活疫苗后发病。因此目前认为病毒感染是 ITP 的重要诱因。因为 ITP 在病毒感染后 2～3 周发病，而非病毒感染当时，且在大部分患儿血清中存在血小板表面包被抗体；有的患儿同时发生血小板减少性紫癜和自身免疫性溶血；新生儿患儿约半数母亲患有同样疾病；这些现象都支持 ITP 是免疫性疾病。

三、临床特征

本病见于小儿各年龄时期，根据病程长短可分急性型（病程不足 6 个月）与慢性型（病程超过 6 个月）两型。小儿时期多为急性 ITP，多见于婴幼儿时期，7 岁以后明显减少。既往无出血史，发病突然，出血严重，出血前不久或出血的同时往往患上呼吸道感染。慢性病例无明显年龄高峰但多见于学龄期，多数发病潜隐，出血症状较轻，约 10% 患儿是由急性转为慢性。

可依照病情严重程度分为四度：

①轻度：血小板不足 $100 \times 10^9/L$ 而超过 $50 \times 10^9/L$，只在外伤后出血。

②中度：血小板不足 $50 \times 10^9/L$ 而超过 $25 \times 10^9/L$，尚无广泛出血。

③重度：血小板不足 $25 \times 10^9/L$ 而超过 $10 \times 10^9/L$，见广泛出血，外伤处出血不止。

④极重度：血小板不足 $10 \times 10^9/L$，自发性出血不止，危及生命。

ITP 出血的特点是皮肤、黏膜广泛出血，多为散在性针头大小的皮内或皮下出血点，形成瘀点或瘀斑；四肢较多，但也可为全身性出血斑或血肿；有些患儿以大量鼻衄或齿龈出血为主诉。常见呕血或黑便，多为口鼻出血时咽下所致，发生真正胃肠道大出血者并不多见。球结膜下出血也是常见症状。偶见肉眼血尿。约 1% 患儿发生颅内出血，成为 ITP 致死的主要原因。青春期女孩可见月经过多。其他部位出血如胸腔、腹腔、关节等处，极为少见。除了皮肤、黏膜出血外，仅 10%～20% 患儿有轻度脾肿大。急性暴发病例常伴有发热。出血严重者可有失血性贫血，偶可发生失血性休克。常伴有局部血肿的相应症状，颅内出血时表现为头痛、嗜睡、昏迷、抽搐、麻痹等症状。急性暴发型病人除血小板减少外，常伴有血管壁的损害，故出血较重。

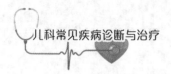

四、辅助检查

1. 血常规

出血不重患儿多无红、白细胞的改变，偶见异常淋巴细胞，提示病毒感染。急性出血时期或反复多次出血之后，红细胞及血红蛋白常减少，白细胞增高，网织红细胞于大出血后可增多。周围血中最主要的改变是血小板减少至 100×10^9/L 以下。慢性患儿可见血小板形态大而松散，染色较浅。

2. 凝血功能

出血时间延长，凝时间正常，血块收缩不良或不收缩；凝血酶原消耗减少，凝血活酶生成不良。血小板极度减少时，由于缺乏血小板第 3 因子，可致凝血时间延长。

3. 骨髓象

出血严重患儿可见反应性造血功能旺盛。急性病例巨核细胞总数正常或稍高；慢性患儿巨核细胞多增高，多在 0.2×10^9/L 以上，甚至高达 0.9×10^9/L。巨核细胞分类：原巨核细胞和幼稚巨核细胞百分比正常或稍高；成熟未释放血小板的巨核细胞显著增加；成熟未释放血小板的巨核细胞极少见。

4. 血小板抗体检查

血小板表面 IgG（PAIgG）增高，阳性率为 66%～100%。如同时检测 PAIgG、PAIgM、PAIgA 可提高检测阳性率。

五、诊断与鉴别诊断

（一）诊断依据

临床以出血为主要症状，无明显肝、脾及淋巴结肿大，外周血血小板计数不足 100×10^9/L，骨髓中巨核细胞分类，以成熟未释放血小板的巨核细胞为主，巨核细胞总数增加或正常，血清中检出抗血小板抗体（PAIgG、IgM、IgA），并排除其他引起血小板减少的疾病即可诊断。

（二）鉴别诊断

临床常需与下列疾病鉴别：

1. 再生障碍性贫血

表现为发热、贫血、出血三大症状，肝、脾、淋巴结不大，与特发性血小板减少性紫癜伴有贫血者相似，但一般贫血较重，白细胞总数及中性粒细胞多减少，网织红细胞不高。骨髓红、粒系统生血功能减低，巨核细胞减少或极难查见。

2. 急性白血病

ITP 特别需与白细胞不增高的白血病鉴别，通过血涂片中可见各期幼稚白细胞及骨髓检查即可确诊。

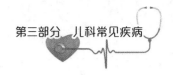

3. 过敏性紫癜

为对称性出血性斑丘疹，以下肢为多见，血小板不少，一般不难鉴别。

4. 系统性红斑性狼疮

早期可表现为血小板减少性紫癜，有怀疑时应检查抗核抗体及狼疮细胞可助鉴别。

5. 血栓性血小板减少性紫癜

见于任何年龄，临床上表现为血小板减少性出血和溶血性贫血，肝脾肿大，溶血较急者可发热，并有腹痛、恶心、腹泻甚至出现昏迷、惊厥及其他神经系症状。网织红细胞增加，周围血象中出现有核红细胞。血清抗人球蛋白试验一般阴性。可显示肾功能不良，如血尿、蛋白尿、氮质血症、酸中毒。预后严重，肾上腺皮质激素仅有暂时缓和作用。

6. 继发性血小板减少性紫癜

严重细菌感染和病毒血症均可引起血小板减少。各种脾肿大疾病、骨髓受侵犯疾病、化学和药物过敏和中毒、溶血性贫血均可伴有血小板减少，应仔细检查，找出病因，与特发性血小板减少性紫癜鉴别。

六、治疗

1. 一般疗法

急性病例发病初期，应减少活动，避免创伤，尤其是头部外伤，重度患儿应卧床休息。同时应积极预防及控制感染；给予足量液体和易消化饮食，避免肠黏膜损伤；大剂量维生素 C 减少出血倾向。

2. 肾上腺皮质激素

发病 1 个月内，病情为中度以上或发病时间虽长，但病情属重度以上的患儿给予激素治疗。用药原则早期、大量、短程。一般用泼尼松 60 mg/m^2 分 2～3 次或清晨顿服，一般用药 3 周左右，最长不超过 4 周，逐渐减量至停药。停药后即使血小板下降，只要出血不明显即可继续观察，不再用激素。若再次发生广泛出血，仍需加用激素维持，待出血好转后改为隔日用药或仅用小剂量维持，使不发生出血即可。

3. 大剂量丙种球蛋白

对重度以上出血患儿，可静脉输注大剂量丙种球蛋白，约 0.4 g /（kg·d），连用 5 d。可提高血小板计数，特别对慢性病患儿有暂时代替切脾手术的倾向。

4. 免疫抑制剂

激素治疗无效的患儿可试用，一般与肾上腺皮质激素联合使用。如长春新碱、环磷酰胺、硫唑嘌呤等。

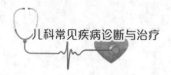

5. 输新鲜血或血小板

仅作为严重出血时的紧急治疗。患儿血中存在抗血小板抗体，输入的血小板可很快被破坏，故输血或血小板不能有效提高血小板数。

6. 其他药物

近年来，国内外试用炔羟雄烯异恶唑治疗顽固性慢性 ITP，即刻效果很好，但维持时间较短，多适用于成人及年长儿。还可试用环孢素 A、血浆置换疗法及重组 α 干扰素等。

7. 脾切除

对慢性 ITP 的缓解率为 70%～75%。目前切脾指征多认为是长期或间断存在重度出血，应用各种药物治疗无效或需长期大量激素方能止血。病程在 1 年以上；或中度出血，病程在 3 年以上；年龄在 5 岁及以后患儿；骨髓中巨核细胞增多；PAIgG 中度增高者。但在危及生命的严重出血或外科紧急手术则不受病程及年龄限制，可做紧急脾切除。5 岁以下脾切除患儿，切脾后应给予长效青霉素，每月一次，直至 5 岁。

第四节　急性白血病

一、概述

急性白血病（acute leukemia，AL）是一组起源于造血干 / 细胞的恶性克隆增殖性疾病，是儿童期最常见的恶性肿瘤，约占 15 岁以下儿童恶性肿瘤的 30%。儿童急性白血病可分为急性淋巴细胞白血病（acute lymphoblastic leukemia，ALL）和急性髓细胞性白血病（acute myelogenous leukemia，AML），分别占 75%～80% 和 15%～20%。近年来，儿童 AL，尤其是 ALL 的预后已得到显著改善。目前国际儿童 ALL 协作组报道的 ALL 长期总生存率已接近 80%，甚至超过 90%，已是一种公认的可治愈性肿瘤。

二、病因

1. 遗传因素

大量研究表明，AL 存在多种再现性克隆性细胞遗传学和 / 或分子生物学异常，在白血病发生发展方面发挥重要作用，其中部分细胞遗传学异常和基因缺陷已作为白血病分型和靶向治疗的重要依据之一。某些遗传综合征患儿的白血病风险会显著增高，这类遗传综合征患儿往往存在特定基因胚系突变，可能通过影响 DNA 稳定性和损伤修复、细胞周期调控等机制促进白血病发生。

2. 感染因素

已证实人 T 细胞白血病病毒 1 型是引起成人 T 细胞白血病 / 淋巴瘤的肿瘤病毒，而 EB 病毒与

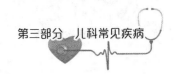

地方性伯基特淋巴瘤／白血病发生密切相关。目前尚无证据显示其他病毒或微生物感染与白血病发生具有明确相关性。

3. 物理因素

电离辐射被认为是白血病和其他恶性实体肿瘤重要的病因之一，且与辐射量相关。

4. 化学因素

多种化学物质和药物暴露也被认为与白血病发病相关，包括苯剂、氯霉素等。烷化剂、拓扑异构酶抑制剂已被证实为引发化疗相关第二肿瘤（包括白血病）的重要危险因素。

三、临床特征

AL 的临床表现复杂多样，且无特异性。临床上，多数患儿呈急性起病，发热、贫血、出血和器官浸润为最常见的临床表现。

1. 发热

多数患儿起病时存在发热，如合并感染可出现高热，易发展为脓毒症，甚至危及生命。

2. 贫血

是 AL 患儿常见的临床表现之一，表现为面色苍白、疲乏、活动耐力下降、活动后气促。贫血可进行性加重。

3. 出血

以皮肤和黏膜出血多见，表现为出血点、瘀斑、鼻出血、齿龈出血等。部分患儿可发生消化道出血、血尿，甚至颅内出血。严重出血倾向为急性早幼粒细胞白血病的显著临床特征之一，如未及时诊断和处理，早期死亡风险高。

4. 肝、脾、淋巴结肿大

肝、脾、淋巴结肿大是白血病细胞浸润所致，ALL 患儿更常见，肿大程度不一，一般无痛。浅表淋巴结肿大可累及颈部、颌下、腋下、腹股沟等多个部位。显著纵隔淋巴结肿大多见于急性 T 淋巴细胞白血病，可引起压迫症状，如面部肿胀、呛咳、呼吸困难和上腔静脉压迫综合征等。

5. 其他器官、组织浸润

骨、骨关节疼痛也是儿童 AL（尤其是 ALL）较常见的首发症状，易误诊为幼年特发性关节炎或其他骨关节疾病。婴幼儿可因骨关节疼痛而喜欢被抱、不愿走路或出现跛行。

6. 中枢神经系统浸润

发生率不高，可表现为头痛、恶心、呕吐、视物模糊和嗜睡等。如累及脑神经，可出现相应脑神经麻痹的临床表现。

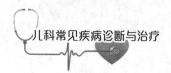

7. 睾丸

初诊时睾丸白血病 1% 的 AL 患儿，表现为单侧或双侧睾丸无痛性肿块，确诊依靠病理活检。

8. 髓系肉瘤

为 AML 的特殊临床表现，可发生于 AML 诊断前、治疗过程中或呈现为 AML 的一种复发形式。牙龈增生多见于急性粒细胞单核细胞白血病和急性单核细胞白血病。

四、辅助检查

实验室检查在 AL 诊断和分型方面极为重要。

1. 血常规检查

为 AL 的重要诊断线索和基线检查。多数患儿白细胞计数升高，部分患儿白细胞计数可高达 $100 \times 10^9/L$ 以上，可引起血液高黏滞综合征相关临床表现。外周血可见数量不等的幼稚细胞，贫血和血小板减少也极为常见，但程度差异较大。少部分患儿起病时可存在全血细胞减少，甚至可无幼稚细胞。

2. 骨髓穿刺涂片

为 AL 的确诊依据，绝大部分情况下可依据骨髓白血病细胞形态和细胞化学染色鉴别 ALL 和 AML。一般骨髓增生明显活跃或极度活跃，幼稚细胞比例显著升高，红系、粒系、巨核系造血被显著抑制。应注意的是，部分 AL 患儿可因骨髓坏死或其他原因，导致骨髓穿刺难以成功（骨髓干抽现象），可考虑骨髓活检以明确诊断。

五、诊断与鉴别诊断

（一）诊断标准

1.ALL 诊断标准

依据 WHO 的诊断标准，在临床表现和血液学改变基础上，骨髓原始和幼稚淋巴细胞比例超过 25% 即可确诊 ALL。

2.AML 诊断标准

结合临床表现，如外周血和骨髓幼稚细胞比例超过 20%，可确诊 AML，如证实存在重现性克隆性细胞遗传学和分子生物学异常，即使骨髓幼稚细胞比例不足 20%，也应诊断为 AML。

目前国际上强调，应通过骨髓细胞形态学、免疫表型、细胞遗传学和分子生物学相关检查对 AL 进行综合性分型诊断和危险度划分，指导临床个体化分层治疗。

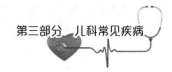

（二）鉴别诊断

1.再生障碍性贫血

部分 AL 发病时表现为全血细胞减少，尤其应与再生障碍性贫血相鉴别。临床上，急性重型再生障碍性贫血往往同时存在较严重的贫血、出血和感染，常会进行性加重；无肝脾肿大、外周血网织红细胞百分比及绝对计数减低、无幼稚细胞。骨髓穿刺涂片为重要鉴别诊断依据。

2.免疫性血小板减少

为儿童时期最常见的出血性疾病，常有前驱性上呼吸道感染或疫苗接种史，以皮肤、黏膜针尖样出血点为典型临床表现，外周血常规呈单纯性血小板减少，一般无贫血和肝、脾、淋巴结肿大。但免疫性血小板减少为临床排除诊断，如一线治疗无效，也需骨髓穿刺检查，以排除 AL 和再生障碍性贫血等。

3.传染性单核细胞增多症

发热及肝、脾、淋巴结肿大，外周血白细胞计数和异形淋巴细胞增多为典型临床表现，易与 AL 混淆。鉴别困难时，应行骨髓穿刺涂片检查。

4.幼年特发性关节炎

不少儿童 AL 发病时骨关节疼痛，应仔细体格检查以了解有无肝、脾、淋巴结肿大，有无基础疾病难以解释的程度过重的贫血等。必要时行骨髓穿刺涂片检查来鉴别。

5.类白血病反应

是指在严重感染、应激等情况下，外周血白细胞计数显著增高的一种血液学现象，白细胞计数通常超过 50×10^9/L，呈典型核左移现象，可见数量不等的晚幼细胞和杆状核粒细胞，严重情况下甚至出现原始粒细胞、早幼粒细胞和中幼粒细胞；白细胞内可见中毒颗粒，但血常规没有"裂孔现象"。此外，类白血病反应一般无严重贫血和血小板减少，基础疾病治愈后血常规恢复正常。

6.恶性实体肿瘤骨髓浸润

神经母细胞瘤易于早期骨髓转移，甚至外周血出现幼稚细胞，多具有发热、贫血、出血和肢体疼痛等临床表现，易与 AL 混淆。但神经母细胞瘤常可发现腹膜后、肾上腺、后纵隔等部位的原发肿瘤灶，骨髓肿瘤细胞癌通常为巢团样成簇分布，血液儿茶酚胺和神经元特异性烯醇化酶水平可显著升高。

六、治疗原则

1.综合性治疗方案

AL 采用以化疗为主的综合性治疗方案，早期诊断和基于危险度的分型治疗为基本原则。

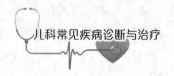
2.AL 化疗

通常分为诱导缓解—早期巩固—髓外白血病预防—再诱导和再巩固—维持化疗几个序贯阶段。ALL 联合化疗的常用药物包括长春新碱、柔红霉素、门冬酰胺酶、糖皮质激素、甲氨蝶呤、环磷酰胺、阿糖胞苷和巯基嘌呤等。AML 联合化疗一般采用以蒽环类药物、阿糖胞苷、DNA 拓扑异构酶抑制剂为骨架的化疗方案。

3. 高危 AL

包括难治复发病例，造血干细胞移植为重要的治疗选择。

4. 对症支持治疗

（1）成分输血

初诊和治疗过程中如存在严重贫血、血小板减少，应酌情输注红细胞制剂和血小板制剂。

（2）感染的预防和治疗

初诊和治疗过程，应积极预防和治疗感染，可参照与血液肿瘤患儿发热、粒细胞减少相关的诊疗指南，选择广谱抗菌药物经验治疗，并依据培养结果进行相应调整。可根据临床具体情况同时给予 IVIg。若持续粒细胞缺乏和发热或临床考虑真菌感染，应合理选择抗真菌药预防和治疗。常规推荐使用复方磺胺嘧啶来预防肺孢子菌肺炎。

（3）粒细胞集落刺激因子（G-CSF）的应用

化疗后若发生严重粒细胞缺乏，可给予 G-CSF 促进粒细胞生成，缩短粒细胞缺乏的持续时间，预防和减少感染发生风险。AML 合并危及生命的严重感染时，也推荐使用 G-CSF。

第五节　淋巴瘤

一、概述

淋巴瘤是儿童常见的恶性肿瘤之一，发病率仅次于儿童白血病和脑瘤，位于儿童恶性肿瘤的第三位。恶性淋巴瘤主要分为两大类：霍奇金淋巴瘤（Hodgkin lymphoma，HL）和非霍奇金淋巴瘤（non-Hodgkin lymphoma，NHL）。HL 占儿童恶性淋巴瘤的 40%，5 岁以下罕见，随着年龄的增长发生率增加。40% 的儿童 HL 发生在 10～14 岁，41% 发生在 15 岁以上。5 岁以下男孩多于女孩；15～19 岁，女孩稍多于男孩。非霍奇金淋巴瘤是高度恶性、侵袭性强的恶性肿瘤，占儿童恶性淋巴瘤的 60% 以上，最常发 10 岁以上青少年，诊断时中位龄大约 10 岁，3 岁以下罕见。随着年龄增长，发生率逐渐增高，男：女 =3∶1。近年采用现代标准的治疗策略和方案，儿童淋巴瘤的生存率已超过 80%。儿童淋巴瘤的病理亚型、临床分期、治疗策略、化疗方案和预后与成人淋巴瘤有所差别。

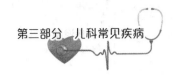

二、病因

淋巴瘤的病因目前尚未完全清楚，一般认为与感染、免疫、环境和饮食等危险因素相关。

1. 感染

病原体的感染增加了淋巴瘤的发病风险，但各型肿瘤的感染因素不完全相同，常见病原体包括：人类T细胞淋巴瘤/白血病病毒-1，肝炎病毒C，艾滋病病毒，人类疱疹病毒-8，幽门螺杆菌、空肠弯曲菌等。

2. 免疫状态

艾滋病、类风湿性关节炎、干燥综合征等免疫系统的疾病可以引起机体免疫功能的紊乱，导致淋巴瘤的发生。另外长期服用免疫抑制剂的患儿，其机体免疫功能抑制，同样会引起淋巴瘤的发生率增加。

3. 遗传因素

淋巴瘤具有家族聚集的趋势，特别是非霍奇金淋巴瘤。

4. 其他

杀虫剂、除草剂、苯氧乙酸等毒素暴露，摄入亚硝胺，吸烟、化疗、紫外线，输血或者以前发生过肿瘤，这些都是导致淋巴瘤的高危因素。

三、临床特征

霍奇金淋巴瘤病程较长，发展缓慢。80%～85%患儿主要是淋巴结和/或脾脏侵犯，15%～20%患儿结外侵犯，最常见的结外侵犯部位是肺、肝、骨和骨髓，罕见侵犯中枢神经系统，罕见发展为白血病。

1. 主要临床表现

（1）浅表淋巴结肿大

HL最常见的临床表现，多为锁骨上区和颈部淋巴结无痛性肿大。

（2）纵膈肿块

75%青少年和年轻成人HL可有纵膈肿块，仅35%的儿童HL伴有纵膈肿块，主要是混合细胞型和淋巴细胞为主型。

（3）巨大肿块

约20%患儿有巨大淋巴结肿块，可伴有上腔静脉压迫综合征，表现为颜面水肿、结膜充血、颈静脉怒张、胸壁静脉显露和呼吸困难等症状。10%～20%患儿有肺与胸膜受侵。

（4）腹主动脉旁淋巴结侵犯

HL常见侵犯部位，早期可无临床表现，约25%病例在确诊时有此症状，病变发展可引起腹痛、

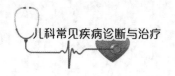

腹泻、腹胀、腹水等症状。腹主动脉旁淋巴结受侵与脾脏受侵有密切关系。脾受侵的病例中约50%伴有腹主动脉旁淋巴结受侵。

（5）脾、肝脏侵犯

脾脏是最常见的膈下受侵部位，可以没有临床表现，也可以表现为脾大、脾功能亢进。肝脏受侵是HL的晚期表现，初诊时少见，且常同时伴随脾脏侵犯，多为灶性，晚期则可出现肝大、黄疸，甚至肝功能衰竭。

（6）全身症状

部分患儿有不可解释的发热，盗汗，体重减轻，此外还可有乏力、食欲减退、皮肤瘙痒和皮疹等表现。

2. 非霍奇金淋巴瘤

临床表现复杂多样，根据不同类型会有所区别：

（1）无痛性淋巴结肿大

非霍奇金淋巴瘤最常见的早期表现，颈部和锁骨上淋巴结最常见，其次是腋窝下和腹股沟淋巴结，且随着肿块内纤维化的进展，肿块由软变硬。

（2）惰性肿瘤

淋巴结多为散在分布，彼此界限清晰，活动度好。

（3）侵袭性肿瘤

相邻淋巴结逐渐融合形成大的肿块，并与皮肤黏连，推压不易移动。

（4）局部压迫症状

肿大的淋巴结挤压相邻的组织器官，患儿出现局部压迫症状。如纵隔淋巴结肿大可压迫气管、支气管，引起患儿干咳；腹膜后淋巴结肿大压迫肠道，引起患儿的腹痛；腹股沟和骨盆淋巴阻塞，可引起患儿的下肢水肿。

（5）淋巴结外病变的症状

非霍奇金淋巴瘤的肿瘤细胞可以侵犯全身的任何部位，被侵犯的器官、系统可出现相应的局部症状。如咽淋巴环病变可出现吞咽困难、鼻出血和鼻塞；肺部病变患儿可出现咳嗽、胸闷、呼吸困难；睾丸病变者可表现为睾丸肿胀下垂。

（6）全身症状

晚期患儿可出现发热、乏力、盗汗、消瘦、体重降低等全身症状。

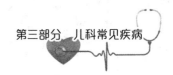

四、辅助检查

1. 霍奇金淋巴瘤

（1）血常规

大多数 HL 患儿外周血检查正常，部分患儿可伴有贫血，但 Coombs 试验阳性的自身免疫性溶血性贫血不足 1%。粒细胞常增高导致白细胞总数增高。部分患儿可有嗜酸性粒细胞增高，淋巴细胞常减少。在伴有发热 HL 中，有时可有类白血病反应，白细胞总数可达 50×10^9/L 以上。

（2）骨髓检查

常呈粒细胞增生，伴有组织细胞和浆细胞增多，类似"感染性骨髓象"。骨髓侵犯发生率为 2%～15%，确诊需经骨髓活检证实。单纯骨髓穿刺涂片细胞学检查很少能发现 R–S 细胞，但骨髓活检则可能发现 R–S 细胞灶性或弥漫性骨髓浸润。

（3）生化检查

红细胞沉降率（ESR）增快，可作为疾病活动的检测指标。血乳酸脱氢酶（LDH）升高提示肿瘤负荷大。骨和肝脏受侵常伴有碱性磷酸酶升高。

（4）影像学检查

胸部 X 线正侧位照可观察纵隔和肺侵犯。B 超可检测肝脾和腹部淋巴结肿大情况。CT 或 MRI 在诊断胸部、腹部和盆腔病灶比 X 线和 B 超敏感。全身 PET/CT 检查比 CT 或 MRI 更敏感，可发现更微小的病灶。

2. 非霍奇金淋巴瘤

（1）血常规

早期 NHL 患儿外周血检查正常，晚期患儿可有贫血。晚期淋巴母细胞淋巴瘤或伯基特淋巴瘤如侵犯骨髓可伴有外周血白细胞升高，贫血、血小板下降等白血病血常规。间变大细胞淋巴瘤可伴有外周血白细胞数增高，以中性粒细胞为主，类似类白血病反应血常规。晚期和进展期间变大细胞淋巴瘤可伴有血小板下降。

（2）骨髓检查

所有 NHL 患儿均有可能侵犯骨髓。淋巴母细胞淋巴瘤和伯基特淋巴瘤最常伴有骨髓侵犯。骨髓流式细胞术检测有助于区别白血病和淋巴瘤。淋巴母细胞淋巴瘤骨髓形态学和流式细胞术检测与急性淋巴细胞白血病相似，而其他类型淋巴瘤属于淋巴细胞发育后期的肿瘤，流式细胞术进行免疫分型可以与急淋白血病相鉴别。NHL 骨髓侵犯可为局灶性侵犯，多部位取材和行骨髓活检有助于骨髓侵犯的诊断。

（3）生化检查

血乳酸脱氢酶升高提示肿瘤负荷大。骨和肝脏受侵犯常伴有碱性磷酸酶升高。晚期伯基特淋巴

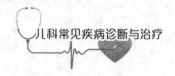
瘤常伴有肿瘤自发溶解综合征，水、电解质紊乱，肾功能受损。尿酸升高、肌酐和尿素氮升高、高钾、高磷和低钙。

（4）影像学检查

所有 NHL 患儿治疗前需要进行全身 CT 检查，明确肿瘤侵犯范围。

五、诊断与鉴别诊断

（一）诊断依据

结合患儿的临床表现、体格检查、实验室检查、影像学检查和病理学检查结果进行诊断。

1. 临床表现

淋巴瘤的症状包括全身和局部症状。全身症状包括不明原因的发热、盗汗、体重下降、皮肤瘙痒和乏力等。局部症状取决于病变不同的原发和受侵部位，淋巴瘤可以原发于身体的任何器官和组织，通常分为原发于淋巴结和淋巴结外两大类。最常表现为无痛性的进行性淋巴结肿大。

2. 体格检查

应特别注意不同区域的淋巴结是否增大、肝脾的大小，伴随体征和一般状态等。

3. 实验室检查

包括血常规、肝肾功能、乳酸脱氢酶、血沉、EB 病毒、乙肝病毒、丙肝病毒和人类免疫缺陷病毒检测，必要时进行骨髓穿刺细胞学和活检。对于存在中枢神经系统受累风险的患儿应进行腰椎穿刺，完善脑脊液生化、常规和细胞学等检查。

4. 影像学检查

包括计算机断层显像、核磁共振、正电子发射计算机断层显像、同位素骨扫描、超声和内窥镜等。目前 CT 仍作为淋巴瘤分期、再分期、疗效评价和随诊最常用影像学检查方法。

5. 病理学检查

淋巴瘤诊断和分型的"金标准"。推荐病变淋巴结或结外病灶切除活检，应选择增长迅速、饱满、质韧的肿大淋巴结，尽量完整切除。综合应用形态学、免疫组织化学、遗传学和分子生物学技术以及流式细胞术等。

（二）分期

淋巴瘤的临床分期依据疾病侵犯部位及有无 B 症状，目前采用的是 2014 版 Lugano 分期标准（表 3-10）。根据患儿有无 B 症状

①不明原因发热超过 38 ℃，连续 3 d 以上，排除感染。

②夜间盗汗（可浸透衣物）。

③体重于诊断前半年内下降超过 10% 分为 A 组（无 B 症状）和 B 组（有 B 症状）。

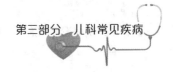

表 3-10　2014 版淋巴瘤 Lugano 分期

分期		侵犯范围
局限期	Ⅰ期	仅侵及单一淋巴结区域（Ⅰ期），或侵及单一结外器官不伴淋巴结受累（ⅠE期）
	Ⅱ期	侵及横膈一侧≥2个淋巴结区域（Ⅱ期），可伴同侧淋巴结引流区域的局限性结外器官受累（ⅡE期）
	Ⅲ期伴大包块	纵隔包块最大径/胸腔最大径＞0.33，其他部位最大直径≥10 cm
进展期	Ⅲ期	侵及横膈肌上下淋巴结区域，或横膈以上淋巴结区受侵伴脾脏受侵（ⅢS期）
	Ⅳ期	侵及淋巴结引流区域外的结外器官

（三）分类

根据 2017 年版世界卫生组织造血与淋巴组织肿瘤分类，HL 分为经典型和结节性淋巴细胞为主型两大类型，经典型可分为 4 种组织学亚型，即结节硬化型、富于淋巴细胞型、混合细胞型和淋巴细胞消减型。

非霍奇金淋巴瘤可分为弥漫大 B 细胞淋巴瘤、滤泡性淋巴瘤、边缘区淋巴瘤、伯基特淋巴瘤、套细胞淋巴瘤、慢性淋巴细胞白血病/小淋巴细胞淋巴瘤、淋巴母细胞淋巴瘤、外周 T 细胞淋巴瘤、蕈样肉芽肿和塞扎里综合征、NK/T 细胞淋巴瘤等。

（四）鉴别诊断

儿童多种疾病可出现淋巴结肿大，还可伴有发热、盗汗、体重减轻或其他表现。鉴别诊断包括感染性、自身免疫性和多种恶性疾病。

1. 反应性疾病

感染性、自身免疫性和其他炎性疾病均可引起淋巴结肿大、器官肿大、发热和其他难以与 HL 区分的全身症状。反应性疾病可以出现类似 HL 的多形性细胞浸润，但无诊断性 HRS 细胞，上述细胞可通过独特的形态和免疫表型确定。

2. 间变性大细胞淋巴瘤（ALCL）

可能与淋巴细胞消减型 HL 的某些变异型难以区分，部分 ALCL 可产生炎性反应和组织纤维化，与宿主对 HRS 细胞的反应类似。然而，结合形态学和免疫表型特征一般均可区分开。

3. 其他 B 细胞淋巴瘤

如原发性纵隔 B 细胞淋巴瘤和 T 细胞/组织细胞丰富型大 B 细胞淋巴瘤（THRLBCL），有一些共同的临床特征，按结合形态学和免疫表型特征一般均可区分开。

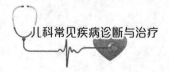

六、治疗原则

淋巴瘤的治疗原则是多学科综合治疗。作为一组临床特点不尽相同、诊断标准与治疗方式各异的恶性肿瘤，在诊断时，需明确淋巴瘤患儿的病理类型和预后不良的分子病理特征，通过相关影像诊断技术明确疾病分期，综合临床表现和实验室检查结果，根据各自预后风险的评判标准判断预后；选择包括内科治疗、放疗及必要的手术治疗等的综合治疗。

1. 化疗

如霍奇金淋巴瘤常用多柔比星、长春新碱等化疗药物治疗；非霍奇金淋巴瘤，则用环磷酰胺、长春新碱等化疗药物治疗。

2. 放疗

淋巴瘤通过放射治疗，可以根治和消灭局部肿瘤和转移病灶。

3. 造血干细胞移植

淋巴瘤患儿化疗后，可以进行造血干细胞移植，重建患儿的免疫和造血功能。

4. 药物治疗

对于出现多种肿瘤增殖的患儿，可用干扰素；胃黏膜部位的淋巴瘤，需使用奥美拉唑、枸橼酸铋钾、甲硝唑、克林霉素等药物对症治疗。

5. 手术治疗

对于合并脾功能亢进的患儿，可进行脾脏切除术治疗；胃肠道淋巴瘤合并肠梗阻或胃肠穿孔等情况，则需要外科手术切除治疗。

第六节　弥散性血管内凝血

一、概述

弥散性血管内凝血（disseminated intravascular coagulation，DIC）是一种临床病理学综合征，继发于多种疾病。在一些致病因素的作用下，血液中的凝血机制被激活，启动凝血过程，在毛细血管和小动脉、小静脉内大量的纤维蛋白沉积，血小板凝集，从而产生广泛的微血栓，从而引起脏器衰竭。由于凝血过程加速，大量的凝血因子和血小板被消耗纤维蛋白溶解系统被激活，产生继发性纤溶亢进，临床上表现为广泛性出血倾向、微循环障碍、栓塞表现及溶血等。

二、病因

DIC并非是一种独立的疾病，它由许多原发疾病引起。引起DIC的疾病主要包括败血症和严重感染；恶性肿瘤；创伤；器官受损，如胰腺炎；肝病及血管异常，包括大血管瘤、动脉血管

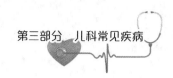

瘤；产科，包括妊娠胎盘剥离、羊水栓塞、先兆子痫；中毒和免疫性损伤，包括蛇咬伤、毒品、ABO 血型不合输血反应、移植排斥等。其发病机制极为复杂，但实质是凝血酶生成被放大，其诱发因素包括：组织因子表达增加，天然抗凝系统功能缺失，纤溶功能失调及带阴离子的磷脂增加等。

三、临床特征

1. 出血

皮肤黏膜出血，注射部位或手术区渗血不止，消化道、泌尿道、呼吸道出血。

2. 休克

一过性或持续性血压下降，不能用原发病解释的微循环衰竭，婴幼儿常为精神萎靡、面色青灰、黏膜青紫、肢端冰冷、尿少。

3. 栓塞

表现为各脏器（如肾、肺、脑、肝等）功能障碍，出现如血尿、少尿、无尿或肾衰竭、发绀、呼吸困难、昏迷、抽搐、黄疸、腹水。

4. 溶血

表现为高热、黄疸、腰背痛及血红蛋白尿。

四、辅助检查

由于凝血及纤溶系统均受累，有多种出、凝血方面检查的异常，主要诊断指标有以下几项。

1. 血小板计数

血小板数量低于正常或进行性下降。

2. 凝血酶原时间和白陶土部分凝血活酶时间

凝血酶原时间（PT）延长 3 s 以上或白陶土部分凝血活酶时间（KPTT）延长 10 s 以上。

3. 纤维蛋白原

低于 1.6 g/L（肝病 DIC 时小于 1 g/L），或进行性下降。

4. 血浆鱼精蛋白副凝试验（3P 试验）

阳性或 FDP 大于 20 mg/L（肝病 DIC 时，FDP 大于 60 mg/L）。

5. 血片中破碎红细胞

数值可大于 20%。

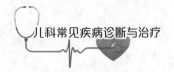

五、诊断与鉴别诊断

（一）诊断标准

存在易引起 DIC 的基础疾病，则要考虑 DIC 的可能性。实验室检查中的主要指标如有 3 项或 3 项以上异常即可确诊。如异常者少于 3 项，则做进一步检查帮助确诊。DIC 低凝期及纤溶亢进期用上述指标确定，而高凝期因持续时间很短，临床不易发现。如在高凝期做检查，则表现为抽血时血液易凝固、凝血时间缩短，血小板数可正常或稍增高，纤维蛋白原正常或稍增高。

1. 临床表现

（1）存在易引起 DIC 的基础疾病

出血、栓塞、休克、溶血表现，或对抗凝治疗有效。

（2）有下列两项以上表现

①多发性出血倾向。

②不易用原发病解释的微循环衰竭或休克。

③多发性微血管栓塞的症状和体征，如皮肤、皮下、黏膜栓塞坏死及早期出现的肾、肺、脑等脏器功能不全。

④抗凝治疗有效。

2. 实验室检查

（1）主要诊断指标同时有下列 3 项以上异常

①血小板计数低于 100×10^9/L 或呈进行性下降（肝病、白血病患儿要求血小板数低于 50×10^9/L），或有下述两项以上血浆血小板活化产物升高：β 血小板球蛋白（β-TG）；血小板第 4 因子（PF）；血栓素 B（TXB）；颗粒膜蛋白（GMP）140。

②血浆纤维蛋白原含量小于 1.5 g/L 或进行性下降或超过 4 g/L（白血病及其他恶性肿瘤小于 1.8 g/L，肝病小于 1.0 g/L）。

③ 3 P 试验阳性或血浆 FDP 大于 20 mg/L（肝病时 FDP 大于 60 mg/L），或 D- 二聚体水平升高或阳性。

④凝血酶原时间缩短或延长 3 s 以上，或呈动态变化（肝病者延长 5 s 以上）。

⑤纤溶酶原含量及活性降低。

⑥抗凝血酶Ⅲ（AT-Ⅲ）含量及活性降低。

⑦血浆因子Ⅷ：C 活性低于 50%（肝病患儿为必备项目）。

（2）疑难病例应有下列一项以上异常

①因子Ⅷ：C 降低，WF：Ag 升高，T：C/vWF 比值降低。

②血浆凝血酶—抗凝血酶试验（TAT）浓度升高或凝血酶原碎片 $1+2$（F_{1+2}）水平升高。

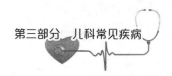

③血浆纤溶酶与纤溶酶抑制复合物（PIC）浓度升高。

④血（尿）中纤维蛋白肽A（FPA）水平增高。

（二）鉴别诊断

1. 原发性纤维蛋白溶解症

本病在临床上罕见，它是由于某些因素使纤溶酶原活化素的活力增强，导致大量纤溶酶原转化为纤溶酶，引起纤维蛋白原及因子Ⅴ、Ⅷ等凝血因子的分解所致。临床表现为各部位的出血。原发性纤溶症常见于严重的肝病、肝移植的无肝期，因肝病时抗纤溶酶原活化素及抗纤溶酶的产生减少。另外本病也可见于肺、前列腺、子宫等严重病变，或某些药物中毒，都可发生原发性纤溶症，也有原因不明的原发性纤溶症，但脏器功能障碍并不明显，一般不会导致急性肾功能不全和休克，原发性纤溶症的主要临床表现为广泛的严重的出血。实验室检查血小板计数正常或略降低，3P试验呈阴性，优球蛋白溶解时间明显缩短，FⅧ：C正常，血小板β-TG正常。用抗纤溶剂治疗，疗效较好，而且肝素治疗无效。

2. 纤维蛋白原生成不足症

正常血浆纤维蛋白原含量若低于60%～80%，临床上就会有出血的现象。遗传性纤维蛋白生成不足症较少见。患儿终身会有不同程度的出血症状。一半的患儿以出生后的脐带出血为首先症状，除此可有鼻衄、便血、吐血或尿血。大约21%的患儿有关节出血，月经过多患儿少见。

实验室检查：无血小板计数减少和纤溶亢进；凝血时间延长；纤维蛋白定量测定可完全缺乏，血液不凝固；凝血酶原时间延长。

3. 血栓性血小板减少性紫癜（TTP）

由于血小板减少，同时发生了严重的贫血，实验室检查发现血液中有大量红细胞碎片以及出现乳酸脱氢酶增高的现象。此外，还有特殊的神经性表现，如突然谵妄、神志不清、发烧、肾功能障碍等。

4. 严重肝脏疾病

严重的肝功能损害是发生DIC的重要基础，其表现有多发性出血、黄疸、意识障碍、肾功能衰竭、血小板和纤维蛋白原下降，凝血酶原时间延长，易与DIC混淆。但肝病无血栓表现，3P试验阴性，纤维蛋白降解产物优球蛋白溶解时间正常。

六、治疗原则

DIC的治疗原则是序贯性、及时性、个体性和动态性。

1. 治疗原发病和消除诱因

原发病的治疗是终止DIC病理过程的最关键措施。临床研究表明，凡是病因能迅速去除或控制

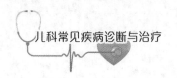

的 DIC 患儿，其治疗较易获得疗效。相反，DIC 基础疾病未予去除或难于去除者，DIC 治疗则甚为棘手或易出现反复。

某些诱因的存在，是促发 DIC 的重要因素。因此，积极消除诱因，如防治休克、纠正酸中毒、改善缺氧、保护和恢复单核—巨噬细胞系统功能，可以预防或阻止 DIC 的发生、发展，为人体正常凝血—抗凝、凝血—纤溶平衡的恢复创造条件。

2. 特异性治疗

（1）肝素

①一般在 DIC 的早期使用，应用肝素的指征有以下几方面。a. 处于高凝状态者；b. 有明显栓塞表现者；c. 消耗性凝血期表现为凝血因子、血小板、纤维蛋白原进行性下降，出血逐渐加重，血压下降或休克者；d. 准备补充凝血因子如输血或血浆，或应用纤溶抑制药物而未能确定促凝物质是否仍在发挥作用者。

②以下情况应禁用或慎用肝素：a. 颅内出血或脊髓内出血、肺结核空洞出血、溃疡出血；b. 有血管损伤或新鲜创面者；c. DIC 晚期以继发性纤溶为主者；d. 原有重度出血性疾病，如血友病等；e. 有严重肝脏疾病者。

③用药：肝素 60～125 U/kg，每 4～6 h/ 次，静脉注射或静脉滴注，用药前后监测试管法凝血时间（CT），如果 CT 延长 2 倍以上，则应减量或停用，肝素过量者用等量鱼精蛋白中和。

（2）抗血小板聚集药物

常用于轻型 DIC、疑似 DIC 而未肯定诊断者或高凝状态者，常用药物有以下几种。

①阿司匹林：10～20 mg/（kg·d），分 2～3 次口服。用到血小板数恢复正常数天后才停药。

②双嘧达莫（潘生丁）：5 mg/（kg·d），分 2～3 次口服，疗程同阿司匹林。

（3）抗凝血因子

①抗凝血酶Ⅲ：常用于 DIC 的早期，补充减少抗凝血酶Ⅲ量，其有抗凝血酶及抑制活化的 X 因子的作用，能保证肝素的疗效。常用剂量为首剂 80～100 U/kg，1 h 内滴完，以后剂量减半，12 h/ 次，连用 5 d。

②蛋白 C 浓缩剂：对感染等所致的内毒素引起的 DIC，应用蛋白 C 浓缩物可以提高肝素的疗效。

（4）其他抗凝制剂

脉酸酯、MD-850、刺参酸性黏多糖、重组凝血酶调节蛋白、水蛭素等均有抗凝血作用，可用于 DIC 早期及高凝期。

（5）血液成分输注

有活动性 DIC 时，可补充洗涤红细胞、浓缩血小板、白蛋白等。如果 DIC 过程已停止，或者肝素化后仍持续出血，应补充凝血因子，可输注新鲜血浆、凝血酶原复合物。

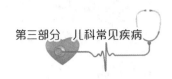

（6）抗纤溶药物

在 DIC 早期，为高凝状态时禁用抗纤溶药物，当病情发展到以纤溶为主时，可在肝素化的基础上慎用抗纤溶药，如 EACA、PAMBA 等。

3. 对症治疗

①改善微循环：右旋糖酐 -40，血管活性药物如 654-2、多巴胺等。

②纠正酸中毒及水、电解质的平衡紊乱。

第八章　神经肌肉系统疾病

第一节　急性细菌性脑膜炎

一、概述

急性细菌性脑膜炎也称化脓性脑膜炎，是各种易感细菌引起的脑膜（蛛网膜和软脑膜）炎症，部分患儿病变可累及脑实质，导致全脑病变。临床主要表现为发热、脑膜刺激征和颅内压增高，可出现反复惊厥、意识障碍等，脑脊液呈化脓性改变。儿童，尤其是婴幼儿，由于免疫功能及血脑屏障未发育完善，较成人更易发生细菌性脑膜炎。急性细菌性脑膜炎临床过程往往凶险，可出现硬膜下积液、脑积水、脑室管膜炎等并发症。及时诊断、正确抗感染治疗和对症干预是降低本病病死率及后遗症发生率的关键。

二、病因

中枢神经系统细菌感染是本病的直接病因，社区获得性感染和医院获得性感染的常见感染菌往往不同；年龄段不同，易感病原菌也往往不同。对于社区获得性感染而言，新生儿期常见病原菌为金黄色葡萄球菌、B 组链球菌、大肠埃希菌和李斯特菌等；婴幼儿期常见病原菌为肺炎链球菌、流感嗜血杆菌、B 组链球菌等；儿童期常见病原菌为肺炎链球菌、脑膜炎奈瑟菌等。

细菌通过血行播散、邻近部位感染（如鼻窦炎、中耳炎、乳突炎等）扩散、异常通道直接入侵等途径入侵中枢神经。其中血行播散是最常见途径，存在于全身其他部位（呼吸道、消化道、皮肤或新生儿脐部）的局部感染性病灶，经血液循环通过血脑屏障到达脑膜并增殖，引起脑膜及脑组织的炎症性病变。如反复患细菌性脑膜炎，应注意寻找有无邻近器官（眼、耳、鼻等）的局部缺陷，或其他导致血脑屏障破坏的因素，或全身性免疫缺陷。

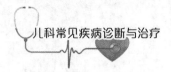

三、临床特征

急性发热起病，病前常有呼吸道感染症状，随之以脑膜刺激征和颅内高压等中枢神经系统症状为表现。临床表现可典型或不典型，经抗菌药物治疗的患儿或婴幼儿（尤其是新生儿）的临床症状、体征，以及脑脊液改变往往不典型。

（一）典型中枢神经系统表现

常见于较大儿童和青少年。

1. 颅内高压症状

典型表现为剧烈头痛或喷射性呕吐。急性颅内高压时眼底检查一般无特殊发现，视神经盘水肿存在常提示慢性颅内高压。

2. 脑膜刺激征

包括颈项强直、Kernig 征和 Brudzinski 征往往呈阳性表现。

3. 局灶神经病变症状

约 30% 患儿出现惊厥，10%～20% 患儿出现偏瘫、感觉异常、脑神经麻痹等局灶体征。

（二）不典型中枢神经系统表现

常见于新生儿及婴幼儿。

1. 颅内高压症状

婴幼儿由于前囟未闭合，其骨缝可裂开，对颅内压有缓冲作用，颅内高压表现出现往往较晚，临床症状不典型，可无头痛、呕吐症状，或仅表现为烦躁、嗜睡、持续低热等；尤其是新生儿及 3 月龄以下的小婴儿，常起病隐匿，临床表现更不典型，如仅表现为体温不升、拒奶、凝视、尖叫、黄疸加重、呼吸节律不规整、心率减慢等非特异性症状、体征。

2. 脑膜刺激征

婴幼儿往往不存在，仅可见前囟紧张或隆起，极易误诊。

（三）并发症

细菌性脑膜炎患儿病程中容易出现多种神经系统并发症，如硬膜下积液、积脓、积血，脑积水，脑室管膜炎，抗利尿激素分泌异常综合征，听力减退或丧失和癫痫等，常见于婴幼儿、治疗延迟、病原菌致病力强、抗感染不够强等情况。临床常表现为治疗效果差或治疗过程中出现新的神经症状、体征等，均应注意排查并发症存在的可能。

四、辅助检查

辅助检查主要包括寻找病原学证据、确认脑损伤改变程度、检查疾病严重程度。其中脑脊液检查是确诊本病最直接、最重要的依据。

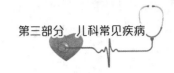

1. 脑脊液常规生化检查

典型表现为外观浑浊、压力增高；白细胞计数明显增加，甚至可高达 10×10^9/L 以上，以中性粒细胞分类为主；蛋白含量明显升高，常大于 1.0 g/L，糖含量显著降低，脑脊液糖和同期血糖比值常低于 0.4。

2. 脑脊液离心沉渣涂片找细菌

早期可以发现致病菌。

3. 脑脊液细菌培养

确定致病菌的最可靠方法。应在使用抗菌药物前采集脑脊液，并在保温条件下尽早送检，分别进行有氧和无氧培养，以提高细菌培养阳性率。

4. 脑脊液分子检测

宏基因全外显方法检测病原菌，具有较高的阳性率，但也容易出现假阳性，且价格昂贵。

5. 脑脊液致病菌

免疫学检查可通过快速免疫检测抗原来确定致病菌，该结果受抗菌药物治疗的影响较小，但非直接病原证据，对涂片和培养阴性患儿的诊断有参考价值。

6. 外周血

可提供感染存在的线索，白细胞计数增加，分类以中性粒细胞为主。但重症患儿白细胞计数可反而下降。

7. 血培养

可提供感染存在的证据，但不能确定为中枢神经系统感染。对于新生儿而言，血阳性率较高，所有疑似患儿均应予以完成，阳性结果具有间接病原证据价值。

8. 局部病灶分泌物培养、皮肤瘀点涂片

有助于间接病原学诊断，尤其是新生儿脐炎分泌物、皮肤脓疱液等。

9. 脑电图

作为脑功能受损的早期敏感指标，可以动态监测脑功能变化，对脑损伤的评估和预后的判断具有重要价值。

10. 头部 CT

可用于快速协助检测有无颅内高压存在，以及鉴别颅内出血等。

11. 头部 MRI

用于判断是否存在并发症，并协助判断脑损伤范围和程度等。

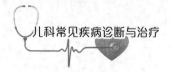

五、诊断与鉴别诊断

（一）诊断标准

急性热性起病，有典型的中枢神经损伤表现，脑脊液检查白细胞计数明显升高，以中性粒细胞为主，糖低、蛋白增高应考虑本病。脑脊液细菌直接病原学证据可确定诊断。早期患儿或经过治疗的患儿，脑脊液常规检查可无明显异常，需结合病史、症状、体征及治疗过程综合分析，必要时复查脑脊液。

（二）鉴别诊断

1. 结核性脑膜炎

易与细菌性脑膜炎混淆。细菌性脑膜炎早期以颅顶受累为主，结核性脑膜炎早期以颅底受累为主，故结核性脑膜炎早期可以出现脑神经受累表现。结核性脑膜炎脑脊液分类以淋巴细胞为主，糖、氯化物降低；细菌性脑膜炎分类以中性粒细胞为主，糖降低。

2. 病毒性脑炎

早期或经过治疗的细菌性脑膜炎容易与病毒性脑炎相混淆，尤其是脑脊液改变，应综合临床总体特征进行鉴别，应注意早期采用病原学检测标本。

3. 真菌性脑膜炎

一般呈亚急性起病，头痛症状多剧烈突出，多数患儿有免疫缺陷相关基础情况存在，可以初步与细菌性脑膜炎相鉴别。

4. 中毒性脑病

往往感染中毒症状较重，脑实质损伤表现更突出，脑脊液除压力增高外，生化常规检查多正常。

六、治疗原则

应早期诊断，早期正确地给予足剂量、足疗程的抗感染治疗，对颅内高压者早期积极予以降低颅内压，积极控制惊厥，积极维持水、电解质及酸碱平衡和内环境的稳定，对呼吸障碍患儿应早期积极进行有创或无创呼吸生命支持等其他对症处理。

1. 一般疗法

急性期需卧床休息，密切观察患儿的病情变化和生命体征，注意营养和水电质平衡，提供足够的能量，对昏迷的患儿应保持呼吸道通畅，防止吸入性肺炎；还应勤翻身，防止发生压疮和深部静脉血栓；同时要保证足够的营养供给，采用鼻饲喂养或给予静脉营养等。

2. 抗细菌治疗

由于病原学证据和药敏试验结果的获得需要一定时间，经验性抗菌药物使用成为应对细菌性脑

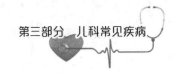

膜炎的必然；一旦获得病原学阳性结果，应根据相应结果进行针对性抗感染治疗。抗菌药物治疗原则是早期、针对病原、静脉给药、足量、足疗程。

（1）经验性抗菌药物选择

一旦怀疑为细菌性脑膜炎，就应根据患儿年龄、感染发生地点等综合情况经验性早期予以抗菌药物治疗。对于儿童，第三代头孢菌素由于具有较好的血脑屏障渗透性和安全性，常作为经验性选择的一线药物（如头孢曲松）；但对于新生儿及小婴儿，一般选择头孢噻肟而非头孢曲松；在细菌耐药突出地区，则选择第三代头孢菌素和万古霉素联合治疗。

（2）抗菌药物剂量

由于血脑屏障的作用，中枢神经系统感染所使用剂量较其他系统感染更大。例如：头孢曲松的一般推荐剂量为 50～75 mg/（kg·d），1 次 /d，而在细菌性脑膜炎治疗时，推荐剂量为 100 mg/（kg·d），原则上 1 次 /12 h；万古霉素的一般推荐剂量为 20～40 mg/（kg·d），而在细菌性脑膜炎治疗时，推荐剂量为 60 mg/（kg·d），1 次 /6 h。

（3）抗菌药物疗程

根据不同细菌感染，推荐疗程不同：

①脑膜炎球菌，推荐疗程为 7～10 d。

②流感嗜血杆菌、肺炎链球菌，推荐疗程为 14 d。

③无乳链球菌、革兰氏阴性需氧菌，推荐疗程为 21 d。

④李斯特菌，推荐疗程为 21 d 以上。

多数情况治疗顺利，临床症状、体征消失，若满足常规推荐疗程的同时脑脊液复查也恢复正常，可以顺利停药，但在治疗延迟、存在并发症等情况下，需要延长抗菌药物疗程。

3. 激素治疗

原则上不选择激素治疗。对于 B 型流行性嗜血杆菌脑膜炎和肺炎链球菌脑膜炎患儿，在抗菌药物使用之前或同时，可给予小剂量地塞米松 0.3～0.5 mg/（kg·d），3～5 d，以减少听力损伤的后遗症，但并不降低病死率。

4. 颅内高压处理

一般选用 20% 甘露醇 0.5～2.0 g/（kg·次），根据颅内压增高的程度选择其他药物，并调整用药间隔。对于循环较差患儿，推荐高渗盐水作为渗透性降低颅内压药物的更好选择。

5. 控制惊厥

按照惊厥或惊厥持续状态及时进行镇静止惊等对症处理。

6. 并发症处理

在脑脓肿或脑积水等并发症存在的情况下，应积极外科会诊，必要时外科手术干预。

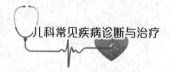

7. 早期康复干预

一旦患儿生命体征平稳，即可行床旁早期康复介入，有神经系统后遗症者应坚持后续的长期综合康复治疗。

第二节　病毒性脑炎

一、概述

中枢神经系统病毒感染以脑实质侵犯为先、为主，故一般称为病毒性脑炎，但也可仅累及脑膜而导致病毒性脑膜炎，或同时累及脑膜和脑实质而导致病毒性脑膜脑炎。儿童病毒性脑炎的发病率为（10.5～13.8）/100000，以疱疹类病毒、肠道病毒多见。不同个体、不同病毒感染，其临床病情轻重也不同。

二、病因

引起病毒性脑炎的病毒种类有130余种，主要包括疱疹类病毒、肠道病毒、虫媒病毒等。疱疹类病毒包括单纯疱疹病毒（herpes simplex virus type，HSV）Ⅰ型或Ⅱ型、EB病毒、水痘、带状疱疹病毒、巨细胞病毒等；肠道病毒包括柯萨奇病毒A和B组、EV71病毒、埃可病毒等；虫媒病毒感染具有地域性差异，在我国及亚洲其他地区主要为乙型脑炎病毒，而欧洲、北美、非洲、中东等地区则以西尼罗河病毒感染为主。

病毒可通过呼吸道、消化道、皮肤等途径侵入机体，引起第1次病毒血症，患儿出现发热、寒战、腹泻、腹痛、皮疹或关节痛等全身症状。如果病毒扩散到除中枢神经系统外的其他器官，则形成第2次病毒血症。病毒可通过脉络丛或血管内膜侵入中枢神经系统，一方面通过病毒增殖直接破坏神经组织，另一方面通过激发宿主的免疫反应，引起感染后血管及血管周围损害，以及急性脱髓鞘改变，还可以诱发B细胞反应，产生自身抗体引起自身免疫性脑炎。因此，病毒性脑炎除病毒直接入侵中枢神经而致病以外，还可以伴随感染后自身免疫反应。

三、临床特征

各种病毒性脑炎的临床表现差异较大，即使相同病毒所致，病情严重程度也可轻重不一，主要取决于病毒毒力、患儿免疫反应强弱，以及神经系统受累部位等。临床症状主要包括前驱症状、颅内高压，以及脑实质受累症状和体征等。

1. 前驱症状

非特异性全身症状，以及呼吸道、消化道等起始感染部位症状，如发热、头昏、恶心、呕吐、

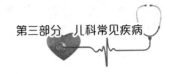

腹泻、肌痛等。

2. 颅内高压

头痛、呕吐、视神经盘水肿为颅内高压三联征。头痛常在咳嗽、用力时加重，呈弥漫性、持续性，呕吐为与进食无关的喷射性呕吐。婴幼儿因颅缝未闭，颅内压增高症状往往表现不明显，可为前囟饱满或张力增高等。

3. 脑实质受累

脑实质受累是病毒性脑炎突出的脑部表现，可有不同程度的意识和／或性格行为改变、惊厥发作、局灶性神经系统异常表现等。意识改变可表现为烦躁、嗜睡到昏迷等。惊厥发作占病毒性脑炎患儿的 15%～80%，以局灶性惊厥为主。

局限性神经损伤症状根据受累部位的不同而呈现不同症状。

①边缘系统受累则精神行为症状异常突出。

②皮质运动区受累表现为肢体瘫痪。

③基底节受累易出现震颤、多动、肌张力改变。

④小脑受累一般出现共济失调。

⑤脑干受累可有瞳孔异常、呼吸抑制、休克等。

4. 脑膜受累

表现为剧烈头痛、呕吐，同时可有颈部、后背疼痛等，相对少见。

5. 体格检查

可存在腱反射亢进、巴宾斯基征阳性等病理征，还有共济失调、认知障碍、语言困难、偏瘫等不同部位脑实质损伤的体征。多数病毒性脑炎的脑膜受累症状并不突出，脑膜刺激征往往不明显。

四、辅助检查

一旦怀疑为病毒性脑炎，在无腰椎穿刺禁忌证的情况下，首先应积极进行脑脊液的检查，并努力获得病原学证据。头部 MRI 在病毒性脑炎诊断和鉴别诊断中具有重要价值，在怀疑病毒性脑炎时，即应开始进行，在病程中必要时应重复检查。病毒性脑炎的其他检查还包括血常规、脑电图等。

1. 脑脊液生化常规

病毒性脑炎的脑脊液外观无色透明，细胞计数（5～500）×10⁶/L，起病 8～12 h 内分类计数可以多核细胞为主，之后以淋巴细胞为主。蛋白水平正常或轻度增高，糖和氯化物水平正常，脑脊液压力正常或增高。

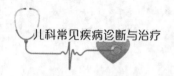

2. 脑脊液病原学检测

PCR 等技术检测脑脊液病毒核酸是目前主要推荐的检测手段，特异性病毒抗体检查对病原学诊断也有较大参考意义，脑脊液中病毒特异性 IgM 抗体阳性或 IgG 抗体在疾病恢复期较急性期有 4 倍以上升高时，具有诊断价值。脑脊液病毒分离和培养也可能找到相关病毒。

3. 外周血病毒病原学检测

中枢神经系统以外的病原学检测具有辅助诊断价值，但不能用于直接诊断中枢神经系统病毒感染。

4. 血常规检测

作为常规检查项目，可初步协助判断感染性质。中枢神经系统病毒感染时，白细胞计数可正常或轻度升高，分类以淋巴细胞为主。

5. 血及脑脊液中自身抗体检测

脑脊液和血清中自身免疫相关抗体（如 N- 甲基 -D- 天冬氨酸受体抗体）检测对于中枢神经系统病毒感染的鉴别诊断具有重要价值，抗体阳性提示自身免疫性脑炎存在。

6. 脑电图检查

病毒性脑炎时，脑电图改变可表现为弥漫性或局限性慢波及痫样放电。脑电图是脑功能变化早期敏感指标，对于脑损伤的存在和严重程度，以及惊厥的发作频率或非惊厥持续状态具有诊断价值，可动态连续监测，但脑电图不能明确感染性质或病原，少数特殊情况下的表现可能有病因诊断的线索价值。

7. 神经影像学检查

MRI 在病毒性脑炎诊断的应用价值比 CT 大，虽然多数病毒性脑炎脑部放射影像学检查常无阳性发现，但少数病毒感染可能出现具有特征性的影像学改变。如乙型脑炎病毒感染常见的丘脑损害，EV71 感染引起的脑干损害，以及 HSV-1 感染常见颞、眶、额叶受累等。病毒性脑炎 MRI 检查的另一重要性在于判断是否存在脱髓鞘改变，具有鉴别诊断价值，可以判断是否合并免疫损伤或鉴别中枢免疫性疾病。

五、诊断与鉴别诊断

（一）诊断标准

病毒性脑炎的诊断应根据病史、体格检查、脑脊液常规生化检查、病原学 PCR、血清学检测、头颅影像学检查等综合判断。临床表现发热、头痛、头晕、喷射性呕吐、意识障碍、抽搐、共济失调症状，脑脊液改变符合病毒性脑炎的特征，具有病原学证据或排除了其他诊断。

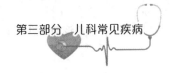

（二）鉴别诊断

1. 急性播散性脑脊髓炎

常被误诊为病毒性脑炎，是中枢神经系统急性脱髓鞘病变，表现为广泛性、多发性白质损害，头部 MRI 检查是关键诊断手段。

2. 细菌性脑膜炎

急性细菌性脑膜炎的早期，或是治疗后的细菌性脑膜炎，其脑脊液改变往往不典型，容易与病毒性脑炎混淆，应注意鉴别。

3. 代谢性脑病

容易被感染诱发，以脑病表现为主，易与病毒性脑炎混淆。血生化、乳酸、血氨等代谢指标异常提示可能存在该病，头部影像学改变一般呈对称分布，这些特征可以与病毒性脑炎初步鉴别。

4. 中毒性脑病

分为感染中毒性脑病和非感染中毒性脑病。感染中毒性脑病非常难于与病毒性脑炎鉴别；非感染中毒性脑病无感染相关临床表现和实验指标改变，可以与病毒性脑炎鉴别。

5. 颅内肿瘤

儿童脑肿瘤多见于幕下，头晕、呕吐症状多见，一般隐匿起病，感染症状不明显，头部 MRI 检查呈现阳性发现可以作出诊断。

六、治疗原则

病毒感染多为自限性，绝大多数病毒缺乏相应的特异性抗病毒治疗。病毒性脑炎急性期对症支持治疗是降低病死率和致残率的关键。治疗方案包括一般治疗、对症支持治疗和抗病毒治疗。

1. 一般疗法

急性期需卧床休息，密切观察患儿病情变化和生命体征，注意营养、水电解质及酸碱平衡，并提供足够的能量。

2. 抗病毒治疗

大多数情况下，病毒感染无特异性抗病毒药物，但对于疱疹病毒性脑炎，早期、足量、足疗程给予阿昔洛韦抗病毒治疗，可以有效降低病死率和减轻神经后遗症。因此，一旦怀疑病毒性脑炎，应早期积极进行阿昔洛韦抗病毒治疗，并根据后续检查诊断，确认是否继续用药。阿昔洛韦在治疗疱疹病毒性脑炎的用法用量：10 mg/（kg·次），1 次 /8 h，疗程 2～3 周，如果能获得脑脊液 PCR 检测结果，应在 PCR 阴转后才考虑停药。更昔洛韦对巨细胞病毒性脑炎有效，剂量为 5 mg/（kg·次），1 次 /12 h。

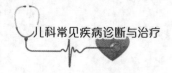

3. 对症支持治疗

①止惊：按照惊厥或惊厥持续状态进行及时处理。

②降低颅内高压：一般选用 20% 甘露醇 0.5～2.0 g/（kg·次），也可根据颅内压增高的程度选择其他药物，并调整用药间隔。

③维持水、电解质、酸碱平衡和内环境的稳定：呼吸障碍患儿应早期积极进行有创或无创呼吸生命支持。

4. 康复治疗

一旦生命体征平稳，即可行床旁早期康复介入治疗，有神经后遗症者应坚持后续的长期综合康复治疗。

第三节　癫　痫

一、概述

癫痫是大脑神经元过度放电导致的一种以反复性、发作性和自然缓解性为特征的中枢神经系统功能障碍。儿童期为癫痫高发年龄段，不仅发病率较成人高，而且还存在多种儿童期特有的癫痫综合征。此外许多儿童期容易出现的其他发作性症状易与癫痫混淆，可造成误诊、误治。

二、病因

癫痫的发生是遗传因素和环境因素共同作用的结果。国际抗癫痫联盟建议将癫痫病因分为 6 大类，分别为遗传性、结构性、代谢性、免疫性、感染性、病因不明。

1. 遗传性

由已知或推测的基因缺陷直接导致。目前已发现癫痫相关基因千余种，涉及单基因遗传和多基因遗传。临床表现中癫痫发作是核心症状，新发突变在遗传性癫痫中占主要病因。

2. 结构性

由明确的颅内结构异常导致。包括先天结构性异常、获得结构性异常和遗传结构性异常。

3. 代谢性

代谢障碍引起脑功能紊乱所致。代谢异常一般为先天缺陷，常有遗传基因缺陷，也可以伴随颅内结构性异常。

4. 免疫性

自身免疫性脑炎及其他免疫异常导致的脑损伤均可引起癫痫。

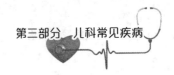

5. 感染性

颅内各种感染，包括病毒、细菌、结核、真菌、寄生虫等，在急性期可以引起症状性惊厥发作，后期可以出现癫病后遗症。

6. 病因不明

病因不明者可能其潜在病因未发现。

三、临床特征

癫痫发作虽有多种形式，但反复性、发作性和自然缓解性为其共同临床特征。同时，儿童期具有多种癫痫综合征，应注意识别。

（一）局灶性发作

局灶性发作是儿童最常见的癫痫发作形式，发作形式多样，可表现为单个肢体抽搐、感觉异常、精神行为异常，以及视、听、嗅觉异常等。

（二）全面性发作

常见的全面性发作类型如下。

1. 全面性强直—阵挛性发作

既往称为"大发作"。表现为意识丧失、双侧对称强直后紧跟有阵挛，典型的发作分为三期，即强直期、阵挛期、发作后期，通常伴有自主神经受累表现。

2. 失神发作

分为典型失神、不典型失神、肌阵挛失神和失神伴眼睑肌阵挛等类型，表现为动作突然中止或明显变慢、短暂意识障碍，伴或不伴轻微的运动症状或其他症状。

3. 肌阵挛发作

表现为快速、短暂、触电样肌肉抽动，通常为突然点头、快速栽倒的摔跤，可累及全身，也可限于局部肌肉或肌群。

4. 阵挛发作

表现为肢体节律性的抽动，伴或不伴意识障碍。

5. 强直发作

表现为突然出现的肌肉强烈持续地收缩，肢体僵直，躯体伸展背屈，或前屈，常持续数秒至数十秒，偶尔可达数分钟。

6. 失张力发作

表现为头部、躯干或肢体肌肉张力突然丧失或减低，发作之前没有明显的肌阵挛或强直成分。

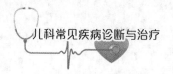

7. 癫痫性痉挛

表现为突然、短暂的躯干肌和双侧肢体的强直性、屈性或伸展性收缩，常表现为发作性点头，肢体上抬屈曲，呈"抱球状"，成串发作，常见于婴儿痉挛症、大田原综合征等特殊癫痫综合征。

（三）癫痫综合征

癫痫综合征具有特定的发病年龄、发作形式、病因、伴随症状、脑电图、家族史、治疗反应及转归等，主要集中在婴幼儿期，不同年龄段均有良性癫痫综合征与癫痫性脑病出现。

四、辅助检查

癫痫的检测可分为癫痫诊断性检查和癫痫病因学检查，包括脑电图、生化、代谢、影像、基因检测等。

1. 脑电图

癫痫患儿的常规检查，也是本病最重要的检查，是诊断癫痫、确定发作类型和癫痫综合征分型最重要的辅助手段，早期初诊、中期随访、后期停药均需要脑电图的协助。

癫痫脑电图改变主要为暴发性出现的各种波，包括尖波、棘波、尖慢波、棘慢波等，既可以局灶起源，也可以全导起源，波形特征和起源对于协助判断癫痫发作类型和综合征具有重要价值。

2. 神经影像检查

头颅 CT 检查在显示钙化或小的出血病变有优势，MRI 对于发现脑部结构性异常和脑白质改变的价值更高。其他影像学检查，如磁共振波谱、功能 MRI、单光子发射计算机断层扫描、正电子发射断层扫描等，可以协助进行病因、病变性质和癫痫的起源诊断。

3. 遗传检测

包括染色体和基因等不同遗传类型和检测范围所对应的相应检测手段，主要有染色体核型分析、微阵列比较基因组杂交技术、一代测序技术、二代测序技术，以及全外显子测序和全基因组测序技术，应根据患儿的临床综合特征和初步判断，合理选择分子遗传检测技术手段。

4. 血生化检测

主要有两个目的：一是如血氨、血乳酸、血气、电解质等，可为病因初步提供线索；二是血常规、肝功能、肾功能等检查则主要为进一步用药作准备。

5. 其他检查

癫痫病因复杂多样，应根据患儿具体临床特点提供的线索选择合适的病因诊断手段。

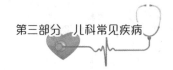

五、诊断与鉴别诊断

（一）诊断标准

2014 年国际抗癫痫联盟（ILAE）给予的癫痫诊断定义为：至少 2 次间隔超过 24 h 的非诱发性（或反射性）发作；1 次非诱发性（或反射性）发作，并且在未来 10 年内，再次发作风险与 2 次非诱发性发作后的再发风险相当时（至少 60%）；诊断为某种癫痫综合征，并符合以上任何一种情况即可诊断为癫痫。癫痫持续状态的定义是指癫痫发作持续 30 min 及以上或反复发作但发作间期意识不恢复。

癫痫发作的临床表现形式多样，以惊厥为表现形式的发作容易识别，而非惊厥性发作则容易被遗漏，一线医师应重视患儿的所有发作性出现的异常情况。这些发作常不被医师直接观察到，家长录像能提供直观的发作过程且简单可行。

（二）鉴别诊断

儿童时期各种非癫痫性发作事件非常多见，容易与癫痫发作相混淆。非癫痫发作是指临床表现类似于癫痫发作的所有其他发作性事件，非癫痫发作事件既包括病理性，也包括生理性。

1. 屏气发作

婴幼儿期常见，多于 5 岁前终止发作，每次发作有明确诱因，即在持续哭叫、过度换气后出现，随之以屏气、呼吸暂停、口唇发绀、四肢强直为特点，后期可与癫痫发作完全一致，但脑电图正常。

2. 习惯性擦腿

又名擦腿综合征，为儿童心理异常性疾病，多于婴幼儿时期起病，在坐、卧时出现，双腿交叉摩擦，可伴发汗、面部发红等兴奋症状，可以被打断，脑电图正常。

3. 睡眠障碍

儿童期常见各种睡眠障碍，包括夜惊、梦魇、睡眠呼吸暂停症、睡行症等，脑电图无痫性放电可以鉴别。

4. 抽动障碍

多见于学龄期儿童，表现为一组或多组肌肉突发、重复和刻板性不随意抽动，多见于面、颈、肩和上肢，非节律性，能被患儿有意识地暂时控制。感冒、情绪紧张、被提醒等可加重发作，放松、睡眠时消失，脑电图无特异性异常发现。

5. 血管迷走晕厥

引起晕厥的常见原因之一，脑电图正常，直立倾斜试验阳性。

6. 发作性运动障碍

发作性运动障碍一般表现为姿势性肌张力不全或舞蹈徐动症，发作时意识清楚，可以有运动、饥饿、饮食、情绪等各种诱发因素，发作间期及发作期脑电图正常。

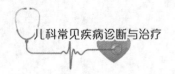

六、治疗原则

癫痫治疗的理想目标是发作完全控制而无药品不良反应，但有时只能尽可能减少发作且尽可能少的药物不良反应，尽量提高生活质量。一旦诊断癫痫，原则上首选药物治疗，对于药物难治性癫痫患儿，可以予以生酮饮食、外科手术等治疗。

1. 一般疗法（健康教育）

癫痫发作时常用的急救处理方法；癫痫的诱发因素；癫痫治疗中的注意事项等。让患儿、家属、学校和社会正确认识癫痫，帮助患儿及家属树立信心，坚持正规治疗。

2. 癫痫的药物治疗

（1）治疗时机的选择

治疗时机的选择应根据癫痫的发作特点、脑电特征、病因等，并结合药物不良反应、合并症、经济情况等进行综合分析。一般明确癫痫诊断后应尽早用药。

（2）尽可能单药治疗

原则上首选单药治疗，在单药治疗没有达到无发作时才考虑联合治疗。

（3）抗癫痫药物选择

根据发作类型和综合征，合理选择抗癫痫药物。目前用于抗癫痫治疗的药物较多，包括传统抗癫痫药和新型抗癫痫药。一般而言，新型抗癫痫药与传统抗癫痫药相比，对癫痫的治疗效果没有明显的差异，但新型抗癫痫药的副作用相对较少。

①传统抗癫痫药：丙戊酸钠、卡马西平、苯妥英钠、苯巴比妥、氯硝西泮、乙琥胺等。

②新型抗癫痫药：左乙拉西坦、奥卡西平、拉莫三嗪、托吡酯、唑尼沙胺、氨己烯酸、氯巴占、加巴喷丁、非尔氨酯、拉科酰胺、普瑞巴林等。

根据不同的发作类型及癫痫综合征，各种癫痫患儿的初始单药治疗选择见表3-11。

表3-11　各种类型癫痫患儿的初始单药选择

癫痫类型	首选药物	一线药物	二线药物	不推荐药物
强直—阵挛发作	VPA	VPA、LEV、LTG	TPM、OXC、PB、ZNS、CBZ、CZP、PHT、NZP	VCB、ESM
强直发作	VPA	VPA、LEV、LTG	TPM、PB、ZNS、CZP、NZP	OXC、PHT、CBZ、VCB、ESM
阵挛发作	VPA	VPA、LEV	TPM、LIC、ZNS、PB、CZP、NZP、OXC	PHT、CBZ、VGB、ESM
肌阵挛发作	VPA	VPA、LEV、TPM	CZP、NZP、LTG、ZNS	PB、PHT、VGB、ESM、OXC、CBZ
失张力发作	VPA	VPA	TPM、LEV、LTC、CZP、NZP、ZNS	PB、PHT、VGB、ESM、CBZ、OXC

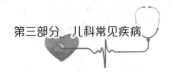

续表

癫痫类型	首选药物	一线药物	二线药物	不推荐药物
失神发作	VPA ESM	VPA、ESM、LTG	CZP、LEV、TPM、NZP	ZNS、PB、PHT、VGB、 CBZ、OXC
局灶性发作	OCX CBZ	OXC、CBZ、LEV、VPA、LTG	TPM、ZNS、PB、PHT	CZP、NZP、VGB、ESM
局灶性发作继发 全面性发作	OXC CBZ	OXC、CBZ、LEV、VPA、LTG	TPM、ZNS、PB、PHT、CZP、 NZP、VGB	ESM
癫痫性痉挛	VPA	VPA、TPM、VGB	CZP、LEV、NZP、LTG、ZNS	PB、PHT、OXC、CBZ、ESM
多种类型发作	VPA	VPA、TPM、LEV	LTG、CZP、ZNS、NZP、PB	OXC、CBZ、VGB、PHT、 ESM
难以分型发作	VPA	VPA、TPM、LEV	LTG、CZP、ZNS、NZP、PB、 OXC	CBZ、VGB、PHT、ESM

注：VPA，丙戊酸；LEV，左乙拉西坦；LTG，拉莫三嗪；TPM，托吡酯；OXC，奥卡西平；PB，苯巴比妥；ZNS，唑尼沙胺；CBZ，卡马西平；CZP，氯硝西泮；PHT，苯妥英；NZP，硝西泮；VGB，氨己烯酸；ESM，乙琥胺。

（4）抗癫痫药物疗程

目前推荐在2～4年癫痫无发作的基础上，脑电图恢复正常后才考虑逐渐减停药物。

（5）个体化治疗

定期复查。

3. 生酮饮食治疗

儿童（其婴幼儿）难治性癫痫的常用治疗方法，是一种高脂肪、适量蛋白质、低碳水化合物的饮方式。在这种饮食结构下，机体利用脂肪获取能量，通过肝脏分解代谢的酮体产生酮症，以达到抗癫痫的目的。目前治疗机制未明，一般认为有多种机制参与该治疗作用，但其疗效和安全性已得到了临床普遍认可。

4. 外科治疗

癫痫治疗的重要组成部分，包括颅内手术切除和颅外神经调控方法（如迷走神经电刺激），应根据详细的术前评估结果，选择手术时机、手术方法。手术方法主要有切除性手术、离断性手术、姑息性手术、立体定向放射治疗术等。

5. 病因及精准治疗

对原发病的治疗，如代谢性脑病合并癫痫，应尽早进行代谢治疗；对于明确基因病因的患儿，目前已有部分针对基因突变结果精准指导的药物治疗。

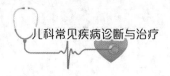

第四节　注意力缺陷多动障碍

一、概述

注意缺陷多动障碍（attention deficit hyperactivity disorder，ADHD）是指儿童出现与年龄不相称的注意力不集中、不分场合的过度活动和情绪冲动，是儿童期最常见的发育行为问题之一。儿童 ADHD 发病率为 5%～7%，男女儿童发病比例为 2∶1。ADHD 常见于学龄前及学龄期儿童，其中 70% 的患儿症状持续到青春期，30%～50% 的患儿症状持续到成年期。

ADHD 会对患儿的学习成绩、职业发展、家庭和社会生活造成广泛的不良影响，因此早期识别、早期干预非常重要。

二、病因

ADHD 的病因和发病机制尚不明确，目前认为是由多种生物、心理和社会因素单独或协同所致。研究显示，遗传因素、大脑结构异常、神经递质失调、母亲妊娠期酗酒或吸烟、早产和低出生体重、铅暴露、家庭关系不和睦、父母教育方式、学习压力大，以及摄入加工肉类、零食、动物脂肪和盐过多等多种因素与 ADHD 的发病有关。ADHD 患儿的前额叶皮质和颞叶皮质的脑发育延迟，并存在额叶—尾状核边缘系统、额叶—顶叶的功能障碍，导致大脑抑制行为、保持注意、控制情绪的功能受损。

三、临床特征

1. 临床症状

注意力不集中、多动和冲动。症状同时出现在多个场所，家长和老师感到管教困难，同伴不愿意与之交往，影响学习、亲子关系和社会功能。

2. 维持注意困难和学习问题

不能专心听讲和做作业，易受环境影响，一项活动还没完成又转向另一项；总是记不住嘱咐的话。总是不愿做作业，拖到很晚才开始做，经常做不完，或没有监督就不做，需要家长反复指导；看似聪明但学习成绩差，特别粗心，经常丢三落四。

3. 过度活动

整日动不停，坐立不安，手、脚动作多，在座位上扭动，在教室或其他需要留在座位上的情况下离开座位，在不恰当的场合跑来跑去或爬上爬下，难以安静地玩或从事休闲活动，说话过多。

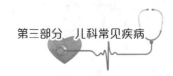

4.行为冲动

在课堂上常不举手就发言，甚至在问题还没说完时答案已冲口而出，结果常说错；没有耐心，想要的东西就立刻要得到，很难等待；经常打断或插入别人的活动，在社会交往，学校或工作场所中带来麻烦。

四、辅助检查

（一）常规检查

血常规、肝功能、肾功能、心电图等，排除后期治疗用药禁忌。甲状腺功能检查，排除甲状腺功能亢进引起的亢奋、多动。

（二）脑电图

排除癫痫，如失神癫痫引起的发作性意识障碍。

（三）心理评估

1.ADHD 诊断量表父母版

内容包括注意力缺陷、多动、冲动核心症状共18个条目，用于评定 ADHD 症状。

2. 斯诺佩评定量表（Swanson，Nolan，and Pelham- Ⅳ Rating Scale，SNAP- Ⅳ评定量表）

父母版及教师版用于评估 ADHD 的症状、合并症。

3.Conners 父母症状问卷

用于评估 ADHD 的合并症，如品行问题、学习问题、身心问题、焦虑等。

4.Weiss 功能缺陷量表父母版

用于评估社会功能。

5. 中国修订韦氏儿童智力量表

用于智力评定，ADHD 儿童智力一般在正常范围。该量表有助于排除智力低下。

6. 神经心理测验

常用的如持续性操作测验，用于客观评估注意力。

五、诊断与鉴别诊断

（一）诊断标准

ADHD 的诊断没有特异性的实验室指标，主要是基于症状的临床诊断。我国主要采用美国第五版《精神障碍诊断与统计手册》（DSM-5）关于 ADHD 的诊断标准（表3-12）。

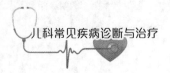

表 3-12　注意缺陷多动障碍（ADHD）诊断标准（DSM-5）

	症状
注意力不集中症状	经常在学习,工作或其他活动中难以在细节上集中注意或犯粗心大意的错误
	经常在学习、工作或娱乐活动中难以保持注意力集中
	经常在与他人谈话时显得心不在焉,是听非听
	经常不能按要求完成作业、家务及工作任务
	经常难以有条理地安排任务和活动
	经常不愿或回避进行需要持续动脑的任务
	经常丢失学习和活动的必需品
	经常因外界刺激而容易分心
	经常在日常生活中健忘
多动与冲动症状	经常手脚动个不停或在座位上扭动
	经常在应该坐着的时候离开座位
	经常在不适宜的场合中跑来跑去、爬上爬下
	经常很难安静地参加游戏或课余活动
	经常一刻不停地活动
	经常讲话过多,喋喋不休
	经常在问题尚未问完时抢着回答
	经常难以耐心等候
	打断或插入别人的谈话或活动

ADHD 诊断需注意：

①症状必须在 12 岁以前出现。

②诊断需要符合注意障碍或多动冲动症状中至少 6 项，持续至少 6 个月。

③症状所致的损害必须存在于 2 个或更多的环境中。

④与发育水平不相称，并对社交、学业 / 职业活动有负面影响。

⑤症状并非由心境障碍、焦虑障碍、分离障碍、物质中毒等其他疾病所致。

⑥符合注意障碍症状诊断标准但不符合多动与冲动症状诊断标准，诊断 ADHD 注意缺陷为主型；符合多动与冲动症状诊断标准，但不符合注意障碍症状诊断标准，诊断 ADHD 多动—冲动为主型；同时符合注意障碍和多动与冲动症状诊断标准，诊断 ADHD 混合型。

⑦注意障碍，对年龄较大的青少年和成人，需符合注意障碍症状至少 5 项。

⑧多动—冲动，对年龄较大的青少年和成人，需符合多动与冲动症状至少 5 项。

（二）鉴别诊断

ADHD 的症状与多种精神科或神经科的问题重叠，因此需要特别注意鉴别诊断。

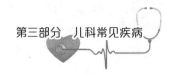

1. 精神障碍性疾病

如焦虑、抑郁。儿童焦虑、抑郁时可出现与 ADHD 相似的症状，如坐立不安、注意力不集中、易激惹等，鉴别要点是焦虑障碍常有明显的诱因，如考试失利或遭遇挫折等，通过与患儿交谈，可发现其存在焦虑、烦躁、不快乐的主观体验。抑郁障碍通常在 12 岁以后起病，起病前正常，有明显的起病过程。通过与儿童交谈，可以发现抑郁心境、兴趣下降、烦躁等主观体验，伴有精力缺乏、易疲劳、食欲下降等症状。但这类疾病也可以是 ADHD 的合并症。

2. 智力低下

智力低下的儿童可以伴有多动、注意力不集中，ADHD 可以导致学习成绩差，给人以智力低下的假象，因此在诊断时容易混淆。鉴别要点是智力低下的患儿常伴有运动、语言发育落后，智力测验智商低于 70。而 ADHD 患儿智力测验智商正常。

3. 失神癫痫

儿童失神癫痫发作时，意识丧失，持续数秒至十余秒缓解，无四肢抽搐，可被误认为是注意力不集中。该病通过脑电图可以鉴别。失神癫痫发作期，脑电图为双侧对称同步 3 Hz 棘慢波暴发，过度换气常可诱发发作。

4. 甲状腺功能亢进症

可导致患儿出现易激惹、急躁、亢奋、注意力不集中，鉴别要点是该病的患儿有多食、多汗、消瘦、心悸、突眼、甲状腺肿大，检查甲状腺功能有助于明确诊断。

六、治疗原则

ADHD 采用药物治疗和行为治疗相结合的综合治疗方法。治疗目的是改善核心症状，达成可实现的、可量化的目标结局，恢复正常功能。

1. 药物治疗

在我国用于治疗 ADHD 的药物有盐酸哌甲酯和盐酸托莫西汀。治疗原则是从小剂量开始，逐步增加剂量，目标是使用最小有效剂量，既控制症状，同时也尽量避免出现药物不良反应。症状完全缓解 1 年以上患儿，可在慎重评估症状、合并症和功能各方面表现后，谨慎尝试减药和停药。

（1）盐酸哌甲酯

属于中枢兴奋药，用于 6 岁以上的患儿，起效相对较快。一般从 18 mg/d，清晨服用 1 次开始。之后根据病情，可每周 1 次调整剂量，最大推荐剂量：13 岁以下，54 mg/d；13 岁以上，72 mg/d。必须整片吞服，不可咀嚼、掰开或压碎服用。药物主要的不良反应有食欲减退、腹痛、头痛、失眠、抽动等，偶有幻觉、妄想，对身高发育的影响较小，罕见引起严重心律失常，注意定期复查心电图。

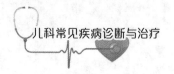

（2）盐酸托莫西汀

属于非中枢兴奋药，用于6岁以上的ADHD患儿。该药起效比中枢兴奋药慢，用法如下：

①对于体重70 kg以下的患儿，从0.5 mg/（kg·d）开始，每日清晨单次给药；服用1周后根据病情调整剂量，逐步至目标剂量，一般为1.2 mg/（kg·d），最大剂量不超过1.4 mg/（kg·d）。

②对于体重70 kg以上的患儿，初始剂量为40 mg/d；服用1周后逐步调整剂量，一般需要使用80 mg/d，最大剂量不超过100 mg/d。常见的药物不良反应有恶心、呕吐、食欲减退、疲劳、嗜睡等。需要告知家长治疗过程中注意观察有无抑郁、自杀观念，若出现需及时就诊。

2. 行为治疗

是指通过采取恰当的奖惩措施，根据具体的步骤消除个体的不良行为，建立良好的行为。由于ADHD药物仅能用于6岁以上患儿，对于6岁以下的患儿通常以行为疗法为主。常用的行为疗法有以下4种。

（1）正性强化法

当儿童表现出良好行为时，给予适当的奖励或优惠，如患儿在规定时间完成作业后，奖励玩喜欢的游戏、食物、代币等。如果使用代币，应事先规定集齐一定数量的代币可以换取相应的奖励。

（2）暂时隔离法

当儿童出现某种问题行为时，及时将其隔离在一个单独的地方，如在房间的角落面壁静坐。利用隔离的这段时间使儿童安静下来，并懂得被隔离是因为自己的行为所致，需要改变这种问题行为。

（3）反应代价法

当问题行为出现时，取消已获得的奖励和优惠。如没有完成家庭作业时，取消自由活动时间或扣除已奖励的代币。

（4）消退法

是指停止对不良行为的正性强化，从而使该行为逐步消失的一种行为治疗技术。例如：ADHD的儿童发脾气时受到家庭成员的注意而得到了强化，从而出现经常发脾为了消除这一行为，在儿童发脾气时不予理睬，就能使该不良行为逐步消失。消退法通常和正性强化法结合使用，效果更好。

使用行为治疗首先需要进行家长培训，教会家长行为治疗的原理和具体操作方法。目前国内部分医院儿童专科已开展ADHD家长培训。家长在家庭中实施之后，在复诊时反馈治疗效果和存在的问题，医师和培训师再给予进一步指导。

3. 合并症的治疗

ADHD如果存在焦虑障碍、抑郁障碍、癫痫、学习障碍、对立违抗障碍等合并症的情况，需要转诊至神经科、精神科等专科进行相应疾病的诊治。

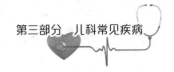

第五节　抽动障碍

一、概述

抽动障碍（tic disorders，TD）是一种起病于儿童时期、以抽动为主要表现的神经精神疾病，通常共患各种精神和／或行为障碍，如注意缺陷多动障碍（attention deficit hyperactivity disorder，ADHD）、强迫行为／障碍（obsessive-compulsive behavior/disorder，OCB/OCD）、焦虑障碍、抑郁障碍和睡眠障碍等。流行病学调查显示，中国短暂性 TD、慢性 TD 和 Tourette 综合征（Tourette syndrome，TS）的患病率分别为 1.7%、1.2% 和 0.3%，估算目前我国近 1000 万儿童和青少年患 TD，其中患 TS 者高达 200 万。

二、病因

抽动障碍是一种神经发育障碍性疾病，本病的病因不明，其发病机制可能是遗传、免疫、心理和环境因素共同作用的结果。病理生理学和临床症状之间的联系机制可能在于皮质－纹状体－丘脑－皮质环路去抑制。抑制—兴奋信号在这个环路中的失衡是产生抽动和相关症状的分子机制。如纹状体多巴胺的过度活跃或突触后多巴胺受体的过度敏感可导致抽动症状。TD 与多种神经化学和神经递质异常有关，最常见的为多巴胺能、肾上腺素能、γ－氨基丁酸能和谷氨酸能通路。最近，遗传学、药理学和脑功能成像研究显示，组胺能通路可能与 TD 有关。

三、临床特征

抽动大多起病年龄在 18 岁之前，4～8 岁最多见，平均年龄为 6 岁，在 10～12 岁最严重，然后逐渐减少，有些在青春后期和成年早期消退。在 TD 及其各种亚型中，男童较女童多见，男女比例约为（3～4）:1。

（1）抽动的临床表现

抽动是指突然、无目的、快速、刻板的肌肉收缩，分为运动抽动和发声抽动。运动抽动指手指、面部、颈、肩、躯干和四肢的快速收缩运动。发声抽动指口鼻、咽喉及呼吸肌群的收缩，通过鼻、口腔和咽喉的气流而发声。根据抽动的持续时间、参与的身体部分和肌肉群，运动抽动和发声抽动可再细分为简单性和复杂性，简单性抽动包括单个肌肉或局部的肌肉群的短暂收缩，表现为简单的运动或发声；复杂性抽动会激活更多的肌肉群，表现为目标导向的或类似有目的的运动或单词或短语的发音。

抽动可从一种形式转变成另一种形式，并且在病程中可出现新的抽动形式，但通常在特定时

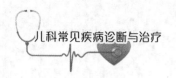

间段内表现为某种特定的刻板印象。抽动的频率和强度在病程中也有明显波动，抽动症状在病程中有增有减，一些因素也可加重或减轻抽动。加重抽动的常见因素包括压力、焦虑、愤怒、惊吓、兴奋、疲劳、感染和被提醒；减轻抽动的常见因素包括注意力集中、放松、情绪稳定和睡眠。运动，特别是精细运动，如舞蹈或体育运动，通常也可减轻抽动。

（2）共患病

约 50% 以上的 TD 患儿和超过 80% 的 TS 患儿共患至少 1 种精神神经或行为障碍，约 60% 的 TS 患儿共患 2 种或 2 种以上共患病，如 ADHD、OCB 或 OCD、学习困难、焦虑、抑郁、睡眠障碍、自残或自杀行为、品行障碍、愤怒发作或情感爆发。其中，ADHD 是最常见的共患病，其次为 OCD。TD 共患病的发生率也存在性别差异。通常，ADHD、学习困难、品行障碍和愤怒发作在男童中更多见，而 OCD 和自残或自杀行为在女童中更多见。TD 的共患病增加了 TD 的复杂性和严重程度，影响患儿学习、社会适应、个性和心理素质的健康发展，给疾病的诊断、治疗和预后增加困难和挑战。

四、辅助检查

一般情况下，原发性 TD 的诊断不需要脑电图、神经影像学、心理测试和实验室检查。这种检查的结果可能显示非特异性异常，主要用于辅助共患病诊断或排除其他疾病的可能性。一些原因或疾病可能导致抽动或类抽动的临床症状。

①遗传综合征，如唐氏综合征、脆性 X 综合征、结节性硬化症、神经棘细胞增多症。

②感染性疾病，如链球菌感染、脑炎、神经梅毒等。

③一氧化碳、汞、蜜蜂中毒等中毒因素。

④药物不良反应，如哌甲酯、匹莫林、安非他明、可卡因、卡马西平、苯巴比妥、苯妥英钠、拉莫三嗪等。

⑤其他因素，如中风、头部创伤。抗链球菌溶血素 O（ASO）、红细胞沉降率、类风湿因子、病毒抗体、微量元素和铜蓝蛋白的实验室检测有助于确定一些常见的病因或鉴别诊断。

五、诊断和鉴别诊断

（一）诊断标准

根据疾病的临床特点和病程，美国第五版《精神障碍诊断与统计手册》（DSM-5）将 TD 分为 3 种类型，包括 TS、慢性 TD 和短暂性 TD。

1.TS

①同时有多种运动抽动和 1 种或多种发声抽动，但运动抽动和发声抽动不一定同时出现。

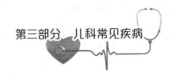

②18岁前起病。

③抽动首次发病后，抽动发作频率可增加或减少，抽动症状持续时间可超过1年。

④抽动症状不由某些药物或物质或其他医疗事件引起。

2. 慢性TD，既往称为持续性TD

①1种或多种运动抽动或发声抽动，但不同时出现运动抽动或发声抽动。

②18岁前起病。

③首次抽动以来，抽动的频率可增多或减少，病程在1年以上。

④抽动症状不由某些药物或物质或其他医疗事件引起。

⑤不符合TS的诊断标准。

3. 短暂性TD，又称暂时性TD

①1种或多种运动抽动和/或发声抽动。

②18岁前起病。

③抽动持续时间不超过1年。

④抽动症状不由某些药物或物质或其他医疗事件引起。

⑤不符合慢性TD或TS的诊断标准。

这3种类型间有一定延续性，短暂性TD可发展为慢性TD，慢性TD也可过渡为TS；部分患儿不属于上述类型，而属于其他TD，如成年期起病的TD或晚发期TD，以及任何其他未指明的TD。

（二）鉴别诊断

1. 风湿性舞蹈症

风湿性舞蹈症通常也多发生于5～15岁，舞蹈样异常运动伴有肌张力减低等风湿热体征，有血沉增快、抗链球菌溶血素O及黏蛋白测定结果增高。病程呈自限性，无发声抽动，抗风湿治疗有效。

2. 肝豆状核变性（Wilson病）

铜代谢障碍所引起，有肝损害、锥体外系体征及精神障碍。可见角膜Kayser-Fleisher色素环，血浆铜蓝蛋白减低等特征可资鉴别。

3. 肌阵挛

可发生于任何年龄，有多种病因，是癫痫的一种发作类型，每次发作持续时间短暂，常伴有意识障碍，脑电图异常。抗癫痫药物治疗可控制发作。

4. 迟发性运动障碍

主要见于应用抗精神病药期间或突然停药后所发生的不自主运动障碍。

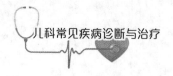

5. 急性运动性障碍

表现为突然不自主运动、震颤、张力障碍、扭转痉挛或舞蹈样动作。常为某些药物所引起，如左旋多巴、甲氧普胺、中枢兴奋剂以及抗精神病药物等。一般停药后症状可消失，鉴别不难。

6. 癔症与儿童精神分裂症

癔症痉挛发作、儿童精神分裂症装相做鬼脸症状可类似 TD，但具有精神病的特征，一般无发声抽动可加以鉴别。

六、治疗原则

抽动如不影响日常生活或学校活动，许多 TD 儿童和青少年不需要对抽动进行干预或治疗。对于轻度 TD 患儿，可先行或仅予医学教育和心理支持，适当给予观察等待期，并定期随访。中重度 TD 的治疗原则同样是先尝试非药物干预，行为治疗可与药物治疗相结合。应在整个治疗过程中提供医学教育和心理支持。

1. 心理治疗

包括行为疗法、支持性心理咨询、家庭治疗等。帮助患儿的家长和老师理解疾病的性质和特征，减缓或消除父母的担心与焦虑，说明是病，而不是调皮、故意做作，以取得他们的合作与支持，从而正确教育、耐心帮助。合理安排患儿日常的作息时间和活动内容，避免过度和紧张疲劳，可开展韵律性体育活动锻炼。近年来，有人提出了相反习惯训练（habit reversal training，HRI）的行为疗法可减轻 TS 的抽动症状。如对于发声抽动患儿可进行闭口、有节奏缓慢地做腹式深呼吸，从而减少抽动症状。另外还有自我监视和松弛训练疗法，但以相反习惯训练疗效最好。

2. 药物治疗

（1）氟哌啶醇

有效率为 70%～85%。有些 TS 患儿可能因不能耐受该药的副作用（如嗜睡、静坐不能、情绪恶劣、急性肌张力障碍等）而中止治疗。通常从小剂量开始，每日 1～2 mg，分 2～3 次口服，一般每日总量为 1.5～12 mg。同时可并用抗震颤麻痹药（如苯海索）以减少锥外系反应。常见的副作用为嗜睡、乏力、头昏、便秘、心动过速、排尿困难、锥体外系反应（如急性肌张力障碍、静坐不能、帕金森病样震颤等）。反应严重者可肌内注射东莨菪碱 0.3 mg，每日 1～2 次。

（2）匹莫齐特

属选择性中枢多巴胺拮抗剂，作用与氟哌啶醇相同，但镇静作用轻，可引起心电图改变。故服药过程须监测心电图的变化。匹莫齐特半衰期较长，每日服药 1 次即可。开始剂量为 0.5～1 mg，每日早晨口服 1 次，少量增加，儿童每日剂量范围为 0.5～6 mg。副作用与传统抗精神病药物相似，但迟发性运动障碍较少见。

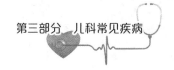

（3）硫必利

属含甲枫基邻茴香酰衍生物，具有拮抗多巴胺的作用。主要作用于间脑和边缘系统。推荐剂量每次 50～100 mg，每日口服 2～3 次。副作用主要有头昏、无力、嗜睡。起始剂量过大，可产生恶心呕吐反应。

（4）可乐定

具有阻滞 α 受体的作用，可直接作用于中枢多巴胺神经元及去甲肾上腺系统而缓解 TS 的运动抽动和发声抽动，改善伴发的注意力不集中和多动症状。可乐定疗效不及氟哌啶醇和匹莫齐特，但较安全。除镇静作用外，有口干、一过性低血压、头昏、失眠等副作用。通常口服起始量为每日 0.05 mg，分 2～3 次口服，一般每日剂量范围为 0.0375～0.075 mg。国产可乐定贴片，每片含 2 mg，每隔 6 d 换贴片 1 次，一般贴在两侧耳后。贴片前局部皮肤须清洗干净，如贴药后出现皮肤过敏，可改换贴药部位。

3. 中医治疗

中医可以单独用于治疗 TD，根据身心功能的阴阳失衡可将 TD 患儿划分为不同的 TD 亚型。学龄前期儿童宜采用推拿治疗，可联合耳穴贴压，或穴位敷贴治疗。学龄期儿童可采用中医内外合治。菖麻熄风片被国家中医药管理局批准为治疗 TD 患儿的一线中药；宁动颗粒、小儿安神汤也可改善 TS 患儿的抽动症状。

4. 共患病治疗

ADHD 是最常见的临床共患病之一。α2 受体激动剂（如可乐定）、盐酸托莫西汀等是一线治疗药物，具有抗抽动和提高注意力的作用。盐酸托莫西汀不会诱发或加重抽动，因此也可用于治疗共患 ADHD 的 TD 儿童。在治疗 TD 共患 ADHD 患儿时，还可使用常规剂量的多巴胺受体阻滞剂，如硫必利与低剂量的精神兴奋剂如哌甲酯（为常规剂量的 1/4～1/2）合用。这种治疗可有效控制 ADHD 的症状，但对多数抽动症状影响不大。

共患 OCD 时，带有暴露/反应预防（ERP）成分的 CBT 被认为是 TD 共患 OCD 的一线治疗。选择性 5 羟色胺再摄取抑制剂（SSRIs），如舍曲林，是一线治疗药物。SSRIs 是唯一对 OCD 有主要疗效的药物。三环类抗抑郁药，如氯丙咪嗪，可作为 TD 共患 OCD 的二线药物，但不良反应较严重。新型抗抑郁药物也可以用于治疗 TD 共患 OCD。欧洲临床指南建议将利培酮作为 TD 共患 OCD 的一线选择。多巴胺受体阻滞剂，如阿立哌唑和利培酮，常与 SSRIs（如舍曲林）联合使用，治疗合并重度 OCD 症状的 TD。

共患其他行为障碍的 TD 患儿，如学习困难、睡眠障碍、自残行为和品行障碍，应咨询或转给专业人士进行专业教育、心理干预和行为治疗。

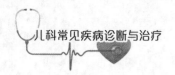

第六节　热性惊厥

一、概述

热性惊厥（Febrile Seizures，FS）又称高热惊厥，是小儿惊厥中最常见的原因，也是儿科门急诊常见的病种之一。热性惊厥的定义尚未完全统一，我国多数学者采用的是美国儿科协会 2011 年的定义，指发热（肛温超过 38.5 ℃，腋温超过 38 ℃）伴随的惊厥发作，能够排除中枢神经系统感染及其他导致惊厥的器质性或代谢性原因，既往没有无热惊厥病史。需要指出的是部分热性惊厥患儿惊厥发作前未发现发热，在惊厥发作后立即发热，且体温升高速度快，程度重，容易误诊为癫痫首次发作。

二、病因

引起热性惊厥的常见病因包括急性上呼吸道感染、鼻炎、中耳炎、肺炎、急性胃肠炎、出疹性疾病、尿路感染及个别非感染性的发热疾病等，病毒感染是临床最常见诱因。热性惊厥的确切发病机制尚不明确，主要系患儿脑发育未完全成熟、髓鞘形成不完善、遗传易感性及发热等多方面因素相互作用所致。本病具有明显的年龄依赖性及家族遗传倾向，常为多基因遗传或常染色体显性遗传伴不完全外显。已报道有多个基因和 / 或染色体异常与热性惊厥相关。因此，对首发年龄小、发作频繁或有家族史的患儿建议行遗传学检测。

三、临床特征

热性惊厥多在发热初期体温骤升时，突然出现短暂的全身性惊厥发作，伴意识丧失。一次热程中发作一次者居多，发作后恢复快，神经系统检查多正常。但临床表现有较大的个体差异。

1. 惊厥发作的形式

大多数患儿全身性发作，表现为不典型的大发作。少部分可表现为局灶性发作。

2. 惊厥的持续时间

多数热性惊厥发作时间短暂，5 min 以内患儿占 40%～45%。

3. 一次热程中的惊厥次数

70%～75% 的患儿在一次热程中只发作一次，约 1/4 的患儿可有数次发作。

4. 惊厥后的表现

多数患儿惊厥后短时间内清醒，无神经系统体征。在单侧性或局灶性惊厥发作患儿中，有的可出现 Todd's 麻痹，一般持续数小时或数日后恢复，个别可成为永久性改变。

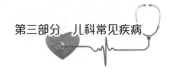
四、辅助检查

为明确发热的病因，排除引起惊厥的其他疾病，同时评估复发及继发癫痫的可能性，为进一步治疗提供依据。应根据病情选择相应辅助检查，包括常规实验室检查、脑脊液检查、脑电图与神经影像学检查。

1. 常规实验室检查

根据病情可选择性检查血常规、尿及粪便常规，生化、电解质、病原学检查等，查找发热的病因、病原，并排除其他导致惊厥发作的水电解质及代谢紊乱等疾病。

2. 脑脊液检查

①伴原因未明的嗜睡、呕吐或脑膜刺激征和／或病理征阳性。

②6～12月龄未接种流感疫苗、肺炎链球菌疫苗或预防接种史不详者。

③已使用抗生素治疗，特别是不足18月龄者，因这个年龄段患儿脑膜炎／脑炎症状和体征不典型，且抗生素治疗可掩盖脑膜炎／脑炎症状。

④对于复杂性FS患儿应密切观察，必要时进行脑脊液检查，以除外中枢神经系统感染。

3. 脑电图检查

以下特征均为继发癫痫的危险因素，推荐进行脑电图检查与随访：局灶性发作、神经系统发育异常、一级亲属有特发性癫痫病史、复杂性热性惊厥、惊厥发作次数多。鉴于发热及惊厥发作后均可影响脑电图背景电活动，并可能出现非特异性慢波或异常放电，推荐在热退至少1周后检查。热性惊厥患儿10 d后很少出现异常脑电图改变，如脑电图出现棘波、尖波、棘慢波、高波幅慢波等异常改变，提示热性惊厥复发以及以后转变为癫痫的危险性增大。

4. 神经影像学检查

不推荐作为常规检查，以下情况推荐行头颅影像学检查寻找病因：头围异常、皮肤异常色素斑、局灶性神经体征、神经系统发育缺陷或惊厥发作后神经系统异常持续数小时。对于惊厥相关脑部病变的检出，通常磁共振成像（MRI）较CT更敏感，但检查时间相对较长，对镇静要求高。热性惊厥持续状态的患儿急性期可能发生海马肿胀，远期则可能引起海马萎缩，并可能导致日后颞叶癫痫的发生，必要时应复查头颅MRI。

五、诊断与鉴别诊断

（一）诊断标准

结合患儿的病史、体格检查及实验室检查，在排除中枢神经系统感染及其他可导致惊厥发作的器质性或代谢性疾病时，可诊断为热性惊厥。热性惊厥持续状态是指热性惊厥发作时间超过30 min或反复发作、发作间期意识未恢复达30 min及以上。

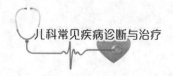

根据临床特征，热性惊厥分为单纯性热性惊厥和复杂性热性惊厥。其中单纯性热性惊厥占70%～80%，发病年龄多为6月龄～5岁，表现为全面性发作，持续时间不足15 min、一次热性病程中发作一次、无异常神经系统体征。复杂性热性惊厥占20%～30%，发病年龄多不足6月龄或超过5岁，发病前有神经系统异常，表现为局灶性发作或全面性发作，发作持续时间超过15 min或一次热程中发作超过2次，发作后可有神经系统异常表现，如Todd's麻痹等。

（二）鉴别诊断

1. 中枢神经系统急性病变

婴幼儿患脑膜炎或脑炎时发生惊厥的危险性比年长儿大得多，4岁以下小儿患中枢神经系统急性感染时，约有45%有惊厥，4岁以后则仅有10%，因此婴幼儿发热和惊厥同时存在时必须想到颅内感染的可能性。加之婴儿脑膜炎时不易出现颈强直和神经系统局限性体征，容易贻误诊断。但高热惊厥一般在发热的早期发生惊厥，而脑膜炎患儿多于疾病极期出现惊厥，此外高热惊厥一般仅发作一次，而中枢神经系统感染发生惊厥者常反复发作，并常有淡漠、嗜睡等意识改变。作腰椎穿刺测定脑脊液压力及脑脊液检查，对鉴别诊断有很大帮助。

2. 小儿急性传染病初期

有些小儿急性传染病的早期也可出现惊厥，特别是中毒性细菌性痢疾，常在疾病初期发生惊厥，故遇有高热惊厥患儿要与此症鉴别，但中毒性菌痢患儿常有循环衰竭和意识障碍等感染中毒症状，惊厥也较严重，且大多反复发作。诊断需及时取粪便化验。

3. 全身性代谢紊乱引起的惊厥

低血钙、低血镁、低血糖等都是引起婴儿惊厥的常见原因。电解质紊乱，特别是低钠血症合并抗利尿激素不适当分泌，常见于婴儿各种感染。先天性代谢异常也常在婴儿期开始有惊厥发作。

六、治疗原则

热性惊厥的治疗分为急性发作期治疗、间歇性预防治疗及长期预防治疗。需根据患儿个体情况和家长意愿进行综合评估和选择。

1. 急性发作期的治疗

大多数热性惊厥呈短暂发作，持续时间1～3 min，不必急于止惊药物治疗。应保持呼吸道通畅，防止跌落或受伤；勿刺激患儿，切忌掐人中、撬开牙关、按压或摇晃患儿导致其进一步伤害；抽搐期间分泌物较多，可让患儿平卧头偏向一侧或侧卧位，及时清理口鼻腔分泌物，避免窒息；同时监测生命体征、保证正常心肺功能，必要时吸氧，建立静脉通路。

若惊厥发作持续超过5 min，则需要使用药物止惊。首选静脉缓慢注射地西泮0.3～0.5 mg/kg（不足10 mg/次），速度1～2 mg/min，如推注过程中发作终止即停止推注，若5 min后发作仍未控

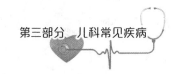

制或控制后复发，可重复一剂；如仍不能控制，按惊厥持续状态处理。该药起效快，一般注射后 1～3 min 发挥作用，但推注速度过快可能出现抑制呼吸、心跳和降血压的不良反应。如尚未建立静脉通路，可予咪达唑仑 0.3 mg/kg（不足 10 mg/ 次）肌肉注射或 10% 水合氯醛溶液 0.5 ml/kg 灌肠，也可发挥止惊效果。对于热性惊厥持续状态的患儿，需要静脉用药积极止惊，并密切监护发作后表现，积极退热，寻找并处理发热和惊厥的原因。

2. 预防治疗

（1）间歇性预防治疗

①短时间内频繁惊厥发作（6 个月内超过 3 次或 1 年内超过 4 次）。

②发生惊厥持续状态，需止惊药物治疗才能终止发作者。在发热开始即给予地西泮口服，每 8 h 口服 0.3 mg/kg，不足 3 次大多可有效防止惊厥发生。有报道新型抗癫痫药物左乙拉西坦间歇性用药可预防热性惊厥复发。

（2）长期预防治疗

单纯性热性惊厥远期预后良好，不推荐长期抗癫痫药物治疗。热性惊厥持续状态、复杂性热性惊厥等具有复发或存在继发癫痫高风险的患儿，建议到儿科神经专科进一步评估，选择适当的预防治疗措施。

第七节　脑性瘫痪

一、概述

脑性瘫痪（cerebral palsy，CP）简称脑瘫，是一组非进行性遗传及后天获得的儿童神经病学疾病，是引起儿童机体运动伤残的主要疾病之一。国外报道，在活产婴儿中脑瘫总体患病率为 3.6%，我国儿童脑瘫患病率为 1.5%～2.0%。脑瘫患儿中，男孩多于女孩，男：女为（1.13～1.57）：1。

二、病因

本病的致病因素较多，主要病因可分为 3 类。

1. 出生前因素

主要由宫内感染、缺氧、中毒、接触放射线、孕妇营养不良、妊高征及遗传因素等引起的脑发育不良或脑发育畸形。

2. 出生时因素

主要为早产（尤其是不足 26 周的极早产）、过期产、多胎、低出生体重、窒息、产伤、缺血缺氧性脑病等。

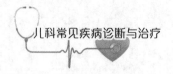
3. 出生后因素

各种感染、外伤、颅内出血、胆红素脑病等。但存在这些致病因素的患儿并非全部发生脑瘫，因此只能将这些因素视为可能发生脑瘫的主要危险因素。

近年来，遗传因素在脑瘫中发病中的作用逐渐被人们所重视。目前，针对脑瘫病因学方面的研究主要是关注胚胎发育生物学领域，重视对受孕前后有关的环境和遗传因素的研究。

三、临床特征

脑瘫患儿最基本的临床表现是运动发育异常。

1. 运动发育落后和主动运动减少

患儿的粗大运动（竖颈、翻身、坐、爬、站立、行走）以及手指的精细动作发育等均落后于同龄正常儿，瘫痪部位肌力降低，主动运动减少。

2. 肌张力异常

肌张力异常是脑瘫患儿的特征之一，多数患儿肌张力升高，称之为痉挛型。肌张力低下型则肌肉松软。手足徐动型则表现为变异性肌张力不全。

3. 姿势异常

姿势异常是脑瘫患儿非常突出的表现，其异常姿势多种多样，异常姿势与肌张力不正常和原始反射延迟消失有关。

4. 反射异常

可有多种原始反射消失或延迟，痉挛型脑瘫患儿腱反射活跃或亢进，有些可引出踝阵挛及巴宾斯基征阳性。

5. 伴随症状或疾病

脑瘫患儿除运动障碍外，常合并其他功能异常。

①智力低下：50%～75%的脑瘫患儿合并智力低下，以痉挛型四肢瘫、肌张力低下型、强直型多见，手足徐动型较少见。

② 10%～40%的脑瘫患儿合并癫痫，以偏瘫、痉挛性四肢瘫患儿多见。

③眼部疾病，如斜视、屈光不正、视野缺损、眼球震颤等，发生频率可达20%～50%。

④其他还可有听力障碍、语言障碍、精神行为异常等。

胃食管反流、吸入性肺炎等也较常见。痉挛型患儿还可出现关节脱臼、脊柱侧弯等。

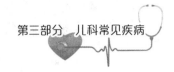

四、辅助检查

1. 运动评估

粗大运动功能测试量表是目前脑瘫患儿粗大运动评估中使用最广泛的量表。

2. 头颅 CT/MRI 检查

脑性瘫痪患儿中最为广泛使用的是 MRI 检查，因为它在区分白色和灰色物质时比 CT 扫描更清楚。70%～90% 的患儿在 MRI 检查中出现异常。

3. 脑电图检查

对伴有癫痫发作的患儿可明确发作类型，指导治疗。

4. 遗传学检测

血、尿串联质谱，有条件可行基因检测。

五、诊断与鉴别诊断

（一）诊断标准

脑瘫的诊断主要依靠病史及全面的神经系统体格检查，全面查体是脑性瘫痪一个重要的诊断。其诊断应符合以下两个条件：婴儿时期就出现的中枢性运动障碍症状；除外进行性疾病（如各种代谢病或变性疾病）所致的中枢性瘫痪及正常儿童一过性发育落后。

1. 根据瘫痪的不同性质，可分为以下不同类型

①痉挛性：最常见，占全部患儿的 60%～70%，病变累及锥体束，表现为肌张力增高、肢体活动受限。

②手足徐动型：约占脑瘫的 20%，主要病变在锥体外系统，表现为难以用意志控制的不自运动。本型患儿智力障碍一般不严重。

③强直型：此型很少见到，病变在锥体外系性，为苍白球或黑质受损害所致。由于全身肌张力显著增高，身体异常僵硬，运动减少。此型常伴有严重智力低下。

④共济失调型：病变在小脑，表现为步态不稳，走路时两足间距加宽，四肢动作不协调，上肢常有意向性震颤，肌张力低下，腱反射不亢进。

⑤震颤型：此型很少见。表现为四肢震颤，多为静止震颤。

⑥肌张力低下型：表现为肌张力低下，四肢呈软瘫，自主运动很少，但可引出腱反射。本型常为过渡形式，婴儿期后大多可转为痉挛型或手足徐动型。

⑦混合型：同时存在上述类型中两种或两种以上者称为混合型。其中痉挛型与手足徐动型常同时存在。

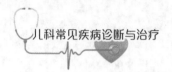
2. 根据瘫痪受累部位

可分为单瘫（单个上肢或下肢）、偏瘫（一侧肢体）、截瘫（双下肢受累，上肢正常）、双瘫（四肢瘫，下肢重于上肢）、三瘫及双重偏瘫等。

（二）鉴别诊断

1. 脊肌萎缩症

婴儿型多在 6 个月以前发病，表现为对称性的肌无力，主动运动减少，近端肌群受累严重，逐渐向上进展，四肢肌张力低，腱反射减弱或消失，智力基本正常。肌电图提示神经源性受损，基因血检查可以确诊。

2. 良性先天性肌张力低下症

先天性肌张力低下，伴运动发育迟缓。随着年龄增长，肌张力会逐渐改善。膝反射存在，中枢神经系统检查基本正常，智力正常，没有明显的异常姿势。肌肉活检和肌电图正常。

3. 遗传性痉挛性截瘫

本病多有家族史，病程呈缓慢进展，无智能障碍，可以和脑瘫相鉴别。

4. 先天性肌营养不良

常染色体隐性遗传性疾病，患儿在出生后或生后不久发现全身无力，逐渐出现关节挛缩，运动发育落后，腱反射消失，肌酶增高，肌电图提示肌源性损害，肌活检及基因检测可以确诊。

5. 脑白质营养不良

中枢神经系统退行性病变，随着年龄的增长，逐渐出现肌张力低下或肌张力增高，可伴智力、语言、行为的倒退，随后出现惊厥，病情进行性加重，头颅 MRI 提示脑白质病变，可以与脑性瘫痪进行鉴别。

6. 特发性扭转性肌张力不全

常染色体显性遗传，有家族史，多于 4 ～ 12 岁间起病，常以一侧下肢开始逐渐发展为全身性肌张力不全、智力正常，头颅 MRI 一般正常。

7. 多巴胺反应有效性肌张力不全

凡小儿有步态异常者均应考虑本病，起病年龄平均 6 岁，女：男 ＝ 4 : 1，病情为慢性进行性，开始仅影响一侧下肢，晚期约 75% 出现上肢和颈部肌张力不全，晨轻暮重，睡眠后症状好转，伴不同程度的锥体束症状，多巴胺治疗有效。

六、治疗原则

主要目的是促进各系统功能的恢复和发育，纠正异常姿势，减轻其伤残程度。

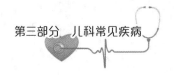

（一）治疗原则

1. 早期发现、早期治疗

婴幼儿运动系统处于快速发育阶段，早期发现运动异常，尽快加以纠正，容易取得较好疗效。

2. 促进正常运动发育、抑制异常运动和姿势

按儿童运动发育规律，进行功能训练，循序渐进，促使儿童正确运动。

3. 综合治疗

利用各种有益的手段对患儿进行全面、多样化的综合治疗，除针对运动障碍进行治疗外，合并的语言障碍、智力低下、癫痫、行为异常也需进行干预。还要培养患儿对日常生活、社会交及将来从事某种职业的能力。

4. 家庭训练与医师指导相结合

脑瘫的康复是个长期的过程，患儿父母必须树立信心，在医师指导下，学习功能训练手法，坚持长期治疗。

（二）功能训练

1. 躯体训练

主要训练粗大运动，特别是下肢的功能，利用机械的、物理的手段，针对脑瘫所致的各种运动障碍及异常姿势进行的一系列训练，目的在于改善残存的运动功能，抑制不正常的姿势反射，诱导正常的运动发育。

2. 技能训练

训练上肢和手的功能，提高日常生活能力并为以后的职业培养工作能力。

3. 语言训练

包括发音训练，咀嚼吞咽功能训练等。有听力障碍患儿应尽早配置助听器，有视力障碍者也应及时纠正。

（三）矫形器的应用

在功能训练中，常常需用一些辅助器和支具，矫正患儿异常姿势、抑制异常反射。

（四）手术治疗

主要适用于痉挛型脑瘫患儿，目的在于矫正畸形、改善肌张力、恢复或改善肌力平衡。

（五）药物治疗

目前尚未发现治疗脑瘫的特效药物，但有些对症治疗的药物可以选用，如可试用小剂量苯海索（安坦）缓解手足徐动型的多动，改善肌张力；苯二氮卓类药物对于缓解痉挛有一定效果。

（六）其他方法

如针灸、电疗、中药等治疗，对脑瘫的康复也可能有益处。早期的社会和心理服务，对家长和

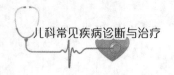

孩子至关重要。

第八节　重症肌无力

一、概述

重症肌无力（myasthenia gravis，MG）是由自身抗体介导的获得性神经－肌肉传递障碍的自身免疫性疾病。MG 全球患病率为 150/ 百万～ 250/ 百万，预估年发病率 4/ 百万～ 10/ 百万。我国 MG 发病率约为 0.68/10 万，女性发病率略高。各个年龄阶段均可发病，30 和 50 岁左右呈现发病双峰。中国儿童及青少年 MG 患病高达 50%，构成了第 3 个发病高峰。

二、病因

乙酰胆碱受体（acetylcholine receptor，AchR）抗体是最常见的致病性抗体，重症肌无力发病的基本环节是机体产生对自身乙酰胆碱受体的抗体，使神经肌肉接头处突触后膜上的乙酰胆碱受体破坏，造成神经指令信号不能传给肌肉，使肌肉的随意运转发生障碍。此外针对突出后膜其他组分，包括肌肉特异性受体酪氨酸激酶（muscle-specific receptor tyrosine kinase，MuSK）、低密度脂蛋白受体相关蛋白 4（low-density lipoprotein receptor-related protein 4，LRP4）及兰尼碱受体（RyR）等抗体陆续被发现参与 MG 发病，这些抗体可干扰乙酰胆碱聚集、影响乙酰胆碱受体功能及神经肌肉接头信号传递。临床观察到不少患儿胸腺肥大，认为可能与胸腺的慢性病毒感染有关。本病也具有某些遗传学特征，研究发现不同的人群发病率不同，这一些人类白细胞抗原（HLA）型别的人群发病率高，女性 HLA-A_1B_6 及 DW_3，男性 HLA-A_2B_3 人群发病率明显高于其他人群。

三、临床特征

根据发病年龄和临床特征，本病可分为以下 3 种常见类型。

（一）新生儿一过性重症肌无力

如果母亲患重症肌无力，其所生新生儿中有 1/7 的概率患本症。原因是抗乙酰胆碱受体抗体通过胎盘，攻击新生儿乙酰胆碱受体，患儿出生后数小时或数天出现症状，表现为哭声细弱，吸吮吞咽无力，重症可出现呼吸肌无力而呈现缺氧症状。体征有肌肉松弛、腱反射减弱或消失。很少有眼外肌麻痹、眼睑下垂症状，有家族史者易于识别。肌内注射新斯的明或依酚氯胺症状立即减轻有特异性识别价值。本病为一过性，多数于 5 周内恢复。轻症不需治疗，重症则应给予抗胆碱酶药物。

（二）新生儿先天性重症肌无力

又名新生儿持续性肌无力，患儿母亲无重症肌无力，本病多有家族史，为常染色体隐性遗传。

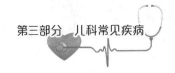

患儿出生后主要表现为上睑下垂，眼外肌麻痹。全身性肌无力、哭声低弱及呼吸困难较少见。肌无力症状较轻，但持续存在，血中抗乙酰胆碱受体抗体滴度不高，胆碱酶药物治疗无效。

（三）儿童型重症肌无力

儿童型重症肌无力是最多见的类型。2～3岁为发病高峰，女性多于男性，根据临床特征分为眼肌型，全身型及脑干型。

1. 眼肌型（ocular MG，OMG）

最多见，单纯眼外肌受累，表现为一侧或双侧眼睑下垂，晨轻暮重，也可表现为眼球活动障碍、复视、斜视等，重者眼球固定。

2. 全身型（generalized MG，GMG）

有一组以上肌群受累，主要累及四肢，轻者一般活动不受严重影响，仅表现为走路及行走动作不能持久，上楼梯易疲劳。常伴眼外肌受累，一般无咀嚼、吞咽、构音困难。重者常需卧床，伴有咀嚼、吞咽、构音困难，并可有呼吸肌无力。腱反射多数减弱或消失，少数可正常。无肌萎缩及感觉异常。

3. 脑干型

主要表现为吞咽困难及声音嘶哑，可伴有眼睑下垂及肢体无力。

四、辅助检查

1. 药理学检查甲硫酸新斯的明试验

甲基硫酸新斯的明 0.02～0.04 mg/kg（新生儿每次 0.1～1.15 mg）肌内注射，20 min 后症状明显减轻则为阳性，可持续 2 h 左右。为对抗新斯的明的毒蕈碱样反应（瞳孔缩小、心动过缓、流涎、多汗、腹痛、腹泻、呕吐）应准备好肌内注射阿托品。

2. 电生理检查

（1）重复神经刺激（RNS）

采用低频（2–3 Hz）重复电刺激神经干，在相应肌肉记录复合肌肉动作电位（compound muscle action potentials，CMAP）。常规检测的神经包括面神经、副神经、腋神经和尺神经。持续时间为 3 s，结果以第 4 或第 5 波与第 1 波的波幅比值进行判断，波幅衰减 10% 以上为阳性，称为波幅递减。部分患儿第 4 波后波幅不再降低和回升，形成 U 字样改变。服用胆碱酯酶抑制剂的患儿需停药 12～18 h 后进行检查，但需充分考虑病情。与突触前膜病变鉴别时需要进行高频 RNS（30–50 Hz）或者大力收缩后 10 s 观察 CMAP 波幅变化，递增 100% 以上为异常，称为波幅递增。

（2）单纤维肌电图（SFEMG）

使用特殊的单纤维针电极测量同一神经肌纤维电位间的间隔是否延长来反映神经肌肉接头处的

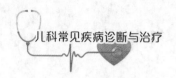

功能，通过测定"颤抖"研究神经－肌肉传递功能。"颤抖"一般为 15-35 μs，超过 55 μs 为"颤抖增宽"，一块肌肉记录 20 个"颤抖"中有 2 个或 2 个以上大于 55 μs 则为异常。检测过程中出现阻滞也判定为异常。SFEMG 并非常规的检测手段，敏感性高。SFEMG 不受胆碱酯酶抑制剂影响，主要用于 OMG 或临床怀疑 MG，但 RNS 未见异常的患儿。

3. 血清抗体检测

（1）抗 AChR 抗体

50%～60% 的 OMG、85%～90% 的 GMG 血清中可检测到 AChR 抗体。需注意的是 AChR 抗体检测结果为阴性时不能排除 MG 诊断。放射免疫沉淀法（radioimmunoprecipitation assay，RIA）是 AChR 抗体的标准检测方法，可进行定量检测。ELISA 法较 RIA 法敏感性低。

（2）抗 MuSK 抗体

10%～20% 的 AChR 抗体阴性 MG 患儿血清中可检测到 MuSK 抗体，标准检测方法为 RIA 或 ELISA。

（3）抗 LRP4 抗体

在 7%～33% 的 AChR、MuSK 抗体阴性 MG 患儿中可检测出 LRP4 抗体。

（4）抗横纹肌抗体

包括抗 Titin 和 RyR 抗体。Titin 抗体通常采用 ELISA 法检测，RyR 抗体可采用免疫印迹法或 ELISA 法检测。

4. 胸腺影像学检查

约 80% 的 MG 患儿伴有胸腺异常，包括胸腺增生及胸腺瘤。CT 为常规检测胸腺方法，胸腺瘤检出率可达 94%；MR 有助于区分一些微小胸腺瘤和以软组织包块为表现的胸腺增生；必要时可行 CT 增强扫描；PET-CT 有助于区别胸腺癌和胸腺瘤。

5. 合并其他自身免疫性疾病检测

MG 患儿可合并其他自身免疫病，如自身免疫性甲状腺疾病，最常见的是 Graves 病，其次为桥本甲状腺炎。OMG 合并自身免疫性甲状腺疾病比例更高，因此，MG 患儿需常规筛查甲状腺功能及甲状腺自身抗体、甲状腺超声检查观察有无弥漫性甲状腺肿大，以及其他自身免疫性疾病相关抗体检测。

五、诊断与鉴别诊断

（一）诊断标准

在具有典型 MG 临床特征（波动性肌无力）的基础上，满足以下 3 点中的任意一点即可做出诊断，包括药理学检查、电生理学特征以及血清抗 AChR 等抗体检测。同时需排除其他疾病。所有确

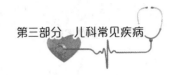

诊 MG 患儿需进一步完善胸腺影像学检查（纵隔 CT 或 MRI），进一步亚组分类。

（二）鉴别诊断

1. 与 OMG 的鉴别诊断

（1）眼睑痉挛

发病年龄较大，表现为过度瞬目动作，可伴有眼部干燥、刺激感（需排除干燥综合征），可能会出现长时间闭眼，误认为是上睑下垂；强光刺激可加重眼睑痉挛，患儿需长期戴墨镜；触摸眼角、咳嗽和说话时眼睑痉挛可得到意外改善。氟哌啶醇、阿立哌唑或者氯硝西泮治疗有效。

（2）Miller-Fisher 综合征

属于 Guillain-Barré 综合征变异型，表现为急性眼外肌麻痹、共济失调和腱反射消失，也可表现为单纯的眼外肌麻痹型，易误诊为 MG；肌电图检查示神经传导速度减慢，脑脊液检查可见蛋白 – 细胞分离现象，部分患儿血清可检测出抗 GQ1 b 抗体或 GT1 a 抗体。

（3）慢性进行性眼外肌麻痹（chronic progressive external ophthalmoplegia, CPEO）或 Kearn-Sayre 综合征（KSS）

属于线粒体脑肌病，CPEO 表现为双侧进展性无波动性眼睑下垂、眼外肌麻痹，可伴近端肢体无力。若同时合并视网膜色素变性、小脑萎缩以及心脏传导阻滞，即为 KSS 综合征。肌电图检查示肌源性损害，少数患儿可伴有周围神经传导速度减慢。血乳酸轻度增高，肌肉活检和基因检测有助于确诊。

（4）眼咽型肌营养不良

一种少见的常染色体显性遗传或常染色体显性遗传的肌营养不良，存在家族史；多在 30 ～ 40 岁以后发病，病情缓慢进展，表现为进行性上睑下垂，斜视明显，但无复视，逐渐出现吞咽困难、构音障碍。肌电图检查提示肌源性损害。血清肌酶多正常或轻度增高，肌肉活检和基因检测有助于诊断。

（5）脑干病变

包括脑干缺血性卒中、肿瘤、副肿瘤综合征、Wernicke 脑病、视神经脊髓炎谱系疾病、Bickerstaff 脑干脑炎及其他感染性脑炎，均可以急性双睑下垂为首发症状，易于与 MG 混淆，结合病史、头颅 MRI 以及特异性抗体检测有助于明确诊断。

（6）眶内占位病变

如眶内肿瘤、脓肿或炎性假瘤等，可表现为眼外肌麻痹并伴结膜充血、眼球突出、眼睑水肿。眼眶 MRI、CT 或超声检查有助于诊断。

（7）脑神经麻痹（Ⅲ、Ⅳ、Ⅵ）

一侧海绵窦感染、肿瘤、非特异性炎症、颈内动脉海绵窦瘘均可表现为单侧眼睑下垂、眼外肌

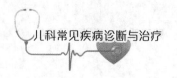
麻痹伴疼痛，头颅 MRI 及脑脊液检查有助于鉴别诊断。此外，糖尿病也可引起单纯动眼神经或外展神经麻痹。

（8）Graves 眼病

属于自身免疫性甲状腺疾病，表现为自限性眼外肌无力、眼睑退缩，不伴眼睑下垂。眼眶 CT 或 MRI 检查显示眼外肌肿胀，甲状腺功能亢进或减退，抗甲状腺球蛋白抗体、抗甲状腺微粒体抗体或抗促甲状腺激素受体抗体阳性。

（9）先天性肌无力综合征（congenital myasthenic syndromes，CMS）

一组罕见的由编码 NMJ 结构及功能蛋白的基因突变所致 NMJ 传递障碍的遗传性疾病，依据突变基因编码蛋白在 NMJ 的分布，CMS 可分为突触前、突触以及突触后突变。CMS 临床表现异质性很大，极易被误诊为抗体阴性的 MG、线粒体肌病等。多在出生时、婴幼儿期出现眼睑下垂、睁眼困难、喂养困难及运动发育迟滞等症状。青春期逐渐出现眼球固定，与 MG 在临床及电生理表现类似，鉴别主要依靠血清学抗体检测及全外显子测序。

2. 与 GMG 的鉴别诊断

（1）Lambert-Eaton 肌无力综合征（LEMS）

免疫介导的累及 NMJ 突触前膜电压门控钙通道（voltage-gated calcium channel，VGCC）的疾病，属于神经系统副肿瘤综合征，多继发于小细胞肺癌，也可继发于其他神经内分泌肿瘤。临床表现为四肢近端对称性无力，腱反射减低，以口干为突出表现的自主神经症状，极少出现眼外肌受累，腱反射在运动后可短暂恢复，其他自主神经症状如便秘、性功能障碍、出汗异常较少见。RNS 为低频刺激（2～3 Hz）出现 CMAP 波幅递减大于 10%；高频刺激（20～50 Hz）或者大力收缩后 10 sCMAP 波幅递增大于 60% 或 100%。血清 VGCC 抗体多呈阳性，合并小细胞肺癌的 LEMS 可同时出现 SOX-1 抗体阳性。

（2）运动神经元病（进行性延髓麻痹）

需与 MuSK-MG 相鉴别，患儿均以延髓症状为突出表现，进行性延髓麻痹可出现上运动神经元损害证据；若患儿病程较长，病程中出现眼睑下垂及复视，缺乏上运动神经元损害的证据，需警惕有无 MuSK-MG 的可能，建议行 MuSK 抗体检测。

（3）CMS

CMS 临床表现异质性大，DOK7、RAPSN、CHAT 以及 GFPT1 突变所致 CMS 几乎不出现眼外肌麻痹。GFPT1 突变所致 CMS 可表现为四肢肌易疲劳，肌活检可见管聚集或空泡样改变，GMPPB 突变所致 CMS 血清肌酶明显升高，肌活检提示为肌营养不良样改变；CMS 肌电图可表现为肌源性损害。因此，肌肉活检及高通量全外显子测序有助于确诊。

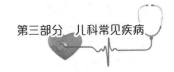

（4）肉毒中毒

由肉毒杆菌毒素累及 NMJ 突触前膜所致，表现为眼外肌麻痹以及吞咽、构音、咀嚼无力，肢体对称性弛缓性瘫痪，可累及呼吸肌。若为食物肉毒毒素中毒，在肌无力之前可出现严重恶心、呕吐。瞳孔扩大和对光反射迟钝、四肢腱反射消失、突出的自主神经症状有助于将肉毒中毒与 MG 鉴别。电生理检查结果与 LEMS 相似：低频 RNS 可见波幅递减，高频 RNS 波幅增高或无反应，取决于中毒程度。对血清、粪便及食物进行肉毒杆菌分离及毒素鉴定可明确诊断。

（5）Guillain-Barré 综合征

为免疫介导的急性炎性脱髓鞘性周围神经病，表现为弛缓性肢体无力，感觉丧失、腱反射减低或消失。肌电图示运动感觉神经传导末端潜伏期延长，传导速度减慢，传导波幅降低；脑脊液检查可见蛋白—细胞分离现象。咽颈臂丛型 Guillain-Barré 综合征（PCB）以延髓性麻痹、抬颈及双上肢近端无力为主要表现，易误诊为 MG，尤其是 MuSK-MG。PCB 多有前驱感染病史，查体可见双上肢腱反射减低或消失，脑脊液可出现蛋白 - 细胞分离现象，血清抗 GT1 a 抗体可呈阳性，与 Fisher 综合征共病时，GQ1 b 抗体也可呈阳性。

（6）慢性炎性脱髓鞘性多发性神经病

免疫介导的慢性运动感觉周围神经病，表现为弛缓性四肢无力，套式感觉减退，腱反射减低或消失。肌电图示运动、感觉神经传导速度减慢，波幅降低和传导阻滞。脑脊液可见蛋白 - 细胞分离现象，周围神经活检有助于诊断。

（7）炎性肌病

多种原因导致的骨骼肌间质性炎性病变，表现为进行性加重的弛缓性四肢无力和疼痛。肌电图示肌源性损害。血肌酶明显升高、肌肉活检有助于诊断。糖皮质激素治疗有效。

（8）代谢性肌病

肌肉代谢酶、脂质代谢或线粒体受损所致肌肉疾病表现为弛缓性四肢无力，不能耐受疲劳，腱反射减低或消失，伴有其他器官损害。肌电图示肌源性损害。血肌酶正常或轻微升高。肌活检及基因检测有助于诊断。

六、治疗原则

（一）药物治疗

1.抗胆碱酯酶药物

①溴化新斯的明：口服剂量每天 0.5 mg/kg，分为 4 h/ 次（5 岁内）；每天 0.25 mg/kg，分为 4 h/ 次（5 岁以上）。逐渐加量，一旦出现毒性反应则停止加量。

②溴吡斯的明：口服剂量每天 2 mg/kg，分为 4 h/ 次（5 岁内）；每天 1 mg/kg，分为 4 h/ 次

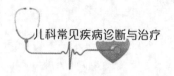

（5 岁以上）。逐渐加量，一旦出现毒性反应则停止加量。

③安贝氯铵：口服剂量（成人）为每次 5～10 mg，每天 3～4 次。

④辅助药物：如氯化钾、麻黄素等可加强新斯的明药物的作用。

2. 皮质类固醇

可选用泼尼松每天 1.5 mg/kg 口服，也有主张用大剂量冲击疗法，但在大剂量冲击期间患儿有可能出现呼吸肌瘫痪。因此，应做好气管切开、人工呼吸的准备。如症状缓解则可逐渐减量至最小的有效剂量维持治疗，同时应补充钾盐。长期应用者应注意骨质疏松、股骨头坏死等并发症。无论全身型或眼肌型患儿均可一开始即用皮质类固醇治疗，治疗后期可加用抗胆碱酯酶药。

3. 免疫抑制剂

可选用硫唑嘌呤或环磷酰胺，应随时检查血常规，一旦发现白细胞计数下降低于 $3×10^9$/L 时应停用上述药物，同时注意肝、肾功能的变化。

4. 靶向生物制剂

目前临床上用于 MG 治疗的靶向生物制剂包括已经被美国食品和药物监督管理局（FDA）批准使用的靶向补体的依库珠单抗，以及适应证外用药的靶向 B 细胞的利妥昔单抗。此外，一些靶向免疫系统不同组分的生物制剂仍在临床前研究，如靶向 B 细胞激活因子的 Belimumab 以及靶向 FcRn 的 Efgartigimod 等。

忌用对神经—肌肉传递阻滞的药物，如各种氨基糖苷类抗生素、奎宁、奎尼丁、普鲁卡因胺、普萘洛尔、氯丙嗪及各种肌肉松弛剂等。

（二）胸腺切除

1. 伴胸腺瘤 MG

合并胸腺瘤的 MG 应尽早行胸腺切除手术，经胸骨正中入路扩大胸腺切除已成为治疗胸腺瘤及合并胸腺增生 MG 的标准手术方式。扩大胸腺切除指的是在不损伤喉神经、左侧迷走神经及膈神经的前提下，安全切除肿瘤及异位的胸腺组织。异位胸腺组织大多数存在于前纵隔脂肪中，除此之外，还包括位于包膜、侧甲及横膈膜的脂肪组织。

2. 非胸腺瘤 OMG

对其他治疗无效的 OMG 患儿可行胸腺切除，据报道缓解率为 6%～50%。该疗效需多中心随机对照研究进一步证实。

3. 非胸腺瘤 GMG

针对非胸腺瘤 AChR-GMG，推荐在疾病早期行胸腺切除，可减少其他免疫抑制剂使用。

胸腺切除需在患儿病情相对稳定，能够耐受手术的情况下进行。若症状严重，除非怀疑高度恶性胸腺瘤者外，可先给予相应治疗，待病情稳定后再行手术，有助于减少、防止术后肌无力危象的

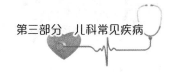

发生。胸腺切除在青少年 MG 中证据不足，不作为常规推荐。

（三）放疗

如因年龄较大或其他原因不适于做胸腺摘除者可行深部 ^{60}Co 放疗。

（四）血浆置换法

如上述治疗均无效者可选用血浆置换疗法，可使症状迅速缓解，但需连续数周，且价格昂贵，目前尚未推广应用。

（五）危象的处理

一旦发生呼吸肌瘫痪，应立即进行气管切开，应用人工呼吸器辅助呼吸。雾化吸入，勤吸痰，保持呼吸道通畅，防止肺不张、肺部感染等并发症是抢救成活的关键。危象处理时应首先确定为何种类型的危象，进而对症治疗。

1. 肌无力危象

肌无力危象为最常见的危象，往往由于抗胆碱酯酶药量不足引起。可用依酚氯胺试验证实，如注射后症状明显减轻，则应加大抗胆碱酯酶药物的剂量。

2. 胆碱能危象

胆碱能危象由抗胆碱酯酶药物过量引起。患儿肌无力加重，并出现肌束颤动及毒蕈碱样反应。可静脉注入依酚氯胺 2 mg，如症状加重则立即停用抗胆碱酯酶药物，待药物排出后可重新调整剂量，或改用皮质类固醇类药物等其他疗法。

3. 反跳危象

由于对抗胆碱酯酶药物不敏感，依酚氯胺试验无反应。此时应停止应用抗胆碱酯酶药物而用输液维持。一段时间后，患儿若对抗胆碱酯酶药物有效时，可再重新调整用量，或改用其他疗法。

第九节　脊髓性肌萎缩症

一、概述

脊髓性肌萎缩症（spinal muscular atrophy，SMA）系指一类由于脊髓前角细胞变性导致近端肌无力、肌萎缩的疾病，小儿和成人都可发病。小儿时期起病的 SMA 是常染色体隐性遗传病。其发病率国外文献报道为 1/10000～1/6000，携带者频率为 1/60～1/40，是仅次于囊性纤维化的第二位常见的致死性常染色体急性遗传病。

二、病因

SMA 由运动神经元存活基因 1（survival motor neuron 1，SMN1）纯合缺失或突变导致脊髓前角

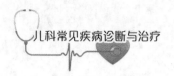

运动神经元及低位脑干运动神经核退行性变，进而出现所支配肌肉进行性无力萎缩。为常染色体隐性遗传，通常父母双方为携带者，新发突变少，通常无核心家系同胞兄妹以外的家族史。

三、临床特征

SMA 主要临床表现为对称性肌肉无力萎缩、肌张力下降。SMA 起病年龄和病情进展差异大，从出生前至成人期均可发病，进展速度快慢也有较大差异。

婴儿期起病型，常出生后即有软婴表现，运动发育明显迟滞，无法获得坐、站等运动里程碑，此后出现运动功能倒退、呼吸肌无力等，多夭折。

幼儿起病者可出现运动发育迟缓，常可短暂获得独坐、站立等功能，随后丧失这些运动功能，出现脊柱侧凸、关节畸形和呼吸衰竭等。

儿童青少年起病类型则通常可获得重要运动里程碑，但之后出现从下肢近端起始，向上肢近端、四肢远端和头颈部发展的进行性肌肉无力萎缩，运动功能逐渐丧失，晚期合并脊柱侧凸、关节挛缩、张口受限、呼吸困难等。

青少年、成人 SMA 患儿表现为隐匿起病、缓慢进展的肢体无力萎缩，从下肢近端起始，以蹲起、上楼能力下降为初始表现，后向上肢近端、上下肢远端、躯干肌群、呼吸肌及球部肌肉进展。病程长达数年，甚至数十年。部分患儿可合并肉跳感，早期多无吞咽困难、言语不清等症状，可伴轻度脊柱侧弯及关节挛缩。青少年、成人 SMA 患儿生长发育方面，虽运动发育略落后，但基本可获得全部运动里程碑。智能正常，无感觉异常、尿便障碍。少部分患儿家庭有常染色体隐性遗传家族史。

典型体征为肢体近端（包括肢带肌）为重，双侧对称的四肢肌力下降伴肌肉萎缩，腱反射减低或消失、病理征阴性。部分晚期患儿可出现张口困难、舌肌纤颤、咽反射减低等体征，无眼外肌受累。深浅感觉查体正常。综合病史查体，临床诊断考虑下运动单位疾病。

四、辅助检查

1. 生化检查

血肌酶谱可见肌酸激酶正常或轻度升高，通常在正常上限 3 倍以内，青壮年疾病进展较快或合并肌肉抽搐时，可达正常上限 5 倍以上。

2. 电生理检查

肌电图检测提示广神经源性损害，神经传导速度通常正常，复合肌肉动作电位波幅明显减低。部分患儿肌电图可见少量自发电位。如患儿处于病程晚期，电生理检查在区分运动神经轴索、髓鞘受累或神经源性、肌源性损害时可能存在困难。凭借准确的电生理检查结果，可临床确定下运动神经元综合征，脊髓前角或运动轴索受累。

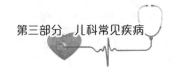

3. 基因检测

SMA 是常染色体隐性遗传疾病，确诊需进行基因检测。对于临床疑诊 SMA 患儿，一般先采用多重连接探针扩增技术检测 SMN1 和 SMN2 基因拷贝数，若确认 SMN1 基因拷贝数为 0，则诊断明确。如拷贝数为 1，而临床仍高度怀疑 SMA，则可完善长片段聚合酶链式反应巢氏 PCR 或 RT 克隆测序，查找 SMN1 有无致病性微小突变。90% ～ 95% 的 SMA 患儿由 SMN1 基因外显子 7 纯合缺失所致，剩余患儿则由 SMN1 基因杂合缺失合并点突变所致。

五、诊断及鉴别诊断

（一）诊断标准

临床表现为慢性对称性，以近端为主的肢体无力萎缩，查体腱反射减退、病理征阴性，未见感觉异常。电生理检查进一步定位至脊髓前角或运动轴索受累。最终通过基因检测确诊 SMA。若基因检测排除 5 q-SMA 或无法确诊 5 q-SMA，则需考虑其他导致下运动神经元综合征的可能病因。在进一步确认病史、体征的基础上，可完善肌肉 MR、腰椎穿刺脑脊液检验、肌肉活检、神经活检，以及更广泛的基因检测等，帮助确诊。

（二）鉴别诊断

1. 进行性肌营养不良

幼儿期或稍长发病，少见于 1 岁以内发病者。多有假性肌肉肥大，肌电图及肌活检呈肌源性损害，血清 CPK 明显升高。

2. 吉兰—巴雷综合征

病前多有感染史，很快出现进行性、上升性、迟缓性瘫痪，脑脊液检查出现蛋白 – 细胞分离现象，多数预后良好。

3. 肌萎缩侧索硬化

通常中年后起病，病情进展快，除下运动神经元外，累及上运动神经元，出现锥体束征。多为散发型，少部分为家族性（SOD1、FUS 等基因突变导致）。

4. 脊髓延髓性肌萎缩症（Kennedy 病）

除下运动神经元受累外，可出现感觉神经传导异常，还可出现雄激素功能不足等其他表现。可有 X 连锁隐性遗传家族史。由 AR 基因 CAG 重复序列增多所致。

5. 非 5q-SMA

临床表现和电生理检查结果均与 SMA 相似，肢体远端无力萎缩常更明显。由 DYNC1 H1、CHCHD10 等基因缺陷所致。鉴别诊断困难，只能通过基因检测最终确诊。

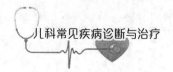

6.SMA 叠加综合征

在 SMA 典型下运动神经元受累表现外，合并其他临床表现，如严重关节挛缩、小脑萎缩、肌阵挛癫痫等。由 VRK1、ASAH1 等基因缺陷所致。根据临床特点提示，通过基因检测确诊。

7. 远端型遗传性运动神经病

本病主要表现为周围神经运动轴索受损，以肢体远端无力萎缩明显为主。但临床鉴别上难以与前角运动神经元受累完全分开。由 SIGMAR1、DCTN1 等基因缺陷所致，需基因检测最终确诊。

8. 肢带型肌营养不良

通常青少年至成年期起病，表现为肢带肌及肢体近端肌肉无力萎缩，呈缓慢进展。肌电图提示肌源性损害，许多类型血肌酸激酶显著增高。由 CAPN3、DYSF 等基因缺陷所致。基因检测、肌肉活检分子病理可帮助确诊。

六、治疗原则

针对 SMA 基因缺陷及病理生理机制，通过不同手段提升 SMN 蛋白水平，从而改变疾病发展进程的治疗药物，称为疾病修正治疗（disease modifying treatment，DMT）药物。目前 SMA 已有 3 种 DMT 药物在全球范围内上市。

1. 诺西那生钠

一种反义寡核苷酸药物，需鞘内注射。长度为 18 核苷酸，与 SMN2 基因前体 mRNA 上内含子 7 的 ISS-N1 区段互补，可与剪切调控因子 hnRNP A1 竞争结合该区段，削弱 hnRNP A1 的作用，使更多 SMN2 基因外显子 7 剪切进入成熟 mRNA，从而转录产生包含 7 号外显子的全长 mRNA。在翻译阶段，全长 mRNA 生成正常 SMN 蛋白发挥生理作用。经过大量临床前研究初步证实其有效性、安全性。

2. 利司扑兰

一种口服小分子药物，同样针对 SMN2 基因前体 mRNA 的剪切调节。其与 SMN2 基因前体 mRNA 外显子 7 上的剪切增强子 2（ESE2）及内含子 7 的 5' 剪切位点（5'-ss）三维结构相结合，提高 U1 snRNP 的识别和结合能力，U1 snRNP 与前体 mRNA 结合后，使得更多外显子 7 得以剪切进入成熟 mRNA，生成全长 mRNA，进一步生成正常 SMN 蛋白发挥生理作用。对于育龄期患儿，须按说明书要求调整用药。

3. Zolgensma（OAV-101）

一种基因替代治疗药物。由重组腺相关病毒 9 型（adeno-associated virus-9，AAV9）载体运输，并改造其基因组装载 SMN1 基因编码 DNA 序列及配套启动子、增强子、内含子、polyA 尾等。病毒载体进入运动神经元后，导入的外源基因组独立存在，不整合入人体基因组，并开始持续转录翻译

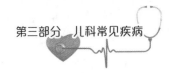

产生 SMN 蛋白，发挥相应生理作用。

除了上述针对基因缺陷、靶向 SMN 蛋白提升的 DMT 药物，还有针对 SMA 其他病理生理过程的药物在不同研发阶段，如钙离子稳定剂、myostatin 单克隆抗体（SRK-015）等。一些已上市的药物，如沙丁胺醇、丙戊酸钠，也有少量超说明书应用。不同 DMT 药物的联合应用或序贯应用已有少量患儿在进行尝试，但尚缺乏临床研究证据说明其疗效和安全性。此外，有临床前研究发现 DMT 药物与其他药物联用可能提升治疗效果，有待临床研究进一步观察安全性、有效性并设定规范使用方法。

第十节　婴儿捂热综合征

一、概述

婴儿捂热综合征在寒冷季节常发生，多见于农村中 1 岁以下的婴儿由于过度保暖或捂闷过久所致，以缺氧、高热、大汗、脱水、抽搐、昏迷和呼吸循环衰竭为主要表现，新生儿期尤为多见。有统计称婴儿捂热综合征的死亡率为 17%～30%，大约 12% 的患儿可能发生脑性瘫痪、智力落后和癫痫等严重后遗症。但命名尚未统一，又称闷热综合征、被捂综合征、蒙被（缺氧）综合征、衣盖过暖的婴儿中暑等。

二、病因

捂热过久或保暖过度是发病的基本原因。新生儿和小婴儿的解剖生理特点是体表面积相对比成人大，如足月新生儿体重只有成人体重的 5%，而体表面积却为成人的 15%，因此，散热也较成人快。如捂热过久或保暖过度后周围环境温度急骤增高影响了散热，而使机体处于高热状态，必须代偿性地扩张末梢血管、通过皮肤蒸发出汗和呼吸增快，以加速散热。由于高热使机体代谢亢进、耗氧量增加，加之被窝内缺乏新鲜空气和气道阻塞等导致缺氧。但小婴儿，尤其是新生儿无力挣脱"捂热"的环境，持续下去即可引起体内一系列代谢紊乱和功能衰竭，使病情迅速恶化，出现内环境失调和多系统器官功能损害或衰竭。

高热大汗后水分蒸发丢失，使细胞外液大量丧失，呈高渗性脱水、血液浓缩、血清钠升高和血浆渗透压增高，导致有效循环血量减少和微循环功能障碍，甚至发展成低血容量性休克，使组织细胞缺血缺氧和功能障碍，酸性代谢产物堆积体内而形成代谢性酸中毒。捂闷时新生儿呼吸道不通畅，肺通气功能和换气功能障碍引起低氧血症和高碳酸血症，出现呼吸性酸中毒。以上两种因素同时存在，使机体处于混合性酸碱平衡紊乱状态。高热时代谢亢进和严重缺氧使机体组织能量耗竭，不能维持正常离子转运而破坏细胞内外离子的动态平衡，加重电解质和酸碱平衡紊乱。

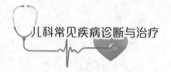

三、临床特征

一般具有明确捂热史，如怀抱小儿、乘坐车船、就医外出途中包裹过多过紧，被盖过严过厚，以及居室内温度过高等均可发生。多数起病前小儿健康状况尚好，少数有咳嗽、流涕、发热及腹泻等上呼吸道或肠道感染症状。据统计，患儿94.3%来自农村，多有高热，体温可达41～43℃，全身大汗淋漓，湿透衣被，头部散发大量热蒸汽，病情危重患儿开始拒奶、哭声低弱，大汗后体温骤降或不升，全身湿冷，新生儿常可发生硬肿症。高热大汗使水分大量丢失出现脱水状态，表现有烦躁不安、口干、尿少、前囟及眼眶凹陷，皮肤弹性减退、脉搏细弱或消失、皮肤发花和冷，呈循环衰竭征象。若中枢神经系统受累，可有频繁呕吐，尖叫、反应迟钝、凝视、反复抽搐或昏迷。若呼吸系统受累，可出现呼吸困难、呼吸节律不规则或暂停、唇周及肢端发绀，新生儿易发生肺出血甚至出现心律失常、腹胀、多系统功能衰竭。

四、辅助检查

1.血液分析

血红蛋白正常或因血液浓缩而增高，白细胞总数增高，血小板计数正常或降低。

2.粪便常规

部分患儿大便隐血试验阳性。

3.血液生化

因高渗性脱水大多数患儿血钠、血钾升高，血浆渗透压增加，多数二氧化碳结合力降低，重者血气分析 pH 下降。重要器官功能受累时，血清谷草转氨酶、乳酸脱氢酶、肌酸磷酸激酶、谷丙转氨酶及血清尿素氮、肌酐等均可增加。

4.血气分析

动脉氧分压（PaO_2）降低和动脉二氧化碳分压（$PaCO_3$）升高，呈现混合性酸中毒。

5.心电图

部分患儿显示心律失常。

6.PCT 增高

与捂热过程有关，高热环境激发应激反应，导致 PCT 增高。有研究显示以发病 24 h 内血清 PCT 值为 10.6 ng/ml 作为节点，预测发生 MODS 的敏感性和特异性分别为 79.3% 及 90.5%，AUC 为 0.924。

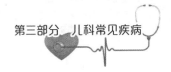

五、诊断与鉴别诊断

（一）诊断标准

①在冬春季节，1岁以内的小婴儿或新生儿有厚衣包裹、被褥捂热史。

②高热、大汗后伴有高渗性脱水及循环衰竭症状，甚至体温不升。

③有缺氧表现，发绀或面色苍白，有呼吸急促、节律不规则、心率增快等。

④有肺、脑、心、肾等多系统器官功能不全的表现，如呼吸衰竭、脑水肿、心功能不全或循环衰竭等。

⑤实验室检查有血液浓缩、血钠和血浆渗透压升高氧化碳结合力降低、pH值下降、低氧血症及高碳酸血症等。

（二）鉴别诊断

1. 新生儿脱水热

新生儿出生后2～3 d，往往体温骤然上升，可高达39～40 ℃，发热一般持续数小时或1～2 d，便自然恢复。在出现脱水热的同时，往往伴有体重下降，这是由于小儿初生2～3 d内进食少，加上呼吸、出汗、排便等显性和不显性的丢失、收入失衡所致。但体重的下降，一般不超过出生时体重的10%，这是正常生理现象，叫作"新生儿生理性体重下降"。在小儿进食正常以后，体重会很快回升。

2. 婴儿猝死综合征

婴儿猝死综合征指的是年龄不足1岁的婴儿在睡眠过程中突然意外死亡，经过深入调查仍然无法解释其原因。主要表现是婴儿在睡眠过程中生命体征消失，无自主呼吸或无效喘息样呼吸，脉搏消失或微弱，无心跳，瞳孔散大，对光反射消失、低血压（收缩压低于90 mmHg，舒张压低于60 mmHg）或无法测出等。一般无高热，无大汗淋漓表现，可与捂热综合征鉴别。

3. 中枢神经系统感染

都可有发热、惊厥、意识障碍等表现。但中枢神经系统感染有前驱感染病史，体温很少超过41 ℃。脑脊液病原学检查可发现相应的病原体，如果是化脓性脑膜炎脑脊液中白细胞增多，以中性粒细胞升高为主。

六、治疗原则

1. 降温

退热是治疗的基本措施，首先应立即去除捂热原因，撤离高温环境，将患儿移至空气新鲜和通风良好的地方，迅速采用物理降温法，如冰枕、温水擦浴等，勿用发汗药物，以免出汗过多加重虚脱。降温过程中大量出汗时，用干毛巾随时拭净，新生儿应避免发生低体温和硬肿症。

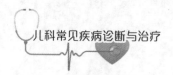

亚低温疗法在婴儿中应用仍在摸索阶段，亚低温疗法不仅对脑损伤产生保护作用，而且对心、肝、肾等重要生命器官的功能恢复都产生重要影响。产生保护作用的机制包括：

①降低细胞代谢，改善细胞能量代谢，一般温度下降 1 ℃，细胞代谢降低 5%～7%。

②抑制细胞毒性过程，包括抑内源性有害因子的生成和释放。减少钙离子的内流，减少细胞结构的破坏等。

③保护血脑屏障减轻脑水肿。

④减轻弥漫性轴索损害。

2. 给氧

迅速给氧以提高血氧分压、血饱和度和血氧含量，改善机体缺氧症状和呼吸。合理选择给氧方式，如鼻导管、头罩、面罩气囊加压给氧，缺氧不改善者可选择高频喷射给氧、持续正压（CPAP）或机械通气等措施。

3. 止惊

抗惊厥药物首选安定 0.3～0.5 mg/kg，缓慢静脉注射，亦可选用 10% 水合氯醛 0.3～0.5 ml/kg 灌肠，反复抽搐者给予苯巴比妥 8～10 mg/kg 肌内注射。

4. 液体疗法

补液纠酸是抢救的重要措施，应积极纠正失水电解质紊乱和酸中毒。输液量按 100～150 ml/（kg·d），张力按 1/5～1/3 张给予，如有循环衰竭和酸中毒，先给予 2:1 液或等渗（1.4%）碳酸氢钠溶液 10～20 ml/kg，进行扩容纠酸，速度不宜太快，避免发生脑水肿。已有脑水肿者应在输液的同时使用脱水降颅压药物，可用 20% 甘露醇每次 0.5 g/kg、地塞米松每次 0.5～1.0 mg/kg 短程应用，呋塞米每次 1 mg/kg 与前两者交替使用。有高碳酸血症者，应在保持气道通畅、改善通气的基础上选用等渗性碱性药物和血管活性药物。有心衰者输液速度应严格控制，可在中心静脉压监测下输液，以免加重心脏负担，正确使用洋地黄类药物，保护心肌功能。

5. 高压氧治疗

可加强氧在脑组织中的弥散和利用，使脑血管收缩，减轻脑水肿，对缩短病程、恢复意识和减少后遗症有效，宜在患儿病情平稳后尽早使用。

6. 其他

在综合治疗的基础上给予能量合剂、γ-氨酪酸、维生素 C、维生素 E、自由基清除剂如超氧化物歧化酶（SOD）等药物，以促进脑功能的恢复。注意加强全身支持治疗和保证营养供给。

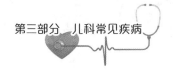

第九章 内分泌疾病

第一节 身材矮小症

一、概述

身材矮小症，简称矮小症，是儿童内分泌科门诊最常见的就诊原因之一，可发生于任何年龄，不同国家和地区矮小症患病率差异很大，我国大样本多地区流行病学研究显示目前我国较为发达的城区儿童矮小症的发病率为3%～4%。

二、病因

儿童在生长过程中每一个阶段都受遗传因素和生长环境共同影响，生长环境还包括自然环境、社会环境、营养状况、疾病、精神状态等多种因素，任何一种因素出现异常都可能导致生长速度减慢或停滞，偏离正常轨道，最终导致身材矮小。目前已知导致矮小症的原因很多，需注意鉴别是正常生长变异，还是存在营养不良、内分泌疾病（如生长激素缺乏症、先天性甲状腺功能减退症）、慢性疾病（如慢性肾病、先天性心脏病、炎症性肠病）、骨发育异常（如软骨发育不良、佝偻病）、遗传代谢病等病理因素所导致的生长障碍。通常低于人群平均身高越显著的个体，或合并畸形、身材比例失调，或伴有特定疾病临床表现者，存在病理因素的可能性越大。但仍有相当数量的患儿通过现有诊疗手段不能查明矮小原因，其致病机制尚需进一步探究。

三、临床特征

1. 身材矮小

可能是部分矮小症儿童唯一的临床表现，即身高（身长）低于同年龄同性别正常儿童平均身高（身长）减去2个标准差（X–2 SD）或第3百分位数（P_3）以下。

2. 生长缓慢

大多数矮小症儿童的年生长速度低于同龄儿，生长迟缓标准通常如下：

①3岁以下，年生长速度不足7 cm/年。

②3岁至青春期前，年生长速度不足5 cm/年。

③青春期，年生长速度不足6 cm/年。

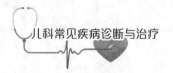

3. 其他表现

部分患儿合并有原发疾病的相应临床表现，可通过矮小症儿童病史采集表（表 3-13）或矮小症儿童体格检查表（表 3-14）发现，是矮小症儿童病因诊断的重要线索。

表 3-13　矮小症儿童病史采集表

	可疑病史
妊娠分娩史	宫内生长发育迟缓、小于胎龄儿、出生窒息史、母亲妊娠期感染或患病史
家族史	父母矮小、性发育启动晚或其他遗传疾病伴生长障碍
发育史	体重不增、囟门早闭或迟闭、出牙延迟、学习障碍、运动和语言发育迟缓、智力落后、性发育提前或迟缓
喂养史	喂养困难、食欲减退、厌食、食物不耐受
用药史	长期使用糖皮质激素、抗癫痫药、抗抑郁药、治疗多动症药物等
疾病史	反复感染、未控制的哮喘、慢性腹泻和腹痛、慢性肾病、先天性心脏病、垂体肿瘤切除术后、反复头痛、视力下降等
其他	被忽视或虐待、精神心理压力过大

表 3-14　矮小症儿童体格检查表

	可疑体征
头面部	头围大或小、外观异常、眼距宽、眼裂小、小耳、唇腭裂、发际线低
颈部	颈蹼、颈短
胸部	桶状胸或漏斗胸、乳距宽、心脏杂音
腹部	肝脾肿大
生殖系统	发育提前或延迟、隐睾、小阴茎、男性乳房发育
神经	肌张力增高或低下
脊柱、骨关节	躯干四肢比例不协调，四肢或指趾缺如、多指、并指、肘外翻、膝内翻
皮肤、毛发	多痣、咖啡牛奶斑、皮肤色素沉着、多毛

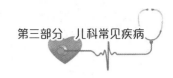

四、辅助检查

（一）常规生化检查

血常规、尿常规、血糖、肝功能、肾功能、血脂等用于初步筛查患儿是否存在消化、泌尿、血液等系统慢性疾病；若存在慢性贫血，应进一步完善检查寻找贫血的原因。

（二）内分泌代谢检查

1. 甲状腺功能检测

所有患儿均应进行甲状腺功能检查，以排除甲状腺功能减退症所致的身材矮小。

2. 生长轴相关检查

（1）胰岛素样生长因子–1（insulin–like growth factor-1，IGF_1）

介导生长激素（GH）的效应激素，因无明显脉冲式分泌和昼夜节律，其相对稳定，能较好地反映内源性 GH 分泌状态，IGF_1 降低可提示生长激素缺乏症（growth hormone deficiency，GHD），但仍存在一定局限性；出生后早期的 IGF_1 很低，其正常范围与 GHD 有重叠；除 GHD 外，血清 IGF_1 在其他情况下也会偏低，如营养不良、生长激素不敏感症、甲状腺功能减退症、糖尿病、肾衰竭及癌症等；IGF_1 还受性别、年龄、性发育程度及遗传因素等影响。

（2）胰岛素样生长因子结合蛋白 3（insulin–like growth factor binding protein 3，$IGFBP_3$）

血循环中大部分的 IGF_1 与 $IGFBP_3$ 结合，其中 $IGFBP_3$ 与 GH 关系密切，且与 IGF_1 相似，为非脉冲式分泌，昼夜波动较少，血液循环中的水平比较稳定；$IGFBP_3$ 降低可提示 GHD，但也存在上述局限性。目前认为 $IGFBP_3$ 水平降低对 3 岁以下儿童的 GHD 诊断有帮助，但对 3 岁以上身材矮小儿童无诊断意义。

（3）生长激素激发试验

目前临床诊断 GHD 的重要依据，一般认为 GH 峰值不足 10 μg/L 即为分泌功能不正常；GH 峰值不足 5 μg/L 为 GH 完全缺乏；GH 峰值 5～10 μg/L 为部分缺乏。由于任何一种激发试验都有假阳性，目前多主张选择作用方式不同的两种药物进行试验：一种抑制生长抑素的药物（胰岛素、精氨酸）与一种兴奋生长激素释放激素的药物（左旋多巴、可乐定）组合；可以分 2 d 进行，也可 1 次同时给予（复合刺激）。但需要注意，该试验仍存在一定局限性，难以作为 GHD 诊断的"金标准"。因为激发试验不能反映生理状态下 GH 分泌的情况，该试验重复性及准确性欠佳，且影响因素多，激发药物、检测方法、性发育状态等均可影响结果；GH 峰值的诊断阈值是人为设定的，但实际峰值受年龄、性别、青春期发育，以及激发药物等多因素影响，正常儿童和 GHD 儿童，尤其和 GH 部分缺乏的儿童 GH 峰值存在重叠现象。因此单纯根据生长激素激发试验结果诊断 GHD，易造成误诊或漏诊。

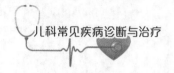

3. 性激素

对于疑诊性熟的患儿，应进行性激素基础值检测及激发试验；对于 11 岁以上男孩和 10 岁以上女孩，若仍无青春期启动表现，也应在进行生长激素激发试验前先评估性激素水平。

4. 其他

根据患儿疑疾病，可能还需完善其他内分泌代谢检查。

（1）皮质醇增生症

应完善 ACTH、皮质醇、睾酮、17 羟孕酮等检查。

（2）肾小管酸中毒

应完善电解质、血气分析。

（3）佝偻病

应完善钙、磷、碱性磷酸酶及维生素 D 检测。

（4）多种垂体激素缺乏症

应评估所有垂体激素水平。

（5）氨基酸血症、有机酸血症、脂肪酸氧化障碍等遗传代谢病

应完善血串联质谱、尿气相色谱质谱检查。

（三）影像学检查

1. 左手腕掌指 X 线正位片

用于检测骨龄，是评价生长发育情况的良好指标，目前使用最多的方法是 G-P 法（Greulich-Pyle）和 TW3 法（Tanner-Whitehouse）。正常情况下骨龄与实际年龄差别应在 ±1 岁之间，落后或超前过多（超过 1 岁）即为异常。如果骨龄明显滞后，常提示存在生长激素缺乏可能。骨龄除了可以了解骨骼的成熟度，用于评价儿童的生长发育潜能及性成熟趋势，同时对一些骨发育异常疾病（如佝偻病、软骨发育不全）有诊治意义。

2. 其他骨骼平片检测

若怀疑患儿有骨骼发育异常，应根据实际情况完善颅骨、锁骨、长骨、胸廓或全脊柱平片检查。

3. 垂体 MRI 检查

矮小症儿童均应进行垂体 MRI 检查，以排除先天发育异常和肿瘤（如颅咽管瘤）的可能。

4. 其他影像学检查

根据患儿疑诊疾病，可能还需完善其他影像学检查。

①性腺发育异常：应完善性腺超声检查。

②先天性心脏病：应完善心脏超声检查。

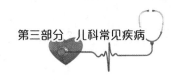

③胸腹部疾病：应完善胸腹部影像学检查协助诊断。

（四）染色体检查

1. 外周血染色体核型分析

所有原因不明的身材矮小的女孩和有畸形的男孩，均应进行染色体检查以排除特纳综合征和其他染色体异常。

2. 染色体芯片分析（chromosomal microarray analysis，CMA）

可以在全基因组范围内高分辨检测染色体的微缺失和微重复（即拷贝数变异），根据目前文献报道，生长障碍领域致病性即拷贝数变异的发生率约为 13%，尤其是存在发育迟缓、智力障碍或其他重大畸形时，CMA 有助于这些矮小症儿童的病因诊断。

（五）基因检测

目前已明确的可导致矮小症的单基因遗传疾病超过 1000 种，这些疾病可分为生长轴缺陷、骨发育异常，以及综合征相关矮小症。少数矮小症患儿可依据其临床表现、辅助检查结果，确定与可疑疾病相关的一个或多个候选基因，通过 Sanger 测序明确病因，如对疑诊软骨发育不全或软骨发育不良的患儿进行 FGFR3 基因检测确诊。然而，由于疾病的多样性、临床变异性和罕见性，临床医师常较难根据患儿临床或生化表型选择具体的检测基因，因此，对于大部分怀疑单基因遗传病所致的矮小症患儿，需采用二代测序（NGS）查找病因，尤其在患儿有家族史、明确的常染色体显性遗传模式、骨骼异常、综合征表现和严重矮小时，NGS 有助于对其进行疾病诊断。

（六）其他

如疑诊黏多糖病、神经鞘磷脂贮积病等溶酶体贮积症，可行相应酶活性检测协助诊断；若考虑为 PWS，需行甲基化特异性多重连接探针扩增明确。

五、诊断与鉴别诊断

矮小症可能是某些疾病的主要或唯一的临床表现，其诊断过程实质上是疾病的鉴别诊断过程，需要依靠详细询问病史、仔细体格检查，结合相应的实验室、影像学检查，甚至遗传学检测等为正确诊断提供重要线索。

（一）诊断标准

在相似生长环境下，同种族、同地区、同性别和年龄的儿童身高（身长）低于参考人群平均身高（身长）减去 2 个标准差（X–2 SD）或第 3 百分位数（P_3）以下。

（二）鉴别诊断

1. 生长激素缺乏症（GHD）

①符合矮小症诊断标准。

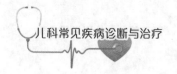

②出生时身长和体重均正常，出生后生长迟缓，年生长速度：3岁以下不足7 cm/年、3岁至青春期前不足5 cm/年、青春期不足6 cm/年。

③匀称性矮小、面容幼稚。

④智力发育正常。

⑤骨龄落后于实际年龄。

⑥两项药物激发试验GH峰值均不足10 μg/L。

⑦IGF$_1$水平低于正常。若颅内肿瘤所致者多有头痛、呕吐、视野缺损等颅内压增高，以及视神经受压的症状和体征。

2. 多种垂体激素缺乏症（MPHD）

除GHD表现外，尚有其他伴随症状：

①伴有ACTH缺乏者易发生低血糖。

②伴有TSH缺乏者可有食欲减退、活动减少。

③伴有促性腺激素缺乏症，性腺发育不全，出现小阴茎，至青春期仍无性器官和第二性征发育等。

3. 家族性矮小症

父母一方或双方身材矮小（男性身高不足160 cm、女性身高不足150 cm），患儿身高常在矮小临界值或达矮小标准，但其年增长速率及骨龄与年龄相称，智力与性发育均正常，GH峰值超过10 μg/L。

4. 体质性生长和青春发育延迟

多见于男孩，可有家族史（尤其父亲一方多见），患儿青春期开始发育的时间比正常儿童晚3～5年，青春期前生长发育缓慢，骨龄也相对落后，但身高与骨龄一致，青春期发育后其最终身高正常。

5. 特纳综合征

又称先天性卵巢发育不全综合征，是由于X染色体数量或结构异常所致，包括单体型（45，X）约占60%、嵌合型（45，X/46，XX或45，X/47，XXX）约占25%、X染色体结构异常 [46，X del（Xq）或46，Xdel（Xp）等]。其临床特点如下：

①患儿为女性表型。

②典型者在新生儿期可见颈后皮肤过度折叠及手足、背发生水肿。

③儿童期常见于3岁后生长缓慢，青春期无生长加速，未治疗患儿成年身高135～140 cm。

④青春期无性征发育，原发性闭经，外生殖器呈幼稚型，不育。

⑤具有特殊的躯体特征，如颈短、颈蹼、外翻、后发低、乳距宽、多痣等。

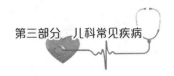

⑥伴有其他先天性畸形，主动脉缩窄、肾脏畸形、指/趾甲发育不良、第4/5掌骨短等。

⑦大多数患儿智力正常或稍低。

⑧通过血细胞染色体核型分析诊断，单体型存活的个体通常具有典型临床特点，嵌合型个体若细胞类型以46，XX为主则临床症状较轻，20%可有月经来潮，部分有生育能力；X染色体结构异常的个体临床表现可不典型。

6. 先天性甲状腺功能减退症

除有生长发育落后、骨龄明显落后外，还表现为特殊面容、基础代谢率低、智力落后，可有生长激素缺乏，部分晚发病例症状不明显，需借助血游离甲状腺素（free thyroxine，FT）降低、TSH升高等指标鉴别。

7. 软骨发育不全

①是短肢侏儒症最常见的类型，主要临床特征为不成比例的身材矮小、四肢近端短小。

②其他特征包括巨头、前额隆起、面中部发育不良、腰椎前凸、肘关节伸直受限、膝内翻、"三叉戟"手。

③严重并发症（5%～10%）有脑积水、颅颈交界区畸形压迫、上呼吸道阻塞等。

④患儿运动发育迟缓，智力通常正常。

⑤未经治疗者平均成年身高约122 cm。

⑥FGFR3基因突变所致，多为自发突变，呈常染色体显性遗传。

8. 特发性矮小（idiopathic short stature，ISS）

一个排除性诊断。出生身长、体重在正常范围内，生长速度接近正常或略缓慢，骨龄正常，排除慢性器质性疾病，染色体检查正常，无内分泌功能缺陷，摄食及营养正常，无心理和严重情感障碍，GH峰值超过10 μg/L。

六、治疗原则

矮小症的治疗通常遵循早诊断、早治疗的原则，但对于诊断特发性矮小的患儿，国内推荐rhGH起始治疗年龄为5岁，SGA若4岁仍未实现生长追赶则开始治疗。

1. 病因治疗

部分矮小症儿童在相关病理因素消除或原发疾病治疗后，身高增长可恢复正常，如精神心理性矮小症、先天性甲状腺功能减退症、部分慢性系统性疾病等。但仍有部分病因所致的矮小症尚无有效治疗方法。

2.rhGH 治疗

为规范 rhGH 的应用，中华医学会儿科学分会内分泌遗传代谢学组于2013年提出《基因重组人

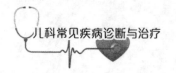

生长激素儿科临床规范应用的建议》。

（1）适应证

GHD、慢性肾衰竭、特纳综合征、PWS、SGA 和 ISS。

（2）禁忌证

恶性肿瘤或有潜在肿瘤恶变者及严重糖尿病患儿禁用；对颅内肿瘤术后导致的继发性 GHD 患儿慎用。

（3）剂型

目前国内的 GH 制剂包括冻干粉针剂和水剂，水剂有短效及长效两种剂型。

（4）剂量

短效 rhGH 每周注射 6～7 d，于睡前 30 min 给药，GHD 儿童剂量为 0.075～0.150 U/（kg·d）；对青春期 GHD、特纳综合征、PWS、SGA、ISS 患儿的应用剂量为 0.1～0.2 U/（kg·d）；长效 rhGH 每周注射 1 次，剂量为 0.2 mg/（kg·周）。

（5）疗程

通常不宜短于 1 年，可持续治疗至骨骺闭合为止。

（6）不良反应

总体发生率低于 30%。目前报道的不良反应有良性颅内高压、甲状腺功能减退、糖代谢异常、股骨头滑脱、脊柱侧弯、手脚变大、色素痣等，注射局部红肿及皮疹并不常见，胰腺炎、男性乳房发育等也有个别报道。目前的临床资料未显示 rhGH 治疗增加肿瘤发生、复发的危险性或导致糖尿病的发生。

（7）疗效评价

开始治疗的年龄与疗效呈负相关；rhGH 剂量、治疗时身高、疗程、父母平均身高、骨龄、rhGH 治疗第一年的反应与效呈正相关；其中遗传预测身高增长是影响 rhGH 疗效的最主要因素。

（8）剂量调整

在治疗过程中 rhGH 剂量调整的策略如下。

①根据体重调节剂量。

②根据治疗反应调节剂量。

③根据性发育状态调节剂量。

④根据生长预测模型调节剂量。

⑤根据血清 IGF_1 水平调节剂量。其中，血清 IGF_1 可作为由 rhGH 疗效和安全性评估的指标，在依从性较好的情况下，若生长情况不理想，且 IGF_1 水平较低，可在批准剂量范围内增加 rhGH 剂量，但若血清 ICF_1 持续高于正常范围，特别是超过 X+2.5 S，应考虑减少 rhGH 用量。

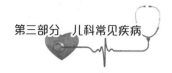

3. 其他垂体激素替代治疗

MPHD 若伴有 TSH 缺乏致甲状腺功能减退者，应予以 L- 甲状腺素替代治疗，待甲状腺功能正常后才开始 rhGH 治疗；若伴有 ACTH 的分泌不足，在无明显肾上腺皮质功能不全症状时，可不用糖皮质激素治疗，如果必须使用，则应给予小剂量，以尽量减轻糖皮质激素拮抗 rhGH 的作用；同时伴有性腺轴功能障碍者，骨龄达 12 岁时可开始用性激素治疗，男性可用睾酮，女性可用雌激素，由小剂量开始，根据病情进行剂量调整。

第二节　性早熟

一、概述

性早熟指青春期发育开始的年龄比人群标准年龄提前 2.0～2.5 个标准差。2022 年起我国性早熟标准定为女孩 7.5 岁前出现乳房发育或 10.0 岁前出现月经初潮，男孩 9 岁前出现睾丸发育。按发病机制和临床表现分为中枢性性早熟、外周性性早熟和不完全性性早熟。

二、病因

（一）中枢性性早熟

1. 特发性性早熟

指未能发现器质性病变的中枢性性早熟，最为常见。女孩有 80%～90% 为特发性，男孩仅有 25%～60%。

2. 遗传因素

中枢性性早熟具有遗传倾向性，Kisspeptin1（KISS1）基因及其 G 蛋白偶联受体基因 KISSIR 功能性突变，位于 Prader-Willi 综合征关键区域（15 q11-q13）的印记基内 MKRN3 缺陷及 DLK1（δ 样蛋白 1 同源物）的功能丧失性突变可导致家族性中枢性性早熟。

3. 中枢神经系统疾病

器质性病变，如下丘脑、垂体肿瘤或占位性病变；感染性疾病；脑创伤、手术、中枢神经系统放疗或化疗和先天性发育异常等。

4. 外周性性早熟转化而来

如纤维性营养不良综合征、控制较差的先天性肾上腺皮质增生症，病程较长的重度原发性甲状腺功能减退症，以及家族性男性限性性早熟等可能并发中枢性性早熟。

（二）外周性性早熟

缘于各种原因引起的体内性甾体激素升高至青春期水平，包括性腺或肾上腺分泌性激素过多，

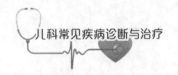

或生殖细胞肿瘤产生促性腺激素或其他外源性因素。

（三）不完全性性早熟

不完全性性早熟又称为良性青春期变异，包括单纯性乳房早发育、单纯性阴毛早发育、肾上腺功能早现、良性青春期前阴道出血。

三、临床特征

（一）中枢性性早熟

1. 第二性征提前出现

即女孩 7.5 岁前、男孩 9 岁前出现第二性征，并按照正常青春期发育程序进展。

2. 有性腺发育证据

（1）女孩盆腔超声

子宫长度 3.4～4.0 cm，卵巢容积 1～3 ml[卵巢容积（ml）＝长（cm）×宽（cm）×厚（cm）× 0.5233]，并可见多个直径超过 4 mm 的卵泡，提示青春期发育。子宫内膜回声提示雌激素明显升高，但敏感性低。

（2）男孩睾丸

睾丸容积超过 4 ml [睾丸容积（ml）＝长（cm）× 宽（cm）× 厚（cm）×0.71] 或睾丸长径超过 2.5 cm，提示青春期发育。女童乳房发育评价采用 Tanner 分期法，男童采用 Prader 睾丸体积测量仪评价睾丸容积。

3. 线性生长加速

一般女孩 9～10 岁，男孩 11～12 岁出现身高增长突增，年生长速率高于正常儿童，但具有个体及种族差异，且与性发育分期相关。

4. 促性腺激素

黄体生成素（luteinizing hormone，LH）及卵泡刺激素（follicle-stimulating hormone，FSH）升高至青春期水平。

5. 骨龄提前

性早熟患儿生长板过早的性激素暴露（尤其是雌激素），使其增殖（成熟）加速。骨龄超过实际年龄 1 岁视为提前，2 岁以上视为明显提前。

6. 按照性发育进程分类

（1）慢进展型性早熟

在界定年龄前出现性发育征象，但性发育过程及骨龄进展缓慢，GnRH 激发试验 LH/FSH 比值小，青春发育进展慢，骨骼成熟提前进展缓慢，线性生长速率正常，骨龄、身高在正常范围内，对

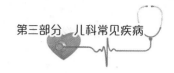

最终成年身高不良影响相对较轻。

（2）快进展型性早熟

在界定年龄前出现性发育征象，但性发育进程迅速，从一个发育分期进展到下一分期的时间较短（不足 6 个月）。GnRH 激发试验 LH/FSH 比值大，提示青春发育进展快；生长速率增加、骨骼成熟迅速，短期内出现骨龄明显超过实际年龄，由于骨骺早期闭合而影响成年最终身高。

（3）快进展型青春期

虽然在界定年龄后才开始出现性发育，但性发育进程迅速，从一个发育分期进展到下一分期的时间较短（不足 6 个月）。GnRH 激发试验同"快进展型性早熟"。

（二）外周性性早熟

1. 第二性征提前出现

即女孩 7.5 岁前，男孩 9 岁前出现第二性征。

2. 性征发育特点和规律异于中枢性性早熟

不按正常发育程序进展。表现为性征发育进展迅速；乳房刚发育或未发育就有月经；男孩阴茎增大程度与睾丸大小不平行；单侧睾丸增大，男孩睾丸容积 4 ml 就已变声，以及出现痤疮、胡须。

3. 性别不一定匹配表型

由于外源性性激素种类不同，其性征可能与儿童的性别匹配，也可能不匹配。提前出现的第二性征与患儿原性别相同时称为同性性早熟，如女性雌激素增多或男性雄激素增多表现为同性性早熟。与原性别相反时称为异性性早熟，如女性雄激素增多即为女孩男性化，表现为多毛、嗓音低沉，严重痤疮、阴蒂肥大等雄性化表现（异性性早熟）；如男性雌激素增多即为男孩女性化（异性性早熟），表现为男性乳房发育、着色，阴茎增大等。

4. 性腺大小

可能在青春前期水平，性腺肿瘤患儿伴有单侧或双侧性腺增大。

5. 促性腺激素

FSH 和 LH 在青春前期水平，GnRH 刺激下不会大幅增加。分泌性激素的性腺或肾上腺增生或肿瘤可检测到雌二醇或睾酮等增高，生殖细胞瘤可检测到 HCG 或 AFP 水平增高。

（三）不完全性性早熟

患儿有第二性征提前出现，但该病性征发育呈非进行性自限性病程，属于正常青春期变异，不需要干预。需密切随访，部分患儿可能会进展为中枢性性早熟。

单纯性乳房早发育是最常见类型，多于 2 岁前出现，单侧或双侧乳房发育，通常不超过 Tanner 3 期，乳头发育不明显，乳晕无着色，无其他第二性征表现，年龄和身高增长速度及骨龄正常或接近正常。GnRH 激发后 FSH 明显升高，但 LH 升高不明显（多数不到 5 IU/L），且 FSH/LH 比值超过 1。

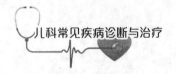

乳房多在数月后自然消退。14%～20%可持续存在；10%～20%会转化为CPP，需定期随访，尤其是对乳房反复增大持续不退者，必要时重复激发试验。不完全性性早熟原因不明，可能是下丘脑 – 性腺轴处于生理性短暂激活状态，又称为"小青春期"。

四、辅助检查

（一）基础性激素测定

性激素基础水平不宜作为中枢性性早熟诊断标准。雌激素水平升高超过100 pg/ml（367 pmol/L）或睾酮水平升高并伴有促性腺激素抑制，通常提示外周性性早熟，如卵巢肿瘤或囊肿所致。

（二）促性腺激素释放激素激发试验

1. 方法

将GnRH 2.5～3.0 μg/kg（最大剂量100 μg）皮下或静脉注射，注射后0、30、60、90 min测定血清LH和FSH水平。

2. 适应证

适用于怀疑性腺轴功能已启动而LH基础值不升高者；如果第二性征已达青春中期程度时，血清LH基础值超过3.0 IU/L，即可确定性腺轴已发动，不必再进行激发试验；已经月经初潮的患儿不需要进行GnRH继发试验，LH基础值超过3.0 IU/L时，结合临床性征发育及生长情况、超声、骨龄可考虑中枢性性早熟。

3. 判断

检测方法不同，诊断中枢性性早熟临界值不同。有条件的各临床中心及实验室宜建立自己的激发试验方法及临床诊断临界值。如用化学发光法测定，激发峰值LH超过5.0 IU/L是判断真性发育界点，同时LH/FSH比值超过0.6时可诊断为中枢性性早熟。

（三）骨龄

评估骨骼的成熟程度预测成年身高，有助于判断性早熟是否需要治疗，提示预后以及判断疗效的重要依据。

（四）磁共振成像

推荐对所有中枢性性早熟儿童、6岁前中枢性性早熟女孩，以及性成熟过程迅速或有其他中枢症状者，行头颅MRI平扫＋增强扫描，重点观察下丘脑区。但对于6～7.5岁中枢性性早熟女孩是否需要常规行该检查，目前仍有争议。

五、诊断与鉴别诊断

根据病史、体格检查、青春期发育情况、骨骼成熟度及生长速度等综合考虑。

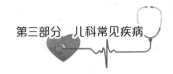

（一）诊断标准

1. 中枢性性早熟诊断标准

①第二性征提前出现：女孩7.5岁前，男孩9岁前。

②血清促性腺激素水平升高达青春期水平。

③性腺（睾丸、卵巢）增大。

④线性（身高）生长加速。

⑤骨龄超越年龄1年或1年以上。

⑥血清性激素水平升高至青春期水平。

2. 外周性性早熟诊断标准

①男孩在9岁前，女孩在7.5岁前出现第二性征。

②性别不一定匹配表型，性征发育不按正常发育程序进展。

③性腺大小在青春期前水平。

④促性腺激素在青春期前水平。

⑤可伴有性激素增高。

3. 不完全性性早熟诊断标准

①男孩在9岁前，女孩在7.5岁前出现第二性征。

②性征发育呈非进行性自限性病程。

③不伴有线性（身高）生长加速及骨龄提前。

④性腺大小在青春期前水平。

⑤促性腺激素及性激素在青春期前水平。

（二）鉴别诊断

特发性中枢性性早熟应注意排除继发性中枢性性早熟可能，中枢性性早熟需要与外周性性早熟及不完全性性早熟相鉴别。单纯性乳房早发育需警惕女孩中枢性性早熟早期可能。单纯性阴毛早发育可能是肾上腺功能早现，也可能是遗传性肾上腺类固醇代谢疾病初始特征，应特别注意排除先天性肾上腺皮质增生症及男性化肿瘤。

六、治疗原则

抑制过早或过快的性发育进程，控制和减缓第二性征的成熟度和发育速度，预防过早月经初潮或暂时中止月经，改善因骨龄增长过快而减损的成年终身高，防止或缓解患儿或家长因性早熟所致的相关社会或心理问题，恢复其年龄应有的心理行为。

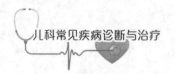

1. 中枢性性早熟治疗

青春发育是一个动态的过程，对于暂不需立即治疗者，应定期复查性征发育、身高和骨龄等变化，及时重新评估调整治疗方案。继发于中枢神经系统病变的 CPP 应针对原发基础疾病治疗。对于错构瘤及蛛网膜下腔囊肿，需手术治疗者仅限于伴有严重的全身活动性癫痫或颅内压增高或其他中枢神经系统表现者。

（1）促性腺激素释放激素类似物（gonadotrophin releasing hormone analog，GnRHa）治疗指征

不是所有特发性中枢性性早熟均需要使用 GnRHa，取决于患儿年龄、性发育进展（性成熟）速度、身高增长速度，以及通过骨龄预测成年身高。

①快进展型中枢性性早熟及快进展型青春期：性发育进程及骨骼成熟迅速，影响成年最终身高者。

②预测成年身高明显受损，同时还有剩余生长潜能者：预测成年身高小于 P_3 或预测成年身高小于遗传靶身高：以骨龄判断的身高小于平均身高的 2 个标准差（X–2 SD）（按正常同年龄人群参照值或遗传靶身高判断），且骨龄超过 2 岁或以上，女孩骨龄不足 11.5 岁，男孩骨龄不足 12.5 岁者。

③出现与性早熟直接相关的心理行为问题。

（2）不需立即治疗的指征

①性成熟进程缓慢（骨龄进展不超越年龄进展）而对成年身高影响不明显者。

②骨龄虽提前，但身高生长速度也快，预测成年身高不受损者。

（3）GnRHa 剂量

关于 GnRHa 用药剂量及用药方案，目前国内外缺乏统一标准。国内推荐缓释剂首剂 3.75 mg，此后剂量为 80～100 μg/（kg·4 周）或采用通常剂量 3.75 mg，每 4 周注射 1 次。不同药物制剂选择剂量不同。根据性腺轴功能抑制情况进行适当调整。

（4）疗程

具体疗程需个体化，取决于患儿年龄、骨龄和身高对应的年龄、预测身及与同龄性发育一致的社交需求。一般宜持续 2 年以上，骨龄 12～13 岁（女孩 12 岁，男孩 13 岁）停药。

（5）评估治疗有效指标

生长速率正常或下降；乳腺组织或睾丸容积回缩或未继续增大；骨龄进展延缓；下丘脑–垂体–卵巢轴处于受抑制状态。

（6）GnRHa 治疗中部分患儿生长减速明显

小样本资料显示联合应用重组人生长激素可改善生长速率或成年身高，但目前仍缺乏大样本及随机对照研究资料，故不推荐常规联合应用重组人生长激素。

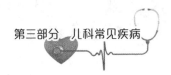

2. 外周性性早熟治疗

针对不同病因处理。外周性性早熟一旦转为中枢性性早熟，性发育及骨骼成熟进程迅速，影响成人终身高者需应用 GnRHa 治疗。

3. 不完全性性早熟治疗

不需药物治疗，但需密切定期随访。

第三节　先天性甲状腺功能减退症

一、概述

先天性甲状腺功能减退症简称"先天性甲低"，是儿科最常见的内分泌疾病之一，也是可预防、可治疗的疾病。先天性甲低是因先天性或遗传因素引起甲状腺激素产生不足或其受体缺陷，导致患儿智力发育及体格发育落后。由于先天性甲低患儿在新生儿期可无特异性临床症状或症状轻微，故对新生儿进行群体筛查是早期发现先天性甲低的重要手段。我国自 20 世纪 60 年代起开展新生儿先天性甲低的筛查，目前全国筛查覆盖率已经超过 60%，发病率为 0.02%～0.05%。

二、病因

先天性甲低的分类按病变部位可分为原发性甲低和继发性甲低。原发性甲低即甲状腺本身的疾病所致，甲状腺先天性发育异常是最常见病因，其特点为血 TSH 升高和 FT_4 降低。继发性甲低病变部位在下丘脑/垂体，使 TSH 分泌不足，又称中枢性甲低，较为少见。另外还存在一种外周性甲低，是因甲状腺激素受体功能缺陷所致，较罕见。先天性甲低按疾病转归还可分为持续性甲低及暂时性甲低。先天性甲低的分类和病因如下。

1. 原发性甲低

①甲状腺发育异常：如甲状腺缺如、甲状腺异位、甲状腺发育不良、单叶甲状腺等，绝大部分为散发，部分发现与基因突变有关。

②甲状腺激素合成障碍：如碘钠泵、甲状腺过氧化物酶、甲状腺球蛋白、碘化酪氨酸脱碘酶、过氧化氢合成酶等基因突变。

2. 继发性甲低（中枢性甲低）

①TSH 缺乏：β 亚单位突变。

②垂体前叶发育相关的转录因子缺陷：PROPI、PIT-1、LHX4、HESX1 等。

③促甲状腺激素释放激素（thyrotropin-releasing hormone，TRH）分泌缺陷：垂体柄中断综合征、下丘脑病变。

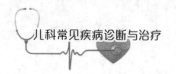

④TRH 抵抗：TRH 受体突变。

3. 外周性甲低

①甲状腺激素抵抗：甲状腺受体 β 突变或信号传递通路缺陷；

②甲状腺激素转运缺陷：MCT8 基因突变。

4. 暂时性甲低

母亲抗甲状腺药物治疗、母源性 TSH 受体阻断抗体、母亲或新生儿的缺碘或碘过量等。

三、临床特征

（一）新生儿期

多数先天性甲低患儿出生时无特异性临床症状或症状轻微，但仔细询问病史及体格检查常可发现可疑线索，如母亲怀孕时常感到胎动少；过期产、巨大儿；出生后可出现胎粪排出延迟；黄疸较重或黄疸消退延迟；嗜睡、吸吮力差、哭声低且少；体温低、四肢末梢凉、循环差；面容臃肿；前、后囟较大等。如果中枢性甲低合并其他垂体激素缺乏，可表现为低血糖、小阴茎、隐睾，以及面中线发育异常，如唇裂、腭裂、视神经发育不良等。

（二）婴幼儿及儿童期

多数患儿在出生后数月或 1～2 岁就诊，此时甲状腺激素缺乏严重，症状典型。临床主要表现为体格发育落后及智力落后。

①患儿常有严重的身材矮小，躯干长而四肢短小，上部量 / 下部量超过 1.5。

②患儿智力发育低下，表情呆板、淡漠；运动发育障碍，如翻身、坐、站、走等均落后于同龄儿；可有特殊面容（眼距宽、塌鼻梁、唇厚舌大、面色苍黄、头大、颈短、毛发稀疏无光泽），皮肤粗糙、黏液性水肿、反应迟钝；还可合并心血管功能低下及消化功能紊乱等表现。

四、辅助检查

（一）新生儿筛查

我国 1995 年 6 月开始施行的《中华人民共和国母婴保健法》已将本病列入新生儿筛查的疾病之一。规定新生儿先天性甲低筛查方法为足月新生儿出生 72 h 后，一周内充分哺乳，足跟采血，滴于专用滤纸片上，测定其 TSH。该方法只能检出原发性甲低和高 TSH 血症，无法检出中枢性甲低、TSH 延迟升高等。低或极低出生体重儿由于下丘脑—垂体—甲状腺轴反馈建立延迟，可能出现 TSH 延迟升高。为防止新生儿筛查假阴性，可在出生后 2～4 周或体重超过 2500 g 时重新采血复查测定 TSH、FT4。

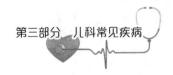

（二）甲状腺功能检查

测定血清 TSH、游离三碘甲状腺原氨酸（free triiodothyronine，FT_3）和 FT_4 浓度能较好地反映甲状腺功能。

1. 原发性甲低

血 TSH 增高，FT_3、FT_4 降低。

2. 中枢性甲低

血 TSH 正常或降低，FT_3、FT_4 降低。

（三）TRH 刺激试验

若血清 FT_4、TSH 均降低，怀疑 TRH、TSH 分泌不足，可行 TRH 刺激试验。

（四）甲状腺超声

可了解甲状腺位置及大小，或可见甲状腺组织移位。

（五）影像学检查

患儿的骨龄常明显落后于实际年龄，且呈点状骨骺。蝶鞍大且呈圆形，垂体可增大。

（六）其他辅助检查

包括甲状腺球蛋白测定、抗甲状腺抗体测定、甲状腺放射性核素摄取和显像、心电图及基因学检查等。

五、诊断与鉴别诊断

（一）诊断标准

1. 新生儿甲低筛查

本病在新生儿期症状不明显，故对新生儿进行群体筛查是早期诊断本病的重要手段。采用干血滤纸片法采取足跟血测定 TSH，临界值为 $10 \sim 20$ mU/L。凡 TSH 超过 20 mU/L，均需再取静脉血测定 FT_3、FT_4 和 TSH，以排除暂时性的高 TSH 血症。

2. 年幼儿童甲低诊断

根据典型的临床症状，以及甲状腺功能检查提示甲状腺功能降低，可以确诊。TRH 刺激试验、甲状腺超声和骨龄测定均有助于诊断。

（二）鉴别诊断

1. 先天性巨结肠

发病早，出生后即开始出现腹胀、顽固性便秘，并常有脐疝、营养不良；患儿智力发育正常，肛门指检直肠有空虚感，腹部立位片多见低位肠梗阻，钡灌肠可见典型肠管痉挛段与扩张段。血 FT_3、FT_4 和 TSH 检查均正常。

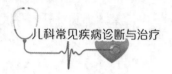

2. 唐氏综合征

也称先天愚型。本病为常染色体异常导致，患儿智力及动作发育落后、有特殊面容（眼距宽、外眦上斜、鼻梁低、舌伸出口外）、皮肤细嫩、关节松弛、手指细长、通贯手、无黏液性水肿，且常伴有其他先天畸形。甲状腺功能正常。

3. 黏多糖病

本病属于遗传代谢性疾病，因缺乏黏多糖降解过程所需要的酶，造成过多的黏多糖集聚在组织、器官中而致病。新生儿出生时大多正常，不久便可出现临床症状，如头大、鼻梁低平、丑陋面容、毛发浓密；智力、语言发育迟缓；肝脾肿大等。X 线显示肋骨飘带样，椎体呈楔形，长骨骨骺增宽，掌骨和指骨较短，尿黏多糖试验阳性。甲状腺功能正常。

4. 先天性软骨发育不良

患儿头大、体型不匀称，主要表现为四肢短、上部量大于下部量、囟门大、额前突、常呈鸡胸和肋骨外翻；X 线检查示长骨骨干变短、增粗、密度增高、干骺端变宽。甲状腺功能正常可资鉴别。

六、治疗原则

先天性甲低的治疗原则是早期治疗，终身用药。定期复查甲状腺功能，并维持正常甲状腺功能，保证患儿的生长发育，尤其是智力发育正常进行。饮食中应富含蛋白质、维生素及矿物质。

对于新生儿筛查初次结果显示干血滤纸片 TSH 超过 40 mU/L，且甲状腺超声显示甲状腺缺如或发育不良者，或伴有先天性甲低临床症状与体征者，可不必等待静脉血检查结果，应立即开始左甲状腺素钠治疗。不满足上述条件的筛查阳性新生儿，应等待静脉血检查结果，再决定是否给予治疗。

甲状腺激素是治疗先天性甲低最有效的药物。目前主要剂型为左甲状腺素钠，治疗剂量见表 3-15。对于伴有严重先天性心脏病患儿，初始治疗剂量应减少。患儿替代治疗后生长发育可正常，骨龄在 1～2 岁时达正常水平，大部分患儿智力发育正常。

表 3-15　先天性甲低的甲状腺素替代治疗剂量表

年龄	ug/d	ug/（kg·d）
0～6 月龄	25～50	8～10
6～12 月龄	50～100	5～8
1～5 岁	75～100	5～6
6～12 岁	100～150	4～5
12 岁～成人	100～200	2～3

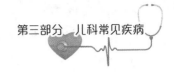

第四节 低血糖

一、概述

低血糖症是指某些病理或生理原因使血糖下降至低于正常水平。正常情况下，血糖的来源和去路保持动态平衡，血糖水平在正常范围内波动，当平衡被破坏时可引起高血糖或低血糖。葡萄糖是脑部的主要能量来源，由于脑细胞储存葡萄糖的能力有限，仅能维持数分钟脑部活动对能量的需求，且不能利用循环中的游离脂肪酸作为能量来源，脑细胞所需要的能量几乎全部直接来自血糖。持续时间过长或反复发作的低血糖可造成不可逆性脑损伤，甚至死亡，年龄越小，脑损伤越重。因此临床上需充分重视低血糖的危害，高危患儿应采取各种措施预防其发生，对已经发生的低血糖患儿，需积极查明病因并及时施治。

二、病因

导致低血糖的病因繁杂，常是某些疾病的首发症状或重要提示线索，需仔细甄别低血糖背后的潜在疾病。

（一）葡萄糖利用增加

1. 胰高血糖素

儿童时期可能的原因有母孕期患糖尿病、Beckwith-Wiedemann 综合征、婴儿期持续性高胰岛素血症、产胰岛素肿瘤、胰岛素药物滥用。高胰岛素通过刺激骨骼肌吸收葡萄糖，导致葡萄糖过度利用，同时抑制肝脏糖原的分解和糖异生，引发低血糖。

2. 其他导致葡萄糖利用增加的疾病

（1）脂肪酸代谢途径异常

如原发性肉碱缺失、肉碱直线转移酶缺乏、长、中、短链脂酰 CoA 脱氢酶缺乏，可干扰脂类代谢功能，机体只能依靠葡萄糖功能。在长时间禁食或合并胃肠道疾患时出现低血糖。

（2）丙酮酸代谢障碍

如丙酮酸脱氢酶复合体缺陷、丙酮酸羧化酶缺乏和呼吸链缺陷，干扰丙酮酸进入三羧酸循环和葡萄糖有氧氧化产能过程，转而通过无氧酵解产能，导致葡萄糖利用过多，血乳酸水平升高。空腹时血糖正常或轻度低血糖。

（3）其他导致葡萄糖利用增加的疾病

如脓毒症、甲亢所致的机体高代谢、红细胞增多症。

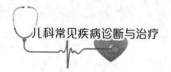
（二）葡萄糖来源不足

1. 生糖基质不足

（1）葡萄糖储备不足

见于早产、小于胎龄儿、多胎妊娠、母亲患妊高征、营养不良。

（2）酮症性低血糖

多见于年龄 18 个月至 6 岁的瘦小儿童，8～9 岁时自然缓解，常由长时间不能进食诱发，是一排他性诊断。

2. 糖原合成酶缺陷

由于肝脏餐后储备葡萄糖的能力不足，多表现为禁食后低血糖。

3. 糖原分解和糖异生障碍

糖原分解障碍包括葡萄糖 -6 磷酸酶缺乏、葡萄糖 6- 磷酸转移酶缺乏、脱支酶、肝磷酸化酶缺陷等，通过干扰葡萄糖的释放和异生，引发低血糖。

4. 遗传性果糖不耐受症和半乳糖血症

遗传性果糖不耐受症因果糖 -1，6- 二磷酸醛缩酶作用受抑，使正常从甘油、氨基酸转变成葡萄糖的糖异生作用受阻，引发低血糖。半乳糖血症则主要因半乳糖 -1 磷酸水平升高，使葡萄糖磷酸变位酶作用受抑，阻止糖原转化为葡萄糖，引发低血糖。

5. 反向调节激素缺乏性低血糖

包括全垂体功能低下、生长激素缺乏和皮质醇激素缺乏（原发或继发），肾上腺髓质缺乏反应等，以上反向调节激素是维持体内血糖稳定的重要因素，缺乏时可引起低血糖。

6. 氨基酸和有机酸代谢障碍

多种氨基酸代谢障碍都可以导致低血糖，且同时伴有有机酸尿症。

7. 中毒和其他疾病

乙醇、水杨酸、β 受体拮抗剂、口服降糖药及胰岛素滥用等药物中毒和其他疾病，如肝功能衰竭、腹泻病、吸收不良等均可导致低血糖。

三、临床特征

低血糖的症状源于肾上腺素能活性增高所致自主神经系统兴奋表现及中枢神经系统缺乏葡萄糖的表现。

1. 新生儿和婴儿

可无症状或出现非特异性表现，如颤抖、拥抱反射活跃、嗜睡、喂养困难、易激惹、低体温、呼吸困难、发绀、呼吸暂停、心动过缓、昏迷、惊厥、猝死。

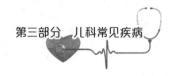

2. 年长儿

（1）自主神经系统兴奋表现

多汗、震颤、心动过速、神经紧张、焦虑、烦躁、饥饿感、恶心、呕吐等。

（2）中枢神经系统表现

头痛、乏力、表情淡漠或抑制、视力障碍、不安、易怒、语言思维障碍、精神不集中、意识模糊、智能减低、性格行为改变、昏迷、惊厥、永久性神经损害。

3. 体格检查

体形硕大提示高胰岛素血症；皮下脂肪减少提示葡萄糖储备不足；身材矮小提示生长激素缺乏；异常色素沉着见于肾上腺功能不全；肝脏增大或肝功能异常见于糖代谢障碍、脂肪酸代谢障碍和氨基酸、有机酸代谢病。

四、辅助检查

1. 血糖

婴儿和儿童不足 2.8 mmol/L，足月新生儿不足 2.2 mmol/L 时说明存在低血糖症。

2. 同时测血糖和血胰岛素

当血糖不足 2.24 mmol/L（40 mg/dL）时正常血胰岛素应不足 5 mU/L，而不能超过 10 mU/L。如果有 2 次以上血糖低而胰岛素超过 10 mU/L 即可诊断为高胰岛素血症。

3. 血酮体和丙氨酸检测

禁食 8～16 h 出现低血糖症状，血和尿中酮体水平明显增高，并有血丙氨酸降低时应考虑酮症性低血糖。

4. 血促肾上腺皮质激素（ACTH）、皮质醇、甲状腺素和生长激素监测

如检测的水平减低说明相应的激素缺乏。

5. 酮体、乳酸、丙酮酸及 pH、尿酮体

除低血糖外还伴有高乳酸血症，血酮体增多，酸中毒时要考虑是否为糖原贮积病。

6. 影像学检查

腹部 B 超 /CT 检查对发现胰岛细胞腺瘤有助诊断；对垂体功能减退患儿扫描头颅 MRI 可区分垂体、下丘脑肿瘤。

五、诊断与鉴别诊断

（一）诊断标准

有低血糖发作的临床表现，应立即检测血糖，在婴儿和儿童不足 2.8 mmol/L，足月新生儿不足

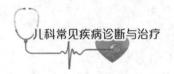

2.2 mmol/L，给予葡萄糖后症状消除即可诊断。但此标准并非绝对，若患儿在较高血糖水平上出现低血糖症状，应重视并积极处理。

（二）鉴别诊断

1.高胰岛素血症

高胰岛素血症可发生于任何年龄，患儿血糖低而胰岛素仍不足 10 mU/L，可因胰岛 β 细胞增生、胰岛细胞增殖症或胰岛细胞腺瘤所引起。腹部 B 超发现腺瘤回声图、腹部 CT 可能发现胰岛细胞腺瘤有助于诊断，确诊需要依靠病理组织检查。

2.酮症性低血糖

酮症性低血糖为最多见的儿童低血糖。患儿发育营养较差，多在晚餐进食过少或未进餐，伴有感染或胃肠炎时发病。次日晨可出现昏迷、惊厥，尿酮体阳性，空腹血丙氨酸降低。至 7～8 岁可能因肌肉发育其中所含丙氨酸增多，可供糖异生之用而自然缓解。

3.各种升糖激素缺乏

生长激素、皮质醇不足以及甲状腺激素缺乏，均可出现低血糖。根据症状和体征临床疑诊升糖激素缺乏者可测定相应的激素，包括生长激素激发试验，血甲状腺激素、ACTH、皮质醇及胰高糖素水平检测。

4.糖类代谢障碍

（1）糖原累积病

除低血糖外还有高乳酸血症，血酮体增多和酸中毒。其 Ⅰ 型、Ⅲ 型、Ⅳ 型和 O 型均可发生低血糖，以 Ⅰ 型较为多见。

（2）糖异生的缺陷

糖异生过程中所需要的许多酶可发生缺陷，如果糖 -1，6- 二磷酸醛缩酶缺乏时可发生空腹低血糖，以磷酸烯醇式丙酮酸羧化酶缺乏时低血糖最为严重。

（3）半乳糖血症

一种常染色体隐性遗传病，患儿在食乳制品或人乳后发生低血糖，同时伴有呕吐腹泻、营养差、黄疸、肝大、酸中毒、尿糖及尿蛋白阳性、白内障，给予限制半乳糖饮食后尿糖、尿蛋白转阴，肝脏回缩，轻度白内障可消退，酶学检查有助于确诊。

（4）果糖不耐受症

因缺乏 1- 磷酸果糖醛缩酶，主要表现在进食含果糖食物后出现低血糖和呕吐。患儿食母乳时无低血糖症状，在添加辅食后临床出现低血糖、肝大和黄疸等。血中乳酸、酮体和游离脂肪酸增多，甘油三酯降低。

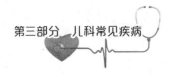

5. 氨基酸代谢障碍

因支链氨基酸代谢中 a–酮酸氧化脱羧酶缺乏，亮氨酸、异亮氨酸和缬氨酸的 a–酮酸不能脱羧，以致这些氨基酸及其 a–酮酸在肝内积聚，引起低血糖和重度低丙氨酸血症。临床多有酸中毒、吐泻、尿味异常，可查血、尿氨基酸确诊。

6. 脂肪代谢障碍

各种脂肪代谢酶的先天缺乏可引起肉卡尼汀缺乏或脂肪酸代谢缺陷，使脂肪代谢中间停滞而不能生成酮体，发生低血糖、肝大、肌张力低下、心肌肥大，除低血糖外可合并有酸中毒，血浆卡尼汀水平降低，酮体阴性，亦可有惊厥。

7. 新生儿暂时性低血糖

新生儿尤其早产儿和低出生体重儿低血糖发生率较高，主要原因是糖原贮备不足，体脂储存量少，脂肪分解成游离脂肪酸和酮体均少，因而容易发生低血糖。糖尿病母亲婴儿由于存在高胰岛素血症及胰高糖素分泌不足，内生葡萄糖产生受抑制而易发生低血糖。

8. 糖尿病治疗不当

糖尿病患儿因胰岛素应用不当而致低血糖是临床最常见的原因，主要是胰岛素过量，其次与注射胰岛素后未能按时进餐、饮食量减少、剧烈活动等因素有关。

六、治疗原则

一经确诊低血糖，应立即静脉给予葡萄糖，并积极查找病因，针对病因治疗。

1. 提高血糖水平

静脉推注 25%（早产儿为 10%）葡萄糖，每次 1～2 ml/kg，继以 10% 葡萄糖液滴注，按 5～8 mg/（kg·min）用输液泵持续滴注，严重者可给 15 mg/（kg·min），注意避免超过 20 mg/（kg·min）或一次静脉推注 25% 葡萄糖 4 ml/kg。一般用 10% 葡萄糖，输糖量应逐渐减慢，直至胰岛素不再释放，防止骤然停止引起胰岛素分泌再诱发低血糖。

2. 升糖激素的应用

如输入葡萄糖不能有效维持血糖正常，可用皮质激素增加糖异生，如氢化可的松 5 mg/（kg·d），分 3 次静脉注射或口服，或泼尼松 1～2 mg/（kg·d），分 3 次口服。效果不明显时改用胰高糖素 30 μg/kg，最大量为 1 mg，促进肝糖原分解，延长血糖升高时间。肾上腺素可阻断葡萄糖的摄取，对抗胰岛素的作用，用量为 1∶2000 肾上腺素皮下注射，从小量渐增，每次不到 1 ml。二氮嗪 10～15 mg/（kg·d），分 3～4 次口服，对抑制胰岛素的分泌有效。

3. 高胰岛素血症的治疗

①糖尿病母亲婴儿由于存在高胰岛素血症，输入葡萄糖后又刺激胰岛素分泌可致继发性低血

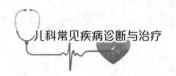

糖，因此葡萄糖的输入应维持到高胰岛素血症消失才能停止。

②非糖尿病母亲的新生儿、婴儿或儿童的高胰岛素血症时应进行病因的鉴别，应按以下步骤进行治疗，静脉输入葡萄糖急救后开始服用皮质激素，效果不明显时试用人生长激素每天肌内注射1 U，或直接改服二氮嗪，连服 5 d。药物治疗效果不明显时需剖腹探查，发现胰腺腺瘤则切除，如无胰腺瘤时切除 85%～90% 的胰腺组织。

4. 酮症性低血糖的治疗

以高蛋白、高糖饮食为主，在低血糖不发作的间期应监测尿酮体，如尿酮体阳性，预示数小时后将有低血糖发生，可及时给含糖饮料，防止低血糖的发生。

5. 激素缺乏者治疗

应补充有关激素。

6. 糖原代谢病的治疗

夜间多次喂哺或胃管连续喂食，喂食应给予每天食物总热量的 1/3，于 8～12 h 连续缓慢滴入，可服用生玉米淀粉液，每次 1.75 g/kg，每 6 h/ 次，于餐间、睡前及夜间服用，使病情好转。

第五节　儿童糖尿病

一、概述

糖尿病是由于胰岛素分泌绝对或相对缺陷和 / 或胰岛素生物利用障碍（即胰岛素抵抗），导致的一组碳水化合物、脂肪和蛋白质代谢异常和以慢性高血糖为特征的复杂的代谢性疾病。

目前糖尿病分型包括 1 型糖尿病、2 型糖尿病、特殊类型糖尿病（单基因糖尿病）和妊娠糖尿病。在儿童及青少年糖尿病中，1 型糖尿病约占 90%。不同性别发病率稍有不同，男孩为每年 0.52/10 万，女孩为每年 0.66/10 万，女孩发病率稍高于男孩。

二、病因

所有形式的糖尿病共有的潜在特征是在遗传易感基因基础上，由于外界环境因素作用引起自身免疫反应，导致胰岛 B 细胞的功能障碍或破坏。遗传、免疫、环境等因素在 1 型糖尿病发病过程中起着重要作用。

三、临床特征

（一）代谢紊乱表现

1. 特异性症状

糖尿病可能会出现特征性症状，如口渴、多尿、视力模糊和体重减轻。典型症状是"三多一

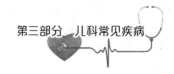

少"，即多饮、多尿、多食伴体重下降。

2.非特异性症状

如腹痛、恶心等表现也可能出现。因高血糖导致机体处于易感染状态，部分患儿可能出现反复呼吸道感染、鹅口疮、全身乏力、精神萎靡等。

（二）急慢性并发症表现

最严重的并发症是酮症酸中毒，会出现深大呼吸，呼吸有烂苹果气味，面色潮红，可能导致脱水、昏迷，在未进行有效治疗的情况下可导致死亡。在酮症酸中毒早期，可出现不明原因的腹痛、呕吐等消化道症状。

长期控制不佳的糖尿病，可出现生长落后、智力发育迟缓、肝大、蛋白尿、高血压等糖尿病肾病表现，最后致肾衰竭；还可出现白内障、视力障碍、视网膜病变，甚至失明。

四、辅助检查

（一）初治糖尿病

1.尿常规

尿糖阳性，多为强阳性，即（+++）～（++++）。

2.血糖（静脉血浆葡萄糖值）

空腹血糖超过 7.0 mmol/L，或随机血糖超过 11.1 mmol/L，或餐后 2 h 血糖超过 11.1 mmol/L。

3.空腹胰岛素、C 肽测定

1 型糖尿病患儿的胰岛素及 C 肽水平明显降低；2 型糖尿病患儿可正常或升高。

4.糖化血红蛋白

超过 6.5%。

5.其他检查

如血气分析（判断有无酮症酸中毒等急性并发症），糖尿病相关抗体（协助糖尿病分型诊断），甲状腺功能测定及甲状腺相关抗体（代谢状态评估，同时了解有无合并自身免疫性疾病），腹部（胰腺）超声（了解胰腺有无外分泌功能障碍，如酮症酸中毒起病，还需检测血淀粉酶）。

6.血糖稳定后检查

需行 2 h 葡萄糖负荷试验＋胰岛素、C 肽释放试验。

7.其他

如眼底检查。

（二）复诊糖尿病

对于已规律治疗的糖尿病患儿，需定期复诊，以了解血糖控制情况，有无并发症及进展情况。

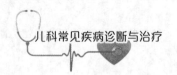

1. 尿常规

血糖控制良好的糖尿病患儿，尿糖为阴性。

2. 糖化血红蛋白

控制目标应小于 7.5%，但不能以频繁低血糖为代价。

3. 尿微量蛋白

判断有无早期糖尿病肾病发生，如尿白蛋白排泄率超过 300 mg/24 h，即为微量白蛋白尿。

4. 血糖

监测记录，了解血糖变化。

5. 眼底筛查

判断有无视网膜病变发生。

五、诊断与鉴别诊断

（一）诊断标准

①空腹血糖值超过 7.0 mmol/L（126 mg/L）。

②餐后 2 h 负荷血糖超过 11.1 mmol/L（200 mg/L）。

③在有临床表现的情况下，随机血糖超过 11.1 mmol/L（200 mg/L）。

④糖化血红蛋白超过 6.5%。

符合以上一条，考虑诊断糖尿病。如果在无症状人群中检测到升高的血糖值，建议次日尽快重复检测，以确认诊断。

若空腹血糖为 6.1～7.0 mmol/L，餐后 2 h 负荷血糖不足 7.8 mmol/L，则诊断为空腹血糖受损；若空腹血糖不足 6.1 mmol/L，2 h 负荷血糖 7.8～11.1 mmol/L，则诊断糖耐量降低。

（二）鉴别诊断

1.1 型糖尿病与 2 型糖尿病的鉴别

1 型糖尿病与 2 型糖尿病的鉴别，详情见表 3-16。

表 3-16　1 型糖尿病与 2 型糖尿病的鉴别

鉴别点	1型糖尿病	2型糖尿病
发病年龄	6 月龄后,多在学龄前期	多在青春期后
发病率	＞90%	＜10%
家族史	2%～4%	80%
临床表现	起病急骤,多以急性并发症起病,典型三多一少表现	起病多隐匿,无明显三多一少表现

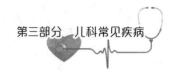

续表

鉴别点	1型糖尿病	2型糖尿病
肥胖或超重	少有	多见
自身免疫异常	有,多见自身抗体	无
酮体	常有	少有
C肽及胰岛素水平	水平低下	高峰延迟,胰岛素抵抗

2. 应激性高血糖

多有外伤、手术等应激因素,既往无糖尿病症状及病史,应激因素消除后,血糖可逐渐自行恢复正常。糖化血红蛋白和2 h葡萄糖负荷试验正常。

六、治疗原则

儿童糖尿病治疗目标是减少高血糖和低血糖引起的临床症状,减少或延缓慢性并发症发生,预防家长/孩子不良心理,达到和维持正常的生长发育。为达到这一目标,需要将血糖控制在合理范围,即在最少发生低血糖风险的情况下使患儿的血糖尽可能接近正常水平。2018年国际儿童青少年糖尿病协会建议,不分年龄段,糖化血红蛋白控制标准为不足7.5%。

目前诊断针对糖尿病患儿的治疗,仍坚持综合治疗手段,包括饮食管理、运动管理、药物治疗、血糖监测、疾病教育、心理干预。

1. 饮食管理

推荐碳水化合物占全日能量的55%～60%,蛋白质占15%～20%,脂肪应少于20%～25%。糖尿病患儿要严格限制蜂蜜、蔗糖、麦芽糖、果糖等纯糖制品,如一定要吃甜食,可用甜叶菊、木糖醇、阿斯巴糖等甜味剂代替蔗糖。

2. 运动管理

运动适用于所有人群。适当运动可以增加胰岛素敏感性,但是运动量只能依据年龄及个体化的经验来进行。

3. 药物治疗

根据患儿个体治疗的需要和治疗目标,选用不同种类的胰岛素。儿童青少年的糖尿病胰岛素方案建议强化治疗方案,即1 d多次皮下胰岛素注射或持续胰岛素皮下注射。胰岛素种类及药代动力学特点见表3-17。

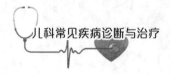

表 3-17　胰岛素种类及药代动力学特点

胰岛素种类	起效时间	高峰时间	作用持续时间
速效	10～15 min	30～90 min	4～5 h
短效	30 min～1 h	2～4 h	6～10 h
中效	1 h～4 h	4～12 h	16～24 h
长效	2～4 h	无峰	24～30 h

4. 血糖监测

监测即时和每日血糖控制水平，有助于以下几点：

①决定即时和每日胰岛素需要量。

②指导胰岛素调整以降低血糖波动水平。

③发现低血糖并帮助低血糖治疗。

④安全地治疗高血糖。

5. 疾病教育

不仅对患儿，对患儿家长也需要进行疾病相关知识教育，如果家庭成员高度重视并支持糖尿病保健，患儿的治疗效果会更好。

6. 心理干预

通过心理医师干预，及时发现并纠正患儿的不良心理情绪，对维持规范治疗，以及保持良好的生活态度极为重要。

第六节　糖尿病昏迷

一、概述

糖尿病昏迷是由糖尿病引起的一组以意识障碍为特征的临床综合征。它包括两种临床类型，即糖尿病酮症酸中毒及糖尿病非酮症昏迷（高渗性昏迷）。他们是糖尿病最常见、最危险的并发症。若不及时处理，常导致死亡。

二、病因

1. 糖尿病酮症酸中毒

胰岛素在体内主要促进葡萄糖磷酸化过程。糖尿病患儿因胰岛素缺乏或胰岛素抵抗，导致葡萄糖磷酸化过程不能进行，葡萄糖不能进行三羧酸循环。同时，氨基酸、脂肪酸及甘油等合成糖原作

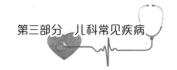

用加强，糖异生增强，于是过多的脂肪代谢产物如乙酰乙酸、β 羟丁酸、丙酮酸等酸性代谢产物大量进入血液循环中导致了代谢性酸中毒或酮症酸中毒。

2. 高渗性昏迷

正常人的血浆晶体渗透压由血钠、血钾、血糖和血尿素氮浓度决定。当血糖浓度显著高于正常时，就可影响血浆的晶体渗透压。大量尿糖排出体外时，可引起渗透性利尿。此时，水分的损失常常显著地大于盐的损失，使血钠浓度升高，从而大大地增加了血浆晶体渗透压，造成了高渗性脱水。当血糖大于 33 mmol/L 时，可造成严重的细胞内脱水，导致意识障碍、癫痫样抽搐、偏瘫、中枢性高热等表现。

三、临床特征

1. 糖尿病酮症酸中毒

糖尿病酮症酸中的患儿早期症状多为非特异性，虽然部分患儿有三多症状，但大多数儿童症状不明显。原来排尿习惯良好的儿童，若突然出现夜尿常是一个有意义的线索。化脓性皮肤病、女童出现念珠菌性阴道炎也是常见的表现及有价值的线索。在儿童期，胃肠症状如恶心、呕吐、腹痛等症状往往很明显，有时可类似急腹症表现。患儿可有腹肌强直、白细胞增高而酷似阑尾炎，也可能有血清淀粉酶增加，但这些症状一般不一定是外科急腹症的表现，绝大多数患儿的腹部症状都将随着胰岛素治疗及脱水、酸中毒、电解质紊乱的纠正而消失。

脱水、酸中毒是糖尿病酮症酸中毒患儿的突出表现。严重时可有低血压、心动过速，但皮肤干燥、温暖、潮红是它的特点之一。酸中毒患儿常出现呼吸急促，Kussmal 呼吸、呼吸出现丙酮气味。酸中毒严重时 pH 可低至 7.0 以下。

患儿一般都有不同程度的意识改变，轻的只表现为淡漠、嗜睡，重的可发展为昏睡或昏迷。出现糖尿病酮症酸中毒昏迷时，血糖常超过 16.7 mmol/L（300 mg/dl），pH 不足 7.30，实际碳酸氢盐常不足 15 mmol/L，血酮超过 30 mg 或血清 2 倍稀释时仍然阳性。

2. 糖尿病非酮症昏迷

非酮症高渗性昏迷的特征为严重的高血糖（通常超过 33.3 mmol/L 或 600 mg/dl）和意识障碍。患儿可有严重的脱水、酸中毒，但血及尿中没有酮体或很少酮体，也没有丙酮味，呼吸急促浅表与乳酸性酸中毒一致，也可出现 Kussmal 呼吸。血清渗透压常高达 350 mOsm/kg 以上。这类情况常见于原有轻微糖尿病患儿。神经系统的症状与体征包括高热、癫痫样抽搐、偏瘫、巴宾斯基征阳性等，常可发生严重的神经系统损害。在高渗性昏迷中酮体产生较少，这主要是由于高渗状态可减弱肾上腺的调节作用。

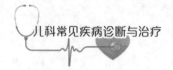

四、辅助检查

1. 生化

酮症酸中毒时血糖超过 16.7 mmol/L，血 pH 不足 7.3，血 HCO_3 不足 15 mmol/L，酮血症，偶尔可见血糖在正常范围。高渗性昏迷时血糖超过 33.3 mmol/L，PH 超过 7.3，血 HCO_3 超过 15 mmol/L，血渗透压超过 320 mmol/L，血钠、血钾等电解质紊乱。

2. 尿常规

酮症酸中毒时尿酮体阳性，高渗性昏迷时酮体量无或极少。

3. 心电图

监测血钾的简便方法之一。血钾高时 T 波高尖，血钾低时 T 波低平，U 波出现。

五、诊断与鉴别诊断

（一）诊断标准

糖尿病昏迷必需根据临床症状、血糖、尿糖、血酮、尿酮、血电解质、渗透压、血气分析来确定。凡血糖超过 11.1 mmol/L，血 pH 不足 7.30 或 HCO_3 不足 15 mmol/L，伴有血酮阳性，尿酮阳性者，可诊断糖尿病酮症酸中毒。若血糖超过 33.3 mmol/L，血 pH 超过 7.30，HCO_3 超过 15 mmol/L，血渗透压超过 320 mmol/L，而尿酮轻微或阴性者，应考虑为高渗性昏迷。

根据静脉血气、酸中毒的程度，糖尿病酮症酸中毒可分为

1. 轻度

pH 不足 7.30 或 HCO_3 不足 15 mmol/L；

2. 中度

pH 不足 7.20 或 HCO_3 不足 10 mmol/L；

3. 重度

pH 不足 7.10 或 HCO_3 不足 5 mmol/L。

（二）鉴别诊断

糖尿病性昏迷必须与其他原因引起的昏迷及酸中毒相鉴别。

1. 低血糖

有糖尿病、进食过少、注射胰岛素、口服降糖药、体力活动过度等病史，起病急，有饥饿感、多汗、心悸、手抖等，皮肤潮湿多汗。实验室检查血糖降低，尿糖、尿酮体阴性，可与糖尿病昏迷鉴别。

2. 乳酸性酸中毒

有肝肾功能不全、休克等病史，起病急，厌食、恶心、肌肉酸痛及原发病表现，皮肤脱水干燥，

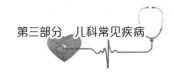

呼吸深快。血糖正常或升高，尿糖及尿酮体阴性，血乳酸显著升高可以与之鉴别。

3.颅内感染、颅内占位及脑血管病

根据发病急缓程度、外伤史、发烧、抽搐、偏瘫等临床表现以及头颅 CT/MRI、脑脊液检查可做出诊断。

六、治疗原则

糖尿病性昏迷的紧急治疗措施是扩张血容量、纠正水电解质及酸碱紊乱，并开始胰岛素治疗。

1.液体疗法

目前国际上推荐采用 48 h 均衡补液法，即每日液体总量一般不超过每日生理需要量的 1.5～2 倍。此种方法一般不需要额外考虑继续丢失，液体复苏所补入的液体量一般无需从总量中扣除。总液体张力约为 1/2 张。补液总量 = 累积丢失量 + 生理需要量。

对于中、重度脱水的患儿，尤其是休克者，最先给予生理盐水 10～20 ml/kg，于 30～60 min 内快速输注扩容，根据外周循环情况可重复，但第一小时一般不超过 30 ml/kg。扩容首选晶体液快速输入。继之以 0.45% 的生理盐水输入，并逐渐减慢输液速度，进入序贯补液阶段。对于外周循环稳定的患儿，也可以直接进行 48 h 均衡补液而不需要快速补液。序贯补液时，需 48 h 均衡补入累计丢失量及生理需要量。补液中根据监测情况调整补充相应的离子、含糖液等。

2.补液举例

重度脱水患儿，体重 20 kg，按 5% 脱水计算，累积损失量为 1000 ml，生理需要量为 1400 ml/d，48 h 补液总量共计 3800，每日补液 1900 ml，24 h 均匀输入，每小时补液为 80 ml。第 1 h 一般输入生理盐水，其后为半张盐水，总液体张力为 1/2～2/3 张。及早地补钾，因为即使血钾正常甚至增高也必定有大量的钾盐丢失。当补充胰岛素，大量的钾从细胞外转向细胞内也可导致低血钾迅速发生。当补入首批 20 ml/kg 液体之后，若无急性肾衰竭，就应有尿出现。此时应在液体中将钾盐之浓度加至 20～40 mmol/L（0.15%～0.3%）。由于总的钾盐的丢失不可能在头 24 h 内就全部纠正，因此在整个补液过程中都应给予钾的补充。

3.纠正酸中毒

当给予足够的液体、电解质、葡萄糖、胰岛素之后，酮体生成停止，原来生成的酮体经代谢转变成为 CO_2 经肺排出，或转变成 $NaHCO_3$ 在远端肾小管中排出，所以，代谢性酸中毒可以自然纠正而不必过分强调使用碳酸氢钠。但当血 pH 降至 7.1 或更低时，它可降低每分钟呼吸量，降低血管对儿茶酚胺的敏感性而产生低血压并使心搏出量降低，它还可增加对胰岛素的抵抗。因此，建议当 pH 降低至 7.2 时才使用碳酸氢钠。当 pH 在 7.1～7.2 时，给予 $NaHCO_3$ 1 mmol/kg，当 pH 低于 7.1 时给予 2.0 mmol/kg，然后再根据 pH、碱缺乏来调整。碳酸氢钠应在 2 h 内缓慢滴入，否则可加

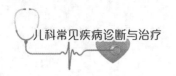

重高渗状态，也可能引起心律失常。

4.胰岛素治疗

胰岛素一般在补液后1h开始应用，特别是对有休克的患儿，只有当休克恢复、含钾盐水补液开始后，胰岛素才可以应用，以避免钾突然从血浆进入细胞内导致心律失常。小剂量胰岛素最初量为0.1 U/（kg·h），血糖下降速度一般为每小时2～5 mmol/L，胰岛素输注速度一般不低于0.05 U/（kg·h）。待酮症酸中毒纠正，血糖降至12 mmol/L以下时，必要时可输入含糖的1/3～1/2张晶体液，以维持血糖水平为8～12 mmol/L。只有当临床状况稳定后，口服液体可耐受时才逐渐减少静脉输液，最后过渡到皮下胰岛素注射的常规治疗。在停止滴注胰岛素前半小时应皮下注射常规胰岛素0.25 U/（kg·次）。治疗中应避免胰岛素用量过大、操之过急而发生低血糖，或因血糖下降过速，导致脑水肿及低血钾。高渗性昏迷可用小剂量胰岛素方案，0.05～0.1 U/（kg·h）持续滴入，在24～48 h内不应使血糖低于13.9 mmol/L。

5.处理诱因并防治并发症

患儿有感染用抗生素治疗，患儿有休克积极抗休克，必要时可输血浆或全血，忌用去甲肾上腺素。在抢救过程中要重视防治重要并发症，特别是脑水肿和肾衰竭，维持重要脏器功能。脑水肿病死率高，应着重预防、早期发现和治疗，可给予地塞米松、呋塞米，在血浆渗透压下降过程中出现的可给予白蛋白，慎用甘露醇。肾衰竭是本症主要死亡原因之一，与原来有无肾病病变、失水和休克程度、有无延误治疗等密切相关。强调注意预防，治疗过程中密切观察尿量变化，及时处理。

第十章　感染性疾病

第一节　麻　疹

一、概述

麻疹是感染麻疹病毒引起的具有高度传染性的一种出疹性呼吸道疾病。麻疹病毒通过呼吸道传播，接近90%的易感人群在暴露后可能发病。本病以发热、全身不适、流涕、结膜炎、口腔黏膜斑及全身斑丘疹为主要表现，好发季节为冬、春季。我国自1978年全国推行计划免疫以来，麻疹流行的状况已明显减少。但近年来，轻型或不典型病例有趋势，给临床诊断带来一定的困难。

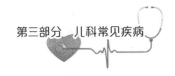

二、病因

麻疹病毒属副黏液病毒科，为单股负链 RNA 病毒，只有一个血清型，但已发现有 8 个不太基因组共 15 个基因型。

麻疹病人为该病的唯一传染源，无症状病毒携带者及隐性感染者传染性较低。传播方式主要为直接接触和空气飞沫传播。当麻毒侵入易感者的呼吸道黏膜和眼结合膜后，首先在其局部上皮细胞内增殖，然后播散到局部淋巴组织。感染后 2～3 d 病毒开始释放入血，引起第 1 次病毒血症，继之病毒在全身的单核—吞噬细胞系统内增殖；感染后 5～7 d，大量病毒释放入血，引起第 2 次病毒血症。此时病毒可播散至全身各组织器官，但以口、呼吸道、眼结膜、皮肤及胃肠道等部位为主，并表现出一系列的临床症状及体征。至感染后第 15～17 d，病毒血症逐渐消失，器官内病毒快速减少至消失。

麻疹患儿在出疹前 5 d 至出疹后 4 d 具有传染性，其中在前驱期末，即呼吸道症状出现时传染性最强。未接种疫苗或未获得任何免疫力的人群为麻疹的易感人群，在我国主要 8 月龄～5 岁的儿童。然而近年来随着麻疹疫苗预防接种的普及，我国麻疹发病年龄有向两极移动趋势，首先，年长儿及青少年随着接种疫苗后抗体滴度逐渐降低，发病率有增高趋势；其次，由于麻疹的自然感染率下降，青年母亲多为未经过麻疹自然免疫者，其体内抗体滴度较低，出生的子女缺乏母传麻疹病毒抗体或抗体水平很低，婴儿出生后很快抗体转阴，小婴儿麻醉病例增多。

三、临床特征

（一）典型麻疹

免疫力健全的人群中典型麻疹分为 4 期，分别为潜伏期、前驱期、出疹期、恢复期。

1. 潜伏期

一般为 6～18 d，平均 13 d。一般来说，感染者在此期没有症状，偶可见一过性呼吸道症状或发热，多为低热。

2. 前驱期

一般 2～4 d，最长可持续 8 d 左右。此期通常以发热、全身不适、厌食起病，继之出现结膜炎、流涕、咳嗽等症状。发热为此期典型表现，可有多种热型，体温可高达 40 ℃。结膜炎的轻重程度不同，可出现畏光、流泪。在出疹前约 48 h 下磨牙所对应的颊黏膜上可出现直径 1～3 mm 的灰白色斑点，外周有红晕，称为麻疹黏膜斑（柯氏斑），可形象地描述为 "红色的背景上散落的盐粒"。初起时仅数个，在 1～2 d 内迅速增多，可波及整个颊黏膜，甚至唇黏膜、硬软腭，部分可融合，在出疹后 2～3 d 迅速消失。该症状为前驱期的特异性体征，具有诊断价值。

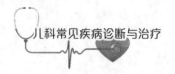
3. 出疹期

发热后 2～4 d 开始出现皮疹，此期持续 3～5 d。皮疹首先出现于耳后、发际，渐及前额、面部，自上而下蔓延至颈部、躯干、四肢，最后到达手掌和足底。皮疹初为淡红色斑丘疹，压之褪色，疹间皮肤正常，可融合成片，继之转为暗红色，部分病例可出现出血性皮疹。此期发热达到高峰，可有淋巴结肿大，严重者甚至可出现肝脾肿大，肺部可有干（湿）啰音。

4. 恢复期

在出疹后 3～4 d，皮疹按出疹顺序开始依次消退，全身症状开始逐渐好转。疹退后有糠麸状脱屑，遗留浅褐色色素沉着。整个病程 10～14 d。

（二）非典型麻疹

1. 轻型麻疹

见于对麻疹具有部分免疫力者，包括从母体获得麻疹抗体的小婴儿、近期接受过免疫球蛋白输注者、接种过麻疹疫苗但抗体滴度较低者。潜伏期较长，为 17～21 d，全身症状较轻，皮疹稀疏，传染性不强。

2. 重型麻疹

见于营养不良、免疫力低下或继发严重感染者。全身中毒症状重，皮疹可为出血性，常合并其他脏器功能损害，病情危重，病死率高。

3. 异形麻疹（非典型麻疹综合征）

见于接种过麻疹灭活疫苗者。有高热、头痛、肌痛，多无麻疹黏膜斑，反向出疹顺序，且皮疹形态多样，如斑丘疹、疱疹、紫癜、荨麻疹等。

4. 无皮疹麻疹

见于应用免疫抑制剂、免疫能力较强或接种过麻疹疫苗后发生突破感染者。以发热为主要表现，全病程无皮疹出现，临床诊断困难，需通过前驱症状及血清学检查或麻疹病毒检测才能诊断。

（三）并发症

约 30% 的麻疹患儿可能出现一种或多种并发症。

1. 肺炎

最常见的并发症，也是儿童中麻疹相关死亡的最常见原因，常发生于 5 岁以下儿童。

2. 急性喉炎

多见于 2～3 岁小儿，临床表现为声音嘶哑、犬吠样咳嗽、吸气性呼吸困。

3. 脑炎

发生率约 0.1%，临床表现包括发热、头痛、呕吐、颈项强直、脑膜刺激征、嗜睡、惊厥、昏迷。脑脊液改变与其他病毒性脑炎相似。

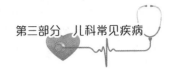

4. 角膜损害

麻疹急性期维生素 A 缺乏常伴有角膜损害，可出现畏光、眼部分泌物增，如不注意护理，一旦合并细菌感染可导致严重后果，如失明、眼球溃烂。

5. 结核恶化

麻疹后机体免疫力受到暂时抑制，使原有潜伏结核病灶变为活动病灶出现结核病的表现，此时结核菌素皮试为假阴性。

6. 其他并发症

包括腹泻、口腔炎、肠系膜淋巴结炎、阑尾炎、中耳炎、心肌炎、心包炎、急性播散性脑脊髓膜炎、亚急性硬化性全脑炎等。

四、辅助检查

1. 血常规

白细胞计数下降，淋巴细胞比例升高。少数可能出现血小板减少。如淋巴细胞严重减少，常提示预后不良。

2. 血清学检查

血清 IgM 阳性或恢复期 IgG 滴度较早期升高 4 倍以上具有诊断价值。

3. 病原学检测

通过鼻咽部分泌物或尿液检测到麻疹病毒抗原，可作出早期诊断。

4. 多核巨细胞检查

取鼻咽分泌物涂片，瑞氏染色后镜检可发现多核巨细胞。出疹前 2 d 至出疹后 1 d 阳性率较高。

五、诊断与鉴别诊断

（一）诊断标准

引用《麻疹诊断》（WS 296—2017），诊断分类如下。

1. 疑似病例

符合以下三项者。

①发热，体温一般超过 38 ℃。

②在病程第 3～4 d 开始出现红色斑丘疹，疹间皮肤正常。出疹顺序一般从耳后、面部开始，自上而下向全身扩展，并可累及黏膜。出疹时间一般持续 3～5 d。

③咳嗽、流涕、喷嚏等上呼吸道卡他症状，并有畏光、流泪、结膜炎症状。

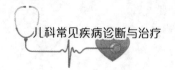

2.临床诊断病例

疑似病例符合以下任何一项。

①具备以下任何一项流行病学史且未明确诊断为其他疾病者：a.在出疹前 7～21 d 与麻疹确诊患儿有接触史；b.在出疹前 7～21 d 有麻疹流行地区居住或旅行史。

②起病早期（一般为病程第 2～3 d）在口腔颊黏膜见到麻疹黏膜斑。

③未采集标本进行实验室检测，且未明确诊断为其他疾病。

3.实验室确诊病例

疑似病例具备以下任何一项。

①采血前 8～56 d 未接种过含麻疹成分的减毒活疫苗，而出疹后 28 d 内血标本中麻疹 IgM 阳性。

②咽拭子或尿液标本中麻疹病毒核酸阳性或分离到麻疹病毒。

③恢复期血标本麻疹 IgG 抗体滴度比急性期升高 4 倍及以上，或急性期抗体阴性而恢复期抗体阳转。

（五）鉴别诊断

1.风疹

一般发热后 1～2 d 出疹，皮疹分部以面、颈、躯干为主，疹退后无脱屑及色素沉着，无麻疹黏膜斑。全身症状轻，常有耳后、枕部淋巴结肿大伴触痛。

2.幼儿急疹

一般情况好，突然高热，持续 3～5 d，热退后出现皮疹，"热退疹出"为典型特征。

3.猩红热

为细菌感染所致，发热、咽痛明显，1～2 d 内全身出现针尖大小丘疹，疹间皮肤充血、杨梅舌、口周苍白圈、帕氏线为其典型特征。

六、治疗原则

由于麻疹传染性极强，建议所有麻疹患儿到有隔离条件的医院进行住院隔离治疗，避免家庭内或社区内传播。目前无特效抗病毒药物，主要治疗原则为对症支持治疗。

1.隔离

呼吸道及接触隔离。同类患儿可住同一室，要关闭门窗，但需保持通气良好；室内喷洒消毒液或进行紫外线照射；患儿的口、鼻、呼吸道分泌物应消毒；进入病室的医务人员需戴口罩、帽子、穿隔离衣。麻疹患儿应隔离至出疹后 5 d，若有并发症则应隔离至出疹后 10 d。

2.饮食

流质饮食或软食为主。应注意保证摄入充足水分，进食易消化、营养丰富的食物。

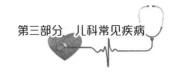

3. 环境

保持室内空气新鲜，保持适宜的温度、湿度，避免强光照射。

4. 护理

注意皮肤护理，保持眼、鼻、口腔清洁。

5. 退热

可根据患儿情况酌情给予退热治疗，不提倡过于积极的退热治疗，急骤退热会妨碍出疹，导致病毒血症延长。退热药物可选用对乙酰氨基酚、布洛芬。忌用糖皮质激素退热，其常会导致重症麻疹的发生。

6. 补液

对于反复发热、进食较差的患儿，可给予补液治疗。普通的维持补液可选择等张的5%葡萄糖氯化钠注射液进行补液治疗，或根据电解质情况调整液体张力及浓度。

7. 维生素A的应用

维生素A缺乏可导致疾病病程延长，并且增加麻疹后相关并发症发生的风险。WHO推荐针对所有麻疹儿童给予口服维生素A治疗，1次/d，连用2d，每次剂量：不足6月龄，50 000 IU；6～11月龄，100 000 IU；超过12月龄：200 000 IU。

8. 治疗并发症

若出现咳嗽、声音嘶哑等喉炎表现，应给予雾化治疗。若出现气促、发绀表现，应给予吸氧治疗。若合并细菌感染（如出现白细胞计数及中性粒细胞百分比升高、CRP升高等），应根据不同年龄特点及感染部位，经验性选择合理的抗感染治疗策略。若出现惊厥，应给予镇静止惊治疗。

七、疾病预防

1. 管理传染源

感染患儿应隔离至出疹后5d，有并发症患儿应隔离至出疹后10d。

2. 切断传播途径

患儿居住处应保持通气良好，并给予紫外线照射消毒。在麻疹流行期间，易感者应尽量避免去人群密集的场所。对于暴露后易感者，应自暴露后21d内给予隔离。

3. 保护易感人群

（1）主动免疫

接种麻疹减毒活疫苗。2007年开始，我国扩大了免疫计划，实施2剂次含麻疹成分疫苗免疫程序，即8月龄接种第1剂（使用麻疹—风疹联合疫苗），18～24月龄接种第2剂（使用麻疹—流行性腮腺炎—风疹联合疫苗）。在麻疹流行期间，易感者应在接触麻疹患儿2d内进行麻疹疫苗应急

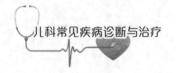

接种，可防止麻疹发生或减轻病情。

（2）被动免疫

对婴幼儿或营养不良儿，以及未接种过麻疹疫苗者，在接触麻疹患儿 5 d 内，进行 IVIg 治疗（400 mg/kg）可预防发病。被动免疫维持 3～8 周，以后还应采取主动免疫。

第二节　水　痘

一、概述

水痘是由水痘—带状疱疹病毒（varicella-zoster virus，VZV）感染导致的，VZV 即人类疱疹病毒 3 型，在人类可引起 2 种不同的疾病，即水痘和带状疱疹。原发性感染会引起水痘，而病毒潜伏感染后再活化则引起带状疱疹。随着水痘疫苗的推广，水痘的患病率已明显下降，水痘相关的并发症也显著减少。水痘具有极强的传染性，可通过近距离的飞沫传播，或接触患儿皮损感染，亦可通过空气传播。所有年龄段人群均易感，其中幼儿和学龄前儿童高发。水痘患儿是唯一的传染源，发病前 1～2 d 至皮疹结痂为水痘的传染期。在温带国家，水痘一年四季均可发病，通常发病高峰在每年的 3～5 月。

二、病因

VZV 是双链 DNA 病毒，仅有一个血清型，当其通过呼吸道或其他途径进入人体后，会在局部淋巴结中增殖，4～6 d 后入血形成第 1 次病毒血症，并在肝脾及单核吞噬细胞系统内增值后再次入血，产生第二次病毒血症，并向全身扩散，主要在肝脾及网状内皮系统，导致器官病变。引起皮肤黏膜损害，细胞免疫功能低下人群可出现皮肤黏膜及内脏广泛出血、坏死性病变。水痘痊愈后，病毒可潜伏在神经节内，在机体免疫功能低下时被激活，沿神经支配的皮肤出现带状疱疹，并具有传染性。

三、临床特征

（一）典型水痘

通常包括三期，分别为潜伏期、前驱期、出疹期。

1.潜伏期

10～21 d，平均 14～16 d。

2.前驱期

婴幼儿可无前驱症状，年长儿在皮损出现前可有低热、畏寒、咽痛、乏力、食欲减退等非特异性症状，之后在 1 d 内出现皮损。

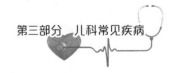

3. 出疹期

水痘的皮损通常先出现在头部和躯干，之后波及面部及四肢，伴瘙痒。皮疹初期为红色斑疹，数小时到 1 d 内转变为丘疹，很快变为疱疹。初期疱液清凉，疱壁薄，呈水珠状，后疱液逐渐变浑浊，疱壁紧张，周围伴红晕，水疱中央可呈脐窝状。1 ～ 2 d 后疱疹开始干瘪、结痂，发病 1 周后痂壳脱落，一般不留瘢痕，局部可出现暂时性色素减退。黏膜易受侵犯，常见于口腔、结膜、外阴及肛门等处。

水痘的皮损有两个较为显著的特征：一个特征是向心性分布，即皮损以躯干、头、腰部多见；另一个特征为斑、丘、疱、痂"四世同堂"，即皮疹分批出现，不同形态皮损（斑疹、丘疹、水疱、结痂）可同时出现，均为诊断水痘的重要依据。

（二）进展型水痘

这是原发性 VZV 感染的一种严重并发症，此型伴有内脏器官受累、凝血障碍、严重出血和持续发生皮肤水疱损害。在无其他疾病的青年或成年人、免疫受损的儿童、妊娠妇女和新生儿，都可能出现严重腹痛和出血性疱疹。在有先天性细胞免疫缺陷和有恶性肿瘤，特别是在潜伏期内接受化疗的患儿，以及淋巴细胞绝对计数在 500 细胞 /mm³ 以下者，发生进展型水痘的危险最大。器官移植后的儿童也较易患此型水痘。较大规模的调查表明，接受抗肿瘤治疗的儿童患水痘而未接受抗病毒治疗者病死率达 7%，死亡多发生于作出水痘肺炎诊断后的 3 d 以内。接受长期、小剂量肾上腺皮质激素制剂的儿童一般不出现进展型水痘，但接受大剂量这类制剂的儿童以及接受吸入性皮质类固醇制剂治疗者，也确实可出现进展型的水痘。在 HIV 感染的儿童，可出现不平常的皮疹，如过度角化型的皮疹，也可有连续不断地出现新皮疹，时间长达数周至数月。

（三）新生儿水痘及先天性水痘综合征

1. 新生儿水痘

可由妊娠妇女在围生期感染或出生后新生儿接触感染所引起。妊娠妇女分娩前 5 d 至分娩后 2 d 患水痘引起的新生儿感染，往往比较严重，病死率较高。表现为病毒血症、皮疹严重，并发水痘脑炎、DIC 等。出生后水痘发生的时间越晚，发生并发症的机会愈少。

2. 先天性水痘综合征

是由于胎儿在孕早期暴露于 VZV 所致。此综合征主要影响皮肤、肢体、眼和脑。典型的皮肤损害是叶痕，呈锯齿形的瘢痕形成，受累肢体短而且发育不良。患儿至 7 月龄时，水痘病毒 IgG 抗体仍可阳性。

（四）突破性水痘

接种水痘疫苗 6 周后出现的野生型水痘 - 带状疱疹病毒感染病例称为突破性水痘。通常症状较未接种疫苗患儿轻，皮疹常不典型，无水疱、结痂等，类似蚊虫叮咬皮疹，多不伴发热。

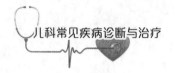

（五）并发症

1. 肺炎

多见于免疫缺陷者、新生儿。于病后 1～6 d 发生，表现为发热、咳嗽、呼吸困难、咯血、胸痛和肺部啰音。胸片显示两肺散在斑片状或结节状影。

2. 脑炎

常发生于出疹后第 2～6 d 或出疹前或病愈后，与一般病毒性脑炎相似，亦可累及小脑，表现为共济失调。

3. 皮肤细菌感染

疱疹破溃时可合并细菌感染，病原体以化脓性链球菌、金黄色葡萄球菌为多见。

4. 其他并发症

包括心肌炎、血小板减少、肝功能异常、肾炎等。

四、辅助检查

（一）一般检查

发病早期外周血白细胞总数正常或稍高。

（二）病原学和血清学检查

1. 核酸检测

疱液、咽拭子、血液、脑脊液等标本中水痘病毒核酸阳性。

2. 病毒培养

疱疹液病毒培养分离到水痘病毒。

3. 抗原检测

疱疹基部刮片或疱疹液 VZV 抗原阳性。

4. 血清学检查

VZV-IgG 抗体阳转或恢复期较急性期滴度呈 4 倍及以上升高。VZV-IgM 阳性提示近期感染。

五、诊断与鉴别诊断

（一）诊断标准

结合流行病学史、临床表现、实验室检查等综合分析，作出诊断。皮疹特点对诊断很重要，同时需结合流行病学史，包括水痘或带状疱疹患儿接触史、水痘疫苗接种史来分析。当皮损不典型时，相关的辅助检查，如水痘核酸检测可帮助确诊。

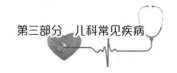

（二）鉴别诊断

1. 单纯疱疹病毒（HSV）感染

由 HSV-1 型或 2 型感染所致，皮疹形态为疱疹，免疫功能低下者和湿疹患儿可发生全身性疱疹。通过特异性抗体、核酸等病原学检查可鉴别。

2. 丘疹样荨麻疹

多发生于虫咬后或与食物过敏有关。皮疹成批出现，多见于四肢伸面，为红色丘疹或丘疱疹，皮疹质坚，疱壁厚而不易破，瘙痒常较明显，可迁延数周至数月。

3. 脓疱病

为化脓性链球菌引起的化脓性疱疹，疱液涂片或培养可检出细菌。

4. 手足口病

皮疹多见于口腔、手、足和臀部。初为斑丘疹，后转为疱疹，不结痂；口腔黏膜可见疱疹和溃疡。EV71、CoxA6、CoxA16 等肠道病毒特异性抗体或核酸检测阳性有助于诊断。

5. 猴痘

发病后 1～3 d 出现皮疹。皮疹首先出现在面部，逐渐蔓延至四肢及其他部位，皮疹多呈离心性分布，面部和四肢皮疹较躯干更为多见，手心和脚掌均可出现皮疹；也可累及口腔黏膜、消化道、生殖器、结膜和角膜等。从发病至结痂脱落 2～4 周。疱液、血液、咽拭子等标本猴痘病毒核酸检测阳性有助于诊断。

六、治疗原则

1. 一般治疗

水痘患儿应严密隔离，除了空气隔离外还应当注意接触隔离。注意休息，给予易消化食物，加强皮肤护理，避免继发细菌感染。勤剪指甲，避免抓挠而继发细菌感染。局部皮损有细菌感染迹象时，可外涂抗菌药物软膏。

2. 抗病毒治疗

①对有免疫力的儿童及无并发症的水痘儿童不推荐常规使用阿昔洛韦抗病毒治疗。

②对免疫功能受损患儿、存在严重并发症（如水痘肺炎或水痘脑炎）的免疫功能正常患儿、围产期感染和有并发症的新生儿静脉给药，每次 10～20 mg/kg（不超过 800 mg），每 8 h/ 次，连用 7 d 或至无新的皮疹出现。

③对 13 岁或更大儿童和年龄为 12 个月或 12 个月以上并且过去有慢性皮肤或肺部疾病、正在接受短期或间歇性或吸入性肾上腺皮质激素制剂、接受长期的水杨酸制剂治疗儿童，可按口服阿昔洛韦每次 20 mg/kg 最大每次 800 mg，每日 4 次，共 5 d。

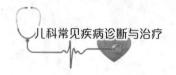
④口服阿昔洛韦 [80 mg/（kg·d）] 对免疫健全的儿童水痘病例有适度的益处而且无毒性，但只有在水痘发病后 24 h 内开始治疗才有效。

七、疾病预防

应注意日常手卫生，不去人群聚集的地方，避免接触水痘或带状疱疹患儿。对所有对水痘易感的儿童和成人都应进行水痘减毒活疫苗的接种。国产水痘疫苗接种后全身和局部反应轻微，具有良好的有效性和安全性，可用作水痘 – 带状疱疹病毒主动免疫预防。1.5 岁后可接种，4～6 岁时需追加一剂。

对轻度 HIV 感染（按 CDC 诊断分类标准属于 NI 或 A1）的儿童接种水痘减毒活疫苗 2 次，CD4 阳性 T 细胞略有降低，以后恢复。对病程无影响，能在 60% 的接受接种者引起抗体产生。故对轻度 HIV 感染儿童，水痘减毒活疫苗是安全有效的。

对于高危易感个体（免疫受损者、妊娠、接受免疫抑制治疗者等）暴露于水痘患儿后的预防，可选用以下三种办法之一：

① VZIG。

②阿昔洛韦，在暴露后 8 d 或 9 d 内开始，持续用药 7 d。

③用水痘减毒活疫苗，须在暴露后 3 d 内接种。

第三节　手足口病

一、概述

手足口病（hand-foot-mootn disease，HFMD）是由肠道病毒感染引起的一种儿童常见传染病，以发热、口腔黏膜疱疹或溃疡，手、足、臀等部位皮肤出疹为主要特征。该病为自限性，绝大多数患儿预后良好，少数患儿会出现严重的并发症，如脑炎、脑干脑炎、急性弛缓性麻痹、肺水肿、肺出血、心肺功能衰竭甚至死亡等。手足口病是全球性疾病，我国各地全年均有发生，发病人群主要为 5 岁以下儿童，同一儿童可因感染不同血清型的肠道病毒而多次发病。

2008 年 5 月我国将手足口病纳入丙类传染病进行管理。手足口病患儿和隐性感染者为主要传染源，其隐性感染率高；另外还可通过感染者的粪便、咽喉分泌物、唾液和疱疹液等广泛传播。密切接触是手足口病重要的传播方式，通过接触被病毒污染的手，或是生活用具，如毛巾、玩具、食具、奶具等可引起感染；饮用或食入被病毒污染的水和食物也可感染；还有研究者认为可通过呼吸道飞沫传播。

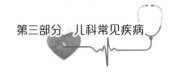

二、病因

肠道病毒属于小 RNA 病毒科肠道病毒属，是引起手足口病的病原体。主要致病病毒包括：

①柯萨奇病毒（Coxsackie virus，CV）的 A 组 4～7 型、9 型、10 型、16 型和 B 组 1～3 型、5 型。

②埃可病毒（ECHO virus）的部分血清型。

③肠道病毒 71 型（EV-71）等。其中以肠道病毒 71 型（EV-71）、柯萨奇病毒 A16 型（CV-A16）、柯萨奇病毒 A6 型（CV-A6）、柯萨奇病毒 A10 型（CV-A10）最为常见，其中重症和死亡患儿多数由 EV-71 感染所致。近年部分地区 CV-A6、CV-A10 有增多趋势。肠道病毒各型之间无交叉免疫力。

三、临床特征

潜伏期多为 2～10 d，平均 3～5 d。根据疾病的发展过程，将手足口病分五期，分别为出疹期、神经系统受累期、心肺功能衰竭前期、心肺功能衰竭期及恢复期。根据其进展的程度及严重性分为普通型、重症型及危重症型。

（一）出疹期

绝大多数患儿在出疹期即痊愈，即为手足口病普通型。主要表现为手、足、口、臀等部位出疹，可伴或不伴发热、咳嗽、流涕、食欲减退等症状。部分患儿仅表现为皮疹或疱疹性咽峡炎。典型皮疹表现为口腔咽喉部、软腭、手心及足底的疱疹，皮疹周围有炎性红晕，疱疹内液体较少，不痛不痒。口腔疱疹很快发展为溃疡，有明显的疼痛。婴幼儿不能表述咽痛，可表现为流涎、拒绝进食。皮疹较多时，在臀部、大腿、膝盖等处可出现斑丘疹、丘疹、丘疱疹。皮疹恢复时不结痂、不留瘢痕。某些肠道病毒，如 CV-A6 和 CV-A10，所致皮损严重，皮疹可表现为大疱样改变，伴疼痛及痒感，且可不限于手、足、口部位。

（二）神经系统受累期

少数患儿可出现中枢神经系统损害，即神经系统受累期，此期属于手足口病重症型。大多可痊愈。多发生在病程 1～5 d，表现为精神差、嗜睡、吸吮无力、易惊、头痛、呕吐、烦躁、肢体抖动、肌无力、颈项强直等。脑脊液检查可有病毒性脑膜炎的改变。

（三）心肺功能衰竭前期

此期患儿属于手足口病危重型。多发生在病程 5 d 内，表现为心率和呼吸增快、出冷汗、四肢末梢发凉、皮肤发花、血压升高。对该期患儿及时识别并正确治疗，是降低病死率的关键。

（四）心肺功能衰竭期

此期患儿属于手足口病危重型。可在心肺功能衰竭前期的基础上迅速进入该期。临床表现为心动过速（个别患儿心动过缓）、呼吸急促、口唇发绀、咳粉红色泡沫痰或血性液体、血压降低或休

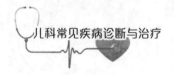

克。亦有患儿以严重脑功能衰竭为主要表现，临床可见抽搐、严重意识障碍、中枢性呼吸和循环衰竭等全脑炎表现，病死率极高。

（五）恢复期

此期患儿体温逐渐正常，对血管活性药物的依赖逐渐减少，神经系统受累症状和心肺功能逐渐恢复。少数患儿可遗留神经系统后遗症，表现为脑干脑炎、脑脊髓炎、脑脊髓膜炎等，发展为循环衰竭、神经源性肺水肿的患儿病死率高。部分手足口病患儿（多见于 CV-A6、CV-A10 感染者）在病后 2～4 周有脱甲的症状，新甲于 1～2 个月内长出。

四、辅助检查

1. 血常规及 C 反应蛋白（CRP）

多数患儿白细胞计数正常，重症患儿白细胞计数、中性粒细胞百分比及 CRP 可升高，部分患儿显著升高。

2. 血生化检查

重症患儿丙氨酸氨基转移酶、谷草转氨酶、肌酸激酶同工酶 MB 升高，部分危重患儿肌钙蛋白、血糖、乳酸升高。

3. 脑脊液

神经系统受累时，脑脊液检查符合病毒性脑膜炎和 / 或脑炎特点，表现为外观清亮、压力增高；白细胞计数增多，以单核细胞为主（早期以多核细胞升高为主）；蛋白正常或轻度增多，糖和氯化物正常；细菌培养阴性。

4. 血气分析

呼吸系统受累时或重症病例可有动脉血氧分压降低，血氧饱和度下降，二氧化碳分压升高，酸中毒等。

5. 病原学

咽拭子、粪便或肛拭子标本肠道病毒特异性核酸检测阳性。急性期血清相关病毒 IgM 抗体阳性。恢复期血清 CV-A16、EV-A71 或其他可引起手足口病的肠道病毒中和抗体比急性期有 4 倍及以上升高。

6. 影像学

重症及危重症患儿并发神经源性肺水肿时，两肺野透亮度减低，"磨玻璃"样改变，局限或广泛分布的斑片状、大片状阴影，进展迅速，称为"蝴蝶征"。神经系统受累者 MRI 检查表现为脑桥、延髓及中脑的斑点状或斑片状 T1 WI 低信号、T2 WI 高信号。并发急性弛缓性麻痹者可显示受累节段脊髓前角区的斑点状对称或不对称的长 T1 长 T2 信号。

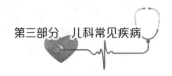

7. 心电图

可见窦性心动过速或过缓，QT 间期延长，ST–T 改变。

8. 脑电图

神经受累者可表现为弥漫性慢波，少数可出现棘（尖）慢波。

9. 超声心动图

重症患儿可出现心肌收缩和 / 或舒张功能减低，节段性室壁运动异常，射血分数降低等。

五、诊断与鉴别诊断

（一）诊断标准

结合流行病学史及临床表现即可作出临床诊断。在临床诊断的基础上，结合病原学检查可明确诊断。

1. 临床诊断

包括学龄前儿童、婴幼儿发病、流行季节、当地托幼机构及周围人群有手足口病流行、发病前与手足口病患儿有直接或间接接触史。并符合前述典型临床表现，即可临床诊断。

2. 确诊

极少数患儿皮疹不典型，部分患儿仅表现为脑炎或脑膜炎等，诊断需结合病原学或血清学检查结果。在临床诊断基础上，具有病原学检查阳性者即可确诊，如肠道病毒（CV–A16、EV–71 等）特异性核酸检测阳性。

3. 重症病例的早期识别

（1）持续高热

体温超过 39 ℃，常规退热效果不佳，或体温超过 38.5 ℃并持续超过 3 d。

（2）神经系统损害表现

包括脑干脑炎、无菌性脑膜炎、脑炎，以及弛缓性瘫痪。具体表现为精神萎靡、嗜睡、头痛、眼球震颤或上翻、呕吐、易惊、肢体抖动、肌阵挛、肌无力、站立或坐立不稳、抽搐、意识障碍等，脑脊液检查符合无菌性脑膜炎的改变。

（3）呼吸系统异常

呼吸增快、减慢或节律不整，安静状态下呼吸频率超过 30～40 次 /min。

（4）循环功能障碍

包括心率显著增快（超过 160 次 /min）、出冷汗、四肢末梢发凉、皮肤发花、血压升高或降低、毛细血管再充盈时间延长（大于 2 s）。

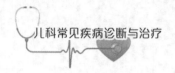

（5）实验室检查满足其中之一

①外周血白细胞计数升高，外周血白细胞计数超过 15×10 L，除外其他感染因素。

②血糖升高，出现应激性高血糖，血糖超过 8.3 mmol/L。

③肌酶高。

④血乳酸升高，出现循环功能障碍时，通常乳酸超过 2.0 mmol/L，其升高程度可作为判断预后的参考指标。

（二）鉴别诊断

1. 其他出疹性疾病

手足口病普通患儿需与儿童出疹性疾病，如丘疹性荨麻疹、水痘、带状疱疹、脓疱疮等鉴别；CV-A6 或 CV-A10 所致大疱性皮疹需与渗出性多形性红斑相鉴别；仅表现为疱疹性咽峡炎时，需与单纯疱疹病毒引起的龈口炎鉴别。其典型皮损特点、流行病学史及发病年龄等均可为鉴别诊断提供参考依据，皮疹不典型者，应完善病原学检查以帮助鉴别。

2. 对皮疹不典型合并神经系统损害

需与单纯疱疹病毒、巨细胞病毒、EB 病毒等所致脑炎或脑膜炎鉴别，主要还是结合流行病学史，同时应尽快留取标本，进行肠道病毒，尤其是 EV-71 的病毒学检查，以作出诊断。

3. 重症病例

重症病例合并弛缓性瘫痪时需与脊髓灰质炎鉴别，脊髓灰质炎主要表现为双峰热，病程第 2 周退热前或退热过程中出现弛缓性瘫痪，病情多在热退后达到顶点，无皮疹。

六、治疗原则

目前尚无特效抗肠道病毒药物可用，主要为一般对症和支持治疗。

1. 一般治疗

普通患儿门诊治疗。儿童通过接触被病毒污染的手、毛巾、手绢、牙杯、玩具、食具及床上用品等，均可导致感染，所以应注意手卫生和物品的清洁消毒，避免交叉感染；饮食勿过热，避免因疼痛拒食；还需做好口腔和皮肤护理。

①应积极控制高热，体温超过 38.5 ℃者，可应用退热药物治疗，常用药物为布洛芬 [5～10 mg/（kg·次）] 或对乙酰氨基酚 [10～15 mg/（kg·次）]，间隔 6 h 可重复使用，可配合物理降温（温水擦浴、使用退热贴等）。

②保持环境安静，注意休息，惊厥患儿需要及时止惊，可选用苯巴比妥钠肌注，6～8 mg/（kg·次），每次最大剂量不超过 100 mg，地西泮缓慢静脉注射，0.3～0.5 mg/（kg·次），最大剂量不超过 10 mg/次，注射速度 1～2 mg/min。需严密监测生命体征，做好呼吸支持准备；也可使用水合氯醛

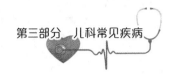

灌肠抗惊厥；保持呼吸道通畅，必要时吸氧；注意营养支持，维持水电解质平衡。

2. 病因治疗

目前尚无特效抗肠道病毒药物。研究显示，干扰素 α 喷雾或雾化[2～4U/（kg·次），1～2次/d]、利巴韦林静脉滴注早期使用可有一定疗效，若使用利巴韦林应关注其不良反应和生殖毒性。不应使用阿昔洛韦、更昔洛韦、单磷酸阿糖腺苷等药物治疗。

3. 重症病例治疗

（1）合并神经系统受累的病例

①对症治疗：如降温、镇静、止惊（地西泮、苯巴比妥钠、水合氯醛等）。

②控制颅高压：限制入量，给予甘露醇脱水，剂量每次 0.5～1.0 g/kg，Q4 h～Q8 h，20～30 敏快速静脉注射；严重颅内高压或脑疝时，可增加频次至每 2～4 h/ 次。根据病情调整给药时间和剂量，有心功能障碍者，可使用利尿剂，如味塞米 1～2 mg/kg 静脉注射；严重颅内高压或低钠血症患儿可考虑联合使用高渗盐水（3% 氯化钠）。

③静脉注射丙种球蛋白：每次 1 g/kg×2 次或每次 2 g/kg×1 次。

④酌情使用糖皮质激素：可选用甲基泼尼龙 1～2 mg/（kg·d），或氢化可的 3～5 mg/（kg·d），或地塞米松 0.2～0.5 mg/（kg·d），一般疗程 3～5 d。

⑤呼吸衰竭者进行机械通气，加强呼吸管理。

（2）合并呼吸、循环系统受累的病例

①保持呼吸道通畅，吸氧。

②建立静脉通路，监测呼吸、心率、血压及血氧饱和度。

③呼吸衰竭时及时气管插管，使用正压机械通气，根据血气分析随时调整呼吸参数。

④必要时使用血管活性药物、丙种球蛋白等。

七、疾病预防

本病至今尚无特异性预防方法。

（一）一般预防措施

保持良好的个人卫生习惯是预防手足口病的关键。勤洗手，不要让儿童喝生水，吃生冷食物。儿童玩具和常接触到的物品应当定期进行清洁消毒。避免儿童与患手足口病儿童密切接触。各地要做好疫情报告，托幼单位应做好晨间检查，及时发现病人，采集标本，明确病原学诊断，并做好患儿粪便及其用具的消毒处理，预防疾病的蔓延扩散。密切接触患儿的体弱婴幼儿可酌情注射丙种球蛋白。

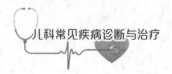

（二）接种疫苗

EV–A71 型灭活疫苗可用于 6 月龄～ 5 岁儿童预防 EV–A71 感染所致的手足口病，基础免疫程序为 2 剂次，间隔 1 个月，鼓励在 12 月龄前完成接种。

第四节　流行性腮腺炎

一、概述

流行性腮腺炎是由腮腺炎病毒引起的急性呼吸道传染病。临床特征为腮腺（包括颌下腺和舌下腺）非化脓性肿胀、疼痛和发热，并可累及其他各种腺体及其他器官，可并发脑炎、脑膜炎、胰腺炎、睾丸炎和卵巢炎等，属于我国法定丙类传染病。本病在全球各地均有发生，好发于儿童和青少年，全年均可发病，晚冬至早春为发病高峰期，在人口密集的群体中可引起暴发流行。一般预后良好，极少数发生脑炎的重症患儿可致死，也可造成永久性听力损伤。

二、病因

腮腺炎病毒属副黏病毒科腮腺炎病毒属，单股 RNA 病毒，只有一个血清型。对物理和化学因素敏感，加热至 55 ～ 60 ℃，20 min 后即失去活力，甲醛溶液和紫外线也可将其灭活；但其耐低温，4 ℃可存活 2 个月以上。

人是流行性腮腺炎病毒的唯一宿主，该病患儿和隐性感染者为传染源，可通过呼吸道飞沫、直接接触或接触被病毒污染的食物或物品等传播，腮腺炎出现前 2 d 至出现后 5 d 通常具有传染性，传染性低于麻疹和水痘。人群对腮腺炎病毒普遍易感，1 岁以内婴儿有来自母体的保护性抗体，因而极少发病，疫苗接种能有效预防本病，自然感染后可获得持久免疫力。仅有 1%～ 2% 的人可能再次感染。孕妇在妊娠早期感染腮腺炎病毒可通过胎盘传递给胎儿导致胎儿感染，但与不良妊娠结局的相关性尚不明确。

三、临床特征

潜伏期 12 ～ 25 d，平均 16 ～ 18 d，急性起病，呈自限性，15%～ 20% 的患儿为隐性感染。应当注意的是，并发症可发生于无腮腺炎表现的感染者。

（一）典型表现

典型病例临床上以腮腺炎为主要表现。病初可有发热（一般为低热，持续 3 ～ 4 d）、头痛、肌痛、乏力、食欲减退、恶心及呕吐等非特异性症状，随后数小时至 48 h 以内逐渐出现腮腺肿大；可为单侧或双侧肿大，约 25% 的病例仅单侧受累，多数患儿先出现单侧腮腺肿大，数日内出现对侧腮

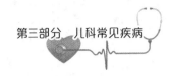

腺肿大，伴胀痛，进食酸性食物时疼痛加剧。腮腺肿大以耳垂为中心，向前、下、后方向发展，边界不清，触之有弹性，表面皮肤无发红，但皮温可有升高，有压痛，同侧腮腺导管开口处红肿。腮腺肿大一般 1～3 d 达高峰，1 周左右消退，整个病程 10～14 d。此外，约 10％的病例可出现颌下腺和舌下腺受累。

（二）非典型表现

多见于幼儿，可仅有发热和上呼吸道感染的症状，而无腮腺及其他唾液腺肿大，或仅表现为其他唾液腺（如颌下腺）肿大。

（三）神经系统并发症

1. 脑膜脑炎

较为常见，多在腮腺肿大后 1 周左右出现，也可发生在腮腺肿大前或腮腺肿后 2 周内，临床表现及脑脊液改变与其他病毒性脑膜脑炎相似。疾病早期，脑脊液中可分离出腮腺炎病毒，大多数预后良好，但也偶有死亡及留有神经系统后遗症者。

2. 多发性神经炎、脑脊髓炎

偶有腮腺炎后 1～3 周出现多发性神经炎、脑脊髓炎，但预后多良好。肿大腮腺可压迫面神经引起暂时性面神经麻痹，有时出现三叉神经炎、偏瘫、截瘫及上升性麻痹等。

3. 耳聋

由听神经受累所致，发生率虽不高（约 1/15000），但可发展成永久性和完全性耳聋，75％为单侧，故影响较小。

（四）睾丸炎

睾丸炎是青春期后男性患儿的常见并发症，通常出现在腮腺炎发生后 5～10 d，表现为发热、睾丸肿痛，多为单侧受累，约 1/3 患儿为双侧受累。30％～50％未接种疫苗的流行性腮腺炎睾丸炎患儿会出现睾丸萎缩，但很少发生不育症。

（五）卵巢炎

青春期后女性流行性腮腺炎患儿中约 5％会发生卵巢炎，表现为下腹痛、压痛和发热，右侧卵巢炎者需注意与阑尾炎相鉴别。目前流行性腮腺炎并发卵巢炎与女性不孕的相关性尚不明确。

（六）胰腺炎

常于腮腺肿大数日后发生，以中上腹疼痛为主要症状，可伴有发热、呕吐、腹胀或腹泻等，多数为良性病程，发生重症胰腺炎者极少见。由于腮腺炎本身可以引起血、尿淀粉酶增高，故淀粉酶增高不具有诊断价值，行血脂肪酶检测有助于诊断。

（七）其他并发症

流行性腮腺炎少见的并发症包括甲状腺炎、心肌炎、肾炎、关节炎、肝炎、乳腺炎、脑神经麻痹等。

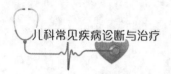

四、辅助检查

1. 血常规

白细胞计数大多正常或稍高，淋巴细胞比例相对升高。

2. 血、尿淀粉酶检测

90%患儿发病早期有血清和尿淀粉酶升高，且升高程度通常与腮腺肿胀程度相平行。

3. 脑脊液检测

并发脑膜炎或脑炎的患儿脑脊液中白细胞轻度升高，分类以淋巴细胞为主，早期也可能以多形核细胞为主，脑脊液蛋白一般正常或轻度升高，糖和氯化物一般正常。

4. 血清学检测

血清检测出流行性腮腺炎病毒核蛋白的 IgM 抗体阳性可作为近期感染的诊断依据，一般在症状出现 3 d 后逐渐升高，部分患儿在症状出现 5 d 以后才能检测到。腮腺炎病毒抗原检测结果可作为早期诊断依据；逆转录聚合酶链反应检测病毒 RNA，可提高对可疑患儿的诊断率。

5. 病毒分离

可从患儿唾液、尿及脑脊液中分离出病毒。

五、诊断及鉴别诊断

（一）诊断标准

典型病例可通过流行病学史、腮腺或其他唾液腺非化脓性肿大的特点，以及血常规提示病毒感染，血清和尿淀粉酶升高，作出临床诊断。病原学确诊：血清中检出腮腺炎病毒 IgM 抗体（排除 1 个月内接种腮腺炎疫苗的影响）是近期感染的证据，RT-PCR 直接检测病毒 RNA，灵敏度高，是早期诊断的最佳检测方式。

（二）鉴别诊断

1. 化脓性（细菌性）腮腺炎

绝大多数为单侧受累，腮腺部位红肿、压痛明显，挤压可见腮腺导管开口处有脓液流出；全身症状有发热、寒战，感染中毒症状明显，外周血白细胞计数升高，中性粒细胞百分比升高。

2. 其他病毒所致腮腺炎

流感病毒、副流感病毒、柯萨奇病毒、腺病毒、巨细胞病毒、单纯疱疹病毒、EB 病毒、HIV 等可引起腮腺炎，其病情均较轻微，可根据病原学检测结果鉴别。

3. 急性淋巴结炎

肿大淋巴结边界清楚、压痛明显，常有邻近部位（如头面部或口咽部）感染病灶，腮腺导管开口无红肿，外周血白细胞计数和中性粒细胞升高。

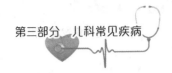

4. 唾液腺结石

常表现为疼痛和肿胀，也可为无痛性肿胀，症状时轻时重，可反复发作，影像学检查可明确诊断。

5. 唾液腺肿瘤

罕见，多数为无痛性肿块或肿胀，影像学和细针穿刺抽吸检查有助于诊断。

六、治疗原则

本病有自限性，目前尚无特效抗病毒药物，以对症支持治疗为主。急性期患儿应注意休息、清淡饮食、多饮水、保持口腔卫生、避免进食刺激性及酸性食物。住院患儿应飞沫隔离，直到腮腺肿胀消退。

1. 一般治疗

发热患儿可给予物理降温及退热药物，如布洛芬或对乙酰氨基酚；头痛、腮腺肿痛、睾丸炎疼痛明显者可给予镇痛药。对于腮腺肿痛明显、难以进食的患儿应给予静脉补液治疗。

2. 局部治疗

肿大腮腺可给予局部中药外敷。

3. 并发症的治疗

出现睾丸炎时，局部给予湿冷敷，将肿大阴囊托起。颅内压增高者给予甘露醇降颅内压，惊厥者给予止惊等处理，直到症状好转。若并发胰腺炎，应禁食，给予静脉补液维持营养及水、电解质平衡。

七、疾病预防

及早隔离患儿直至腮腺肿胀完全消退为止。集体机构的易感儿应检疫 3 周。

流行性腮腺炎大部分可通过暴露前接种疫苗预防，完成两剂疫苗接种的人相对于未接种者在暴露后的发病率可降低约 9 成，即使发病，其症状也可能轻微一些，还可降低并发症的发生。若已发生暴露，则之后的疫苗接种和使用免疫球蛋白均不能阻止疾病发生，也不能减轻疾病的严重性和降低并发症风险。疫苗接种获得的免疫力会逐渐消退，故保护作用并不完全。应注意鸡蛋过敏者不能使用腮腺炎减毒活疫苗。

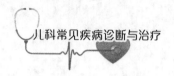

第五节 流行性感冒

一、概述

流行性感冒简称流感是一种由流感病毒引起的丙类传染病。其主要由甲型和乙型流感病毒导致，其中在中国甲型流感最常见。感染流感病毒后，病毒通过与呼吸道表面细胞结合进入细胞并复制，导致全身症状如发热、头痛、肌痛等。流感病毒的抗原变异特性使得它的传染性强，人群普遍易感，且同一人群可以多次感染。由于流感病毒适应冷、湿气候，其在冬春季多见。流感是人类面临的主要公共健康问题之一，儿童是流感的高发人群及重症病例的高危人群。

二、病因

流感病毒属正黏病毒科，为有包膜病毒。根据病毒内部的核蛋白和基质蛋白抗原性的不同分为 A（甲）、B（乙）、C（丙）、D（丁）4 型。A 型流感病毒宿主范围广，能感染包括人、猪、马、狗、禽类和海豹等多种动物，并多次引起世界性的人流感大流行；B 型流感病毒分为 Victoria 系和 Yamagata 系，在人和海豹中发现，可引起季节性流行和暴发，但不会引起世界性的大流行；C 型流感病毒能在人和猪中分离到，但多以散发病例形式出现，一般不引起流行，且感染后症状较轻；D 型流感病毒主要感染猪、牛等，尚未发现感染人。目前已知 A 型流感病毒表面的血凝素蛋白有 18 种亚型（H1 ～ H18），神经氨酸酶蛋白有 11 种亚型（N1 ～ N11），除 H17 N10 和 H18 N11 两种亚型仅在蝙蝠中发现，其余所有亚型均能在鸟类中检测到。目前，引起流感季节性流行的病毒是 A 型中的 H1 N1、H3 N2 亚型及 B 型病毒的 Victoria 和 Yamagata 系。

感染人类的流感病毒的靶细胞主要是呼吸道黏膜上皮细胞。流感患儿和隐性感染者是流感的主要传染源，主要通过其呼吸道分泌物的飞沫传播，也可以通过口腔、鼻腔、眼睛等黏膜直接或间接接触传播。潜伏期常为 1 ～ 4 d（平均 2 d），从潜伏期末到发病的急性期均有传染性。一般感染者在临床症状出现前 24 ～ 48 h 即可排出病毒，在发病后 24 h 内达到高峰。成人和较大年龄儿童一般持续排毒 3 ～ 8 d（平均 5 d），低龄儿童发病时的排毒量与成人无显著差异，但排毒时间更长。与成人相比，婴幼儿病例长期排毒很常见（1 ～ 3 周）。儿童在流感的流行和传播中具有重要作用，流感流行季节儿童的感染率和发病率通常最高，经常将流感病毒传给家庭成员，或作为传染源带入学校和社区婴幼儿、老年人和慢性病患儿是流感高危人群，患流感后出现严重疾病和死亡的风险较高。每年流感流行季节，儿童流感罹患率为 20% ～ 30%，某些高流行季节年感染率可高达 50% 左右。

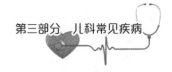

三、临床特征

（一）临床特点

潜伏期一般为 1～7 d，多为 2～4 d。

儿童流感多突然起病，主要症状为发热，体温可达 39～40 ℃，可有畏寒、寒战，多伴头痛、全身肌肉酸痛、乏力、食欲减退等全身症状，常有咳嗽、咽痛、流涕或鼻塞、恶心、呕吐、腹泻等，儿童消化道症状多于成人，常见于乙型流感。婴幼儿流感的临床症状往往不典型。新生儿流感少见，但易合并肺炎，常有脓毒症表现，如嗜睡、拒奶、呼吸暂停等。大多数无并发症的流感患儿症状在 3～7 d 缓解，但咳嗽和体力恢复常需 1～2 周。

重症患儿病情发展迅速，体温常持续在 39 ℃以上，可快速进展为 ARDS、脓毒症、脓毒症休克、心力衰竭、肾衰竭，甚至多器官功能障碍。主要死亡原因是呼吸系统并发症和流感相关性脑病或脑炎。合并细菌感染增加流感病死率，常见细菌为金黄色葡萄球菌、肺炎链球菌及其他链球菌属细菌。

（二）并发症

1. 呼吸系统并发症

包括中耳炎、鼻窦炎、细支气管炎、喉气管支气管炎和肺炎，肺炎是流感患儿最常见的并发症，多见于 2 岁以下婴幼儿，多于 48 h 内持续高热或起病 2～3 d 后体温逐渐升高，常有气促、喘息、发绀、呼吸困难，可伴有呕吐、腹泻等症状。胸部 X 线检查早期双肺呈点状或絮状不规则影，后期融合为小片或大片状阴影，可见气漏综合征，可以有塑型性支气管炎表现。

流感肺炎可同时合并其他病毒、支原体等不同病原感染，合并细菌感染是病情严重和死亡的主要原因之一。

2. 神经系统并发症

包括脑病、脑炎、脑膜炎、脊髓炎、吉兰—巴雷综合征等。急性坏死性脑炎是一种相对少见、危及生命、快速进展的感染后急性脑病，多在流感病毒感染后 12～72 h 出现不同程度的意识障碍、惊厥，可在 24 h 内进展至昏迷、脑疝，甚至死亡。血清转氨酶水平不同程度升高，无高氨血症，脑脊液细胞数基本正常，蛋白增高。影像学显示多灶性脑损伤，包括双侧丘脑、脑室周围白质、内囊、壳核、脑干被盖上部和小脑髓质等。死亡率和致残率较高。

3. 心脏损伤

部分患儿出现心肌酶升高，心电图改变，少数患儿可能发生心肌炎甚至暴发性心肌炎。

4. 肌炎和横纹肌溶解

急性肌炎是流感的一种相对少见的并发症，受累肌肉极度压痛，最常见于小腿肌肉，严重病例可出现肌肉肿胀和海绵样变性。血清磷酸肌酸酶显著增高，肌红蛋白升高，可引起肾衰竭。轻微的

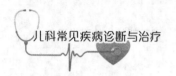

暂时性肌炎伴肌酸激酶轻度升高较典型急性肌炎更常见。

5. 其他并发症

中耳炎较常见，有 10%～50% 的患儿会并发中耳炎，中耳炎的典型发病时间为流感症状出现后 3～4 d。肝脏损害多表现为转氨酶异常、继发性硬化性胆管炎等。

流感病毒感染后可引起免疫功能紊乱，尤以 CD4 比例降低明显。还可出现低钾血症等电解质紊乱等。重症病例可出现肌酐水平增高，甚至溶血尿毒综合征、急性肾小球肾炎、急性肾损伤等。危重症病例可出现脓毒症休克、噬血细胞综合征，危及生命。

四、辅助检查

1. 血常规检查

白细胞总数正常或减少，C 反应蛋白（CRP）可正常或轻度增高。合并细菌感染时，白细胞和中性粒细胞总数增高。重症病例淋巴细胞计数明显降低。

2. 血生化

转氨酶、乳酸脱氢酶、肌酸激酶、肌酸激酶同工酶可升高。

3. 动脉血气分析

重症患儿可有氧分压、血氧饱和度、氧合指数下降，酸碱失衡。

4. 脑脊液

中枢神经系统受累时脑脊液细胞数和蛋白可正常或升高。ANE 典型表现为细胞数大致正常，蛋白升高。

5. 影像学

合并肺炎时可表现为肺内斑片影、磨玻璃影、双侧或多叶段渗出性病灶或实变，少数病例可见胸腔积液。急性坏死性脑病 CT 或 MRI 可见对称性、多灶性脑损伤，包括双侧丘脑、脑室周围白质、内囊、壳核、脑干被盖上部（第四脑室、中脑水管腹侧）和小脑髓质等。

6. 病原学检测

抗原和核酸检测是临床上主要的流感实验室诊断方法。由于抗原检测的敏感性较低，其阴性不能除外流感病毒感染。在流感流行季节，所有流感病毒抗原检测阴性的呼吸道感染住院患儿，有条件的情况下均建议进行核酸检测。病毒分离虽是流感病例确诊的金标准，但其费时费力，不适合临床中流感病毒感染的实验室诊断。

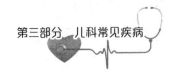

五、诊断与鉴别诊断

（一）诊断标准

主要结合流行病学史、临床表现和病原学检查。

1. 流感样病例

在流感流行季节，出现以下表现：发热，体温超过 38 ℃；伴有咳嗽和 / 或咽痛。

2. 临床诊断病例

出现上述流感临床表现，有流行病学史（发病前 7 d 内在无有效个人防护的情况下与疑似或确诊流感患儿有密切接触，或属于流感样病例聚集发病者之一，或有明确传染他人的证据）且排除其他引起流感样症状的疾病。

3. 确诊病例

流感临床诊断病例，具有以下 1 种或以上病原学检测结果阳性：

①流感病毒核酸检测阳性。

②流感抗原检测阳性。

③流感病毒分离培养阳性。

④急性期和恢复期双份血清流感病毒特异性 IgG 抗体水平呈 4 倍或 4 倍以上升高。

4. 重症病例

流感病例出现下列 1 项或 1 项以上情况者为重症流感病例：

①呼吸困难和 / 或呼吸频率增快：5 岁以上儿童超过 30 次 /min；1 ～ 5 岁超过 40 次 /min；2 ～ 12 月龄超过 50 次 /min；新生儿～ 2 月龄超过 60 次 /min。

②神志改变：反应迟钝、嗜睡、躁动、惊厥等。

③严重呕吐、腹泻，出现脱水表现。

④少尿：儿童尿量不足 0.8 ml/（kg·h），或每日尿量婴幼儿不足 200 ml/m²，学龄前儿童不足 300 ml/m²，学龄儿童不足 400 ml/m²，14 岁以上儿童不足 17 ml/h，或出现急性肾衰竭；

⑤合并肺炎。

⑥原有基础疾病明显加重。

⑦需住院治疗的其他临床情况。

5. 危重病例

出现以下情况之一者：

①呼吸衰竭。

②急性坏死性脑病（ANE）。

③脓毒性休克。

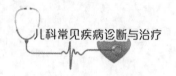

④多脏器功能不全。

⑤出现其他需进行监护治疗的严重临床情况。

（二）鉴别诊断

1.普通感冒

流感的全身症状比普通感冒重；追踪流行病学史有助于鉴别；普通感冒的流感病原学检测阴性，可找到相应的病原学证据，见表3-18。

表3-18 流感和普通感冒的区别

项目	流感	普通感冒
传染性	丙类传染病,传染性强	非传染病
病原	流感病毒	鼻病毒、冠状病毒、副流感病毒及呼吸道合胞病毒等
季节性	有明显季节性(中国北方为11月至次年3月)	季节性不明显
发热程度	多高热(39～40℃),可伴有寒战	不发热或轻、中度热,无寒战
发热持续时间	3～5 d	1～2 d
全身症状	重,头痛、全身肌肉酸痛、乏力、食欲差	少或没有
并发症	可以出现中耳炎、肺炎、脑病或脑炎、心肌炎	罕见
病程	5～10 d	1～3 d
病死率	较高,死亡多由于流感引起原发病急性加重(肺病、心脑血管病)或合并细菌感染(尤其是肺炎链球菌)或死于并发症(肺炎、脑病)	较低

2.其他上呼吸道感染

包括急性咽炎、扁桃体炎、鼻炎和鼻窦炎。感染与症状主要限于相应部位。流感病原学检查阴性。

3.其他下呼吸道感染

流感有咳嗽症状或合并气管一支气管炎时需与急性气管一支气管炎相鉴别；合并肺炎时需要与其他病原体（其他病毒、支原体、衣原体、细菌、真菌、结核分枝杆菌等）导致的肺炎相鉴别。根据临床特征可作出初步判断，病原学检查可确诊。

4.新冠感染

新冠感染轻型、普通型可表现为发热、干咳、咽痛等症状，与流感不易区别；重型、危重型表

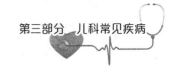

现为重症肺炎、ARDS 和多器官功能障碍，与重症、危重症流感临床表现类似，应当结合流行病学史和病原学鉴别。

六、治疗

1. 一般治疗

大部分流感具有自限性，应着重一般护理和并发症防治。无并发症患儿通常居家隔离治疗，密切观察病情变化。强调一般护理，患儿宜卧床休息，饮食宜清淡，多饮水。合理使用对症治疗药物。高热、烦躁不安、头痛等应给对症处理，可用物理降温或服对乙酰氨基酚或布洛芬等退热剂。儿童避免使用阿司匹林，以防发生瑞氏综合征。

2. 抗病毒药物治疗

流感治疗最基本和最重要的环节，在发病 36 h 或 48 h 内尽早开始抗流感病毒药物治疗。儿童流感的抗病毒药物治疗应根据疾病的严重程度、有无基础疾病、起病时间。

应用指征：①凡实验室病原学确认或高度怀疑流感需要住院的儿童、有发生并发症高危因素的儿童、疾病进行性加重或者发生并发症的儿童，不论基础疾病或者流感疫苗免疫状态，都应当在发病 48 h 内给予治疗，抗病毒药物疗程通常为 5 d。

②对于重症住院病例即使病程超过 48 h，亦应给予抗病毒药物治疗，而且疗程可延长至 10 d。

③对于 5 岁以下儿童尤其是 2 岁以下婴幼儿、长期接受阿司匹林治疗的儿童、免疫抑制状态的儿童、有慢性基础疾病的儿童，如果实验室病原学确认或高度怀疑流感，推荐经验抗病毒药。

我国目前上市的药物有神经氨酸酶抑制剂、血凝素抑制剂和 M2 离子通道阻滞剂三种。

（1）神经氨酸酶抑制剂

对甲型、乙型流感均有效，包括以下几种：

①奥司他韦（胶囊／颗粒）：成人剂量每次 75 mg，每 d2 次。1 岁以下儿童推荐剂量：0～8 月龄，每次 3.0 mg/kg，每日 2 次；9～11 月龄，每次 3.5 mg/kg，每日 2 次。1 岁及以上年龄儿童推荐剂量：体重不足 15 kg 者，每次 30 mg，每日 2 次；体重 15～23 kg 者，每次 45 mg，每日 2 次；体重 23～40 kg 者，每次 60 mg，每日 2 次；体重大于 40 kg 者，每次 75 mg，每日 2 次。疗程 5 d，重症患儿疗程可适当延长。肾功能不全者要根据肾功能调整剂量。

②扎那米韦（吸入喷雾剂）：适用于成人及 7 岁以上青少年，用法：每次 10 mg，每天 2 次（间隔 12 h），疗程 5 d。不推荐原有哮喘或其他慢性呼吸道疾病患儿使用吸入性扎那米韦。不推荐扎那米韦吸入粉剂用雾化器或机械通气装置给药。

③帕拉米韦：成人用量为 300～600 mg，小于 30 d 新生儿 6 mg/kg，31～90 d 婴儿 8 mg/kg，91 天～17 岁儿童 10 mg/kg，静脉滴注，每日 1 次，疗程 1～5 d，重症患儿疗程可适当延长。

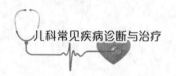

（2）血凝素抑制剂

阿比多尔：可用于成人甲、乙型流感的治疗。用量为每次 200 mg，每日 3 次，疗程 5 d。

（3）M2 离子通道阻滞剂

金刚烷胺和金刚乙胺，对目前流行的流感病毒株耐药，不建议使用。

（4）RNA 依赖的 RNA 聚合酶抑制剂

法匹拉韦 2014 年在日本获批使用；巴洛沙韦 2018 年在美国上市。玛巴洛沙韦口服剂型目前在我国适用于既往健康的成人和 5 岁以上儿童单纯性甲型流感和乙型流感患儿，或存在流感相关并发症高风险的成人和 12 岁以上儿童流感患儿。在症状出现后 48 h 内单次服用本品，推荐剂量为超过 20 kg 至 80 kg 单次口服 40 mg，超过 80 kg 单次口服 80 mg。

3. 重症病例的治疗

（1）治疗原则

积极治疗原发病，防治并发症，并进行有效的器官保护和功能支持。

①对于重症流感患儿，抗病毒治疗疗程尚不明确，有条件的医院可根据核酸检测结果适当延长抗病毒治疗时间。不推荐双倍剂量或联合应用两种神经氨酸酶抑制剂治疗。

②低氧血症或呼吸衰竭是重症和危重症患儿的主要表现，需要密切监护，及时给予相应的治疗，包括常规氧疗、鼻导管高流量氧疗、无创通气或有创机械通气等。对难治性低氧血症患儿，可考虑使用体外膜肺氧合器。出现其他脏器功能损害时，给予相应支持治疗。

③重症流感患儿可合并细菌或真菌感染，需密切关注病情变化，积极留取标本送检病原学，及时、合理应用抗细菌或抗真菌药物。

④合并神经系统并发症时应当给予降颅压、镇静止惊等对症处理；急性坏死性脑病无特效治疗，可给予糖皮质激素和丙种球蛋白等治疗。

⑤合并急性肾损伤的患儿可采用持续的静脉—静脉血液滤过或间断血液透析治疗。肾脏替代治疗有助于合并急性肾功能不全的 ARDS 患儿的液体管理。

（2）其他支持治疗

重视营养支持，纠正内环境紊乱，出现其他脏器功能损害时，给予相应支持治疗。

七、疾病预防

1. 疫苗

每年接种流感疫苗是预防流感最有效的手段，可以显著降低接种者罹患流感和发生严重并发症的风险。6 月龄以上儿童接种流感疫苗对流感病毒感染有保护作用。Meta 分析显示，6～23 月龄儿童接种三价流感疫苗效果为 40%，24～59 月龄儿童为 60%，与国内研究结果类似。6 月龄～8 岁

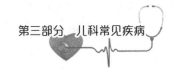

儿童，既往未接种过流感疫苗者，首次接种需接种 2 剂次（间隔超过 4 周）；上一流行季接种过 1 剂或以上流感疫苗的儿童，则建议接种 1 剂。8 岁以上儿童仅需接种 1 剂。

2. 药物预防

尽管疫苗接种是预防流感病毒感染最好的方法，但在流感暴发时，不能采用疫苗预防的人群和以下重点儿童人群可推荐采用药物预防。奥司他韦：对符合预防性用药指征者，建议早期（尽量于暴露后 48 h 内）服用，连续用至末次暴露后 7 ~ 10 d；未能于暴露后 48 h 内用药者，仍建议预防给药。剂量与治疗量相同，一天 1 次，疗程 10 d。

①有流感疫苗禁忌证的流感并发症高危儿童。

②接种流感疫苗 2 周内并未获得最佳免疫力的高危儿童。

③未经免疫且可能与未经免疫的高危儿童或 24 个月以下的婴幼儿有持续、密切接触的家庭成员或卫生保健人员。

④用于封闭的机构环境下（如扩大护理设施）和高风险的儿童有紧密接触的未经免疫的工作人员和儿童控制流感的暴发。

⑤作为高危儿童疫苗接种的补充，包括免疫功能受损的儿童和接种疫苗后没有产生足够的保护性免疫反应的高危儿童。

⑥作为家庭成员和与流感并发症高风险的人群有密切接触的感染患儿的暴露后化学预防。

⑦社区内流行性感冒病毒株与季节性流感疫苗株不匹配时，用于流感并发症高风险的儿童及其家庭成员及密切接触者和健康保健人员的抗病毒化学预防。

第六节　传染性单核细胞增多症

一、概述

传染性单核细胞增多症（infec-tious mononucleosis，IM）是由 EB 病毒（Epstein-Barr virus，EBV）原发感染所致的一种单核—吞噬细胞系统急性增生性传染病，其典型临床"三联症"为发热、咽峡炎和颈淋巴结肿大，可合并肝脾肿大，外周血中异型淋巴细胞增高，IM 是一良性自限性疾病，多数预后良好，但也可发生如上气道梗阻、脑炎、脑膜炎、心肌炎、溶血性贫血、血小板减少性紫癜等并发症，少数可出现噬血综合征等严重并发症。

在婴幼儿，也可为无症状感染或其他不典型临床表现。原发性 EBV 感染后，病毒在记忆性 B 淋巴细胞中建立潜伏感染，受感染者成为终身病毒携带者，其咽部可不定时排泌病毒，成为重要的传染源。EBV 再激活是指机体免疫功能受到抑制和某些因素触发下，潜伏感染的 EBV 被激活而产生病毒复制，引起病毒血症，外周血中能检测到高拷贝的病毒核酸。EBV 再激活可以引起相应的临

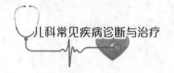

床表现，也可为原有疾病的伴随现象。

二、病因

EB 病毒是人疱疹病毒家族成员之一，与许多疾病相关。传染性单核细胞增多症、慢性活动性 EB 病毒感染、EB 病毒感染相关噬血细胞性淋巴组织细胞增生症是儿童较为常见和重要的 EB 病毒感染相关疾病。

本病的病因为原发性 EB 病毒感染。EB 病毒 在 1964 年由 Epstein 及 Barr 等从非洲儿童恶性淋巴瘤的细胞培养中被首先发现，故命名为 EB 病毒。EBV 属疱疹病毒科，γ 亚科，是一种普遍感染人类的病毒，具有潜伏及转化的特性。EBV 为双链 DNA 病毒，其基因组约 172 kb，编码近 100 种蛋白质。EBV 可分为 1、2 型（也称 A 型和 B 型），我国 EBV 流行株以 1 型（A 型）为主，2 型（B 型）则在非洲多见。1 型 EBV 在体外转化 B 细胞的能力强于 2 型。在免疫受损的患儿，可以发生 1 型和 2 型混合感染。EBV 成熟感染性颗粒直径 150～200 nm，培养约需 4～6 周。1968 年首次发现该病毒是引起 IM 的病原，后经血清流行病学等研究得到证实。

EBV 在正常人群中感染非常普遍，约 90% 以上的成人血清 EBV 抗体阳性。我国 20 世纪 80 年代的流行病学研究显示，3～5 岁时，80.7%～100% 儿童血清 EBV 阳性转化；在 10 岁时，100% 的儿童血清 EBV 阳性。EBV 主要通过唾液传播，也可经输血和性传播。国外资料显示，6 岁以下幼儿原发性 EBV 感染大多表现为无症状感染或仅表现为上呼吸道症状等非特异性表现，但在儿童期、青春期和青年期，约 50% 的原发性 EBV 感染表现 IM。本病分布广泛、多散发，亦可呈小流行。与西方发达国家 IM 多见于青少年和年轻成人不同，国内儿童 IM 的发病高峰年龄在 4～6 岁，这与国内儿童原发性 EBV 感染的年龄较早有关。本病自潜伏期至病后 6 个月或更久均可传播病原体。

三、临床特征

1. 潜伏期

在小儿潜伏期较短，4～15 d，大多为 10 d，青年期较长可达 30～50 d。

2. 发病或急或缓

半数患儿有前驱征，继之有发热及咽痛，全身不适、恶心、疲乏、腹痛、肌痛、头痛等。

3. 典型临床特点

① 90%～100% 的病例有发热，约 1 周，重者 2 周或更久，幼儿可不明显。

② 约 50% 患儿的扁桃体有灰白色渗出物，25% 上腭有淤点。

③ 80%～95% 的病例有浅表淋巴结肿大。任何淋巴结均可受累，但以颈部淋巴结肿大最为常见。